Das medizinische Kompendium des ›Juden von Salms‹
Band 1

Lingua Historica Germanica

Studien und Quellen zur Geschichte
der deutschen Sprache und Literatur

Herausgegeben von
Stephan Müller, Claudia Wich-Reif und Arne Ziegler

Band 25

GGSG Gesellschaft für germanistische Sprachgeschichte e.V.

Das medizinische Kompendium des ›Juden von Salms‹

Band 1:
Buch 1–3: Krankheiten und ihre Behandlung

Herausgegeben von
Lenka Vaňková und Václav Bok

DE GRUYTER

Gedruckt mit Förderung der Grantagentur der Tschechischen Republik im Rahmen des Projekts 18-17754S 'Lékařské kompendium Žida ze Salmsu: historický kontext – jazykový rozbor – edice'

UNIVERSITY OF OSTRAVA

ISBN 978-3-11-073124-8
e-ISBN (PDF) 978-3-11-073039-5
ISSN 2363-7951

Library of Congress Control Number: 2022942761

Bibliografische Information der Deutschen Nationalbibliothek
Die Deutsche Nationalbibliothek verzeichnet diese Publikation in der Deutschen Nationalbibliografie; detaillierte bibliografische Daten sind im Internet über http://dnb.dnb.de abrufbar.

Druck und Bindung: CPI books GmbH, Leck

MIX
Papier | Fördert gute Waldnutzung
FSC® C083411
www.fsc.org

www.degruyter.com

Vorwort

Das umfangreiche *Medizinische Kompendium* des jüdischen Autors, der unter dem Namen Hesse, der Jude von Salms/Solms bisher in der Literatur bekannt war, wurde von der Fachprosaforschung lange Zeit zwar wahrgenommen, jedoch nicht tiefer untersucht. Seit der ersten Vorstellung dieses Werks durch Karl Sudhoff (1936) sind fast neunzig Jahre vergangen, und auch wenn immer wieder auf dieses Werk hingewiesen wurde,[1] haben eine eingehendere Analyse des Kompendiums sowie die Edition des Textes immer noch gefehlt. Dieser Aufgabe haben wir uns im Rahmen des Projekts der Forschungsagentur der Tschechischen Republik (2018–2020) 18-17754S „Das Medizinische Kompendium des Juden von Salms – historischer Kontext – sprachliche Analyse – Edition“ angenommen. Unser Ziel war es, das enzyklopädische Werk von Hesse einem möglichst breiten Leserpublikum in Form einer kritischen Edition zu erschließen. Darüber hinaus haben wir uns das Ziel gesetzt, in den begleitenden Kapiteln auf den historischen Kontext der einzelnen Teile des Kompendiums sowie auf ihre möglichen Quellen bzw. Vorlagen hinzuweisen und die Sprache des Kompendiums unter ausgewählten Aspekten zu betrachten.

Wie ambitioniert unsere Pläne waren, hat sich schon während der ersten Phase der Arbeit am Projekt gezeigt. Der sehr große Textumfang, der enzyklopädische Charakter dieses Werkes, d. h. die thematische Breite der einzelnen im Kompendium enthaltenen Bücher, und die damit zusammenhängende Vielfalt an Fachtermini aus dem medizinischen, pharmazeutischen sowie botanischen Bereich, die dialektalen Besonderheiten der Sprache – das alles stellte für uns eine große Herausforderung dar und diese zu bewältigen – insbesondere mit Hinblick auf die kurze Zeit, in der wir die Ergebnisse unserer Arbeit vorlegen sollten – war nicht einfach. Wir sind uns dessen bewusst, dass die vorliegenden Publikationen in vieler Hinsicht eher lediglich als Impuls für die weitere Forschung zu verstehen sind, und hoffen, dass wir dafür eine solide Basis geschaffen haben.

Nach Absprache mit dem Verlag haben wir uns entschlossen, unsere Forschungsergebnisse zum *Medizinischen Kompendium* von Hesse in zwei Bänden erscheinen zu lassen. Der erste Band bringt die Edition der Bücher 1–3 des Kompendiums, die zwei Arzneibücher enthalten und einen Teil, der traditionell als *Chirurgie* bezeichnet wird. In den begleitenden Kapiteln wird der Autor des Kompendiums näher vorgestellt und eine detaillierte Beschreibung aller drei Handschriften, in denen das Kompendium überliefert ist, präsentiert. Es handelt sich um die Handschrift B 34 aus der Universitätsbibliothek in Erlangen, um die Handschrift Nr. 448, die in der Krumauer Zweigstelle des Staatlichen Gebietsarchivs Třeboň aufbewahrt

1 Vgl. z. B. Keil (1961: 24, 32, 136, 140, 240; 1983: 889–891; 2004: 812 u. a.), Haage/Wegner (2007: 208, 243), Zimmermann (2018: 24–38).

https://doi.org/10.1515/9783110730395-201

wird sowie um die Handschrift C 4a, die sich in der Zentralbibliothek Zürich befindet. Gerade die letztgenannte haben wir in der Edition als Leittext verwendet, weil nur diese Handschrift alle Teile von Hesses Kompendium beinhaltet. Der erste Band enthält auch eine Kurzcharakteristik der dialektalen Merkmale von Hesses Sprache, die vor allem als Hilfe zur Erklärung der Rezeptionswege gedacht ist. Ein selbstständiges Kapitel ist der inhaltlichen Analyse und dem Vergleich mit möglichen Vorlagen gewidmet.

Der zweite Band enthält die Edition von Hesses Gesundheitslehre (Buch 4), die mit einer Nahrungsmitteldiätetik (Buch 6) verbunden ist, und die Übersetzung – oder besser gesagt – die Bearbeitung des lateinischen Antidotars *Circa instans* (Buch 5). Im ersten Teil des zweiten Bandes wird auf den historischen Kontext der edierten Texte eingegangen sowie deren inhaltliche Analyse im Hinblick auf mögliche Quellen vorgelegt. Beachtung finden ebenfalls Vertextungsstrategien in Hesses *regimen sanitatis* sowie seine Vorgehensweise beim Übersetzen des *Circa instans*. Wir haben in unserer Publikation selbstverständlich nur einige Aspekte zur Analyse herausgegriffen, um Anregungen für weitere Forschungen zu geben.

An dieser Stelle sei all jenen gedankt, die das Zustandekommen dieser Publikationen unterstützt haben. An erster Stelle möchten wir der Grantagentur der Tschechischen Republik danken, deren finanzielle Förderung uns Besuche der Archive in Erlangen und Zürich, Präsentationen der Teilergebnisse unseres Projekts auf Konferenzen im Ausland sowie die Herausgabe dieser Publikation ermöglicht hat.

Unser großer Dank gebührt Eva Locher vom De-Gruyter-Verlag für die redaktionelle Betreuung und aufmerksame Durchsicht unseres Manuskripts sowie ihrem Kollegen Florian Ruppenstein für die sorgfältige und geduldige Formatierung des komplizierten Textes.

Besonderer Dank gilt Rainer Walter von der Zentralbibliothek Zürich für sein Interesse an unserem Projekt, die Hilfe bei der Lösung der Probleme mit der Paginierung der Handschrift C 4a und sein großes Entgegenkommen während unserer kurzen Studienaufenthalte in Zürich.

Herzlich zu danken haben wir Melitta Weiss Adamson für ihre zahlreichen Anregungen zu den *Regeln der Gesundheit* und Iolanda Ventura für ihre wertvollen Hinweise zum *Circa instans*.

Zu großem Dank sind wir Stanislav Petr für seine wertvollen Ratschläge bei der Vorbereitung der Edition verpflichtet sowie Anna Pumprová und Richard Psík von der Universität Ostrava für die Beratung bei der Bearbeitung von vielen lateinischen Termini.

Für das Korrekturlesen der begleitenden Kapitel bedanken wir uns herzlich bei Axel Satzger und Johannes Schwitalla. Ebenfalls danken wir Martin Tuháček, der als studentische Hilfskraft bei der Zusammenstellung des Glossars behilflich war.

Norbert Richard Wolf sagen wir Dank für anregende Diskussionen und stetige Ermunterung. Nicht zuletzt möchten wir Gundolf Keil nennen, dem wir zahlreiche

Schriften verdanken, die wir bei der Vorbereitung dieser Publikation herangezogen haben.

Den Herausgebern Claudia Wich-Reif, Stephan Müller und Arne Ziegler danken wir für die Aufnahme unserer Publikation in die Reihe Lingua Historica Germanica.

Schließlich möchten wir unseren Familien für ihre Geduld danken, mit der sie den Entstehungsprozess dieser Publikation begleitet haben.

Ostrava – České Budějovice, Juli 2022 Lenka Vaňková und Václav Bok

Inhalt

1 Hesse, der Jude von Salins

1.1 Name und Herkunft

Über den Autor des hier edierten medizinischen Kompendiums ist bis auf eine kleine Ausnahme lediglich dasjenige bekannt, was er selbst über sich in seinem Werk mitteilt.

In der Fachliteratur wird der Verfasser dieser umfangreichen Schrift als *Jude von Salms* bzw. *Jude von Solms* bezeichnet. Wie im Folgenden gezeigt wird, beruht diese Namensform auf einer unrichtigen Lesung und ist zu korrigieren.

Lange Zeit war Hesses Werk den Forschern nur aus der Handschrift B 34 der Universitätsbibliothek Erlangen-Nürnberg bekannt. Hier (wie selbstverständlich auch in den übrigen zwei Textzeugen) nennt sich der Verfasser mehrere Male *Hesse* bzw. *Hesse der Jude*; zweimal auch mit seinem Herkunftsort. Mit der Erlanger Handschrift beschäftigte sich wohl als Erster der berühmte Medizinhistoriker Karl Sudhoff, der 1936 über Autor und Werk im Artikel *Jude von Salms* in der ersten Auflage des Verfasserlexikons der mittelalterlichen deutschen Literatur informierte (Sudhoff 1936). Darin führt er die Namen des Autors an, auch diejenigen mit dem Herkunftsort, die er als *hesse von Salmsse* (E 29vb) und *Judde von salmss* (E 271rb) liest (Sudhoff 1936: 663). Wenig früher wurde ein zweiter Textzeuge von Hesses Kompendium im gedruckten Handschriftenkatalog der Zentralbibliothek Zürich beschrieben (Mohlberg 1932: 13, Nr. 29), in dem der mittelalterliche Autor entsprechend den in dieser Handschrift verwendeten Namensformen *Hesse der Jude* [*Hesse von Salyns*] genannt wird. Die germanistische Forschung nahm mehr als ein halbes Jahrhundert lang die Existenz der Züricher Handschrift und der im Handschriftenkatalog vorkommenden Namensform von Hesse nicht zur Kenntnis. Deswegen erscheint der Verfasser dieses medizinischen Werks in der Fachliteratur bis heute unter dem Namen Jude von Salms/Solms.[1] Weil sich der Autor des Kompendiums als Hesse bezeichnet, wurde angenommen, er stamme aus der hessischen Grafschaft Solms, allerdings kommt die Form mit o in keiner Handschrift vor. Hesse ist der eigentliche Name des Verfassers, mit dem Land Hessen hat er nichts zu tun.[2]

1 Die unrichtige Nennung erscheint auch noch bei Bok (2014), wo daraus falsche Folgerungen für die Bestimmung von Hesses Herkunftsort gezogen werden. Auch in den Publikationen, die im Rahmen des Projekts *Das Medizinische Kompendium des Juden von Salms – historischer Kontext – sprachliche Analyse – Edition* (GAČR 2018–2020) entstanden sind (Vaňková/Bok 2019, Vaňková 2020, Vaňková 2021), wird der auf die ältere Forschung zurückgehende Name verwendet. Der bis jetzt verwendete Name – Hesse, der Jude von Salms – erscheint auch im Titel der vorliegenden Publikation, um zu verdeutlichen, dass dieselbe Person gemeint ist.

2 Auf die Tatsache, dass Hesse der Name des jüdischen Arztes war, wies Matuschka (1990) hin. Er hat jedoch angenommen, dass sein Herkunftsname, den er als *von Salms* interpretierte, auf die ehemaligen Grafschaften Salm in den Ardennen und Vogesen hinweist.

https://doi.org/10.1515/9783110730395-001

Wie bereits erwähnt, erscheint der Beiname von Hesse nach dem Herkunftsort an zwei Stellen seines Kompendiums, jeweils einmal in den Büchern 2 und 6. Die Handschriften von Zürich und von Krumau, die etwa ein halbes Jahrhundert älter als diejenige von Erlangen sind, bieten folgende Formen des Namens mit der Herkunftsbezeichnung: *Hesse von Salynsz* (Z 39ra) bzw. *Hesse von Salinß* (K 42va) sowie *Hesse der Jüdde von Sallinsz* (Z 268ra)[3]. Die entsprechenden Stellen in der Handschrift E wurden oben in der Lesung von Sudhoff angegeben.

Erst eine eingehende Untersuchung der Schreibgewohnheiten des Schreibers der Erlanger Handschrift vermochte es, die ältere fehlerhafte Lesung zu erklären und zu korrigieren. Der Schreiber setzte nämlich in der ganzen Handschrift das i-Pünktchen äußerst selten ein, so dass man auf den ersten Blick nicht unterscheiden kann, ob es sich beim scheinbaren *m* tatsächlich um den Buchstaben *m* oder um die Buchstabenkombinationen *in, ni, iu, ui* handelt.[4] Die meisten Fälle sind aus dem Kontext sofort klar, bei einigen wenigen muss man die übrigen Handschriften heranziehen.[5] Solche Stützen entfallen allerdings bei Eigennamen. Die Schreibung von Hesses Beinamen in der Erlanger Handschrift fol. 271rb würde an sich sowohl die Lesung *Salms* als auch *Salins* erlauben, jedoch ist die andere Stelle der gleichen Handschrift (E 29vb) *lesse* [!] *von Salnisße* bzw. *Salinße* zu lesen, weil sich über der dritten Haste des *m*-artigen Buchstabens ein Pünktchen befindet, das beim schnellen Schreiben eventuell etwas verschoben sein kann.[6]

Ein Ort *Salnisse* bzw. *Salnis* existiert jedoch nicht. Anhand der Namensformen in Z und K ist eindeutig, in E auch gut möglich zu schließen, dass es sich um einen Ort namens *Salins* handelt. Den Namen Salins tragen insgesamt sechs Gemeinden, fünf

3 In der Krumauer Handschrift ist das Buch 6 nicht überliefert. Dafür erscheint hier der Name noch am Ende des Buchs 2 (42rb) in einer anderswo nicht vorkommenden der Ankündigung des folgenden Buches, das *durch etwan Hessen Juden von Salintz* geschrieben wurde. Diese Notiz hat jedoch keine Aussagekraft, weil sie jünger als der eigentliche Text der Krumauer Handschrift ist und der Name des Verfassers höchstwahrscheinlich aus dessen Nennung am Anfang des Buchs 2 übernommen ist.

4 Die scheinbare Schreibung *m* kommt bei verschiedenen Wörtern fast auf jeder Seite mehrere Male vor. Einige Beispiele: die 3. Person Plural vom nhd. *sein* – *sint* (E 216rb – 6×, 271ra), *konig* (E 30va – 2×), *ding* (E 100rb – 2×), *bluit* (E 273va), *guit* (E 146va, 203rb – 3×, 216rb, 271ra) u. dgl.

5 So könnte das in der Hs. E 33vb, Z. 33 stehende *smdet* sowohl als *siudet* als auch als *snidet* gedeutet werden; in der Hs. K 46vb, Z. 28 steht *südet* (in der Hs. Z ist die Stelle nicht vorhanden) und auch der Kontext zeigt, dass es sich nicht um das nhd. *schneiden* handeln kann. In E 41vb, Z. 33 findet sich: *sal nit esßen me iii dagen*, das vermeintliche *me* kann hier nicht etwa als nhd. *mehr* aufgefasst werden, sondern nach Ausweis der Hss. Z 53va, Z. 24 (*yne dryn dagen*) und K 55vb, Z. 23 (*in drin dagen*) ist *ine* die richtige Lesung dieses Wortes.

6 Eine solche Verschiebung kommt in der Hs. E mehrmals vor, z. B. in E 31va, Z. 35: das Wort *ein* ist als *em* geschrieben, der Punkt steht über der letzten Haste des *m*. Eine Verschiebung des i-Pünktchens nach vorn findet sich beispielsweise im Wort *aschotomia* (E 33rb, letzte Zeile), wo es bereits über der ersten Haste (von den vier) angebracht ist. Sudhoff (1936: 663) erwähnt nicht, dass in einer der Angaben von Hesses Herkunft (E 29vb), die er als *von Salmsse* liest, in der Wortmitte eindeutig ein *i* mit Punkt steht.

davon in Frankreich, eine in der Schweiz. Es sind folgende: Salins (Cantal) im Département Cantal, Salins (Seine-et-Marne) im Département Eure, Salins-les-Bains im Département Jura, Salins-les-Thermes im Département Savoie, Château-Salins im Département Moselle sowie Salins im Schweizer Kanton Wallis. Die eindeutige Identifizierung des Ortes bereitet Schwierigkeiten. Eine Rolle spielt dabei die Frage, wie und wo Hesse, dessen erste Sprachen Französisch und Jiddisch (Hebräisch) waren, seine Deutschkenntnisse erworben hat, ob dies bereits in der Jugendzeit in seinem Geburtsort der Fall war oder erst während seines beruflichen Wanderlebens, das ihn durch Frankreich und Deutschland führte. Wenn man annimmt, dass sich Hesse seine Deutschkenntnisse bereits in seinem Herkunftsort aneignete, müsste es sich um einen Ort handeln, der an der französisch-deutschen Sprachgrenze liegt. Dann kämen zwei französische Orte in Frage: das heutige als Salins-les-Bains im Département Jura oder Château-Salins (deutsch: Salzburg) im Département Moselle. Eine gewisse Rolle mag ebenfalls die Größe der Gemeinde gespielt haben, denn nur in einer eher größeren ist die Ansiedlung von jüdischen Bewohnern wahrscheinlich.[7] Die drei größten Orte der sechs oben genannten sind und waren früher wohl auch: Salins-les-Bains, Château-Salins und Salins (Seine-et-Marne), wobei der letztgenannte Ort im französischen Binnenland liegt. Von den beiden Ortschaften, bei denen im Mittelalter Zweisprachigkeit anzunehmen ist, scheint als Hesses Herkunftsort Salins-les-Bains (Jura) viel wahrscheinlicher, weil laut einer Nachricht die hiesige jüdische Gemeinde im Jahre 1374 vertrieben wurde[8], sie kann hier also zu Hesses Jugendzeit noch bestanden haben. Auch Goldschmidt (1944: Anlage III[d]) ist der Ansicht, dass es sich um Salins im Département Jura handelt.

1.2 Das berufliche Wirken von Hesse

Über Hesses Ausbildung ist nichts bekannt. Am Ende seiner Laufbahn, im Jahre 1430, bezeichnet er sich als *eyn geselle in medicina vnd cyrologia* [Wundarznei] *vnd der heyligen schryfft* (Z 268ra). Seine Praxis übte er an verschiedenen Stellen in Frankreich und Deutschland aus, in seinem Werk nennt er jedoch nur zwei konkrete Orte seiner medizinischen Wirkung. Er beschreibt, wie er in der Stadt *Herbyszheym in dem*

7 Auch wenn man die heutigen Bevölkerungszahlen der betreffenden Gemeinden nicht rückwärtig projizieren sollte, darf man doch wohl ihre wechselseitigen Größenverhältnisse in Betracht ziehen, zumal bei diesen eher ländlichen Gemeinden keine besonderen Industrialisierungsprozesse und Ähnliches stattgefunden haben, die im Laufe der Jahrhunderte zu einem unproportionalen Wachstum geführt hätten.

8 Vgl. Loeb (1887). Auf diesen Aufsatz hatte Goldschmidt (1944) aufmerksam gemacht.

Westerich (Z 148rb) eine bösartige Geschwulst erfolgreich behandelt hat.[9] Mit diesem Ortsnamen kann entweder das etwa 30 km südlich von Straßburg gelegene Herbsheim im Département Bas-Rhin gemeint sein oder aber Herbitzheim, der heutige Ortsteil von Gersheim im Saarland. Die zweite Nennung eines Ortes von Hesses Wirkung findet sich im 1430/1431 verfassten Buch 6, wo er sagt: *wie ich dem von Wynnenbürg gehulffen habe* (Z 277vb). Hier ist die Interpretation unproblematisch: Es handelt sich um die Burg Winneburg an der Mosel bei Cochem; der Patient wird der Burgherr gewesen sein. Winneburg liegt unweit von Grevenburg, wo Hesse spätestens seit 1427 bis zu seinem Tod lebte, deshalb ist anzunehmen, dass sein wohl kurzes Wirken in Winneburg in diese Zeit fällt. Es ist jedoch auch nicht die Möglichkeit auszuschließen, dass Hesses Aufenthalt in Winneburg bereits vor demjenigen bei Johann V. von Sponheim auf Grevenburg erfolgt war. Beim Herrn von Winneburg wird es sich eher um Johann I. (1389–1428) als um Johann II. (1414–1470) gehandelt haben.[10]

Wohl zu Beginn der 80er Jahre des 14. Jahrhunderts wird sich Hesse eine gewisse Zeit in Paris aufgehalten haben, worüber er sich mehrere Jahrzehnte später äußert. Dem Beginn des Buchs 2 seines Kompendiums zufolge soll Hesse im Jahre 1427 seinem Mäzen Johann V. von Sponheim das Folgende gesagt haben:

> *Genediger herre, es yst ytzunt sesz vnd fünfczig jare, daz konnig Karle, konnig czü Franckerich, der synlosz wart, czü Parysz gekronet wart. Do was ich by eyme groszen prelaten vnd fürsprechen yn parlament, der selbe genant [was]*[11] *her Phylipps von Safosin,*[12] *da fant ich eyn büch in crysten schryfft vnd franczoser sprach geschrieben, dasselbe büch ich von franczoser czü ebreyscher sprache gesaczt han.* (Z 39ra-rb).

Diese Aussage ist in einigen Punkten unzuverlässig bzw. unrichtig. Sie betrifft Karl VI. den Wahnsinnigen (Lebenszeit 1368–1422), der seit 1380 König von Frankreich war. Seine Krönung spielte sich nicht in Paris ab, wie Hesse behauptet, sondern in der Krönungsstadt Reims. Die Feier fand am 4. November 1380 statt (Autrand 1986: 9–10). Wenn Hesse im Jahre 1427 sagt, dass die Krönung vor 56 Jahren stattgefunden hätte, käme man auf das Jahr 1371 bzw. 1370, was einen Unterschied von zehn Jahren ausmacht. Weil alle drei Handschriften in dieser Zeitangabe übereinstimmen, wird sich Hesse um zehn Jahre geirrt haben; richtig wäre die Angabe 46 Jahre gewesen.[13]

---

9 Schreibungen in den übrigen Handschriften: *Herbißheym in dem Westerich* (K 153rb), *Herbißheym inne dem Westerich* (E 145va). Westerreich ist eine geographische Bezeichnung für erhebliche Teile des Herzogtums Lothringen (Köbler 1999: 716).

10 Die Daten der Herren von Winneburg bei Mötsch (2001: 918).

11 Das Wort fehlt in der Hs. Z, in der Hs. K steht *was*, in der Hs. E *waz*.

12 Varianten: *Philipps von Safosin* (K 42vb), *Philips von Sapheyen* (E 30ra).

13 Die Angabe von 56 Jahren wird in den Hss. Z (39ra) und K (42va) in Worten ausgedrückt, die Hs. E (30ra) hat die Nummer *lvi*. Falls es sich um keinen Irrtum von Hesse handelt, müsste man einen Fehler in der ersten Niederschrift annehmen, bei der das *x* in *xlvi* irrtümlich ausgelassen worden wäre.

Dass sich Hesse zu Beginn der 80er Jahre des 14. Jahrhunderts einige Zeit in Paris aufgehalten hat, ist gut möglich. Seiner Behauptung zufolge bekam er hier eine französische Schrift in die Hand, die er dann zu unbekannter Zeit ins Hebräische übersetzte und nun (1427) für seinen Mäzen, den Grafen Johann V. von Sponheim-Starkenburg, ins Deutsche übertragen sollte (Z 39ra). Bei dem Werk, das Hesse als *Heymelich practica* und dessen Autor als Johann Gamye bezeichnet, handelt es sich um die Schrift *Secretarium practicae medicinae* des Johannes Jacobi von Montpellier (Bosc 2016: 53–54). Weder eine französische noch eine hebräische Fassung dieser Schrift ist jedoch bekannt. Hesse lässt in seinem Buch 2 den Autor der Originalschrift eine angebliche Rede des französischen Königs reproduzieren, mit der er vom Herrscher im Jahre 1380 mit der Abfassung der Schrift beauftragt wurde.[14] Das *Secretarium practicae medicinae* ist zwar tatsächlich vom französischen König initiiert worden: *Preceptum est mihi a domino Karolo rege Francorum, qui hodie perlucet inter ceteros reges in christianitate*, allerdings bereits im Jahre 1378 (Bosc 2016: 53). Hier zeigt es sich wiederum, dass Hesse in seinen Behauptungen nicht ganz zuverlässig ist.

Auch die Identifizierung des *Phylipps von Safosin* bereitet Schwierigkeiten. Die Nennung in der jüngsten Handschrift E (30ra) als *Philips von Sapheyen* beziehe sich laut der bisherigen Fachliteratur auf ein Mitglied des Hauses Savoyen,[15] was jedoch nicht stimmen kann, weil im 14. Jahrhundert in dieser Familie kein Philipp nachgewiesen ist. Vielmehr könnte es sich um Philippe de Savoisy († 1398) handeln, der am französischen Hof hohe Ämter bekleidete. 1356 kämpfte er in der Schlacht bei Poitiers gegen die Engländer, wurde mit dem französischen König Johann II. gefangen genommen und verbrachte mit ihm einige Zeit in England in Gefangenschaft. Nach der Rückkehr wurde er Schatzmeister, Erster Kämmerer, von 1388 an war er schließlich Hofmeister der Isabel von Bayern, der Gattin König Karls VI.[16] Philippe de Savoisy scheint wegen seiner Bedeutung der bei Hesse erwähnten Person gut zu entsprechen, jedoch stimmen die in Hesses Formulierung genannten Funktionen – *Do was ich by eyme groszen prelaten vnd fürsprechen yn parlament* [...] –mit den Posten nicht überein, die Philippe de Savoisy bekleidet hat. Deshalb bleibt auch die Identifizierung von Philippe de Savoisy mit der von Hesse gemeinten Person nicht mehr als eine Hypothese.

---

14 *Ich meyster Johans Gamye byn geheyszen von dem konnige von Franckerich* [...] *des name ist konnig Karle, zü Parijsz syne wonunge, vnde by ym stunde füre viel fursten vnde herren in den jaren, als mann czalte nach Cristus gebürt drühündert* [!] *vnd achtczig jare, sprache der konnig vorgenant: ‚Ich byeden dich, daz dü myr machest eyn büche vnd eyn practike der arczedyen, so dü kürczer machest nach conplexien vnde naturen der lüde, dye [in] dyeser czijt sint, wanne ysz numme byllich ist, der lude zu plegen nach der arczedyen der alter czijt, wann yre complexien waren starck.‘* (Z 40ra).

15 So Sudhoff (1936: 664) und Keil (1983: 889).

16 Vgl. http://www.savoisy.com/histoire_locale/histoire_ancien_chateau_savoisy.htm [zuletzt eingesehen 15.7.2022].

Die letzten Jahre seines Lebens verbrachte Hesse bei seinem Mäzen, dem Grafen Johann V. von Sponheim-Starkenburg (um 1359 – 24.10.1437), der seinen Sitz auf der Burg Grevenburg oberhalb der heutigen Doppelstadt Traben-Trarbach im Moselgebiet hatte.[17] Graf Johann, der u. a. Interesse an okkulten Wissenschaften hatte, schätzte das Wissen von Hesse, pflegte Gespräche mit ihm und beauftragte ihn mit der Übersetzung einiger medizinischer Schriften, die das vorhandene medizinische Kompendium bilden und die stellenweise um Hesses Fachkenntnisse und praktische Erfahrungen erweitert sind.

Hesses Arbeiten am Kompendium begannen spätestens im Jahre 1427, weil dieses Jahr am Beginn des Buches 2 erwähnt (Z 39ra) wird[18]. Das eigentliche umfangreiche Werk (die Bücher 1 bis 5) wurde am 20. Februar 1430 vollendet.[19] Anschließend verfasste Hesse auf Bitten seines Mäzens noch eine Ergänzung, das Buch 6. Da dieser Nachtrag einen Umfang von etwa 13 Blättern im Großfolio hat, wird die Arbeit daran mehrere Monate erfordert haben und wurde frühestens Ende des Jahres 1430, eher jedoch erst im Jahre 1431, beendet, falls Hesse daran gleich nach der Beendigung des Buches 5 zu arbeiten begann.

Zu Beginn dieses Nachtrags teilt Hesse mit, dass er seine Arzneikunst mehr als 66 Jahre betrieben und allen Gesellschaftsschichten damit gedient habe.[20] Falls diese 1430 geäußerte Mitteilung über die Länge seiner medizinischen Praxis stimmt, muss er 1430 etwas mehr als 80 Jahre alt gewesen sein, wenn man annimmt, dass er seine Tätigkeit zwischen seinem 15 und 20 Lebensjahr begonnen hat. Daraus ergibt sich, dass Hesse um das Jahr 1350 geboren wurde.

Eine Quelle, die finanzielle Verpflichtungen des am 24. 10. 1437 verstorbenen Grafen Johanns V. von Sponheim-Starkenburg registriert, verzeichnet, dass dieser dem (inzwischen auch schon verstorbenen) Hesse für dessen Dienste 25 Gulden verschrieben hatte (Mötsch 1990: 484, Nr. 4790). Diese Angabe führt zum Schluss, dass Hesse von Salins irgendwann zwischen den Jahren 1431–1437, höchstwahrscheinlich auf der Grevenburg, gestorben ist.

---

17 Graf Johann V. von Sponheim-Starkenburg wird an mehreren Stellen von Hesses Kompendium erwähnt, und zwar: Z 1ra, 39ra, 148rb, 155ra, 159rb, 176rb, 201ra, 268rb (2×), 277vb. Über das Leben des Grafen siehe vor allem: Lehmann (1869: 2, 110–171).

18 Im etwa 40 Blätter umfassenden Buch 1 findet sich keine Angabe über die Zeit dessen Anfertigung bzw. Niederschrift.

19 [...] *daz follenbracht ist off mantag vor sancte Peters dag cathedra, da man czalt na der gebürt Criste dusent vierhündert vnd dryszig jare vnd in der judden czale, als got schüffe hymmel vnd erden, funff dusent hündert jare vnd nünczig jare.* (Z 268rb).

20 *Ich Hesse der Jüdde von Sallinsz, eyn geselle in medicina vnd cyrologia vnd der heyligen schryfft gewon von eym mere czu dem andern, in vier enden dysser werlt, gepfleget erczenie myt eren woil sesz vnd sechczyg jare oder me, gedyenet lantherren, konigen, herczogen, graffen, ryttern, knechten vnd gemeynem volcke.* (Z 268ra).

1.3 Nachwirkung

Wie die drei erhaltenen sowie mindestens zwei weiteren angenommenen Handschriften des Kompendiums von Hesse zeigen, erfreute sich seine Schrift einer gewissen Beliebtheit. Die Rezeption seines Werkes bei anderen medizinischen Autoren des 15. Jahrhunderts war dagegen nicht allzu breit, wiewohl einige Funde von Hesses Texten in noch ungenügend erforschten Arzneibüchern des Spätmittelalters nicht ausgeschlossen sind. Gründe für die nur geringe Rezeption von Hesses Werk bei seinen Fachkollegen sind in der relativ späten Entstehung seines Kompendiums sowie im Einsetzen des Buchdrucks zu suchen, der nur selten auf wenige bis dahin handschriftlich tradierte, bewährte Werke, wie etwa auf das *Arzneibuch* Ortolfs von Baierland, zurückgriff und vor allem von neuen Autoren genutzt wurde, die überwiegend aus Universitätskreisen stammten.

Auf die gesamte bisher bekannte Rezeption des Kompendiums von Hesse machte G. Keil (1983: 890) aufmerksam.

Gundolf Keil ist der Meinung, dass in der *Chirurgia* Peters von Ulm u. a. ein Rezept von Hesse erscheint.[21] Die Nr. 43 bei Peter von Ulm trägt die Überschrift: *Daz pflaster von Solmes* (Keil 1961: 240). Dieses Pflaster, das aus Harz, Unschlitt und vielen Eiern besteht, kommt jedoch in Hesses Kompendium nicht vor. Dass Hesse andere Werke als sein Kompendium verfasst hätte, ist nicht bekannt; er spielt auch auf keine an, obwohl er sonst über sein Leben und Tätigkeit relativ viel berichtet. In den zwei ältesten und gut erhaltenen Textzeugen von Hesses Werk (den Hss. Z und K) steht sein Herkunftsname in Formen, die sich keineswegs als *Solmes* lesen ließen, in keiner der drei Handschriften findet sich eine Form des Namens mit einem *o* (vgl. die Belege oben im Abschnitt über den Namen des Verfassers). Keil (1961: 54) schlussfolgert eben aufgrund des Rezepts Nr. 43, dass die Redaktion der *Chirurgia* Peters von Ulm am Ende des dritten Jahrzehnts des 15. Jh. abgeschlossen wurde. Im Artikel *Peter von Ulm* schreibt derselbe Forscher, dass die *Chirurgia* um 1425/1430 kompiliert wurde (Keil 1989: 460), ohne allerdings dazu Gründe anzuführen. Eine solch schnelle Übernahme aus Hesses Werk ist nicht denkbar. All diese Tatsachen führen uns zum Schluss, dass die Nr. 43 in der *Chirurgia* Peters von Ulm nichts mit dem Werk Hesses von Salins zu tun hat.

Helny Alstermark edierte 1977 *Das Arzneibuch des Johan van Segen*, in dem er u. a. drei aus Hesses Werk übernommene Rezepte festgestellt hat. Johan, der sich nach der mittelwestdeutschen Stadt Siegen nannte, begann im Sommer 1487 sein medizinisches Buch aus mehreren Quellen zusammenzustellen (Keil 1983: 743). Die aus Hesses Kompendium stammenden Rezepte folgen bei Johan van Segen nacheinander, sie tragen in der Edition die Nummern 121–123 (Alstermark 1977: 71–72, Kommentare 29–30). Alle drei Stücke befinden sich in Hesses Buch 3, allerdings steht dort nach

21 Diese Meinung hat auch Zimmermann (2018: 37–38) übernommen.

Alstermarks Nr. 121 ein kurzes Rezept *Item eyne czoche plaster zü allem schaden* (Z 140ra–140rb, K 142rb, E 135rb–135va), das von Johan van Segen nicht übernommen wurde. Das Rezept Nr. 121 (Alstermark 1977: 71), das sog. Königspflaster bzw. Judenpflaster, ist in den Handschriften von Hesse folgendermaßen überliefert: Z 139vb–140ra, K 142ra (der Anfang fehlt wegen Blattverlust), E 135ra–135rb; die Nr. 122 – eine kühlende Salbe gegen alle Geschwülste (Alstermark 1977: 72) – steht in den Hss. von Hesses Kompendium auf den folgenden Folios: Z 140rb–140va, K 142va–142vb, E 135va–135vb; die Nr. 123 – ein hitziges Pflaster gegen alle Schäden (Alstermark 1977: 72) – erscheint bei Hesse auf den Folios: Z 140va–140vb, K 142vb–143ra, E 135vb–136ra. Unser Vergleich von den im *Arzneibuch des Johan van Segen* enthaltenen Rezepte mit ihren Vorlagen bei Hesse hat ergeben, dass Johan van Segen die Texte von Hesse gekürzt und stellenweise (am meisten in der Nr. 123) anders formuliert hat und dass sich nicht feststellen lässt, zu welcher der drei Handschriften von Hesses Werk die Rezepte bei Johan van Segen am nächsten stehen. Dass gerade dieser Autor Hesses Kompendium kannte, lässt sich aus seiner geographischen Nähe zum Verbreitungsgebiet von Hesses Handschriften erklären, da Johan van Segen im moselfränkisch-südwestfälischen Grenzgebiet tätig war (Keil 1983: 743).

2 Die Handschriften des Kompendiums von Hesse

Das aus sechs Büchern bestehende medizinische Kompendium des Hesse von Salins ist in drei Handschriften überliefert. Sie werden in der Zentralbibliothek Zürich (Z), in der Krumauer Zweigstelle des Staatlichen Gebietsarchivs Třeboň (K) und in der Universitätsbibliothek Erlangen-Nürnberg (E) aufbewahrt. Wie sich aus unseren Untersuchungen ergeben hat, müssen noch einige weitere Handschriften dieses umfangreichen Werks existiert haben.

2.1 Die Handschrift Zürich (Z)

Der älteste und vollständigste Textzeuge des Kompendiums ist die Handschrift C 4a der Zentralbibliothek Zürich. Sie wurde im Katalog der mittelalterlichen Handschriften dieser Bibliothek beschrieben (Mohlberg 1932: 13, Nr. 29). In den Jahren 1942–1944 hat G. Goldschmidt eine fast zweihundert Seiten umfassende handschriftliche Beschreibung der Hs. Z mit zahlreichen Exzerpten daraus sowie mit wertvollen Hinweisen auf die Sekundärliteratur erstellt (Goldschmidt: 1944).[1] Die neueste, digitale Beschreibung dieser Handschrift wurde 2020 durch Rainer Walter aus Handschriftenabteilung der Zentralbibliothek Zürich angefertigt (https://cmi.zb.uzh.ch/home/#/search?q=Ms%20C%204a [zuletzt eingesehen 18.5.2022]). Aus diesen Hilfsmitteln sowie aus weiteren uns von Herrn Rainer Walter freundlicherweise mitgeteilten Informationen stammen die meisten der folgenden Angaben über die Züricher Handschrift. Die Editoren haben die Handschrift einige Male, zuletzt im August 2020, an Ort und Stelle studiert.

Die Papierhandschrift der Zentralbibliothek Zürich C 4a hat die Ausmaße 400–405 mm × 285–290 mm. Auf den Recto-Seiten befinden sich verschiedene Blattzählungen, darunter zwei unvollendete Nummerierungen aus dem 15. Jahrhundert (in römischen Ziffern); eine davon befindet sich in der Mitte des oberen Seitenrandes, die andere in der Mitte des unteren Seitenrandes. Eine fehlerhafte Zählung des 19. Jahrhunderts oder 20. Jahrhunderts (mit Tinte) ist in oberen Ecken mehrerer Recto-Seiten untergebracht. Gemäß der neuesten, mit dem Bleistift in der unteren rechten Ecke der Recto-Seiten durchgeführten Zählung, hat die Handschrift 280 Folios. Die Seiten sind zweispaltig beschrieben. Der Schriftspiegel misst 290–300 mm × 200–210 mm, die Spalten sind jeweils ca. 90 mm breit. Weder der Schriftspiegel noch die Zeilen sind vorliniert, deshalb schwankt die Zeilenzahl zwischen 34 und 39 pro Seite. Der gesamte Text ist von einer einzigen Hand in Bastardaschrift geschrieben. Er ist reichhaltig rubriziert; die Initialen (Lombarden) sind rot und reichen über zwei Zeilen; sehr

1 Das nicht publizierte Manuskript wird in Zürich, Zentralbibliothek, Handschriftenabteilung, Mappe Ia: Ms C 4a, aufbewahrt.

https://doi.org/10.1515/9783110730395-002

selten gibt es an ähnlichen Textstellen eine größere Majuskel, die gleich beim Schreiben mit der schwarzen Tinte ausgeführt wurde.

Während Mohlberg (1932: 13, Nr. 29) die Züricher Handschrift nur allgemein ins 15. Jahrhundert datiert, konnte R. Walter anhand der Filigrane die Entstehungszeit der Handschrift mit ca. 1435 präzisieren.[2]

Der Schreiber der Handschrift, *Johannes de Sauwelnheym* (fol. 280rb), stammte aus dem heutigen Saulheim im Rheinland-Pfalz (Landkreis Alzey-Worms).[3] Wo und in wessen Auftrag er die Handschrift abgeschrieben hat, ist unbekannt.

Der Textbestand

Fol. 1ra–280rb: Das Kompendium des Hesse von Salins, Buch 1–6. Auf der nicht in Spalten geteilten Seite 280v folgen Nachträge verschiedener Art. Oben stehen die Monogramme *ihs* und *maria*, den meisten Platz der Seite nimmt die Tabelle der beweglichen Kirchenfeste für die Jahre 1431–1519 ein, darunter gibt es eine acht Zeilen lange lateinische Nachricht über die am 9.4.1430 vom König Sigismundus vollzogene Translation des Körpers der hl. Monika aus Ostia in die römische Augustinerkirche San Trifone[4], darunter stehen die Majuskeln *R.* [?] *S. W.*, deren Bedeutung unklar ist, was auch für die wahrscheinlich von der gleichen Hand in arabischen Ziffern ausgeführte Jahreszahl *1462* gilt, die sich auf der Seite ganz unten befindet.

Fehlendes

In der Handschrift fehlen einige Blätter, und zwar eines zwischen den Blättern 32 und 33 (ohne Textverlust), sowie zwei beschriebene Folios. Zwischen den Folios 84 und 85 (Buch 2) fehlt ein Blatt, der dadurch verlorene Text ist in den Handschriften K (86rb, Z. 33–86vb, Z. 32) und E (72va, Z. 1–73ra, Z. 3) erhalten. Das andere Blatt fehlt zwischen den Folios 138 und 139, der entsprechende Text (Ende des Buches 2) ist in K (139va, Z. 28–140ra, Z. 31) und in E (132ra, Z. 22–132vb, Z. 7) überliefert. Wie der Umfang des in K und E vorhandenen Textes zeigt, war dieses in Z fehlende Blatt nicht voll beschrieben, wahrscheinlich deshalb, weil der Schreiber das Buch 3 auf einer neuen Lage beginnen wollte. Außerdem gibt es in Z eine größere Textlücke auf fol. 205rb (Buch 5), die bald bemerkt wurde, wie die in der zeitgenössischen Schrift am Seitenrand platzierte Notiz *defectus* zeigt. Der Schreiber von Z hatte hier wohl eine ganze Seite seiner Vorlage übersprungen, denn etwa diesen Umfang hat der in K (227va, Z. 1 – 227vb, Z. 13) bzw. in E (220va, Z. 10 – 220vb, Z. 24) überlieferte Text. Dabei

2 Vgl. https://cmi.zb.uzh.ch/home/#/search?q=Ms%20C%204a [zuletzt eingesehen 18.5.2022].

3 Zu älteren Namensformen des Ortes siehe: https://www.regionalgeschichte.net/rheinhessen/saulheim.html [zuletzt eingesehen 246.2022].

4 Über die im 18 Jahrhundert abgebrochene Kirche vgl. https://it.wikipedia.org/wiki/Chiesa_di_San_Trifone_in_Posterula [zuletzt eingesehen 24.6.2022].

ist es von Interesse, dass zu Beginn dieses Textes in der Krumauer Handschrift die Marginalie steht: *scribe usque ad illud signum φ* und dass sich am inneren Seitenrand gegenüber dem Ende dieser Passage das Zeichen *φ* befindet. Daraus kann geschlossen werden, dass der Schreiber von K sowohl eine lückenhafte als auch eine vollständige Handschrift vor sich hatte. Trotz den erwähnten fehlenden Blättern und der eben genannten Lücke ist der Text von Hesses Kompendiums in der Züricher Handschrift am vollständigsten erhalten.

Weil die Züricher Handschrift keinen zeitgenössischen Einband besitzt, sondern einen neuzeitlichen Pappdeckelband, sind eventuelle Notizen nicht vorhanden, die das Schicksal dieses Textzeugen hätten erhellen können. Auf den Seitenrändern der Handschrift befinden sich außer ursprünglichen Marginalien und Korrekturen keine Vermerke aus der Zeit nach der Niederschrift der Handschrift, deshalb ist zu vermuten, dass die Handschrift wenig oder kaum gelesen wurde und dass sie ihren Besitzer nicht gewechselt hat. Die ohne eine Begründung geäußerte Meinung Mohlbergs (1932: 347), dass die Handschrift um die Mitte des 15. Jahrhunderts wahrscheinlich den Züricher Augustinern gehört habe, mag von der bereits erwähnten Notiz über die Translation des Körpers der hl. Monika in die Augustinerkirche Sant Trifone hergeleitet sein.

Die Handschrift wurde von Schimmel befallen und in den Jahren 2019–2020 sachgemäß gereinigt, allerdings sind einige wenige Wörter bzw. kurze Stellen (insbesondere im Buch 2) undeutlich und nicht sicher zu lesen.

Obwohl der Schreiber der Handschrift erfahren war, wie seine gleichmäßige Schrift, das Layout der Seite sowie die Beherrschung von deutschen und lateinischen Abkürzungen zeigen, arbeitete er sehr nachlässig. Manche Wörter hat er zweimal hintereinandergeschrieben, manches vergessen und zahlreiche Augensprünge begangen. Einiges davon hat er selbst bemerkt und mit der gleichen Tinte korrigiert, vieles, nicht jedoch alles, wurde vom Rubrikator/Korrektor rot gestrichen oder aber schwarz nachgetragen und verbessert. Manche Korrekturen bzw. Nachträge könnten vom Schreiber selbst stammen, falls der Ausdruck *illuminauit* in seinem abschließenden Vermerk: *Johannes de Sauwelnheym scrypsit, illuminauit per manus meas proprias finiuit etc.* (Z 280rb) nicht nur auf die Ausführung der Initialen, sondern zumindest auch auf rote Streichungen der fehlerhaften Stellen zu beziehen ist. Viele Korrekturen unterscheiden sich jedoch sowohl von der Schrift als auch von der Graphematik der gleichen Wörter im ursprünglichen Text, sodass neben dem Schreiber der Handschrift höchstwahrscheinlich noch ein anderer Korrektor am Werk war.

Weil die Züricher Handschrift die älteste ist und als die einzige den Text des Kompendiums fast komplett überliefert, wurde sie als Haupthandschrift genommen, wobei alle ihre Streichungen, Fehler usw. im Apparat ausgewiesen werden.

2.2 Die Handschrift Krumau (K)

Die Handschrift K wird im Státní oblastní archiv v Třeboni, oddělení Český Krumlov (Staatliches Gebietsarchiv in Wittingau, Abteilung Krumau) im Bestand Sbírka rukopisů Český Krumlov (Sammlung der Handschriften Krumau) unter der Nr. 448 aufbewahrt. Sie wurde im Katalog dieses Bestands (Navrátil 1972: 206) beschrieben. Eine neuere Beschreibung unternahm Š. Valinová (2016: 133–135) in ihrer nicht publizierten Magisterarbeit.

Die Papierhandschrift hat die Blattgröße 285 mm × 207 mm, der Schriftspiegel misst 213 mm × 141 mm. Die Seite ist zweispaltig beschrieben, die Spalten sind vorliniert, die Zeilen nicht. Die Breite der Spalten beträgt 63 mm (a-Spalte der Recto-Seite) und 60mm (b-Spalte der Recto-Seite) bzw. umgekehrt auf der Verso-Seite. Die Blätter wurden wahrscheinlich im 19. Jahrhundert (eventuell zu Beginn des 20. Jahrhunderts) mit dem Bleistift in der oberen rechten Ecke der Recto-Seiten nummeriert (1–255), eine ältere Nummerierung existiert nicht.

Die Handschrift ist von zwei Händen geschrieben (Hand 1: fol. 1ra–25ra Mitte; Hand 2: fol. 25ra Mitte – 255vb). Weil die Zeilen nicht vorliniert wurden und an der Handschrift zwei Schreiber beteiligt waren, variiert die Zeilenzahl beträchtlich – beim ersten Schreiber bewegt sie sich zwischen 18 und 22, beim zweiten zwischen 36 und 41. Auf den fol. 73ra–rb und 142ra–164vb sind zahlreiche Buchstaben rot durchgestrichelt, auch die dort vorhandenen Initialen sind rot. Sonst kommt die Rubrizierung nur vereinzelt vor, z. B. auf dem fol. 44ra, rote Initialen auf den fol. 169vb und 170ra. Die Initialen sind nur selten (schwarz) ausgeführt, relativ häufig kommen dafür schwarze Repräsentanten vor. Der zweite Schreiber arbeitete viel sorgfältiger als der erste, jedoch gibt es auch in dem von ihm geschriebenen Teil Korrekturen und Nachträge, die von ihm selbst stammen.

Der in der gotischen Halbkursive geschriebene Text ist gegen Ende der 40er Jahre des 15. Jahrhunderts oder bald danach entstanden, worauf die Filigrane aus der Zeit zwischen der 2. Hälfte der 20er und der 2. Hälfte der 40er Jahre des 15. Jahrhunderts hinweisen.[5] Die Handschrift wurde intensiv und lange benutzt, was zusätzliche Überschriften, Korrekturen, Ergänzungen und Marginalien (darunter zahlreiche lateini-

5 Es wurden folgende Filigrane festgestellt: fol. 17–82: Hand mit Manschette, sehr ähnlich, wenn nicht identisch mit Piccard Nr. 154362 – Braunschweig 1439; fol. 89–94: Weintraube, sehr ähnlich wie Piccard Nr. 128916 – Köln 1428; fol. 120–141: Krone, am ähnlichsten mit Piccard Nr. 50575 – Solothurn 1426, fol. 145–188 und 200: Ochse – am ähnlichsten mit AT 5000-637B-149 – Basel 1435; fol. 193–198 zwei gekreuzte Schlüssel – Piccard Nr. 120819–1428 ohne Ort, fol. 203 und einige weitere Blätter: Ochsenkopf mit Stange und Kreuz, wegen Undeutlichkeit nicht identifizierbar; f. 213 bis zum Ende der Hs.: Weintraube, ähnlich wie Piccard Nr. 129341 – Gelnhausen 1447.

sche von einer Hand des 17. oder 18. Jahrhundert) beweisen, von denen die ältesten bereits aus dem 15. Jahrhundert stammen.[6]

Über die Schreiber und den Ort der Entstehung lässt sich nichts ermitteln. Das jüngere Schicksal der Handschrift ist dagegen vor allem dank den Notizen auf dem Vorsatzblatt bekannt: Spätestens im 17. Jahrhundert war die Handschrift Bestandteil der Schlossbibliothek der Grafen von Sulz in Tiengen im südwestdeutschen Klettgau. Der Besitz dieser Adelsfamilie ging 1687 durch Erbschaft an die Fürsten von Schwarzenberg über, die Handschrift befand sich im ersten Viertel des 19.Jahrhunderts in der Bibliothek des Schlosses Schwarzenberg bei Scheinfeld in Mittelfranken. Von dort aus wurde sie im Juli 1903 in die Handschriftensammlung des Zentralarchivs der Fürsten von Schwarzenberg in Krumau überstellt. Wohl im 19. Jahrhundert oder zu Beginn des 20. Jahrhunderts wurde die Handschrift, in der mehrere Blätter verloren waren, restauriert, neu gebunden und durchnummeriert, wobei einige Blätter falsch nummeriert und unrichtig eingeordnet wurden.

Der Textbestand

Das Kompendium von Hesse, Buch 1 – Beginn des Buches 5. Die Handschrift endet mit dem Ende des Buchstabens D des *Circa instans* auf der letzten Zeile der Seite 255vb. Es fehlt somit ein beträchtlicher Teil des Buches 5 sowie das ganze Buch 6. Es ist nicht zu entscheiden, ob der Rest des Kompendiums verloren gegangen ist oder aber ob diese Abschrift des Textes nicht weiter fortgesetzt wurde. Nach dem Ende des Buchs 2 (fol. 140ra) folgen auf fol. 140rb–141r von einer anderen Hand des 15. Jahrhunderts eingetragene deutsche Rezepte (auf fol. 140v und fol. 141r sind sie über die ganze Seitenbreite geschrieben).

Fehlendes

Außer dem bereits erwähnten Fehlen der letzten Teile der Handschrift fehlen darin noch einige einzelne Blätter. Zwischen den Folien 12 und 13 fehlen einige wenige Blätter des Buchs 1, wo eine große Textlücke begann, denn fast der gleiche Text fehlt auch in der Hs. E. Der in K fehlende Text ist in der Züricher Hs. auf den fol. 7rb, Z. 20–14ra, Z. 32 überliefert, der fehlende Text der Hs. E entspricht demjenigen, der sich in Z auf fol. 7va, Z. 27–14ra, Z. 32 befindet. Des Weiteren ist in der Hs. K ein Blatt zwischen den fol. 72 und 73 verloren (Buch 2), der dadurch fehlende Text ist in Z (71ra, Z. 5–72ra, Z. 15) bzw. in E (58rb, Z. 32–59va, Z. 9) überliefert. Ein Blatt fehlt zwischen den fol. 141 und 142 (Anfang des Buchs 3), der Text ist erhalten in den Hss. Z (139ra, Z. 1–139vb, Z. 24) und E (134ra, Z. 1–135ra, Z. 18). Zwischen den fol. 236 und 237 (Buch 5) fehlt ein Blatt, sein Text ist in den Hss. in Z (212va, Z. 12–212vb, Z. 34) und E (228va, Z. 7–228vb,

6 So findet sich z. B. über dem Text auf dem f. 46r die Notiz: *Anno Domini XV^{c} XXX IIII*. Die vollständige Aufnahme der Marginalien würde die vorliegende Edition unnütz belasten.

Z. 30) überliefert. Schließlich fehlt ein Blatt zwischen den fol. 248 und 249 (Buch 5), sein Text findet sich in den Hss. Z (222va, Z. 16–224rb, Z. 34) und E (240va, Z. 8–242va, Z. 36).

Bei der Restaurierung erhielt die Handschrift K einen halbledernen Einband, auf dessen Rücken sich ein rotes Schildchen mit der vergoldeten Inschrift „Arznei-Buch 15. Jahrh." befindet. Zur Verfestigung des Handschriftenkorpus und gleichzeitig wohl zur Andeutung der fehlenden Blätter wurden unbeschriebene, nicht nummerierte Blätter aus festem, gelblichem Papier eingebunden. Zwischen den fol. 12 und 13 sind es vier Blätter, zwischen den fol. 72 und 73, 141 und 142 sowie zwischen 236 und 237 jeweils sechs Blätter. Einige davon haben ein Filigran – ein Pferd im Sprung (etwa 13 cm groß) –, das in Wasserzeichenrepertorien nicht gefunden wurde. Bei der Restaurierung wurden die beschädigten Folien je nach Bedarf auf den Seitenrändern mit festem Papier beklebt; dabei wurde nur selten der eigentliche Text überklebt, des Öfteren jedoch die dort zu vermutenden Marginalien.

Der erste Schreiber der Handschrift K (bis 25ra Mitte) machte viele Fehler, die teilweise von ihm selbst, teilweise von einem anderen zeitgenössischen Schreiber korrigiert wurden, wobei der zweite Korrektor mehrere stilistische Veränderungen vornahm. Der zweite Schreiber der Handschrift K kopierte seine Vorlage gewissenhaft und beging relativ wenige Fehler. Dank diesem zweiten Schreiber bietet die Handschrift K einen sehr guten Text, der bei seiner Vollständigkeit die beste Grundlage für die Edition gewesen wäre.

2.3 Die Handschrift Erlangen (E)

Die Handschrift B 34 der Universitätsbibliothek Erlangen-Nürnberg ist die jüngste Handschrift und bietet den schlechtesten Text. Ihre Beschreibung wurde 1973 veröffentlicht (Pültz 1973: 45–46).[7]

Diese Papierhandschrift hat die Ausmaße 291 × 211 mm. Sie enthält 274 zweispaltig beschriebene Folios. Weder der Schriftspiegel (in der Handschriftenbeschreibung sind seine Ausmaße nicht angegeben) noch die Spalten und Zeilen sind vorliniert, die Zahl der Zeilen bewegt sich zwischen 34 und 40 pro Seite. Die Handschrift hat keine alte Foliierung, in den oberen Ecken der Recto-Seiten befindet sich eine moderne Blattzählung mit dem Bleistift (1–274). Die Handschrift ist nicht rubriziert. Zu Beginn der Handschrift erscheinen schwarze Initialen (Lombarden), die gleich vom Schreiber ausgeführt wurden, später wird für sie Platz ausgespart, die Repräsentanten kommen bis auf wenige Ausnahmen nicht vor.

7 Auch digitalisiert: http://www.manuscripta-mediaevalia.de/hs/kataloge/HSK0016.htm [zuletzt eingesehen 24.5.2022]. Die Angaben des Handschriftenkatalogs haben wir übernommen und durch eigene Recherchen etwas erweitert.

Die Erlanger Handschrift hat kein Kolophon mit Ort und Jahr der Ausfertigung, der Handschriftenkatalog datiert die Handschrift: „um 1500" (Pültz 1973: 45). Die vom Katalogisator festgestellten Filigrane sind in der Zeit zwischen dem Ende der 50er und der Mitte der 80er Jahre des 15. Jahrhunderts belegt[8], sodass u. E. die Handschrift E bereits vor dem Ende des 15. Jahrhunderts geschrieben wurde.

Die Handschrift gelangte Mitte des 18. Jahrhunderts aus dem aufgelösten Zisterzienserkloster Heilsbronn bei Ansbach in die Bibliothek von Erlangen. Das Kloster Heilsbronn erlebte in der zweiten Hälfte des 15. Jahrhunderts seine Blütezeit, die Äbte Peter Wegel (1463–1479) und Konrad Haunolt (1479–1498) entfalteten eine rege Bautätigkeit (dabei entstand auch ein großer Bibliotheksaal), sie erwarben für das Kloster zahlreiche Bücher und Kunstgegenstände. Im Kloster mit über 70 Mönchen arbeitete ein Skriptorium (Muck 1879: 170–208).[9] Weil die Sprache der Erlanger Handschrift Westmitteldeutsch ist und Heilsbronn in Mittelfranken liegt, scheint es eher wahrscheinlich, dass dieser Textzeuge irgendwo anders entstand und für das Kloster erworben wurde. Die Handschrift ist jedenfalls in einem kirchlichen Milieu geschrieben worden, was die Auslassung der Passage über die Zubereitung einer Salbe belegt, mit der die Frauen ihre Schamhaare entfernen können (in Z steht dies auf f. 211rb–211va, in K auf f. 235ra–235rb, in E müsste dieses Rezept auf f. 227va stehen). Im Satz: *Lychte royt win vnd susze, der ist hytzig vnd fuchte vnd gybt freude dem herczen vnd meret daz bluyt vnd nature vnd brenget lüste zu der mynnnen* (E 273va) ist das Wort *mynnen* absichtlich verwischt. Hier ist allerdings wahrscheinlicher, dass dies erst bei der Lektüre des Textes im kirchlichen Milieu geschehen ist. Für einen Text, dessen Verfasser ein Jude war, wirkt der nur in dieser Handschrift vorkommende Abschluss eines Absatzes: *Aue Maria* (E 30va) höchst unpassend.

Die Handschrift E ist von einer einzigen Hand in der gotischen Kursive (Notula) geschrieben. Die Buchstaben *u* und *n* lassen sich darin voneinander schwer unterscheiden. Ähnliches gilt auch für die Unterscheidung zwischen dem Buchstaben *m* und den Buchstabenkombinationen *in, ni, iu, ui,* worüber im Kapitel über den Verfasser des Kompendiums gründlich berichtet wird. Wie in zahlreichen mittelalterlichen Handschriften, ist sowohl hier als auch in den übrigen beiden Textzeugen von Hesses Kompendium die Unterscheidung zwischen *c* und *t* oft kaum möglich.

Der Textbestand

1ra–274rb: Das medizinische Kompendium des Hesse von Salins, Buch 1–6; das Buch 6 ist hier jedoch kurz vor dem Ende der Abhandlung über Öle mit einem *Amen*

---

8 Pültz (1973: 46) gibt folgende Filigrane an: Briquet 15067 (Pont-à-Mousson 1459), Briquet 11638 (Perpignan 1463), Briquet 8532 (Graz 1483–1484).

9 Mucks Werk wurde 1993 in Neustadt an der Aisch 1993 nachgedruckt und ist auch unter der Adresse https://www.digitale-sammlungen.de/en/view/bsb11688969?page=,1 zugänglich [zuletzt eingesehen 24.5.2022].

abgeschlossen, während in der Züricher Handschrift das Werk erst nach weiteren zehn Blättern (270vb–280rb) endet. Auf fol. 274v (über die ganze Seitenbreite) befinden sich Arzneirezepte, die später und von einer anderen Hand eingetragen wurden.[10]

Fehlendes

In der Handschrift E fehlt kein Blatt, sie weist jedoch zwei größere Textlücken auf. Auf dem f. 7va fehlt zwischen den Z. 4 und 5 der Text im Umfang von einigen Blättern (ähnlich wie in K, siehe dort), er ist in Z (7va, Z. 27–14ra, Z. 32) überliefert. Eine große Lücke fand der Schreiber von E in seiner Vorlage im Buch 5 (*Circa instans*) und machte darauf mit folgenden Worten aufmerksam:

> *Hic* (danach gestrichen: *non*) *est deffectus multarum herbarum de littera l et convenienter aliarum litterarum usque in literam ß exclusive et forte aliquarum herbarum de eadem littera et exemplari presentis exempli caruit. Sequuntur herbe littere ß quas scriptor presentis exempli* (bzw. *exemplaris*) *invenit in eisdem* (richtig: *eodem*) *exemplari. Deo gracias.* (261va).

Der fehlende Text ist lediglich in der Hs. Z (240va, Z. 27–260va, Z. 23) überliefert.

Wie bereits erwähnt, steht die Qualität des Textes von E derjenigen der beiden anderen Handschriften sehr nach. Die Sorgfalt des Schreibers ist mangelhaft. Seine Gedankenlosigkeit äußert sich darin, dass er stellenweise ein falsches Wort gebraucht, das in den Kontext nicht passt und in den übrigen Textzeugen nicht vorkommt. Einige Beispiele: *von eines vnsundiges hondes* E (38vb), richtig: *von eyns vnsynnigen honts* (Z 50ra, K 52va); *sege dar vff durre rosen blumen* E (65va-vb), richtig: *sege dar vber dürre rosen puluer* (Z 78rb, K 79ra); *Czu asma das balt ist* E (256ra), während Z (236ra) richtig hat: *Zü asma, daz alt ist* [...], was auch durch den lateinischen Text: *Contra asthma antiquum* (Goehl 2015: 94) gestützt wird. Sehr häufig vergisst der Schreiber von E ein Wort beim Übergang von einer Zeile zur anderen, es gibt auch mehrere Augensprünge. Korrekturen des Schreibers sind rar, fremde Marginalien (zumeist lateinisch) aus der Entstehungszeit der Handschrift selten, jüngere kommen nicht vor, ab und zu sind einige Stellen unterstrichen.

Trotz der schlechten Qualität des Textes von E, erscheinen darin, zwar selten, auch bessere Lesungen gegenüber den Handschriften Z und K, was darauf hinweist, dass der Schreiber von E eine gute Vorlage vor sich hatte. Einige Beispiele: richtig: *czü wilen* (E 49rb), falsch: *czü willichen* (Z 61rb), *zü wilichen* (K 63va); *legen* (E 53vb) – falsch: *segen* (Z 66ra, K 68ra); richtig: *suchen* (E 160va) – falsch: *styhen* (Z 159vb, K 169ra); richtig: *entphaen* (E 179ra) – falsch: *anfagen* [!] (Z 173ra, K 190ra). Für eine gute Vorlage der Handschrift E spricht auch, dass in E viele Passagen mitten im Text

---

10 Den Inhalt des Kompendiums in der Erlanger Hs. beschrieb als erster Keil (1961: 139–141, Anm. 98).

stehen, die in den Handschriften Z und K erst von den Korrektoren nachgetragen wurden.

Eine Besonderheit der Handschrift ist die häufige, jedoch bei Weitem nicht konsequente Verwendung von einzelnen lateinischen Wörtern statt des deutschen Ausdrucks, der in den beiden übrigen beiden Handschriften steht, z. B. *modicum* statt *ewenig*, *vinum* statt *wein* u. dgl. Ab und zu kommt eine Sprachmischung vor, indem der Schreiber nur eines der Wörter ins Lateinische übertrug – gegenüber dem ursprünglichen *synt czornig balde* (Z 51ra bzw. *sint zornig balde* K 53va) findet sich in der Hs. E 39va: *sint cito zornig*; statt *sere güt* (Z 51rb, K 53vb) liest man in E 39vb: *gut valde*, gegenüber *yn dem wyne* (Z 51va, K 54ra) steht in E 40ra: *in dem vino*. Ein besonders krasses Beispiel der Sprachmischung findet sich im Buch 2: *sut die stuck alle in vino vnd sihe iß dan nae vnd due den wine morgens vnd sero warme in die orne* (E 47ra). Das Latein des Schreibers ist nicht einwandfrei, so entspricht beispielsweise dem deutschen *yn den oren* (Z 60ra) in E 48ra: *in den auris* [!]. Vor dem Beginn eines weiteren Abschnittes verwendet der Schreiber von E gegenüber den übrigen Handschriften ab und zu kurze lateinische Hinweise, wie *aliud sequitur*.

Weil jahrzehntelang die fehlerhafte Handschrift E als die einzige benutzt wurde, ergaben sich daraus in der bisherigen Forschung einige unrichtige Schlussfolgerungen über Hesse und sein Kompendium.

2.4 Zum Verhältnis der Handschriften

Die Beziehungen zwischen den erhaltenen Handschriften sind kompliziert und weisen darauf hin, dass einige Textzeugen verschollen sind.

Auf eine solche nicht erhaltene Handschrift geht der Nachtrag des Korrektors in der Hs. Z, fol. 51ra: *vnd man sal yn hüden vor sweremüdigen gedencken* zurück, denn diese Textstelle kommt weder in K noch in E vor.

Wie in der Beschreibung der Handschrift E erwähnt, ist darin eine beträchtliche Passage im Buch 5 nicht vorhanden, wobei der Schreiber ausdrücklich bemerkt, dass er die Textstelle in seiner Vorlage nicht vorgefunden hat (E 261va). In der Hs. Z ist dieser Text überliefert. Ob er in der Handschrift K enthalten war oder nicht, ist deswegen nicht feststellbar, weil dieser Textzeuge mit dem Ende des Buchstabens D endet und es nicht zu ermitteln ist, ob der Schreiber von K seine Arbeit nicht mehr fortsetzte oder ob der Rest der Handschrift verloren ist.

In sehr vielen Fällen stehen sich die Hss. Z und K sehr nahe, was stellenweise bis in die gleiche Schreibung einiger Wörter geht, etwa: *geleth* (Z 44rb, K 47ra) gegen *glid* E (34ra); *mitternach* (Z 103vb, K 105ra) gegen *mitternacht* (E 92vb); *wynderlichen* (Z 110ra, K 111ra) gegen *wonderlich* (E 99va); *velüst* (Z 113 va, K 114rb) gegen *v-rlust* (E 103rb); *faut* (Z 161va, K 171vb), dagegen *fait* (E 163ra) – gemeint ist das nhd. Wort *Vogt*.

Sehr oft erscheinen in Z und K Nachträge an gleicher Stelle und mit fast identischem Wortlaut. In einigen wenigen davon finden sich doch etwas unterschiedliche

Formulierungen, die zeigen, dass die Hss. Z und K nach verschiedenen Vorlagen korrigiert wurden. Dabei stimmen die in K nachgetragenen Stellen sehr oft mit denjenigen von E überein, die darin mitten im Text stehen. Wie der Schriftcharakter der Nachträge zeigt, konnte dabei K nicht nach der viel jüngeren Hs. E korrigiert werden, sondern nach einer Handschrift, die der nicht erhaltenen Vorlage von E nahestand oder gar mit ihr identisch war. Einige Beispiele (wegen Übersichtlichkeit wird hier nicht immer der ganze Nachtrag reproduziert, kleine graphematische Unterschiede zwischen K und E bleiben unberücksichtigt): ... *erst galbanum vnd appopinacis* ... Z (67va) – dagegen: [...] *erst daz apopinacis vnd galbani* [...] K (69va, E 55va); *vnd kommet ez von vbergem hunger* [...] Z (77va) – dagegen: *vnd kompt ez vom hunger* [...] K (78rb), E (65ra); *oder olei dauon gemenget mit roit wyrauch* Z (113va) – dagegen: *oder daz olei gemenget mit wyrauch* K (114rb), E (103ra). Unterschiede zwischen den Nachträgen in K und dem Text in E gibt es verständlicherweise auch:

> [...] *daz ez qweme von colera vnd von reubczen in dem magen, so mache ym eyn vomitum* [...] *vnd disz nachgeschriben lege ym de- magen* Z (77va), [...] *das ez qweme von colera vnd den reubtzen in dem magen, so mag yme yr eyn vomitum* [...] *vnd diß nachgeschriben plaster uff den magen* K (78vb), [...] *das iß qweme von colera vnd ein- rubtzen in dem magen, so mach im vomitum* [...]. *vnd dißße nachgeschriben puluer vf den magen* E (65ra).

Daneben finden sich auch Übereinstimmungen zwischen den Hss. K und E, die darin bestehen, dass die beiden Textzeugen eine Stelle enthalten, die in der Hs. Z nicht vorhanden ist – etwa: *vnd get durch eyn kennel, das ist gebeynet* (K 5vb), *vnd geet durch einen komel daß ist gebeinet* E (3va), in Z müsste dies auf f. 3va stehen. Gegen *eins* (Z 34ra) steht in den beiden übrigen Handschriften: *eyns als viel als des andern* K (37va) bzw. *eines alß vil alß deß anddern* E (25va); *sal dye dotter eszen* Z (86rb) x *sal nit dann den dotter eßen* K (88rb), E (74rb). Überwiegend handelt es sich um Augensprünge in Z, manchmal mögen solche Stellen dem Bestreben des Schreibers von Z entstammen, dass er die ihm unnütz erscheinenden Wiederholungen seiner Vorlage vermeiden wollte. Ob es sich um das eine oder das andere handelt, lässt sich jedoch in manchen Fällen nicht eindeutig entscheiden. Einige Beispiele: *sint zü wylen gerade, zu wylen vngerade* Z (129ra), dagegen: *sint zü wilen nit glich, wann sie sint zü wilen gerade, zü wilen vngerade* K (130rb), E (120va); *vnd düncke dar yne wolle vnde* Z (80va) x *vnd düncke dar yne wolle vnd drucken dar nach die wolle vnde* K (82ra), *vnd druck darin wolle vnd drug dar na die wolle vnd* E (68ra). Diese Beispiele, die sich um zahlreiche weitere vermehren ließen, weisen u. a. darauf hin, dass die Handschrift Z nicht die Vorlage für die Handschriften K und E sein konnte.

Wie bereits erwähnt, haben die Handschriften K und E im Buch 1 eine große Textlücke gemeinsam (vgl. darüber in der Beschreibung der Hs. K).

All dies weist – vielleicht etwas überraschend – darauf hin, dass das Kompendium von Hesse trotz seinem Umfang und seiner relativ späten Entstehungszeit doch etwas mehr verbreitet war, als die drei erhalten gebliebenen Textzeugen vermuten ließen.

3 Zur Sprache des Kompendiums von Hesse

3.1 Einfluss des Französischen

Schon im Kapitel 1 wurden Indizien angeführt, welche auf die französische Abstammung von Hesse hinweisen. Ob er aus einer zweisprachigen Familie stammte oder ob er die deutsche Sprache erst während seines langjährigen Aufenthaltes in Deutschland erlernte, weiß man nicht. Auf jeden Fall war sich Hesse seiner Mängel im Deutschen bewusst. Als er vom Grafen Johann von Sponheim gebeten wurde, die *Geheime Practica* von Johannes Jacobi in die deutsche Sprache zu übersetzen, fiel es ihm schwer, dieser Bitte nachzukommen, weil er – wie er im folgenden Beleg zugesteht – die deutsche Sprache nicht so gut beherrschte, wie er es sich gewünscht hätte. Gleichzeitig gibt er zu, dass einer der Gründe, warum er sich der Aufgabe angenommen hat, die Tatsache war, dass er geplant hatte, die letzten Jahre seines Lebens bei dem Grafen von Sponheim zu verbringen.

> *Des bede er mych vnd wolde syner nummer gegen mich virgeszen. Dar vff ich mych bedacht vnde sache an dye begerde vnd wyllen des vorgenanten herren, vnd als ich dann auch myne dage meynen czu virschlijszen vnder synern genaden erschafft, wye wol daz mir doch daz selbe etwe wyeder vnde swere was des halben, daz ich dutsche sprache nyt wol vnd nach myme wyllen kann* (39rb–39va).

Auf seine nicht ausreichenden Kenntnisse des Deutschen führt Hesse auch eventuelle Unzulänglichkeiten in der Darstellung des Fachwissens zurück:

> ***N****u byeden ich alle dye yene, dye dysz buche lesen werdent, fyndent sye etwas dar ynn, dyz yn der sprache oder synne virkart ist, daz wollen sye mir nyt wysen oder achten der kunst halber, sunder der sprachen halb* (39va).

Im Text ist der Einfluss des Französischen deutlich zu spüren. Als Romanismen lassen sind die Formen *aschariola, ascariola, ascoriola* für das lateinische scariola, *astora, astorack, aschora* für storax, *estrasiles, ascralisil, ascrafiles* für scrofula, *askylis* für scilla (Meerzwiebel), *asklarosis, askolorosis, assikylirosays* für das lateinische sclerosis, *ascholofundria* für scolopendria (Hirschzungenfarn) oder *aschotomia* für scotoma bezeichnen. Besonders viele variable Formen kommen als Wiedergabe des französischen „esquinancie“, lateinisch squinantia vor: *aschanancia, aschynanti, asquinancia, asthynancia, asthimancia, askynancia*. Ebenso mannigfaltig sind die Varianten für stranguria: *astrangoria, atrangoria, attrangoria, antrangoria, antrangogoria, andrigoria, antringoria*.

Mit dem Einfluss des Französischen hängen in hohem Maße auch die Abweichungen von der „normalen“[1] Eingliederung bestimmter Drogenmonographien in

1 Damit ist die alphabetische Reihenfolge in den lateinischen Versionen des *Circa instans* gemeint.

https://doi.org/10.1515/9783110730395-003

einzelne Buchstaben-Kapitel im *Circa instans* zusammen. So befindet sich im A-Kapitel die Drogenmonographie über *armodatil.* Nach Tobler/Lommatsch (1951: 766) sind *ermodacle, ermodatil* die altfranzösischen Bezeichnungen für die Knolle der Herbstzeitlose (hermodactylus). Auch die Eingliederung der Monographie über spica nardi im *Circa instans* zuerst in das C-Kapitel (wahrscheinlich aufgrund Hesses Bestreben, die Aussprache „richtig" zu interpretieren) und erst danach in das S-Kapitel, wie es in den lateinischen Vorlagen üblich ist, deutet auf den Einfluss des Französischen hin. Im Text lassen sich mehrere ähnliche Beispiele finden: *serotum* für ceratum, d. h. Wachssalbe, *salidonia* für celidonia, d. h. Schöllkraut, *zysser, ceser, ciseroni, cyseroni* für das lateinische cicer, *sucklimani* für cyclamen, *massidonicis, massidoicis* für malum cydonium (Quitte), *marsyadon, marsyadum* für marciaton, d. h. Martiatus-Salbe. Man kann auch die umgekehrte Wiedergabe, also <c> statt /s/ belegen: *os ceti* für os sepiae (Tintenfischbein).

Den Einfluss des Französischen zeigen auch Ausdrücke wie *cermonga*, altfranzösisch *cermontaigne* (siler montanum: Bergkümmel)[2] oder *heckrewilis*, das auf das französische Wort *écroulles* (Skrofel, Halsdrüsengeschwulst)[3] zurückgeht.

Vereinzelt kann man französischen Wörtern im Text begegnen, vgl. *canele* (französisch cannelle) für Zimt oder *ventuse* (französisch ventouse) für Schröpfkopf.

Auf fol. 146rb findet man eine Erwähnung, welche die Kenntnis des Französischen verrät: *Nv ist eyn ander posteme, dye ist in den büchern genant almandi, vnd dye Walen rüffen malmort, vmb daz, daz der bresten dodet den menschen.*

Ein wichtiger Hinweis auf die Region, in der vielleicht Hesse einen Teil seines Lebens verbrachte, stellt der Ausdruck *kyppars* dar, der Hesse in der Übersetzung des *Circa instans* verwendet hat: *Czu dem kypparse, daz do kommet von vberger hytze vnd mudekeyt, nym lyttargiri puluer vnd bliwysz puluer vnd menge myt rosen waszer vnd smere dye stat* (240vb).

Das Wort *kipparsch* bedeutet nach dem Deutschen Wörterbuch von Jacob und Wilhelm Grimm (Bd. 11: 782)[4] den ‚Wolf am Gesäß'. Es handelt sich um ein am Mittel- und Niederrhein (in der Aachener Mundart), auch in der Nachbarschaft verbreitetes Wort. Im Text finden sich auch andere Wörter, die gerade in diesem Gebiet gebraucht werden: z. B. *düppen* (vgl. König 1992: 228) oder *holer, holder bzw. holander* in der Erlanger Handschrift (vgl. König 1992: 212).

---

2 Vgl. Lewis (1987: 464).

3 Vgl. Höfler (1899: 654).

4 Vgl. www.woerterbuchnetz.de.

3.2 Charakteristische Merkmale im Bereich des Vokalismus und Konsonantismus

Im Folgenden wird keine ausführliche graphematische Beschreibung geliefert. In erster Linie wird auf einige wenige schreibsprachliche Phänomene hingewiesen, welche die westmitteldeutsche Herkunft der Handschriften nahelegen.

Die Aufmerksamkeit wird auf charakteristische Merkmale im Bereich des Vokalismus und Konsonantismus gelenkt, die in der Züricher Handschrift zu finden sind. Es ist anzumerken, dass sich in diesem Bereich in den einzelnen Überlieferungen des Kompendiums bestimmte, meist geringfügige Variationen in der Schreibung verzeichnen lassen; auf die Abweichungen vom Leittext wird im kritischen Apparat hingewiesen.

Im Rahmen des Vokalismus fällt auf, dass die Diphthongierung nicht durchgeführt wurde, so dass die langen Vokale /ī/, /ū/ und /iu/ noch die mittelhochdeutsche Form behalten haben:

– (î): Bei der Wiedergabe von /ī/ dominiert die Schreibung mit *y*. In einigen Wörtern ist es die einzige Variante (z. B. *bry*), bei einigen Wörtern ist auch die Schreibung mit *i* belegt, sie kommt jedoch in viel geringerem Maße vor. Zum Beispiel die Form *blybet* erscheint fast fünfzigmal, während die Form mit *i* (*blibet*) nur einmal anzutreffen ist. Ähnlich weist *spyse* fast 250 Belege auf, die Variante mit *i* (*spise*) kommt im ganzen Kompendium nur fünfmal vor. Ein wenig ausgeglichener (1 : 3) ist das Verhältnis zwischen der Form mit *i* und *y* beim Substantiv ‚Wein' (*win*/*wyn*). Es ist anzumerkem, dass gerade die Verwendung von *i* und *y* einen der bedeutendsten Unterschiede in der Graphemik zwischen den einzelnen Überlieferungen des Kompendiums von Hesse darstellt. So dominieren in der Krumauer und in der Erlanger Handschrift eindeutig die Varianten mit *i*.
– (û)[5]: Auch das mittelhochdeutsche lange /ū/ ist nur in der nicht diphthongierten Form belegt: *crüt* (etwa 160 Belege)/*krüt* (sechzehnmal), *sprach husʒ* (Abtritt, Latrine), *düben* (Taube), auch *duben fusz krut, on den duben eyegern, duben crop, türtel düben; vnd dye hute, hüte wyrt dycke; syn büche hart* u. a. Konsequent erscheinen in der nicht diphthongierten Form auch Präpositionen/Präfixe ‚auf' (*off, üff, vff*) und ‚aus' (*vsz*). Für ‚auf' herrscht eindeutig die Form *off* vor. In den beiden anderen Handschriften ist jedoch häufiger die Form mit *u* (*uff*) belegt.
– /iu/: *bedutet/bedütet, fücht, hüde* (*gelobet sy hüde vnd vmmer me*), *alle lüde, eyn frünt geet zu sym andern fründe, myt fure ane rauche, czu dütsche genant* u.a.

5 In der Edition wurde die Schreibweise nach der Handschrift eingehalten: meist wird *u* als *ü* wiedergegeben, also mit zwei diagonal über dem Buchstaben *u* stehenden Punkten, wobei die Punkte nur den Buchstaben *u* als Vokal markieren; es kann sich jedoch auch um den Umlaut handeln, vgl. Kapitel 5.2.

Die Monophthongierung ist im Unterschied zu Diphthongierung bereits erfolgt, vgl. die Formen *güt, in dem buche Avicenna, blume, blut, durche eyn duche*; *wysheyt der bucher* usw.

Zu den auffallenden Merkmalen im Bereich des Vokalismus gehört das nachgestellte *i* bzw. *y* bei *a* und *o*, das als Längezeichen zu deuten ist (vgl. Schmid 2009: 102). Nach Reichmann/Wegera (1993) handelt es sich um eine vorwiegend westmitteldeutsche und niederdeutsche Erscheinung mit einem Schwerpunkt zwischen Mainz und dem Niederrhein, wobei diese Längemarkierung insbesondere in mittelfränkischen Handschriften des 14./15. Jahrhunderts dominant ist.

Bei den meisten Lexemen lassen sich variable Schreibungen belegen: So kommen das Substantiv ‚Tod' bzw. das Adjektiv ‚tot' sowohl mit *o* vor (*vor dem dode, dye dode korper*), als auch mit *oy* bzw. *oi* (*daz beczeychet den doyt; daz sye doyt weren; daz wyset den doit, frysczet doit fleysze*). Bei variablen Schreibungen ist die Variante mit *oy* häufiger vertreten als die mit *oi*: Zum Beispiel *loyt* weist über 300 Belege auf, während *loit* etwa zwanzigmal erscheint. Ähnlich ist *grois* weniger verbreitet als *groysz*, wobei aber die Form *grosz* am häufigsten vorkommt. Anders sieht die Situation bei ‚wohl' aus: hier dominiert die Form *woil* (mehr als 500 Belege), daneben ist *wol* belegt (etwa vierzigmal) und die Variante mit nachgestelltem *y* tritt überhaupt nicht auf. Ähnlich weniger variabel ist die Schreibung von ‚grob'. Hier überwiegt die Form *grob*, daneben ist nur die Variante mit *i* zu verzeichnen (*groib*). Das nachgestellte y/i ist bei vielen weiteren Wörtern zu belegen: *broyt/broit, royt/roit, noyt/noit* u. a.

Eine unterschiedliche Distribution der einzelnen Varianten *a/ay/ai* in verschiedenen Lexemen kann man auch beim langen /a/ beobachten. So kommt *vnflayt* (Schmutzt) häufiger vor als *vnflat*; die Variante mit nachgestelltem *i* ist nicht belegt. Alle drei Varianten sind in der 3. Person Singular Präsens von ‚haben' belegt, wobei die Variante *hayt* am häufigsten zu verzeichnen ist. Es ist noch anzumerken, dass die Formen mit dem nach *i* nach *o* und *a* auch in den beiden anderen Textzeugen, fast noch häufiger als in der Züricher Handschrift, vorkommen. Die Varianten mit *y* sind ein spefizisches Merkmal der Züricher Handschrift, das wahrscheinlich mit der Person des Schreibers[6] zusammenhängt.

Zu den kennzeichnenden Merkmalen des Textes gehört auch die Senkung von /o/[7] vor m, n und r, die für das das ganze mitteldeutsche Gebiet charakteristisch ist: *gorgel, honresmalcze, kommel, magen monde, ront, schelworcze saffe, an der sonnen, zongen. eyn worme* u. a. Meist sind variable Formen belegt: *würczel/worczel, gorgel/gürgel.*

6 Zum Schreiber des Züricher Textes vgl. Kapitel 2.

7 In der neuhochdeutschen Standardsprache setzten sich die gesenkten Vokale *o* und *ö* nur vor *m* und *n* durch (vgl. Reichmann/Wegera 1993: 71).

Vereinzelt ist auch die Senkung des kurzen /i/, die auch für das Mitteldeutsche typisch ist, anzutreffen: *hemel farbe*. Häufiger ist dieser Wandel in der Krumauer Handschrift belegt.

Im Züricher Text erscheint auch der Wandel von gedehntem mhd. /i/ zu /e/: *czwebel, besambs*. Nach Reichmann/Wegera (1993: 45) mehren sich Belege für diesen Wandel ab dem späten 13. Jh. besonders im Mittelfränkischen.

Das mhd. houbet erscheint ausschließlich in der Form mit markiertem Umlaut (*heubt*), die für das mitteldeutsche Gebiet charakteristisch ist (vgl. Reichmann/Wegera 1993: 45).

Im Rahmen der Nebentonsilben kann man auf das Präfix *ver-* aufmerksam machen: Für die Züricher Handschrift ist die Form *vir-* kennzeichnend, *ver-* erscheint viel seltener. In der Krumauer Handschrift kommen eher die Formen mit *ver-* vor.

Im Bereich des Konsonantismus findet man zahlreiche Belege für eines der charakteristischen Merkmale des Westmitteldeutschen, und zwar die Erhaltung des unverschobenen westgermanischen /d/, das im gesamten Oberdeutschen und Ostmitteldeutschen zum Fortisplosiv /t/ wurde: *dag, deyl, dranck, dogent, drenck, güden win, dribet, verdrybet, die düt ez abe, gedan, duche* usw.

Typisch für den Text ist, dass die Verschiebung von westgerm. /p/, und zwar nicht nur in der Gemination (pp), sondern auch im Anlaut: *plaster, peffer, herczkloppe, herczklop, verstoppe, verstopniße* unterbleibt. Reichmann/Wegera (1993:46) weisen darauf hin, dass unverschobenes /p/ im Anlaut – im Unterschied zum Omd., wo die Verschiebung nur bei /pp/ und /p/ nach Nasal unterblieben ist – im Westmitteldeutschen belegt ist.

3.3 Einige Bemerkungen zur morphologischen Ebene

Hesse hat durch seinen wohl sehr langen Aufenthalt in den deutschsprachigen Gebieten doch sehr gut Deutsch gelernt. Obwohl die Schreiber der vorliegenden Handschriften manche seiner Sprachfehler wohl unbewusst korrigierten, haben sie vieles mechanisch kopiert und so die Spuren der mangelhaften Deutschkenntnisse Hesses in ihren Abschriften weiter tradiert. Sehr häufig ist die Kongruenz zwischen Subjekt und Prädikat in Numerus unrichtig, nach einem Subjekt im Singular steht das Verb im Plural und umgekehrt, sehr viel häufiger, als dies in zeitgenössischen geschriebenen Texten vorkommt. Einige Beispiele: *dysse arczenie sint alle güt* Z 138rb (auch in K und E), *dye bose füchtekeyt, dye by ym sint* (Z 157ra, K 165rb, E 156va).

Instruktionen zur Herstellung des gegebenen Medikaments werden in der Regel mit der Form *Nement* eingeleitet. Nach Reichmann/Wegera (1993: 248–249) kann die Endung *-ent*, die im Mittelhochdeutschen noch charakteristisch für die 3. Person Plural Indikativ war, im Mitteldeutschen außerhalb der 3. Person Plural auch in der 2. Person Plural vorkommen, wobei sie (neben dem Indikativ und Konjunktiv) teilweise auch im Imperativ (anstelle der Formen mit -et) verwendet wird. Hesse geht jedoch häufig in die 2. Person Singular über oder verwendet beide Formen abwechselnd in demselben Rezept:

> *Vnde nement daz honig vnd daz smalcze vnd dunt yz in eyn panne vnd setczent off eyne fure, daz nyt reuchet, vnde laszent off eyne stunde syeden* (139vb).

> *Item eyn anders: Nement attrement, galgane, peffers, eyns als viel als des andern, vnd stosze alles zü pulüer. Vnd darnach nement honig vnd smerent off den schaden. Vnd darnach sehe dye vorgeschriben püluer dar off vnd lehe off den schaden. Vnd also do vmmer dar alle dage eyns, myt daz geheylet* (148ra).

Oft hat Hesse Probleme mit dem Genus des Substantivs, was manchmal alle drei Handschriften widerspiegeln, wie etwa: *mache daz als eyn salbe vnd smere yn dye ende, da daz virserünge ist* (105va); *vnd ist kleyne vnderscheyd da czusen* (125rb). Die mangelhafte Sicherheit in Kenntnis des Genus des Substantivs bzw. die Sorglosigkeit in seiner Verwendung dokumentieren gut die folgenden (bei Weitem nicht vereinzelten) Stellen: [...] *daz puluer werffent in dye kancker. Item zu dem kancker, daz fast gewürczelt ist in dem fleysch* [...] (Z147vb, K 152va), oder [...] *sal er nemen daz vorgeschriben benedicta, dye also gemenget ist, vnd sal yz dryben* (Z 152ra, K 158va, in E 150rb schon korrigiert).

4 Zu Inhalt und Quellen der Bücher 1–3

4.1 Buch 1

4.1.1 Vergleich mit dem *Arzneibuch* Ortolfs von Baierland: eine inhaltliche Analyse

Am Anfang des umfangreichen Kompendiums von Hesse befindet sich ein Arzneibuch, in dem der Autor nach seinen Worten zusammengeschrieben hat, was er *in dem buche Avicenna vnd yn andern büchern* (1ra) gelesen hat. Schon G. Keil (1961: 139) hat erwähnt, dass dieser Teil „dem Arzneibuch Ortolfs von Baierland nahesteht." Wenn man den Inhalt des ersten Buches mit Ortolfs *Arzneibuch* vergleicht, kommen wirklich zahlreiche Übereinstimmungen zutage.

Ortolfs Arzneibuch ist um 1300 entstanden. Der Autor war in Würzburg als Wundarzt tätig, war aber „kein einfacher, nur handwerklich gebildeter Chirurg" (Riha 2014: 11). Er beherrschte Latein und hatte wohl auch studiert, vielleicht in Italien, ziemlich sicher in Paris, weil ihm für sein Buch als Quellen Texte dienten, die zum dortigen universitären Schriftenkanon gehörten (vgl. Riha 2014: 11). Diese Quellen hat Ortolf meist nicht übersetzt, sondern bearbeitet und dabei tiefgreifend verändert, so dass die in seiner Vorlage enthaltenen Regeln infolge von Ortolfs Kürzungen und Vereinfachungen manchmal kaum noch zu erkennen sind (vgl. Riha 1992: 7).[1] Ortolfs Vermittlungsweise des damals sonst hauptsächlich in Latein formulierten medizinischen Wissens hing mit einem neuen Adressatenkreis zusammen, zu dem nicht nur akademisch gebildete, des Lateins kundige Ärzte gehörten.

> Wer damals den insgesamt ja recht kurzen Text durchstudierte (bzw. heute liest), bekam (und bekommt) einen umfassenden Eindruck von den konzeptionellen Grundlagen der mittelalterlichen Medizin (Krankheit als Entgleisung der Körpersäfte, Vernetzung von Mensch und Natur über die Primärqualitäten, Behandlungsprinzip *contraria contrariis*) (Riha 2014: 13).

Treffende Formulierungen, logische Strukturierung und Klarheit der Sprache waren nach Riha diejenigen Gründe, warum Ortolfs Arzneibuch eine enorm breite Rezeption fand, so dass es heute zu den meistverbreiteten Werken der mittelhochdeutschen Literatur zählen kann.[2]

Auf die Untersuchung dieses bedeutenden Werks der deutschsprachigen medizinischen Literatur wurde das von Gundolf Keil geleitete Teilprojekt des Würzburg-Eichstätter DFG-Sonderforschungsbereichs 226 ausgerichtet, der sich in den Jahren 1984–1992 mit wissensvermittelnder und wissensorganisierender Literatur des Mittelalters beschäftigte. Im Rahmen dieses Teilprojekts wurde Ortolfs *Arzneibuch* unter

1 Eine detaillierte Analyse der Vorgehensweise Ortolfs mit seinen Quellen bietet Riha (1992).
2 Heute ist es in etwa 200 Handschriften ganz oder teilweise überliefert. Die Handschriftenliste und die Einteilung der Vollüberlieferungen in fünf Gruppen siehe Riha (2014: 16–36).

https://doi.org/10.1515/9783110730395-004

verschiedenen Aspekten betrachtet.[3] Auf das Projekt geht auch die zweite Edition dieses Werkes zurück, die 2014 von Ortrun Riha herausgegeben wurde[4] und die wir zum Vergleich mit dem Buch 1 herangezogen haben. Dabei haben wir uns die Frage gestellt: Wurde, bzw. inwieweit wurde Hesses Arzneibuch (Buch 1) von Ortolf beeinflusst (auch wenn Ortolf an keiner Stelle im Kompendium erwähnt wird) oder handelt es sich um eine eigenständige Bearbeitung derselben Quellen?

In Ortolfs *Arzneibuch* lassen sich nach Riha sechs größere thematische Abschnitte ausmachen: Der erste Teil (Kapitel 1–30) bietet ärztliches Basiswissen, der zweite Teil (Kapitel 31–54) behandelt die Harnschau, der dritte (Kapitel 55–66) enthält „die einzige deutschsprachig überlieferte Pulslehre der mittelalterlichen Medizin“ (Riha 2014: 12), der nächste Teil (Kapitel 67–73) enthält hippokratische Aphorismen und Prognosen ergänzt durch einen kurzen Aderlass-Traktat. Im fünften, umfangreichsten Teil (Kapitel 74–140) befindet sich die Krankheitslehre und der abschließende sechste Teil (Kapitel 141–167) ist der Wundbehandlung gewidmet.

Ebenso wie bei Ortolf (in den Kapiteln 1–6) präsentiert Hesse am Anfang von Buch 1 die Grundlagen der damaligen Medizin (die Lehre von den vier Elementen, Säften, Primärqualitäten und Temperamenten).

Nach dem aus der Antike übernommenen medizinischen Konzept der Vier-Säfte-Lehre[5] haben die vier Elemente Feuer, Wasser, Luft und Erde Gegenstücke in vier Körpersäften (Blut, gelbe Galle,[6] schwarze Galle und Schleim). Die ausgewogene Mischung der einzelnen Säfte im Körper sichert dem Menschen die Gesundheit. Ein ganz geringes Überwiegen eines der Säfte bedeutet noch nicht Krankheit, sondern macht die Konstitution des Menschen, sein Temperament aus. Den Elementen werden üblicherweise je zwei der vier abstrakten „Primärqualitäten“ aus den Gegensatzpaaren heiß/kalt bzw. trocken/feucht zugeschrieben: Feuer ist heiß/trocken, Wasser kalt/feucht, Luft heiß/feucht und die Erde kalt/trocken. Bei Ortolf erscheint in dem den vier Elementen gewidmeten Kapitel ein unkonventionelles Eindimensionalitätskonzept, „das theoretisch postulierten („Ur“- oder „eigentlichen“) Elementen nur jeweils eine zentrale Primärqualität zuschrieb“ (Riha 2014: 183). Nach Riha kann Ortolf die entsprechenden Theorien der Schule von Chartres während seines Studiums in Paris kennengelernt haben. Hesse hält aber an der entsprechenden Stelle an der traditionellen Auffassung fest:

> *Darümb hat er die vier element gemacht, eÿnes heÿsz als das fewer vnd eÿns feucht als der luft vnd eÿnes kalt als als das wasser vnd eÿnes trucken als dÿ erde* (Riha 2014: 41).

---

3 Vgl. die Publikationen Keil (1993), Keil/Riha (1993), Riha (1992).

4 Die erste Edition hat James Follan im Jahr 1963 herausgegeben.

5 Die Vier-Elementen-Lehre hat Empedokles im 5. Jahrhundert v. Chr. formuliert. Sie hat die Naturkunde des Abendlandes bis ins 18. Jahrhundert bestimmt.

6 Bei Hesse als *colera rübea* bezeichnet.

> *Dar vmbe der ewyg got hat geschaffen dye vier elament glychlich vnde virmischt czusamen. Vnd sye synt von solicher nature: Daz füre ist hytczig vnd dürre vnd dar nach dye lüffte, dye ist hytczig vnd füchte, dar nach daz waszer, daz ist fuchte vnd kalt, dar noch dye erde, dye ist kalt vnd dürre* (1rb).

Schon dieser kurze Vergleich zeigt, dass sich trotz der thematischen Nähe der Wortlaut bei Hesse und bei Ortolf wesentlich unterscheidet.

Die darauffolgende Abhandlung über die sog. *membra principalia* (bei Ortolf Kapitel 7–11), weist bei Hesse noch viel größere Unterschiede auf. Mit der knappen Formulierung bei Ortolf kontrastiert Hesses ausführliche anatomisch ausgerichtete Beschreibung der einzelnen Hauptorgane, zu denen Hirn, Herz, Leber und Nieren[7] gezählt werden. Außerdem fehlen bei Ortolf weitere anatomische Passagen, die dem Kopf und dem Auge gewidmet sind (3rb–4va). Ortolfs Kapitel 9 (*Von den löcheren in dem münde*) und 10 (*Von dem magen*) kann man auch bei Hesse belegen, wobei sie hier jedoch viel umfangreicher ausfallen. Während Ortolf z. B. im Kapitel über den Magen nur den auch bei Hesse vorkommenden Vergleich des Magens mit einem Topf heranzieht,[8] wird bei Hesse der ganze Verdauungsprozess detailliert geschildert (4b–6ra), dessen Beschreibung bei Ortolf erst in Kapitel 32 – in einer kürzeren Form – untergebracht ist.

Nach der Abhandlung über die *membra principalia* ist bei Hesse – ebenso wie bei Ortolf (Kapitel 12–15) – eine kurze Gesundheitslehre eingegliedert. Zuerst wird – im Einklang mit der traditionellen Gliederung der *regimina sanitatis*[9] – die Bedeutung guter, frischer Luft für die Gesundheit und die Abhängigkeit der diätetischen Maßnahmen von den vier Jahreszeiten thematisiert. Die im Weiteren formulierten Ratschläge, die Essen und Schlaf betreffen, sowie das Hervorheben der Bedeutung der Einhaltung der Lebensgewohnheiten findet man auch im Buch 4 des Medizinischen Kompendiums von Hesse, wo sie viel ausführlicher dargelegt werden und mit der Begründung der jeweiligen Regel – selbstverständlich aus der Sicht der Humoralpathologie[10] – verbunden sind.[11]

Im folgenden Abschnitt, der dem Aderlass gewidmet ist, sind zwei von Ortolfs Kapiteln (16 und 73) zu einer Einheit verbunden. Zuerst wird auf Symptome eingegangen, bei deren Auftreten der Aderlass notwendig ist, danach werden den Aderlass

---

7 Die Beschreibung der *membra principalia* befindet sich auch im Buch 4 (vgl. Bd. II, fol. 161ra–162rb). Dort sind als viertes Hauptglied *glorien* angeführt. Mit *glorien* sind Hoden gemeint.

8 Die Verdauung wird meist als vierstufiger Prozess dargestellt, wobei die erste Stufe, die erste „Kochung" (*coctio prima*), im Magen erfolgt, deshalb ist der Vergleich mit einem Topf sehr treffend (vgl. Riha 2014: 188–189).

9 Zur Textsorte *regimen sanitatis* vgl. Kapitel 2 im Band 2.

10 Als Humoralpathologie wird die Humorallehre, die Krankheitslehre von den Körpersäften (humor: Feuchtigkeit, Körpersaft), bezeichnet.

11 Diätetische Empfehlungen kommen nicht nur im Buch 4 vor, einzelne Lebensmittel werden im Buch 6 behandelt.

betreffende Einschränkungen formuliert und es wird darauf hingewiesen, dass die Körperkonstitution und das Lebensalter zu berücksichtigen sind. Der Aderlass schadet sowohl Kindern (*Auch sal keyn junck kynt laszen, myt daz es wyrt czehen iare alt*, 7ra) als auch älteren Leuten (*auch saltu keynen alden man laszen, der ober fünfczig jare ist, wann sye hant lutczel hytcze*, 7ra). Die genauen Altersgrenzen bei Älteren gibt Ortolf nicht an: *Du solt merken, das man nit lassen sol eÿnem alten mann, der von natur als kalt ist, wann er hat nit vil pluts* (Riha 2014: 46). Hesse führt anschließend die einzelnen Lassstellen an, wobei er genauso wie Ortolf verfährt, d. h., dass zuerst die Beschwerde genannt und dieser dann eine Lassstelle zugeordnet wird.

Auf die Aderlassabhandlung folgt ein prognostischer Abschnitt, der mit dem Titel *Dyesz synt dye czeychen, wye eyn mensche erkennen sal bülen vnde blatern* (7va) eingeleitet wird. Es handelt sich um Hautausschläge; die Zeit ihres Auftretens und ihre Lokalisation (oft noch mit Zusatzbedingungen verbunden) bestimmt die Prognose, meist das genaue Todesdatum. In Ortolfs *Arzneibuch* ist dieser Abschnitt im Kapitel 72 zu finden. Bei Hesse ist der Text kürzer, weil mehr als die Hälfte der Prognosen, die sich in Ortolfs Kapitel 72 befinden, im Buch 1 nicht belegt ist.[12]

Im anschließenden Teil wird auf Gefahren und Gegenmaßnahmen bei verdorbenem Essen eingegangen (Ortolfs Kapitel 17) und auf ansteckende Krankheiten hingewiesen (Ortolfs Kapitel 18). Danach wird ein Abschnitt eingegliedert, in dem Anweisungen für Schwangere, für die Versorgung des Neugeborenen sowie Ratschläge für Ammen enthalten sind (Ortolfs Kapitel 19–21). Den nächsten thematischen Abschnitt stellen Empfehlungen zur Verabreichung von Medikamenten dar (Ortolfs Kapitel 22–27).

Der zweite Teil von Ortolfs Arzneibuch (Kapitel 31–54), der sich mit der Harnschau befasst,[13] ist bei Hesse nicht enthalten. Im Buch 1 fehlt auch der dritte Teil (Kapitel 55–66), der als „Pulstraktat" bezeichnet wird.

Hesse setzt seinen Text mit einem neuen thematischen Abschnitt – hippokratischen Aphorismen – fort (bei Ortolf Kapitel 67 und 68). Als hippokratische Aphorismen bezeichnet man eine Textsammlung, die zum sog. Corpus Hippocraticum[14] gehört und die 422 kurze, in 8 Kapiteln eingeteilte Aussagen über unterschiedlichste medizinische Gebiete und Themen enthält. Die bei Hesse vorkommenden Aphorismen[15] stellen eine Auswahl aus verschiedenen Kapiteln dar. Was das Kriterium für die Auswahl war, lässt sich nicht erkennen. Eine Sammlung von verschiedenen

12 Bei Hesse fehlen die Prognosen Nummer 4, 6, 8, 10, 11, 12, 14,15, 16.

13 Als Quellen dieses Teils nennt Riha (1992a: 64ff.) *Liber de urinis* von Isaac Judaeus und *Carmen de pulsibus* von Aegidius Corboliensis.

14 Als *Corpus Hippocraticum* wird eine Sammlung von etwa 60 pseudohippokratischen Schriften unterschiedlicher Autoren bezeichnet, die von Hippokrates' Lehre inspiriert zwischen dem 5. Jahrhundert v. Chr. und dem 1. Jahrhundert n. Ch. in Alexandrien zusammengetragen wurden.

15 Zur Identifizierung der einzelnen Aphorismen siehe den Anmerkungsapparat der Edition.

hippokratischen Aphorismen liegt auch im Buch 4 vor.[16] Sie ist mit der im Buch 1 nicht identisch (auch wenn einige Aphorismen an beiden Stellen zu finden sind). Die im Buch 4 enthaltenen Aphorismen entsprechen aber – was sowohl die Auswahl als auch die Anordnung betrifft – zum überwiegenden Teil den Aphorismen, die in Ortolfs Kapiteln 67 und 68 erscheinen.

An den Aphorismen-Abschnitt knüpfen bei Ortolf hippokratische Prognosen (Kapitel 69–71) an.[17] Prognostik genoss in der mittelalterlichen, auf der hippokratischen Tradition basierten Medizin hohes Ansehen. Vorhersagen über den zu erwartenden Verlauf einer Krankheit gehörten zur gängigen Praxis eines Arztes. Ein in der Prognostik versierter Arzt sollte beim Auftreten bestimmter Symptome eine sachgerechte Prognose erstellen, aufgrund derer er sich entscheiden sollte, ob er die Behandlung des Patienten aufnimmt. „Denn einem Todkranken beizustehen, verbot ihm sein aus der antiken Tradition ererbtes Standesethos"[18] (Telle 1968: 131).[19] Hesse bezieht die Prognosen hauptsächlich auf Fiebererkrankungen.[20]

Auf fol. 10rb des Buches 1 beginnt eine umfangreiche Fieber-Abhandlung, die in Ortolfs Arzneibuch keine Parallele hat.[21] Den Inhalt des ganzen Fieber-Traktats kündigt Hesse am Anfang folgendermaßen an:

> *Dye hohe meyster ertzte, dye hant gesprochen, wann dye febres vnd yr czeüchen vnd yr gestalt vnd wye sye den menschen ankomment vnd wye sich virandert an dem menschen by maszen vnde by stünden vnd wye mann spyset, dye hant febres, vnde wye mann yn sold hüden* (10vb).

Hesse gibt hier nicht nur zahlreiche Anweisungen zur Therapie der einzelnen Fiebererkrankungen, sondern formuliert auch weitere Prognosen, die immer von bestimmten Symptomen ausgehen, und somit der „symptomorientierten Sorte prognostischer Texte" (Riha 1992b: 53) zuzuordnen sind. Nur vereinzelt kann man im Buch 1 spekulative, halb-magische Genesungsproben[22] verzeichnen:

---

16 Vgl. Band 2, fol. 194va.

17 Es handelt sich um einen Bestandteil des *Corpus Hippocraticum*, der von Constantinus Africanus (1010/1015–1087) ins Lateinische übersetzt wurde.

18 Dieser Regel entsprechen auch die von Hesse mehrmals formulierten Warnungen: vgl. fol. 24va–24vb (*Vnde ist ysz, daz dü gesehest, daz sich der mensche von der künst beszert vnde sclaffen wyrt, so ist ysz eyn güt czeüchen. Bessert er sich aber nyt, so flüg von yme, want er styrbet*) oder fol. 25rb (*Aüch saltü gewarnet syn, daz dü dich nyt bekommerst myt alten lüden, dye den bresten hant, wann sye nyt czu heylen synt*).

19 Telle weist aber in diesem Zusammenhang gleichzeitig darauf hin, dass es kein Dogma war, vgl. dazu den Aphorismus II, 19 im zweiten Band, fol. 194vb–195ra: *Aüch saltü wyszen, |daz keyner so wyse yn der werlt ist, der do moge sprechen vor eyn gancze warheyt, daz der syche sterbe oder genese, aber er mag eynen wane hane.*

20 Siehe die entsprechenden Verweise auf Ortolf im Editionsteil.

21 Bei Ortolf sind dem Fieber nur zwei sehr kurze Kapitel (29, 30) gewidmet.

22 Zahlreiche magische Genesungsproben aus verschiedenen medizinischen Texten sind bei Telle (1968) zu finden.

> *Vnd wyltü virsüchen, obe er geneset oder styrbet, so nym von dem eyter, daz er czu dem monde vszwyrfft, vnd wyrffe daz in daz füre. Vnd ist ysz, daz der eyter raüchet vnd styncket glich als fuyl fleysche, so saltü wyszen, daz er styrbet* (16va).

Prognostische Partien gehen oft in diagnostische Texte über, die Grenze dazwischen ist manchmal fließend (vgl. Riha 1992b: 54). Von den diagnostischen Verfahren empfiehlt Hesse nicht nur eine Harnschau durchzuführen, sondern auch das Sputum, den Stuhlgang sowie den Schweiß zu untersuchen. Im Rahmen der Fieber-Abhandlung erscheint auf fol. 13rb–14ra ein Kapitel zu *ydropisis* (Wassersucht), das in seinen Anweisungen zum Teil dem Kapitel 135 bei Ortolf (vgl. Riha 2014: 98–99) entspricht.

Am Ende der Fieber-Ausführungen macht Hesse auf Krankheiten aufmerksam, die durch das Vorherrschen eines der Säfte verursacht werden. Inmitten dieses Textabschnitts (20va–20vb) erscheint ein spezifischer Text – ein fingiertes Gespräch zwischen dem König Constantinus und Hippokrates. Constantinus stellt Hippokrates kurze Fragen nach den Ursachen verschiedener Krankheiten, die von Hippokrates beantwortet werden.

Auf fol. 21vb beginnt eine Krankheitslehre, die in ihrer Struktur dem fünften, umfangreichsten Teil des *Arzneibuches* von Ortolf entspricht. Auch bei Hesse handelt es sich um den längsten thematischen Abschnitt. In der Einleitung beruft sich Hesse auf Isaac Judaeus (*Ysaac Ysrahelis*), Avicenna und Albertus. Der Name Albertus würde andeuten, dass hier Albertus Magnus (um 1200–1280) gemeint ist. Albertus wird zwar oft als Universalgelehrter bezeichnet, von seinem Werk sind aber vielmehr theologische, philosophische und naturwissenschaftliche Arbeiten bekannt, so dass es eher unwahrscheinlich ist, dass hier Albertus zitiert wird. Bei Ortolf wird in diesem Zusammenhang (vgl. Kapitel 74) die *Gilbertina* genannt: Es handelt sich um das *Compendium medicinae*, das Gilbertus Anglicus (um 1180 – um 1250) aus verschiedenen – antiken, arabischen, salernitanischen – Vorlagen zusammenstellte, vgl. Riha (2014: 227). Man kann also annehmen, dass es sich um einen (Schreib-)Fehler handelt.

Am Anfang der Arzneilehre kündigt Hesse an, dass er nach dem üblichen Strukturschema *a capite ad calcem* vorgehen wird:

> *Da von wil ich begynnen vnde reden von allen bresten vnde krancheyt des menschen, dye do gescheen moygen von der scheydeln an syns heubten bysz czü der solen syns füszen, von waz sachen dye süchten komment vnd wo myt dem menschen sy czu helffen* (22ra).

Die Anordnung der einzelnen Kapitel entspricht bis auf eine Ausnahme der Abfolge bei Ortolf[23] (vgl. die Verweise auf entsprechende Kapitel in Ortolfs *Arzneibuch* in dem Editionsteil). Das würde andeuten, dass Hesse die Struktur von Ortolfs Krankheitslehre übernommen hat. Dabei hat er aber etwa ein Drittel von Ortolfs Kapiteln 74–140

---

23 Es handelt sich um Ortolfs Kapitel 74–133, die darauffolgenden Kapitel sind bei Hesse nicht belegt.

entweder ausgelassen oder anders/zusammenfassend bearbeitet.[24] Was den Inhalt betrifft, kann man bei identischen Themen verschiedenartige Beziehungen zwischen der Bearbeitung bei Hesse und bei Ortolf finden.

1. Die Texte stimmen inhaltlich überein: Dies kann man von fast der Hälfte der Texte sagen. Aber in dem Maße inhaltlich identische Texte, wie es im Kapitel über *dyabitis* vorliegt, stellen eher eine Ausnahme dar. Nichtsdestoweniger kann man auch hier geringe Abweichungen finden (vgl. die Anweisung zur Verwendung von *benedicta* und die zusätzliche Mengenangabe bei Hesse). Der Wortlaut des Textes von Hesse unterscheidet sich immer von den Formulierungen von Ortolf.

> *Die den haren nit behaben cxxix*
> *Djabetes heisset ein sucht, die den haren nicht behaben mügen, vnd geet on seÿnen danck von jm, vnd geschicht von vberiger krangheit der plasen vnd von vberiger kelten. Du salt in also helfen: Nÿm oximel dÿureticum ein pfunt, gib sein im albeg des morgens vnd des abents dreÿ löffel vol mit dreÿen löffel vol warmes wassers. Als des oximellis nÿmmer ist, so gib im ein lot von benedictam. Darnach an dem dritten tag so mach im ein pad, do origanum vnd calamentum vnd balsamita jnnen gesotten seÿ. Vnd gib im tÿriacam dreÿ haller gewichte mit wein, do pibergeil jnnen gesotten seÿ. Vnd salb in vmb dÿ lenden vnd vmb dÿ plasen mit dÿaltea vnd mit oleo camille oder mit loröl* (Riha 2014: 96).

> *Nv wollen wollen wyr reden von deme dyabitis. Daz ist eyn brest, daz eyn mensche den harn nyt behalden mag yn der blasen. Vnd dye sache ist dye swacheyt der blasen, vnde der haren geyt vsz an willen des sychen. Auch geschijt ysz bewylen von vberinge kelden. Vnd hye myt ist ym zü helffen: Item nym oximel düriticum i phünt vnde gyb ym abents vnde morgens dry leffel folle, gemenget myt dry leffel warmen waszers. Vnd darnach gyb yme benedicta vnd bade ynn morgens in wassere, dar ynn gesotten sy rode doste, wysze myncze vnde balsam. Vnde gyb ym dryncken dryakels 1/2 qwensin in warmen wyne, dar yn gesoden sy bybergel. Vnde smere ym syne lenden geyn eyme füre myt dyelti vnde camille oley vnd lore oley, yglichs glich viel czüsamengemenget* (35ra).

2. Bei Hesse kommen zusätzliche Passagen vor: Diese Variante ist in einigen wenigen Kapiteln zu belegen. Zum Beispiel führt Hesse im Unterschied zu Ortolf nicht nur das Rezept zur Herstellung des Abführmittels an, das gegen Kopfschmerzen helfen sollte, sondern auch genaue Anweisungen zu seiner Verabreichung, die einen fast magischen Charakter haben.

> *Darnach gib jm dicz puluer: Nÿm rewbarbari ein quintein vnd esule ein halb quintein mit warmem wein, so wirt er sere zu stul geen* (Riha 2014: 69).

> *Vnd dar nach sal der syeche uffstene, als dye klocke czwey scleyt nach mytter nacht vnde sal nemen dysz nachgeschriben püluer in warmen wyne vnde sal darnach nyt sclaffen noch yn die lofft gane, bysz er sich gepurgeret hat. Vnde also sal mann den pülüer machen: Item nym reubarbare,*

24 Ausgelassen wurde z. B. das Kapitel 113 (*von dem heschen*), dessen Inhalt größtenteils schon im Kapitel 26 formuliert wurde. Zusammenfassend dargestellt ist bei Hesse z. B. die Problematik der Kapitel 84–88.

> *eszelmyna, yglichs eyn halb qwensyn, vnde stosz daz czu puluer vnd gebruche als vorgeschriben stet* (22vb).

Bei Ortolf ist auch die folgende Anweisung zur Behandlung von Kranken, die an Halluzinationen leiden und *rasen*, nicht zu finden. Hesse deutet hier die Bedeutung von Schlaf bei der Bekämpfung der gegebenen Krankheit an:

> *Vnd man sal nemmen eynen nüwen hafen gelochert myt cleynen lochern vnd eyne becken czu synen heübten stellen vnd sal waszer in den hafen dün, also daz er vszer dem hafen yn daz becken tryeffe, daz yn duncke, daz yz regen, vnd also mochte er ynsclaffen vnd yn eyn rüwe fallen* (24ra).

3. In fast einem Drittel der Kapitel fehlen bei Hesse bestimmte, bei Ortolf vorkommende Textteile. Besonders häufig kürzt Hesse in dem Rezepte-Abschnitt, so dass bei ihm einige von Ortolfs Rezepten nicht zu finden sind. Manchmal begnügt sich Hesse mit einem kurzen Verweis auf das Vorhergesagte (wie im Kapitel zu Schwindsucht):

> *Daz remedium dar vor: Waz güt ist vor den hoesten, daz salt dü ym dün, als vorgeschriben stet* (30ra).

4. Texte von Hesse und Ortolf weichen beträchtlich voneinander ab. Meist hängen diese Unterschiede damit zusammen, dass beide Autoren unterschiedliche Rezepte anführen, nur ausnahmsweise betreffen die Unterschiede fast das ganze Kapitel (vgl. z. B. Kapitel 105/fol. 28vb–29ra). Unterschiede ergeben sich manchmal aus den differenten Ausgangspositionen beider Autoren. Während Ortolf als Wundarzt chirurgische Eingriffe ohne Bedenken empfiehlt, betrachtet Hesse die Behandlung aus der Perspektive eines Arztes, der manche chirurgischen Praktiken mit Skepsis betrachtet, so dass seine Meinung im Widerspruch zu den bei Ortolf angeführten Hinweisen steht, vgl. das Kapitel zur Behandlung von Hämorrhoiden:

> *Es spricht auch Ypocras: Ob sÿ alt sint vnd lang haben gewert, so sal man sÿ nit heÿlen, swann heÿlstu sÿ, so tötest du dÿ, welche dÿ veigplatteren haben. Sint sÿ aber in dem leib vnd gend ein wenig herfür, so pint sÿ mit einem faden vnd zeuch sÿ herfür, als ferr du magst, vnd prenn sÿ gar herausz.* (Riha 2014: 91)

> *So sprychet Ypocras, weres, daz dye vicwarczel were lange also gestanden vnd geweret, alle dye jhene, dye yn heylent, dodent den menschen [vnd sint schuldig an den menschen]. Auch synt etliche meystere, dye da dye warczen brennent. Ich hane nye gesehen noch gehort eynechin meyster, der dye künst lobet, daz mann sye byrnen solde.* (133rb)

Der abschließende Teil des Buches 1 weicht von Ortolfs Text ab. Hesse hat hier einen Dialog zwischen einem Kranken und einem Arzt eingegliedert, der als *Besuch des Kranken* bekannt ist. Der Krankenbesuch hat als religiöses Gebot in der jüdischen Kultur tiefe Wurzeln. Es gilt: Wer einen Kranken besucht, nimmt ihm einen Teil seiner Krankheit und mildert dessen Leiden. Hesse formuliert die Leitfragen des Arztes beim Besuch eines Patienten sowie potenzielle Antworten des Patienten, welche dem Arzt

Aufschluss über die Diagnose geben können, damit dieser *darnach des sychen plegen nach dem, daz er krancke ist* (39ra), kann.

Der sechste Teil des Arzneibuches von Ortolf, der die Wundbehandlung zum Thema hat, ist bei Hesse im Buch 1 nicht enthalten. Das hängt sicher auch damit zusammen, dass das dritte Buch des *Medizinischen Kompendiums* von Hesse gerade der Chirurgie gewidmet ist.

4.1.2 Zu den Quellen des Buches 1

Im Buch 1 wird Ortolf an keiner Stelle genannt. Am Anfang des Buches beruft sich Hesse auf Avicenna und auf nicht näher bestimmte andere Bücher und formuliert seine Absicht folgendermaßen: *Vmbe daz habe ich gesonnen, czu machen eyn büch, daz hylffet zu behüten die gesüntheyt* (1ra). Verweise auf andere Autoren sind im Buch 1 sehr selten zu finden. Von den anerkannten Autoritäten wird Avicenna am häufigsten (sechsmal) zitiert, Hippokrates' Name kommt fünfmal (davon dreimal im fingierten Gespräch mit Constantinus) vor, darüber hinaus sind noch Rhazes (Almansor), Galen, Isaac Judaeus und Albertus angeführt. An mehreren Stellen weist Hesse auf seine Erfahrungen hin:

> *Vnd ich hane ysz von myme meystere gelernet von deme bresten der mylczen, wann sye sich hayt viraldet virczig dage vnde virhertet yst, so ist [yme] numme zü helffen. Vnd ist ysz schedeliche zü male sere vnde sorglich vnde dye meynunge ist vmbe willen, daz daz mylcze ist eyn stat vnd eyn gesesse der colera nygra vnde ist na by dem herczen* (33vb).[25]

Am Ende der Fieber-Abhandlung macht Hesse darauf aufmerksam, dass mit *ich* seine eigene Person gemeint ist, und scheut sich nicht, sich selbst neben Avicenna zu stellen und zu betonen, dass nur wenige Ärzte über entsprechende Kenntnisse verfügen würden:

> *Eyn remedium czu czijdigen postemen ader sweren, dye habe ich virsücht. Ich Avicenna vnd ich, auch daz geschriben, han virsücht vnde lützcel meyster habent daz virsücht vnd gewyst* (19vb–20ra).

Er hebt auch gern seine Erfolge bei der Behandlung von Patienten hervor, wie z. B. im Kapitel über *febris hectica:*[26]

---

25 Bei Ortolf lautet dieser Abschnitt im Kapitel 126: *Du salt auch mercken, ob daz milcz geswollen seÿ vnd hab lang gewert, daz müleich oder nit zu helfen ist* (Riha 2014: 94).

26 Diese Empfehlung findet man in Ortolfs Kapitel über Schwindsucht (109) nicht. Der Text bei Ortolf und im Buch 1 von Hesse haben lediglich die Warnung vor der Verabreichung von Abführmitteln und den Rat, bei starkem Husten zur Ader zu lassen, gemeinsam, sonst gehen die Texte auseinander.

> *Vnd dysz ist, daz ich virsucht hane an lüden, dye ethicam hatten, vnde mann sich virwegen hat, daz sye sterben müsten. Item nym polipodium, eppe wurczel vnd krüthe, yglich eyn hantfolle, vnde süth daz yn eyner masz wyns vnd yn eyner masze waszers vnd laysz daz als lange syeden, bysz daz drytteil ingesüth. Vnd gyb ym daz warme czü dryncken morgens vnd abents. Vnde da von synt sye genesen* (30ra–30rb).

Im Kapitel über die Ohren-Krankheiten erwähnt Hesse ein nicht näher bestimmtes Buch. Ob Hesse mit *dem büch* Ortolfs *Arzneibuch* meinte, ist nicht klar. Bei Ortolf ist dasselbe Rezept zu finden,[27] aber – wie Riha (1992a: 180) anführt – die Anweisung zur Herstellung der Zwiebel-Öl-Tropfen stammt von Gilbertus.

> *Auch wilich schriben, waz ich yn dem büch fünden hane vnde aüch virsücht hane, daz do gut ist: Nym zeyn cwebel vnd brade dye vnd drücke daz saffe vsz vnde lege das saffe warme yn dye oren, so geneset er* (28rb).

Was die Quellen für das Buch 1 angeht, kann der Vergleich mit Ortolf aufschlussreich sein. Riha (1992a) hat eine detaillierte Analyse von Ortolfs Quellen vorgelegt, von der wir im Folgenden ausgehen. Nach Riha gehen Ortolfs Kapitel 1–30 vor allem auf das *Liber regius ad Almansorem* von Rhazes zurück.[28] Auch Hesse nennt im ersten Teil des Buches 1 neben Avicenna auch *Almansor*. Da sein Text im Vergleich mit Ortolf noch zusätzliche Passagen, also Beschreibungen der Anatomie von Hirn und Auge, enthält, die sich im ersten Traktat des *Liber regius ad Almansorem* befinden, kann man voraussetzen, dass Hesse direkt mit dieser Quelle oder mit einer anderen, auf Rhazes' Text zurückgehenden Vorlage gearbeitet hat.

In der Abhandlung über den Aderlass erwähnt Hesse Avicenna. Aus welcher Vorlage er aber seine Empfehlungen geschöpft hat, kann nicht eindeutig bestimmt werden. Hesses Text weist eine fast vollständige Übereinstimmung mit Ortolfs Aderlass-Kapiteln 16 und 73 auf: von den Symptomen und entsprechenden Lassstellen sind lediglich zwei (Aderlass bei Rückenschmerzen und beim *gegicht*) ausgelassen, auch die Abfolge der Lassstellen stimmt überein. Bei der Beurteilung der Quellen, von denen Ortolf ausgehen konnte,[29] kommt Riha zum Schluss, dass „eine bestimmte lateinische Quelle sich weder für die Form noch für den Inhalt nachweisen lässt" (Riha 2014: 12) und dass Ortolf eine eigenständige Bearbeitung vorgelegt hat. Wenn man dies in Betracht zieht, dann würde sich daraus ergeben, dass Hesse Ortolfs Kapitel zu

---

27 *Jst es aber von kelten, so nÿm dise versuchte ercznеÿ: Nÿm ein zwiuel vnd höl in ausz vnd thu haselnüszöl darein. Secze es vff kolen, daz es praete miteinander, trücke es durch ein tuch vnd thu es jn dÿ oren, es hilfft on czweÿfel* (Riha 2014: 79–80).

28 Dieses Werk besteht aus zehn *tractatus*, wobei Ortolf als Quelle vor allem den ersten, zweiten und vierten Traktat herangezogen hatte, aus dem neunten und zehnten aber nur kleine Passagen (vgl. Riha 1992: 16–17).

29 Die nach Riha in Frage kommenden Quellen sind eine frühmittelalterliche pseudo-hippokratische Phlebotomie, zwei Salerner Traktate, der *24-Paragraphen-Text* sowie das Phlebotomie-Kapitel aus Avicennas *Canon* (vgl. Riha 1992a: 142–143).

einem neuen Ganzen verknüpfte oder dass beide von einer – bis jetzt unbekannten Vorlage – ausgegangen sind.

Die Vorlage für die Krankheitsprognostik nach dem Auftreten von Hautausschlägen, die bei Hesse nach der Aderlass-Abhandlung eingegliedert ist (vgl. Ortolfs Kapitel 72), ist ein pseudo-hippokratischer Text, der als *Capsula eburnea* (auch als *Secreta Hippocratis*) bezeichnet wird. Es handelt sich um einen ursprünglich griechischen Kurztraktat, der im 4. oder 5. Jahrhundert ins Lateinische übersetzt wurde.[30] Riha (1992: 135–138) macht bei der Analyse von Ortolfs Quellen darauf aufmerksam, dass während in den einzelnen Überlieferungen des lateinischen Textes der *Capsula eburnea* der Zeitpunkt des Todes manchmal variiert,[31] bei Ortolf das Todesdatum konstant bleibt. Die Todesangaben bei Hesse entsprechen denen bei Ortolf. Das kann als ein wichtiges Indiz dafür aufgefasst werden, dass Hesse das *Arzneibuch* von Ortolf bekannt war und dass es als Vorlage – wenigstens für bestimmte Teile des Buches 1 – herangezogen wurde.

Als Quelle weiterer diagnostisch-prognostischer Texte bei Hesse wurden bereits hippokratische Aphorismen und Prognosen (in der Übersetzung von Constantinus Africanus) erwähnt.

Ortolfs Kapitel 74–140 gehen nach Riha (1992: 151–221) auf das *Compendium medicinae* von Gilbertus Anglicus zurück. Die Frage, in welchem Maße Hesse in den thematisch identischen Kapiteln direkt diese Quelle verwendete oder ob ihm als Hauptvorlage Ortolfs *Arzneibuch* diente, neben dem er eigene Erfahrungen bzw. weitere Quellen einarbeitete, kann erst die weitere Forschung beantworten.

Dasselbe gilt auch für Texte, die in Ortolfs Arzneibuch nicht enthalten sind. Etwas mehr als ein Viertel des Buches 1 (10rb–21vb) nimmt eine bei Ortolf nicht belegte Fieber-Abhandlung ein, die mit einem prognostisch-diagnostischen Abschnitt verbunden und durch das fingierte Gespräch zwischen Hippokrates und König Constantinus ergänzt ist. Die in der Fiber-Abhandlung verwendeten Quellen werden von Hesse nicht angeführt. Ob er auf Rhazes zurückgegriffen hat, dessen *Almansor* im zehnten Traktat Fieber behandelt (*tractatus decimus de febribus et de his que eas ex illis quie sunt necessaria ad sciendum ad perfectam curationem ipsarum*, vgl. Riha (1992a: 17) oder ob er eine andere Quelle bzw. mehrere Quellen herangezogen hat,[32]

---

30 Sein Titel verweist auf eine Elfenbein-Büchse, in der dieser Text gefunden wurde.

31 Riha (2014: 136–138) gibt die Varianten im lateinischen Text beim Vergleich mit Ortolf in Klammern an.

32 In Frage kämen z. B. Das *Buch der Fieber*, das oft für das bedeutendste medizinische Werk von Isaac Judaeus gehalten wird und in dem zuerst die allgemeine Fieberlehre formuliert wird und danach die einzelnen Fiebertypen wie das „hektische“ Fieber (Zehrfieber), die akuten Fieber mit ihren Begleiterscheinungen und die Faulfieber vorgestellt werden. Das Fieber wird z.B. auch im zwölften Band des umfangreichen Handbuchs *Therapeutika* von Alexander von Tralles behandelt. Hesse führt im Buch 2 den Namen Alexander an, wobei es sich um diesen anerkannten byzantinischen Arzt des ist ohne einen direkten Vergleich mit den lateinischen, dieser Problematik gewidmeten Texten nicht zu entscheiden. Ebenso bleibt Aufgabe der weiteren Forschung, die Vorlagen für den abschließenden Besuch des Kranken (fol. 37ra–39ra) zu bestimmen.

4.1.3 Ein kurzes Fazit

Die Frage, ob bzw. in welchem Maße Hesse von Ortolf beeinflusst wurde, bleibt auch nach dem durchgeführten Vergleich offen. Auf der einen Seite ist klar, dass die Übereinstimmungen, welche die Auswahl von bestimmten Themen und ihre Anordnung betreffen, kein Zufall sein konnten. Auf der anderen Seite weicht der Wortlaut auch bei identischen Kapiteln ab, so dass es überraschend wirkt, dass Hesse so viel Arbeit in das Umformulieren des im Arzneibuch von Ortolf auf Deutsch präsentierten Inhalts investiert hätte. Manchmal hat sich beim Vergleich fast der Gedanke aufgedrängt, dass beide Texte wie eine Übersetzung derselben Vorlage aussehen. Dabei hat Hesse den Text stellenweise erweitert, stellenweise reduziert (von den bei Ortolf vorkommenden 167 Kapiteln ist im Buch 1 mehr als ein Drittel überhaupt nicht zu belegen). Hesse hat sich auch bemüht, thematisch zusammenhängende Bereiche zu einem Ganzen zu verbinden und Wiederholungen zu vermeiden.

Auffallend ist die Art der Wissenspräsentation. Während sich Ortolfs Stil durch Knappheit und Sachlichkeit auszeichnet,[33] lässt Hesse gerne seine eigene Person und seine medizinischen Erfolge hervortreten. Er tritt als selbstbewusster Arzt mit reichen Erfahrungen auf, die er oft hervorhebt.

Überraschend wirkt auch, dass an keiner Stelle des umfangreichen Kompendiums Ortolf erwähnt wird, auch wenn Hesse nicht nur anerkannte Autoritäten, sondern auch seine Zeitgenossen häufig zitiert. Ob hier seine Vorbehalte den Wundärzten gegenüber eine Rolle gespielt haben könnten, kann auch nicht bestätigt werden, weil im Buch 3 mehrere Wundärzte genannt werden. Im Buch 1 erscheinen auch Themen, die bei Ortolf nicht zu finden sind: die umfangreiche Fieber-Abhandlung, der Dialog zwischen Constantinus und Hippokrates und der Besuch des Kranken, Diese Unterschiede im Inhalt von Buch 1 zeugen davon, dass Hesse beim Verfassen des Buchs 1 mehrere Quellen verwendet hat.

---

6. Jahrhunderts handeln kann. Das würde heißen, dass er mit dem Werk von Alexander von Tralles vertraut war.

33 Zu Ortolfs Stil vgl. die Studie von Keil/Riha (1993).

4.2 Buch 2: Die Übersetzung des *Secretarium practicae medicinae* des Johannes Jacobi

4.2.1 Zur Struktur des Buches 2

Am Anfang des Buches 2 erzählt Hesse, der Jude von Salins, von seinem Treffen mit dem Grafen Johann von Sponheim auf der Burg Grevenburg im Jahr 1427, bei dem sie sich über die Medizin unterhielten. Als der Jude erwähnte, dass er ein ausgezeichnetes medizinisches Buch von *Johans Gamye* mit dem Titel *Heymelich practica* ins Hebräische übersetzte, war der Graf von Sponheim *des selben buches gyrych* und bat ihn, dieses Buch auch ins Deutsche zu übersetzen. Hesse entschied sich, seinen Wunsch zu erfüllen, auch wenn er nach eigenen Worten die deutsche Sprache nicht gut beherrschte. Das Ergebnis seiner übersetzerischen Tätigkeit, die *Geheime Practica*, stellt das zweite, umfangreichste Buch (39ra–138vb) seines Kompendiums dar.[34]

Unter dem Namen *Johann Gamye* verbirgt sich der französische Arzt Johannes Jacobi, der auch unter den Namen Jean Jaume, Jean Jacme oder Jasme u. a. bekannt ist. Johannes Jacobi stammte aus Südfrankreich, das Datum seiner Geburt ist nicht bekannt, gestorben ist er im Jahr 1384. Er war Professor und gleichzeitig Kanzler der Universität zu Montpellier. Von König Karl V. erhielt er im Jahr 1378 den Titel „physicus regius"; er war auch Leibarzt des Papstes Urban V. Vom Werk des Johannes Jacobi fand vor allem sein *Tractatus de pestilencia* eine schnelle Verbreitung[35], sein *Secretarium practicae medicinae* war weniger bekannt (vgl. Bloedner 1926: 5ff.)

Hesse behauptet, dass er das Buch von *Game* wortwörtlich aus dem Französischen übersetzt habe: *Vnde daz buche stet hye nach von wort zü worte, als ysz der vorgenant meyster Johans Game gemacht hayt, als ich ysz yn franczoser sprache fant vnd ich darnach zü ebreysscher vnd nü als hye zü dütscher sprache bracht hane.* (39vb). Die Existenz einer Version in der französischen Sprache können wir nicht bestätigen. Die uns bekannten überlieferten Handschriften sind in Latein verfasst, und dass Jacobi seinen Text in Latein schrieb, lässt sich von einem angesehenen Universitätsprofessor erwarten. Es ist jedoch nicht ausgeschlossen, dass – ähnlich wie die deutsche Version von Hesse – auch eine französische entstanden ist.

Die Behauptung von Hesse, dass es sich um eine getreue Übersetzung handele, haben wir nur anhand des Vergleichs des Inhalts der lateinischen Version des *Secretarium practicae medicinae,* wie er von Bloedner (1926: 13–16) in seiner Dissertation präsentiert wurde, verifiziert. Bloedner (1926: 16) erwähnt, dass er im Inhalt die Gliederung in einzelne Bücher, Traktate und Kapitel danach vornahm, wie sie sich aus

---

34 Auf die Tatsache, dass *Johans Gamye* und Johannes Jacobi identische Personen sind, hat schon Gundolf Keil (1961: 139) hingewiesen.

35 Bloedner (1926: 7–9) bringt eine umfangreiche Liste von 67 Handschriften und Frühdrucken, die die Pestschrift von Johannes Jacobi enthalten.

dem Text ergab, und dass er sich nicht an das Register der Handschrift hielt, „das zwar sämtliche Tractate und deren Kapitel aufführt, jedoch ohne Berücksichtigung der Einteilung nach Büchern.“ Gerade die Einteilung nach Büchern fand Bloedner in Bezug auf die Vorlage des Textes von Jacobi (dazu vgl. unten) wichtig. Bei Hesse kommt kein Register vor. In dem einleitenden Abschnitt führt er jedoch die Gliederung in einzelne Teile[36] an: *Vnde hane sye auch gedelt yn sehs deyl. Daz erste deyl ist von allen krancheyden des heubts vnde was arczedyen dar czu horen, vnde daz ist gedeylt yn nün capyttel. Daz ander deyl des büchs ist* [...] (40va). Der Inhalt der kleineren Einheiten des Textes – der einzelnen Traktate – wird dann im Text vor jedem entsprechenden Teil angekündigt. Da die Signalisierung der Textgliederung in einzelne thematische Einheiten im Buch 2 nicht konsequent, meist nur mit Hilfe von Initialen durchgeführt wurde, haben wir den Übergang zu einem neuen Traktat und zu einzelnen Kapiteln durch eine leere Zeile markiert, wobei auch im Rahmen der Kapitel eine Gliederung vorgenommen wurde. Dabei haben wir uns bemüht, vor allem die Makrostruktur zu berücksichtigen, die für Kapitel in Arzneibüchern charakteristisch ist (vgl. Vaňková 2001).

Im Folgenden vergleichen wir den Inhalt des *Secretarium practicae medicinae* des Johannes Jacobi (nach Bloedner 1926: 13–16) mit entsprechenden Stellen im Buch 2 von Hesse. Die Zusätze von Hesse sind durch die kursivierte Bezeichnung *Hesse* ausgewiesen und mit arabischen Ziffern versehen, die die abweichende Kapitelnummerierung im Buch 2 angegeben.

Liber I. De passionibus capitis		
Tractatus I. De soda et de passionibus sensuum exteriorum		40rb
Cap.	I. De soda et speciebus eis	41rb–43
	II. De scotomia et vertigine	43rb–44rb
	III. De epilensia	44rb–46rb
	IV. De incubo	46rb–47rb
	V. De fernesi	47rb–48rb
	VI. De mania	48rb–50ra
	VII. De melancolia	50ra–51vb
	VIII. De amore hereos	51vb–52ra
	IX. De litorgia	52ra–53ra
	X. De appoplexia	53ra
Tractatus II. De passionibus oculorum et aliorum sensum		54ra
Cap.	I. De obtalmia	54rb–55rb
	II. De ulceratione	55rb–55va
	III. De zebel	55va–55vb
	IV. De fluxu lacrimarum	55vb–56ra

36 Die Bezeichnung *Teil* bei Hesse entspricht dem lateinischen *Liber* bei Jacobi. Auch wenn die einzelnen *libri* im Text durch keine Überschrift ausgewiesen sind, haben wir den Anfang jedes einzelnen Teiles durch eine Angabe in der eckigen Klammer signalisiert, um dem Leser die Orientierung im Text zu erleichtern.

	IX. De erraticis	135ra–135va
	X. De fibre pestilentiali	135va–137ra
Tractatus	II. De accidentibus contingentibus	137ra–137rb
Cap.	I. De dolore capitis	137rb–137va
	II. De dolore auris	137va–137vb
	III. De dolore ligue	137vb
	IV. De fastidio	137vb–138ra
	V. De tinnitus et tussi	138ra
	VI. De singultu	138ra–138rb
	VII. De lippotomia	138rb–138va
	VIII. De dolore cordis	138va–138vb
	IX. De retentione urine	138vb–K140

4.2.2 Zu den Zusätzen von Hesse und den bei ihm erwähnten Autoritäten

Unser Vergleich zeigt, dass Hesse in der Struktur des Buches 2 wirklich dem *Secretarium* getreu folgt. Es sind jedoch auch einige kleinere Abweichungen zu verzeichnen, auf die nun näher eingegangen wird.

Im fünften Buch enthält der vierte Traktat, der den Geschwüren (*aposteme*) gewidmet ist, bei Jacobi acht Kapitel, bei Hesse neun, weil Hesse nach dem Kapitel zu den Drüsen und Fisteln (Kapitel 4) noch ein Kapitel eingefügt, in dem „verhärtete Geschwüre" behandelt werden (*Daz funffte capittel ist von dem harten bresten, daz genant ist ascholorosius*, 125vb). In der Einleitung mit der Inhaltsangabe zum dritten Traktat des fünften Buches macht Hesse darauf aufmerksam, dass er noch zwei Kapitel beigefügt hat, die in seiner Vorlage fehlten:

> *Der drytte tractat von dem funfften deyle dysz buchs, vnd dar an sint dry capittel. Vnd sint auch czwey capittel dar by gesaczt, dye von dyssem buche nyt synt. Daz erste capittel ist genant kathikia vnd daz ander capittel ydropicia, daz drytte ist genant yctricia* (117ra).

Da aber im von Bloedner angeführten Inhaltsverzeichnis neben den drei genannten Kapiteln auch zwei weitere, die Hesse als zusätzliche Kapitel avisiert, zu finden sind, kann diese Anmerkung von Hesse bedeuten, dass er mit einer anderen Version der *Geheimen Practica* gearbeitet hat.

Viel größere Unterschiede sind noch in dem dem Magen gewidmeten Traktat (Liber II, Tractatus II) zu finden. Bei Jacobi enthält dieser Traktat insgesamt 21 Kapitel. Hesse kündigt am Anfang des Traktats 20 Kapitel an und schließt daran noch fünf zusätzliche Kapitel an, die nach seinen Worten *sint funff capittel von des magen bresten wegen vnd synt nyt von der czale der czwenczziger* (77vb). Insgesamt werden also die Magen-Krankheiten bei Hesse in 25 Kapiteln behandelt, es gibt hier vier Kapitel mehr als bei Jacobi. Drei davon stellen eher kurze Abschnitte dar, die keine Aufschlüsse über ihre Vorlagen erlauben. Anders ist es im Falle der Abhandlung über *die hertekeyt in dem magen*, das Hesse als das neunte Kapitel eingefügt hat. Dieselbe

Problematik kommt schon im achten Kapitel vor: Im neunten Kapitel tritt jedoch ein anderer Text auf. Interessant ist, dass hier zweimal der Name Alexander erscheint. Einmal im Rahmen eines Rezepts (*oximel Allexander*), das zweite Mal am Ende der Abhandlung: (*Vnde Allexander sprychet, daz ist virsucht vnd proberet*, 74rb). Mit Alexander ist Alexander von Tralleis, ein byzantinischer Arzt des 6. Jahrhunderts gemeint, der in seinem Hauptwerk *Therapeutika* Pathologie und Therapie innerer Krankheiten von Kopf bis Fuß abhandelt. Alexander wird übrigens unter den Autoritäten genannt, die am Anfang des Buches als Quellen aufgezählt werden: *Da hane gesucht vnde geluwet in den buchern Avicenne, Rasi, Allexandri vnde vil yren glichen* (40rb). Bei Jacobi können wir am Anfang des *Secretarium practicae medicinae* lesen:

> *Cui ego Johannes Jacobi, eius humilis servitor, obedire volui et transcribendo de dictis Galeni et Avicenne et Rasis et Alexanderi istam compilavi et appellavi eam secretarium practice in ea parum vel nihil inquirendo, sed quantum potui de practica collegi medullam. Et non sequor Avicennam in divisione librorum, sed Cropagum in passionario, quandoque licentialiter* (statt literaliter) *transcribendo, quandoque dimittendo, quandoque addendo utiliora et magis appropriata, que in practica acquisivi* (nach Bloedner 1926: 10)[37]

Jacobi gibt als eine seiner Quellen *Passionarius* an, dessen Autor Gariopontus war, der im Text als *Cropagus*, an anderen Stellen auch als *Arepagus* (vgl. Bloedner 1926: 13) bezeichnet wird. Gariopontus war oberdeutscher, vielleicht langobardischer Arzt des 11. Jahrhunderts, der zur Salerner Schule gehörte (vgl. Wegener 2005: 457). Aus seinem Werk wurde vor allem der *Passionarius* (*Galieni*), eine Bearbeitung von Galens Schriften, rezipiert. Jacobi hat nach eigenen Worten die Gliederung seiner *Geheimen Practica* von Gariopontus übernommen.[38] Bloedner zeigt (1926: 18–19), dass man außer der Einteilung bei Jacobi zahlreiche Übereinstimmungen mit dem Text des *Passionaribus* finden kann. Auch im *Buch 2* von Hesse wird Gariopontus erwähnt, er wird jedoch als *Yropagus* (vgl. 109va) bezeichnet.

Von den weiteren Autoritäten, die Jacobi nennt, sind bei Hesse belegt:

– Rhazes: sein Name wird im Text insgesamt vierzehnmal angeführt, mehrmals im Zusammenhang mit empfohlenen Medikamenten: *pylloles aloes gedychtet hayt Rasi* (106vb); *licracia Rasi* (114va, 115vb), *coleri Rasi* (55va);

37 ‚Dem ich, Johannes Jacobi, sein geringer Diener, habe gehorchen wollen, und durch das Abschreiben aus den Aussagen von Galenus und Avicenna und Rhazes und Alexander habe ich diese [Schrift] zusammengestellt und „Secretarium Practicae" genannt, wenig oder nichts [für mich] suchend, sondern um das Wesentliche, so viel ich konnte, aus der „Practica" zu sammeln. Und ich folge bezüglich der Einteilung der Bücher nicht dem Avicenna, sondern dem „Passionarium" des Cropagus, mal frei übersetzend, mal etwas weglassend, mal solches hinzufügend, das ich an Nützlicherem und besser Anwendbarem aus der „Practica" entnommen habe.' (Für die Übersetzung dieses Textes danken wir Herrn Konrad Kunze.)

38 Bloedner (1926: 12) weist darauf hin, dass der *Passionaribus* zwar in fünf Bücher eingeteilt ist, dass aber als sechstes Buch die Fieber-Abhandlung von Gariopontus betrachtet werden kann, die Jacobi als letztes, sechstes Buch anführt.

- Galen: er ist im *Buch 2* die zweite meist zitierte Autorität. Galen wird elfmal[39] genannt, einmal – auf fol. 133ra – wird auch auf eines seiner Werke, die Schrift *Ad Glauconem* (im Text *Acloken)* hingewiesen, die er seinem Freund und Gönner Glauco zueignete;
- Alexander: sein Name kommt im Text viermal vor (45vb, 47vb, 68va, 74rb);
- Avicenna: sein Name erscheint nur in der Einleitung (vgl. oben);
- Arnaldus de Villanova: seinen Namen übersetzte Hesse ins Deutsche als *meyster Arnolt von der Nuwe stat* und auf fol. 75vb verweist er auf seine Schrift *Liber de vinis*;
- Moses Maimonides: im Text (46rb, 48ra) als *Moysi Memont* bezeichnet. Einmal wird Moses Maimonides zusammen mit *Ysac Judei vnd meyster Nathan dye Judden* (109vb) genannt.

Isaac Judaeus und der von uns nicht identifizierte Meister Nathan werden von Bloedner bei seiner Analyse der Quellen von Jacobi nicht angeführt. Bei Hesse wird noch eine weitere Autorität genannt, die Bloedner bei Jacobi nicht nachweisen konnte. Zweimal (107vb, 113ra) wird *Messuel* zitiert, immer im Zusammenhang mit der Dyaquilon-Salbe.[40] Es handelt sich um den sog. Pseudo-Mesuë, den Autor eines umfangreichen Antidotariums, das im Spätmittelalter und in der frühen Neuzeit zu den grundlegenden Nachschlagewerken der Apotheker gehörte. Da Hesse diesen Autor nicht nur im Buch 2, sondern auch im Buch 3 mehrmals zitiert, kann man annehmen, dass ihm der *Grabadin* – so wird das Formelbuch von Pseudo-Mesuë auch benannt – gut bekannt war.

Umgekehrt werden bei Hesse mehrere Autoritäten nicht genannt, die bei Jacobi erscheinen (Bartholomäus, Rogerius, Oribasius, Dioscorides).[41]

Wir sind uns bewusst, dass die Nennung von Autoritäten in der damaligen Zeit, für die die Rückbindung an Autoritäten typisch war, nicht als zuverlässige Quellenangabe genommen werden kann, welche die Aussagen über die Art der Wiedergabe des Textes von Jacobi bei Hesse erlauben würde. Erst der Vergleich beider Texte kann Aufschluss darüber geben, ob Hesse die *Geheime Practica* wirklich wortgetreu übersetzte oder ob im Buch 2 auch Ergänzungen von Hesse zu finden sind. In diesem Sinne sind unsere oben angeführten Ausführungen und die Edition des Textes als eine Anregung für die weitere Forschung zu verstehen.

---

39 Vgl. 45rb, 46va, 53va, 63va, 80vb, 82vb, K 86vb, 94ra, 104va, 130vb, 133ra.

40 Zur Herstellung dieses Arzneimittels vgl. Vaňková/Keil (2005: 90–91)

41 Zu den Quellen von Johannes Jacobi vgl. Bloedner (1926: 16ff.).

4.3 Buch 3: Zu Inhalt und Quellen

Das Buch 3 war bisher meist als *Chirurgia* eines nicht näher bekannten Bartholomäus de Montfort[42] bekannt.[43] Diese Bezeichnung wurde davon abgeleitet, dass in der Erlanger Handschrift auf fol. 134ra oben über dem Text eine Überschrift *Chirvrgia Bartholomei de Montfort, ain wunden maister* enthalten ist, die von einer anderen Hand stammt als der darauffolgende Text. In der Züricher Handschrift beginnt das Buch 3 folgendermaßen:

> *Disz büche ist kürczerunge von dem Sürdiacus von dem büche Johannes Genisis vnd von dassắ rig vnd also sprycht: ‚Wir meyster, daz wirkent myt der hant, vnd eyn meyster erczenige sal nüst myt der hant wyrcken in banden, dann alleyn er sal vnderwysen sin knecht, dysz zü dün, wan zü groszen herren, daz yr nützce vnd ir lone ist grosze* (139ra).

Die Identifizierung des hier von Hesse angeführten *Johannes Genisis* ist problematisch. Es könnte sich eventuell um Johannes Beris[44] handeln, der auch als Johannes von Paris bekannt ist. Die variablen Formen seines Namens führt Purger (2020: 10) darauf zurück „dass durch seine Herkunft und sein Wirken im (sprachlichen) Grenzbereich zwischen Deutschland und Frankreich ein sprachlicher Bezug zum Französischen und gleichermaßen zum Deutschen unvermeidbar war und davon auch die Schreibweise seines Namens beeinflusst wurde."[45] Von diesem Wundarzt der 1. Hälfte des 15. Jahrhunderts ist wenig bekannt. Er hatte wahrscheinlich keine akademische Ausbildung, sondern hat sein Fach als Handwerk bei einem erfahrenen Praktiker erlernt. Später hatte er selbst Schüler, von denen der bedeutendste Heinrich von Pfalzpaint[46] war (vgl. Purger 2010: 11). Johannes Beris ist Autor einer Sammlung von Rezepten für Wundtränke und Pflaster, die in einer Ausgabe von 1552 mit dem Titel *Ein New Wundartzney* erhalten geblieben ist. Das Buch im Umfang von 46 Seiten (23 Folios) „enthält Behandlungsverfahren des Johannes Beris und durch den Verleger ergänztes Wissen anderer Ärzte" (Purger 2020: 10). Wenn man den von Purger (2020: 126–160) vorgelegten Text mit der Chirurgie von Hesse vergleicht, findet man wenig Gemeinsames. Auch bei Hesse werden zwar im ersten Teil der Chirurgie Pflaster und Salben behandelt, *dye do horent in allen schaden* (139vb), der Text von Hesse unterscheidet sich jedoch, was Inhalt und Struktur betrifft, grundlegend von dem Text von Beris.

---

42 Zu Bartholomäus von Montfort gibt es keine näheren Angaben, vgl. Keil (1978: 621).

43 Zu Buch 3 vgl. auch Vaňková (2017: 47–79).

44 Vgl. Keil (1978: 724–725).

45 Nach Keil (1979: 724) war Beris ein moselfränkischer Wundarzt, d. h. dass sein Wirkungsgebiet nicht weit von dem von Hesse lag.

46 Vgl. Keil (1981: 856–862).

Der Inhalt des Buches 3 ist schon auf den ersten Blick nicht so übersichtlich strukturiert wie die anderen Bücher des Kompendiums von Hesse. Er lässt sich grundsätzlich in zwei Teile gliedern.

Der erste Teil stellt ein Pflaster- und Salbenbuch dar. Der erste kurze thematische Abschnitt an seinem Anfang ist Kopfverletzungen und der Reinigung von Wunden am Kopf gewidmet (139ra–139vb). Daran knüpft eine umfangreiche Abhandlung über verschiedene Pflaster und Salben (139vb–145va) an. Es werden Pflaster zur Behandlung von Brüchen, frischen und alten Wunden sowie verschiedenartigen Geschwülsten, Geschwüren und Hautausschlägen angeführt. Im Rahmen dieses breiten Spektrums von Rezepten erscheinen sowohl solche, die in bekannten Werken (*Antidotarium Nicolai, Grabadin* von *Mesue*) belegt sind (vgl. den Editionsteil), als auch solche, die nicht identifizierbaren Personen zugeschrieben werden: *meyster Abraham Auenedera* (142ra), *meyster Joseph Benedictus* (143va, 144ra). In die Pflaster-Abhandlung ist ein kurzer Abschnitt (142va–142vb) eingegliedert, in dem Anweisungen zum Erkennen von einzelnen, durch verschiedene Säfte verursachten *postemen*[47] formuliert sind. Diese Thematik wird – mit einem neuen Verweis auf *Johannes Genis* – auf fol. 145va wieder aufgegriffen; außerdem werden weitere Pflaster für eitrige Geschwüre empfohlen.

Im zweiten, umfangreicheren Teil des Buches 3 (146va–159rb) wird auf einzelne konkrete Krankheiten eingegangen, deren Versorgung im Kompetenzbereich von Chirurgen lag. Nacheinander werden *fysteln, kancker, krebysz, Sant Anthonius füre, gegycht, blatter, antrax, gegicht, blutende nase* und *fallende such*t besprochen. Zuerst werden ihre Ursachen und Symptome angeführt und anschließend die Therapie empfohlen.

Die Ausführungen im Buch 3 gehen meist von der Humoralpathologie aus; daneben aber kann man hier jedoch auch andere Konzepte belegen. Zu diesen gehört die sogenannte Signaturlehre.[48] Danach sind die drei Naturbereiche – Steine, Pflanzen und Tiere – für ihren heilkundlichen Gebrauch nach ihren Erscheinungsformen (Gestalt, Form, Farbe, Geruch, Geschmack) „signiert“, d. h. dass die Erscheinungsformen auf spezifische Eigenschaften der Drogen hinweisen, so dass „aus Anzeichen (Signaturen) der Natur der kundige Arzt auf das richtige Heilmittel schließen kann“ (Schnell 2013: 447).

Im Sinne der Signaturlehre wird auf fol. 147va–147vb eine Anweisung zur Behandlung von Fisteln gegeben: Man soll einen Maulwurf verbrennen und das aus dem verbrannten Maulwurf hergestellte Pulver auf die Fistel streuen/legen, denn so wie der Maulwurf in den unterirdischen Gängen die Würmer frisst, so frisst das Maulwurf-Pulver den Fistelwurm in den Fistelgängen. Die Krankheit hatte nämlich in der

47 Als *aposteme* wurden im Mittelalter Abszesse und Geschwüre bezeichnet.

48 Zur Signaturlehre vgl. z. B. Müller-Jahncke (2005: 1330–1332). Riha (2011) führt mehrere Beispiele aus Hildegards von Bingen *Causae et curae* an, die dieses Denkmuster verdeutlichen.

Vorstellung des mittelalterlichen Menschen oft die Gestalt eines Wurmes angenommen, der sich im menschlichen Organismus einnistet und durch verschiedene Mittel zu beseitigt werden kann.

An mehreren Stellen wird eine Therapie empfohlen, die als „transplantatio morbi“ (vgl. Fichtner 1968, Grimm-Stadelmann 2020: 25) bezeichnet werden kann. Dabei geht es um die Krankheitsübertragung, z. B. von einem Wesen auf ein anderes, wie das auf fol. 149va–149vb beschrieben wird. Es wird hier geraten, Anthrax mit Hilfe von Krebsen zu behandeln. Diese werden an den betroffenen Stellen am Körper befestigt. Die Heilung wird herbeigeführt, indem die Krankheit gewissermaßen auf die Krebse übergeht:

> *Vnd eyn anderbresten, der ist genant antrax, vnd der selbe brest ist genant swarczblatern, vnd die selben swartzblatern synt virgyfftig. Vnd als balde, als dü sye geware wyrst, da salt dü nemen eyn krebysz, so lebick, vnd bynde off dye blater vber nacht, so heylet sich vnd züget dye virgyfft her vsz* (149va–149vb).

Im Buch 3 findet man in viel größerem Maße als in den anderen Büchern des Kompendiums von Hesse heilkundliche Praktiken, die den Glauben an magische Kräfte erkennen lassen. Hesse glaubt nicht nur an die heilende Wirkung der königlichen Hand (bzw. der Hand des Herrschers), sondern er bestätigt aus eigener Erfahrung, dass man diese „Tugend“ mithilfe ritueller Praktiken erwerben kann.

> *Und sind viel fürsten vnd lants herren, daz sye dye genade haben, wann sye myt der hant dar off rorent, daz sye genesent. Vnd dem woilgeborn graue Johan von Spanheym genaden vnd wyllen, als er alle ding gern weysz vnd da myt ym woil ist, vnd zü gedenckenisse vnser nachkomen, wye mann dye dogent zu sal brengen an dem menschen, daz er streyche myt der hant, daz der mensche heylet desbresten. Vnd daz habe ich dycker virsücht vnd aüch gesehen, daz also ist: Nement eyn kynt also balde, als ysz geborren ist, vnd myt beyden henden rore off eyn doyt mensche, e daz keyn rayt dem menschen geschijt, so wyrt daz kynt des dogent, daz er heylet* (155ra).

Ebenso bestätigt Hesse die Wirkung eines anderen magischen Verfahrens, das einem *Ydopagus* zugeschrieben wird. Wie sich schon im Buch 2 gezeigt hat, ist damit Garipontus, der Autor des *Passionarius Galieni*, gemeint.

> *Auch sprechent sye noch me, welcher, der den bresten hette, vnd nement ix morgen alle dage eyn düben eye vnd bürre zü pülüer vnde ym geben zu dryncken, so geneset er eweclich. Vnd daz han ich dicke virsücht, ich Hesse der Judde, by mynen geczijden, vnd aüch myn vorfare, daz yz also ist vnd ware ist* (158va–158vb).

Ydopagus wird auch als Urheber der Therapie bezeichnet, nach der gebrannte Menschen- und Tierknochen eine antiepileptische Wirkung haben.

> *Aüch sprychet er me, eyn mensche czu heylen zü stünt, wie woil daz er gefallen were in eyn füre oder in eyn wasser,daz er neme eyn doyt menschen beyn vnd bürre daz czü pülüer vnd gyb ym zü drincken, so geneset yz* (158va).

Im zweiten Teil des Buchs 3 werden neben *Ydopagus* auch weitere bekannte Autoritäten genannt: Avicenna, Isaac Judaeus, Rhazes, Galen sowie Albertus (wobei wahrscheinlich wie im Buch 1 und 2 ein Fehler vorliegt und Gilbertus gemeint ist). Daneben erscheinen im Text Namen, von denen nichts Näheres bekannt ist: *meyster Joseph Benedictus* (143va, 144ra), *meyster Jülius, Fosicus Alchemat, konnig von Garnada* (151va) sowie *meyster Agriüs von Brüne, Sürdiacus konnig von Franckerich vnd babyst Leo* (154vb).

Die bisherigen Ausführungen deuten schon an, dass die Frage nach den Vorlagen für das Buch 3 nicht leicht zu beantworten ist. Auch wenn Hesse am Anfang *Johannes Genis* als Quelle bezeichnet, weist dessen *Ein New Wundartzney* nur eine geringe Ähnlichkeit mit dem Buch 3 auf.[49] Bartholomäus de Montfort, der lange Zeit für den Autor der Vorlage gehalten wurde, wird im Text von Hesse nur einmal erwähnt. Im ersten Abschnitt über die Reinigung von Wunden am Kopf beschreibt Hesse zuerst die Behandlungsweise von sog. unnatürlichen Meistern,[50] danach das Verfahren von natürlichen Meistern (mit denen er sich identifiziert) und weist noch als alternative Möglichkeit auf die Erfahrung des Bartholomäus von Montfort hin, der eine von einem Mönch aus Ungarn übernommene Salbe angewendet hat:

> [...] *wan dye vnnatürliche meyster hant dye gewonheyt, daz sye wessent eyn wonde myt warmen wyn, vnd daz selbe ist güt czü reynigen eyn wonden, aber da geschijt vnmeszlichen wee dem menschen. Vnde wir naturlichen meyster han eyn ander gewonheyt: Wyr syeden rode kole myt rehen waszer vnd da myt weschen wir dye wonden, vnd da von geschijt keyn wethüm noch keyn smerczen. Aber ich Bartholomeus von Monffart, eyn wunden meyster, haben eyn ander gewonheyt, daz ich keyn wonden wasche, dann alleyn reyne gebünden myt dem plaster, vnd vnder dem plaster wehyst keyn füle fleysche dan alleyn gele fleysch. Vnd daz selbe plaster leret mich mich eyn monnich von Vngern. Vnd dye selbe salbe habe ich dicke virsücht, daz sye warhafftig ist vnd gan* (139rb–139va).

Das Personalpronomen *ich*, dass in diesem Beleg erscheint, kommt an mehreren Stellen des Buchs 3 vor. Dass sich dieses *ich* direkt auf Hesse bezieht, wurde schon gezeigt. Auch in den folgenden narrativen Passagen ist *ich* mit Hesse identisch, weil nach *ich* Hesses Name erscheint. Hesse berichtet hier von eigenen Erfahrungen: Im ersten Beispiel als Patient, der die Wirksamkeit des von Benedictus empfohlenen Pflasters bestätigen kann, im zweiten als Arzt, der seine Erfolge bei der Therapie von *kancker* betont, der nach Ansicht anderer Ärzte nicht zu heilen war:

> *Item eyn plaster vor alle felle vnd brüche oder glydder, dye vszer ere stat sint. Vnd daz plaster hatte dicke virsücht der hohe meyster Benedictus vnd vant ez gerecht. Vnd ich Hesse der Judde fyl ich vnd*

---

49 Dabei ist aber in Betracht zu ziehen, dass das Werk von Beris in der gedruckten Form anders aussehen kann als der handschriftliche Text, auf den Hesse eventuell zurückgegriffen hat.

50 Mit den *vnnaturlichen meistern* sind nicht akademisch ausgebildete, in der medizinischen Praxis tätige Empiriker gemeint.

> *czübrache myr alle dye ryppe, dye ich hatte an der lyncken syten vnd brüst vnd auch hynden geyn dem herczen. Vnd macht ich das selbe plaster vnd naher dann fünff dage, da waren myr dye ryppen alle gancz* (144ra).

> *Item eyn anders. Daz han ich virsücht ich Hesse der Jüdde off eyn kancker, der hatte dye beyn geroret, vnd aüch geheylet. Vnd vmbe, daz alle meyster concorderent, daz nüst zu heylen ist, dürch der genaden vnd ere dem woil geborn herrn vnd graue Johan von Spanheym wil ich schryben dye fleüng, wie man den menschen flehet vnd wie ym gebant* (148ra–148rb).

Auffallend ist die häufige Abgrenzung des Autors des Textes von den *vnnaturlich meystern,*[51] die durch ihre operativen Eingriffe nur Schaden anrichten: *Und dye vnnaturlich meyster hant eyn gewonheyt, daz sye snydent dye fystel vsz vnd machent sye wijt vnd myt der konst, dye sye dünt, virderbent sye den menschen* (147ra). Diesbezüglich stimmt Buch 3 mit Äußerungen im Buch 1 (vgl. Kapitel 4.1.2.) überein.

Wenn man das bisher Dargelegte zusammenfassend betrachtet, enthält der Text zahlreiche Indizien dafür, dass Bartholomäus von Montfort nicht als Autor der Vorlage infrage kommt. Auch wenn am Anfang des Buches 3 der *Sürdiacus von dem büche Johannes Genisis* als Vorlage bezeichnet wird, ist es eher unwahrscheinlich, dass diesem Autor das ganze Buch zuzuschreiben ist. Vielmehr deuten die zahlreichen Verweise auf bekannte sowie unbekannte Ärzte und Chirurgen an, dass Hesse das im Buch 3 enthaltene Wissen aus verschiedenen Quellen zusammengetragen hat.

---

51 Nach Keil (2001: 3–4) sagte Hesse am Anfang des Buches 3 allen *unnatürlichen meistern* den Kampf an, „denn nur, wer die Natur seines Patienten kennt und ihr naturgerecht die erforderlichen Heilmittel zuordnen kann, vermag naturgemäß zu therapieren und darf mit dem angestrebten Heilerfolg rechnen.“

5 Editionsgrundsätze

5.1 Allgemeines

Die vorliegende Edition bietet einen möglichst originalgetreuen Abdruck der ältesten und vollständigsten Handschrift Z. Bei Eigennamen und medizinischen Ausdrücken sowie bei sachlichen Unterschieden werden die Varianten der Handschriften K (Krumau) und E (Erlangen) im Apparat ausgewiesen. Darin werden ebenfalls die Fälle angeführt, bei denen in einer Handschrift das lateinische Wort vorkommt, während in einer anderen Handschrift (bzw. in den beiden anderen) der deutsche Ausdruck verwendet wird, bspw. *ewenig – modicum*. Des Weiteren werden Varianten aus den Hss. K und E mitgeteilt, wenn die Graphematik bzw. Form des Wortes in Z Verständnisschwierigkeiten bereiten könnte, z. B. *sürgen* (Z 45ra) – *sorgen* (K 47vb, E 34va), *von der lebede* (Z 52vb) – *von der liebde* (K 54rb), *vor der lieben* (E 40rb), *plege sin myt wilden fleiße vnd hude yn vor allem fleiß* (Z 87rb) – *fleysche ... fleische* (K 89rb) – *vleisch ... fleische* (E 75va) u.dgl. Von den iterierenden Lesarten wurden nur diejenigen in den Apparat aufgenommen, die für den Text von Bedeutung sein könnten, etwa *vnd/oder*, nicht jedoch solche Fälle, wo z. B. in einem Textzeugen ein *do* steht und in dem anderen/den anderen nicht. Auch kleine Unterschiede in der Wortfolge zwischen den Handschriften bleiben im Apparat unberücksichtigt.

Die anhand von den Handschriften K und E vorgenommenen Korrekturen der eindeutig fehlerhaften Lesung der Handschrift Z werden in der Edition durch Kursivierung des betreffenden Buchstabens, der Buchstabengruppe bzw. des Wortes gekennzeichnet; bei der Beseitigung des überflüssigen Buchstabens werden in der Wortmitte die umgebenden Buchstaben, am Wortende der als letzte stehengebliebene Buchstabe kursiv gesetzt. Solche Eingriffe wurden auf ein Minimum begrenzt und betreffen bis auf Ausnahmen nicht die medizinischen Ausdrücke, die ohnehin in den meisten Fällen in allen Handschriften verstümmelt sind. In eckigen Klammern stehen Ergänzungen des in der Handschrift Z eindeutig fehlenden Textes. Fehlendes wird in der Graphematik der Handschrift K ergänzt, die der der Handschrift Z am nächsten steht; im Apparat wird die betreffende Stelle auch aus der Hs. E angeführt.

5.2 Grundsätze der Textwiedergabe

Wiedergabe von Buchstaben und diakritischen Zeichen

Die Schreibung der Grapheme *u*, *v*, *i*, *j* wird in der Edition ohne Änderung wiedergegeben, ebenso wie diejenige von *y* und *ij*. Der Punkt über dem *y* bleibt unberücksichtigt. Im Anlaut verwendet der Schreiber häufig eine majuskelähnliche Form, die sowohl als *J* als auch als *I* aufgefasst werden könnte – in solchen Fällen wird dies in der Edition entsprechend dem Vokal- oder Konsonantenwert des Zeichens im Wort gesetzt, wie es übrigens auch der Graphematik in K und E entspricht.

https://doi.org/10.1515/9783110730395-005

Entsprechend der Handschrift Z wird in der Edition *sz*, nicht *ß* gesetzt, weil der Schreiber dies als Buchstabengruppe aufgefasst hat, was seine Schreibung *-scz-* bei der Trennung des Wortes auf zwei Zeilen zeigt, etwa in: *meys-czel* (60va), *flys-czent* (167va), *bes-czer* (274rb). Selten erscheint die Buchstabengruppe *-scz-* sogar dann, wenn das Wort inmitten der Zeile steht, z. B. *esczig* (5rb), *lasczünge* (18ra), *lasczerie* (200va), *groscze* (239rb) usw. Die Schreibung *ß* wird in der Edition der Handschrift Z dann benutzt, wenn dieser Buchstabe in einer zeitgenössischen Korrektur bzw. Ergänzung steht.

Das anlautende *ff* wird beibehalten.

Über dem Buchstaben *u* befinden sich fast stets zwei diagonal übereinander stehende Punkte. Dieses Superskript wird in der Edition reproduziert, denn obwohl die Punkte beinahe immer nur den Buchstaben *u* als Vokal markieren, könnten sie jedoch manchmal das umgelautete *u* bezeichnen, wie z. B. bei *hüden* (47va), *daz fünffte* (54ra), *dye bürde* (259ra); stellenweise ist die Interpretation problematisch, etwa in *dye lüde* (47va). Deshalb werden die Punkte über *u* handschriftengetreu wiedergegeben.

Die äußerst selten vorkommenden Superskripte aͤ, oͤ, uͤ, vͤ, yͤ werden handschriftengetreu reproduziert.

Das vereinzelt im Auslaut stehende hochgestellte *e* wird als ein normales *e* ohne Kennzeichnung wiedergegeben, z. B.: *sich*^{e} (159rb) → *siche* (= krank).

Groß- und Kleinschreibung

Weil die Verwendung von Majuskeln und Minuskeln in der Handschrift weder die Wortart noch die Unterscheidung Eigenname/Gattungsname respektiert, wird in der Edition eine generelle Kleinschreibung eingeführt. Majuskeln werden – auch wider die Handschrift – für Eigennamen sowie für die Satzanfänge verwendet.

Die Initialen sind immer rot, meistens handelt es sich um Lombarden. Sie werden in der Edition durch Fettdruck gekennzeichnet.

Auflösung von Abkürzungen

Der Schreiber von Z war erfahren und verwendete zahlreiche Abbreviaturen. Wie weiter unten gezeigt wird, handelt es sich um gängige Kürzel, in den meisten Fällen in der auch sonst üblichen Bedeutung. Vollständigkeitshalber werden sie jedoch hier aufgelistet. In der Edition werden alle Abkürzungen stillschweigend aufgelöst, in wenigen problematischen Fällen wird die wahrscheinlichere Möglichkeit kursiv in den Text gesetzt und im Apparat das im Text vorhandene Kürzel reproduziert.

Die häufigsten Abkürzungen:

Der Nasalstrich kann bezeichnen: *m*, *n* sowie die *Verdoppelung des Nasals*, beispielsweise: *eȳ* (159rb) → *eyn*, *anfahē* (139ra) → *anfahen*, *albū* (188ra) → *album*, *myn̄er* (199rb) → *mynner*, *kom̄ent*¬ (198rb) → *komment*.

Ein waagerechter Strich über einer Konsonantengruppe kann außerdem das *e* in der unbetonten Silbe bezeichnen: *gebn̄* (170ra) → *geben*, *vnd̄* (59rb) → *vnde*.

In manchen Fällen hat der Strich über dem Wort keine Bedeutung, z. B.: *herrēn* (39vb), *münt̄* (44va), *brestēn* (46vb, Z. 10) x *bresten* (46vb, Z. 8). Stellenweise handelt es sich lediglich um eine durchgestrichene Oberlänge bei den Buchstaben *b*, *d*, *h*, *k*, die waagerecht etwas länger gezogen ist.

Der Strich über der Buchstabengruppe *v̄r* in der Hs. Z wird entsprechend der weit überwiegenden Zahl der ausgeschriebenen Fälle zu *ir* aufgelöst. Weil in der Handschrift E in diesem Präfix neben *vir-* auch *ver-* häufig vorkommt, werden die im Apparat angegebenen nicht voll ausgeschriebenen Fälle als *v-r* dargestellt.

Das *er*-Häkchen ˀ steht für *r*, *er*, *ir*, *ur*, beispielsweise: *coleˀa* (133ra) → *colera*, *odˀ* (20ra) → *oder*, *lacˀm⁹* (54rb) → *lacrimus*, *tempatˀ* → *temperatur* (54va).

Die Abbreviatur ʒ steht in den meisten Fällen für *-et*: *redʒ* (2ra) → *redet*, *brēgʒ* (257ra) → *brenget*, selten für *-er*: *vnrʒ* (3rb) → *vnser*.

Lateinische Wörter werden manchmal voll ausgeschrieben, ab und zu werden darin die üblichen Kürzel verwendet.

Das unten durchgestrichene p – ꝑ steht für *per*, *par*, aber auch für *pro*: *suꝑ* (44ra) → *super*, *ꝑtem* (118va) → *partem*, *leꝑsis* (114ra) → *leprosis*. Die Wörter mit *por* werden stets ausgeschrieben, z. B. *vapores* (6vb, 188ra), *tympora* (216ra, 236va).

Der Strich über dem p – p̄ = bedeutet *pre*: *p̄pata* (55rb) → *preparata*.

ꝝ steht für *-rum*: *emplastrꝝ* → *emplastrum* (67va), *alliboꝝ* (262va) → *alliborum*.

⁹ steht für *-us*: *sanguine⁹* (178ra) → *sanguineus*, *syrop⁹* (180va) → *syropus*.

ꝯ steht für *con-*, *com-*: *ꝯtinua* (52ra) → *continua*, *coloꝯtindi* (107rb) → *colocontindi*, *ꝯposite* (133ra) → *composite*.

Das Zeichen ꝭ wird für *-is* verwendet: *papauerꝭ* (60vb) → *papaueris*, *paralisꝭ* (226va) → *paralisis*.[1]

Ein sehr ähnliches Kürzel wie ꝭ bezeichnet in einigen wenigen konkreten deutschen Wörtern mehrere Buchstaben im Auslaut, dies wurde von den Editoren folgendermaßen aufgelöst: *vorgeschrꝭ* → *vorgeschriben* (29va), *egenantꝭ* → *egenanten* (89va) u. dgl.

1 Einen besonderen Fall bildet in allen drei Handschriften die abgekürzte Form des in einigen Teilen dieses medizinischen Kompendiums sehr häufig vorkommenden Wortes *febris* (Sg.) bzw. *febres* (Pl.). Die Hs. Z verwendet die Form *febrꝭ* für *febris*, während sie die Form *febres* ausschreibt. Aus den voll ausgeschriebenen Wörtern ist ersichtlich, dass sich der Schreiber von Z nicht sicher war, wie Singular und Plural dieses Wortes lauten, z. B.: *nach den febris* (130va), *von der febris tercianas* (132vb), *sint dye febris cottidyana* (134ra), *febres ethica heylet sich* (135va), *Ffebres pestilencie sint febris hümorales* (135vb). Die Hs. K verwendet grundsätzlich nur die abgekürzte Form des Wortes, so dass nicht klar ist, wann der Schreiber *febris* und wann *febres* meint, in der Hs. E gibt es sowohl voll ausgeschriebene als auch verschiedentlich abgekürzte Formen (*f.*, *fb-*, *febr-*) für Sg. und Pl. Weil bei den abgekürzten Formen die Endung nicht feststellbar ist, wird im Apparat die Abkürzung angeführt, wobei aus technischen Gründen statt dem Zeichen ꝭ das Divis verwendet wird.

Die Abkürzung *Rƒ* steht für *Recipe.*

Mehrere Male erscheinen ad hoc gebildete Abkürzungen, bspw. *gn´alis* (6vb) → *generalis*, q^{m} (46va) → *quantum*, *grās* (268ra) → *gracias* u. a.

Spezifisch für alle drei Handschriften ist die Abbreviatur, die etwa folgendermaßen geschrieben wird: *aň* (Z 67va) bzw. añ (K 69va, E 55r) und für lateinisches *ana* = je, jeweils steht.

Bei nicht ganz eindeutigen Abkürzungen orientiert man sich im Haupttext nach der Mehrheit der ausgeschriebenen Fälle. Im Apparat wird das Abkürzungszeichen bzw. das Divis verwendet, wenn keine eindeutige Auflösung möglich ist, z. B. *kalt* (Z 78vb, K 79va) x *frig-* (E 66rb), wo nicht feststellbar ist, welche Endung beim Adjektiv *frigidus* der im Lateinischen nicht ganz versierte Schreiber im Sinne hatte oder ob er gar das Adverb *frigide* meinte.

Sonstige Zeichen

Die Zahlen werden in der Edition wie in den Handschriften mit römischen Ziffern wiedergegeben, jedoch wird statt dem unten durchgestrichenen *j* für *halb* der Deutlichkeit wegen das Zeichen ½ verwendet. Für *halb* erscheint daneben, relativ selten, noch ein anderes Zeichen, das etwa folgendermaßen aussieht: ʿʟ

Abkürzungen und Symbole für Gewichtseinheiten:[2]

$\overline{\text{lb}}$ bzw. $\overline{\text{lib}}$	Pfund	(in der Edition einheitlich als $\overline{\text{lb}}$)
℥	Unze	
ʒ	Drachme	
℈	Skrupel	

Getrennt- und Zusammenschreibung

Die Getrennt- und Zusammenschreibung folgt möglichst der Handschrift. Bei Pronominaladverbien wird die schwankende Schreibung der Handschrift beibehalten, etwa *darnach* (160va) x *dar nach* (165va), *darczü* (170va) x *dar czü* (176ra).

Die gelegentlich vorkommende Schreibung der Verbpräfixe und der Negationspartikel getrennt vom eigentlichen Verb wird aufgehoben: *an sehen* (179rb) → *ansehen, an zü kommen* (214va) → *anzükommen, en hayt* (18ra) → *enhayt, in mag* (11a) → *inmag.*

Als ein Wort werden ebenfalls deverbative Substantive wiedergegeben: *vsz laüff* → *vszlaüff* (13ra), *myt czu falle* (51ra) → *myt czufalle, yn abe gange* (55va) → *yn abegange.*

2 Vgl. die Gewichtsangaben und ihre Abkürzungen bei Schmitz (1998: 447).

Die fälschlich zusammengeschriebenen Wörter werden stillschweigend getrennt, z. B. *Wereyß* (1va) → *Were yß*, *drydage* (53v) → *dry dage*.

Direkte Rede

Die direkte Rede wird in der Edition mit dem Doppelpunkt eingeleitet und in einfache Häkchen – ‚…' – eingeschlossen. Eine weitere direkte Rede innerhalb der direkten Rede kommt im Text von Hesse nicht vor.

Interpunktion und Textgliederung

Die Handschrift Z verwendet als Interpunktionszeichen lediglich die Virgel. Sie steht entsprechend den damaligen Gepflogenheiten viel häufiger, als man heutzutage ein Komma erwarten würde. In der Edition wird die moderne Interpunktion verwendet. Weil im Text sehr viele parataktische Satzverbindungen (überwiegend mit der Konjunktion *und* eingeleitet) erscheinen, musste das Setzen des Punktes und die Kennzeichnung der folgenden Satzeinheit durch die Majuskel des Öfteren von den Editoren entschieden werden. Sie sind sich dessen bewusst, dass in manchen Fällen die Satzgrenzen auch anders gesetzt werden könnten.

Die Textgliederung richtet sich in beträchtlichem Maße nicht nach derjenigen in der Handschrift Z (mit der die Absätze in K und E oft, aber nicht immer übereinstimmen). Um die Rezeption des Textes zu erleichtern, haben wir uns entschlossen, der sachlichen und logischen Gliederung vor der mechanischen Übernahme der Strukturierung im handschriftlichen Text Vorrang zu geben. Das bedeutet, dass die einzelnen thematischen Segmente durch eine Leerzeile markiert wurden und Absätze innerhalb längerer Textabschnitte bzw. Kapitel eingefügt wurden.

5.3 Zum Sachapparat

Der Editionsteil ist neben dem kritischen Apparat auch mit einem Sachapparat versehen, in dem sich Erläuterungen für ein möglichst breites Publikum befinden. Im Sachapparat sind sowohl mittelhochdeutsche Wörter, die im heutigen Deutsch nicht mehr gebraucht werden oder die sich beim Lesen nicht sofort erschließen lassen, als auch medizinisch-pharmazeutische lateinische Termini enthalten. Außerdem bringt der Apparat einige zusätzliche Informationen zum Text. Es ist zu betonen, dass unsere Erläuterungen nicht als medizinhistorischer Kommentar aufzufassen sind, sondern dass sie lediglich als Übersetzungshilfen gedacht wurden. Besonders bei den Termini aus dem botanisch-pharmazeutischen Bereich gab es oft Probleme mit ihrer Interpretation (vgl. dazu Kapitel 5.1. im Band 2). Wir müssen gestehen, dass es auch Wörter gab, deren Bedeutung uns unklar blieb. Bei einigen, insbesondere im Buch 3 verwendeten Gräzismen, kann jedoch die Bedeutung aus dem Kontext erschlossen werden.

Auf Wörterbücher und Nachschlagewerke, die bei der Bearbeitung des Apparats herangezogen wurden, wird nur gelegentlich, bei längeren Erläuterungen, verwiesen, deshalb möchten wir an dieser Stelle die wichtigsten Hilfsmittel nennen. In erster Linie sind es Wörterbücher, die online über die Plattform www.woerterbuchnetz.de zugänglich sind. Besonders intensiv wurden recherchiert:

- *Deutsches Wörterbuch* von Jacob Grimm und Wilhelm Grimm,
- *Mittelhochdeutsches Wörterbuch* von Matthias Lexer,
- *Frühneuhochdeutsches Wörterbuch*,
- *Mittellateinisches Wörterbuch*,
- Adelungs *Grammatisch-Kritisches Wörterbuch der Hochdeutschen Mundart* (Ausgabe letzter Hand, Leipzig 1793–1801),
- *Wörterbuch der elsässischen Mundarten* und
- *Rheinisches Wörterbuch*.

Als wichtiges Hilfsmittel erwies sich die Online-Plattform http://www.zeno.org/georges-1913, die nicht nur das *Ausführliche lateinisch-deutsche Wörterbuch* von Georges zur Verfügung stellt, sondern auch Recherchen in anderen Lexika ermöglicht. Von diesen wurden besonders häufig benutzt: *Pierer's Universal-Lexikon* (4. Aufl. 1857–1865), Lemerys *Vollständiges Materialien-Lexikon* (5. Auflage von 1721), Hahnemanns *Apothekerlexikon* (1. Auflage von 1793–1799).

Weiter wurden herangezogen:

Max Höfler: *Deutsches Krankheitsnamen-Buch*. München 1899.

Ernst Gabler: *Lateinisch-deutsches Wörterbuch für Medizin und Naturwissenschaften*. Berlin 1857.

Jörg Mildenberger: *Anton Trutmanns ‚Arzneibuch'*. Teil II. *Wörterbuch*. Bde 1–5. Würzburg 1997.

Heinrich Marzell: *Wörterbuch der deutschen Pflanzennamen*. Bde 1–5. Köln 1943/2000.

Willem M. Daems: *Nomina simplicium medicinarum ex synonymariis medii aevi collecta. Semantische Untersuchungen zum Fachwortschatz hoch- und spätmittelalterlicher Drogenkunde*. Leiden/New York/Köln 1993.

Zahlreiche wertvolle fachliche Informationen haben wir aus dem Stellenkommentar zum *Arzneibuch* Ortolfs von Baierland von Ortrun Riha (2014: 181–194) geschöpft.

Grundsätzlich wird eine Anmerkung beim ersten Vorkommen eines erklärungsbedürftigen Wortes im Apparat jedes einzelnen Buches untergebracht. Da im Text manchmal unterschiedliche Graphien bzw. verballhornte Formen desselben Wortes erscheinen, wurden sie im Apparat auf eine Grundform zurückgeführt. Im Falle der deutschen Ausdrücke ist es meist die Form im Mittelhochdeutschen. Bei Wörtern aus dem Lateinischen wurde zuerst eine „klassische" Form (meist nach Georges' Wörterbuch) angeführt, darüber hinaus wurde oft nach dem Schrägstrich eine mittellateinische, in mittelalterlichen medizinischen Texte übliche Form angeschlossen. Wenn die graphisch variablen bzw.verballhornten Formen desselben Wortes an weit entfernten Stellen desselben Buches von Hesse erscheinen oder wenn sie sich voneinander in hohem Maße unterscheiden, wird im Sachapparat bei wiederholtem Vorkommen die Grundform angeführt.

5.4 Zum Glossar

Die lateinischen Worter, die zum medizinisch-pharmazeutischen Fachwortschatz gehören, wurden ins Glossar aufgenommen ebenso wie einige deutsche Wörter, die sich schwer erschließen lassen. Im Glossar sind sie in der Grundform angeführt. Danach werden bei jedem Lemma alle im Kompendium vorkommenden (oft stark verballhornten) Varianten des betreffenden Wortes in runden Klammern aufgelistet. Dabei werden sie in der Deklinations- bzw. Konjugationsform angeführt, in der sie im Text anzutreffen sind. Die einzelnen Varianten sind durch Kursivschrift gekennzeichnet. Nur im Falle, dass die im Text auftretende Form mit der Grundform des Wortes identisch ist, wird auf die Anführung in Klammern verzichtet.

Da das Glossar dem Verständnis des Textes und einer schnelleren Orientierung darin dienen soll, wird jeder Grundform eine kurze Erläuterung zugeordnet und anschließend werden alle Folioseiten angegeben, auf denen das betreffende Wort vorkommt.

Buch 1
1ra–39ra

https://doi.org/10.1515/9783110730395-006

Ich Hesse der Jüdde loben got, der mir gracia vnd genade hat geben vor dem hochgeboren herren graffe Johan graffe zu Spanheym vmb mynen dinst mich erkorren hat, vnde durch sine genade vnd bede[1] wegen, als ich ym schriben sal dye virholen practica meyster Johann Ganie[2] konnig Karles von Franckerich[3]. Vnd als ich gesehen habe syn gancze genade vnd wyllen, so habe ich geso*nn*en zu schriben, als ich gelesen habe in dem buche Avicenna[4] vnd yn andern büchern vnd da man yn erkennet dye sychtage, wye sye sint, vnd arczedye dar noch. [1ra]

Also sprichet Avicenna: 'Gelobet sy der herre almechtiger got, daz er hat laszen wyszen yn der wirdekeyt von den prophecien, wye man arczedyen sal syn creaturen dorch ere syns namen vnd syn wyrdekeyt vnd wy[e] s[i]e sal sin. Vnde sal [die kunst] nyt virsmahen, wann arczedye ist wer*t* ober alle wysheyt.'[5] Vmbe daz habe ich geso*nn*en, czu machen eyn büch, daz hylffet zu behüten die gesüntheyt.

Daz erst deyle dysz büchs ist von den vier elementen, vns czu prüben vnd zu wyszen natüre yglichs mans oder frauwen vnd wie sye behüden sollen yr gesüntheyt.

---

2 *Über der a-Spalte, ab Fol. 6r über der Seitenmitte rot*: Daz erste büche Z, Der Jude *über der a-Spalte* K, Auicenna ex Arabica versione Iudei *über den beiden Spalten* E || **2/8** Ich – noch *rot* Z || **2** Hesse] Heyße E; Jüdde] iode *danach*: billich *nachgetragen* [?] K, Judde E || **3** Johan] Johanne E; Spanheym] Spanheim K, Spahemie [?] E; vmb mynen dinst] vmb myn konst zu dinst K, vnd im seinen dinst E || **4** als – sal] wil ich ym scriben alle K, alß ich imer schriben sall E || **5** Johann] Johan K; Ganie] game K, gemie E; Karles] Karle E; Franckerich] Franckrich K, Frangkrich E; Vnd] *über der Zeile nachgetragen*: besunder K || **6** gesonnen] gesehen Z, gesonne K, synn E; als] als daz K, alle die E || **7** buche] *nicht in* KE; Avicenna] Aüicenna E; vnd^{2}] *gestrichen*: vnd K || **7/8** man yn erkennet] man in erkennt K, wir inne erkennen E || **8** dar noch] dar noch zu geben K || **9** Avicenna] Auicenna E; got *nicht in* KE || **11** ere syns namen] die gnade gots K, ere seines namens E; wye sie] wyse- Z, dann wise K, wie sie E; die kunst] die kunst, *wobei* die *über der Zeile nachgetragen* K, *nicht in* E || **12** wert] weret Z, gi.. [?] wert K, wert E || **13** gesonnen] gesehen Z, gesonnen K, sin E || **14** elementen *korrigiert aus*: alementen Z || **15** natüre] natura KE

---

1 Bitte

2 Gemeint ist Johannes Jacobi (13. Jh.–1384), Kanzler der Universität Montpellier, der auf Befehl des französischen Königs Karl V. das *Liber secretum practice medicini* (vgl. Latin 6957, Frankreichs Nationalbibliothek) verfasste.

3 Karl V. (1338–1380)

4 Avicenna (um 980–1037), ein umfassend gebildeter persischer Gelehrter, dessen verbreitetstes medizinisches Werk *Canon medicinae* im 12. Jahrhundert von Gerhard von Cremona ins Lateinische übersetzt und bis zur Mitte des 17. Jahrhunderts an europäischen Universitäten als Lehrbuch benutzt wurde.

5 Zur Hervorhebung der Medizin gegenüber den anderen "Künsten" vgl. Riha (2014: 181)

Der[6] almechtyge got hat geschaffen vier element, daz ist füre vnd lüfft vnd was-[1rb] zer vnd erde. Vnd wann yr natüre den menschen hant geschaffen | vnd allez waszer vnd alles, daz do wehyst, daz uff ertrich ist. Vnd wann sye virderbent, so virderbent alle creatüre. Vnd prübent, vnd were nyt me dann eyn element alleyne, als daz füre, so virbrennt von der groszen hytczen alle ding. Aüch were nyt ander elament dan waszer vnd lüfft, so virging alle ding von füchtekeyt. Auch were anders nüst dann erde, so wüsze nüst uff erterich von oberich kelten vnd dürichkeyt. Dar vmbe der ewyg got hat geschaffen dye vier elament glychlich vnde virmischt czusamen. Vnd sye synt von solicher nature: Daz füre ist hytczig vnd dürre vnd dar nach dye lüffte, dye ist hytczig vnd füchte, dar nach daz waszer, daz ist fuchte vnd kalt, dar noch dye erde, dye ist kalt vnd dürre. Vnd als dye vier element sint zusamengemenget glichlichen, dann besteet alle ding glichlich vnd sint güt.

Vnd[7] wann sich eyn elament neyget me dann daz ander, so virderbent lychteclich alle ding. Als du sehest in dem sommer, daz dye czijt wyrt ober hytczyg, so dort alle dingk. Vnd auch yn wynterczijt, wann oberich füchtekeyt ist vnd kelten, so fület vnd virdirbet alle ding. [Der lentze] daz ist eyn czijt, daz gemenget ist glich, noch zu kalt, noch zu füchte, noch zu heysze, noch zu dürre, dann synt alle creatüre [1va] angenüet an | schepfnyssen vnd an yr kraftünge noch dem scho̊pf[n]üsze yr natüren, dye yr gegeben ist. Noch glichenüsse ist eyn mensche geschaffen von den vier elementen, daz sye synt sangwinis, colerea rübea, flecma, colerea nygra. Vnd wan sye glich gem*en*get sint an dem menschen, vnd so wyrt der mensche lychteclich gesünt vnd woil gemüt.

Vnd wan wyr sehen, daz eyn element besweret ist uff daz ander, so sollen wyr forderen dye arczedye, dye dar czu gehor*et*. Vnd nemen wir des eyn exempel: Ist is, daz mir sehen, daz der mensche wyrt hytczig me dan recht, so sollen wyr yn kelten

---

2 yr – hant] ir natur der mensch ~~hat~~ ist K, her natura den menschen hait E || **3** virderbent[1] *danach gestrichen:* so virderbent Z || **4** prübent] prübet K, probet E; vnd] *nicht in* KE || **5** ding] dinge E; *am Rand rot*: nota Z || **6** virging] vergingen E; ding] dinge E || **8** virmischt] *über gestrichenem*: mengent Z, hat die vormenget K, veremeget E || **9** *am Rand rot*: nota Z || **10** fuchte *danach gestrichen*: vnd hytczig Z; kalt] *danach* vnd dürre Z, *nicht in* KE – *von den Editoren getilgt* || **12** besteet – güt] bestiet eyn gut lebarlich [?] gesunter nature - *teilweise verwischt* K, besteint alle dingk glich vnd seint gutt E || **13** *am Rand rot*: nota Z; neyget] *danach*: sich Z, *nicht in* KE – *von den Editoren getilgt* || **16** virdirbet alle ding] verderbit alle dinck lichtlich K, virderbent alle dinge E; Der lentze *nachgetragen* K, Der lentz E; eyn] *wegen Verschmutzung kaum sichtbar* Z, eyn K, eine E || **18** scho̊pfnüsze] schepfniß K, ire gescheffueniß E || **20** colerea[1]] colera KE; colerea[2]] colera K, *nicht in* E; nygra] nigra KE || **21** gemenget] gemeynget Z, gemenget KE; menschen] *danach*: vnd Z, *nicht in* KE – *von den Editoren getilgt* || **23** uff] ober *statt des gestrichenen* uff K, vff E || **24** gehoret] gehorent Z, gehoret KE; Vnd – exempel] Exemplum *über gestrichenem*: zempla K, Exemplum E || **24/25** Ist is daz] Ist ist daz Z, Ist is daz K, Ist daß E

---

6 vgl. Kapitel 2 bei Ortolf (Riha 2014: 41)

7 vgl. Kapitel 3 bei Ortolf (Riha 2014: 41–42)

myt d*in*gen, dye kalt synt. Aber sehen wir, daz er dürre ist, so sullen myr yn füchte halden myt den dyngen, dye da füycht sint. Were ysz aber sache, daz ysz kalt were vnd sterket sich kelte, so sollen wyr yn erhytczen myt dem dinge, daz do hytczig ist. Were ysz aber sache, daz ysz aber füchte were vnd dye füchtekeyt sich an ym sterket, so sollen myr ym geben dinck, daz do dürre ist.

Daz ende von allen dingen ist, daz dinck von yglicher natüren, da der mensche von genatürt ist, da senft oder spyset er sich myt, vnd waz wyedder yn ist, do heylet er sich myt.

Dysz synt dye czeychen czu erkennen, von welchem element der sychtag[8] komment [1vb] vnd von welchem element[9]

Ist ysz, daz der mensche wyrt syche von oberighem geblüde, so saltü wyszen, daz syn haren wyrt royt vnd dicke vnd trübe vnde syn pülse wyrt sere grosze vnd ylick[10] vnd hoge[11] vnd clagen daz heübt vnd syn spyhe[12] wyrt weyche vnd matte. Vnd wyeder morgen beswerent sich syn syechtage me dann ym ganczen dage vnd wyrt seyn antlitcze sere royt.

Vnd ist isz, daz der mensche syche wyrt von oberig hytzce vnd dürrekeyt, so saltu wyszen, daz syn haren wyrt royt vnd donne vnd der pülse sere ylick vnd yn dem drytten deyl des dages wyrt besweret syn sychtage vnd syn czünge vnd kele wyrt dürre vnd dürstet yn sere vnd syn spy wyrt bytter als galle vnd alles, daz er yszet oder dryncket, daz smacket ym bytter vnd syn draüme oder daz meysteyl dün-cket[13] yn royt.

Vnd were ysz sache, daz eyn mensche syche würde von oberig füchtekeyt oder kelte, so wyrt syn haren dick vnd bleyche vnd der püls drege vnd swere. Vnd der | meyste teyl syner sychtage beswert sich vmbe dye mytternacht vnd daz meyste deyl [2ra] synes traümes synt von waszer bechen vnd von born vnd sclehyfft sere vnd dürstet yn wenig vnde syn spyhe wyrt weych vnd dünne.

Vnd were ysz sache, daz er würde sich von oberich kelten [vnd] dürekeyt, so wyrt syn haren dünne vnd bleyche vnd syn püls kleyne vnd drege vnd syn antlycze wyrt

1 myt] mit *über gestrichenem*: yn K, inne E; dingen] dügen Z, dingen KE || **1/2** füchte halden] fuchten KE || **2** dyngen *danach nicht gestrichen*: dingen Z || **9** Dysz synt dye czeychen] *nicht in* E || **9/10** Dysz – element] *rot* Z || **9** dye *danach gestrichen*: czwelff Z; der sychtag komment] die sichetage kumment K, der sichtome kome E || **13** clagen] daz clagen K, clat E || **26** weych] *danach nicht gestrichen*: vnd dürre Z, *danach gestrichen*: dürre vnd K, dürre *nicht in* E *von den Editoren getilgt* || **27** vnd KE

8 siechtac: Krankheit

9 vgl. Kapitel 4 bei Ortolf (Riha 2014: 42)

10 îlige: rasch

11 hoch

12 spîe: Speichel

13 dunken: scheinen, vorkommen,

swarcze vnd syn sychtage beswerent sich an dem myttage bysz mytternacht vnd sin draüme ist swere vnd schreckelich.

Zü erkennen eyn mensche, von welicher conplexien er ist genaturet[14]

Auicenna sprychet, ist ysz, daz der mensche ist me genatüret von dem blüde, so ist der selbe mensche hytczig vnd füchte als dye lüffte. Vnd ist dye selbe creature frolich vnde synget gerne vnd eyn wyllich hercze vnd vnd syn haren ist alle wegen golt farbe, nyt zü dicke vnd nyt czu donne.

Vnde were ysz, daz syn conplexie ist hytczig vnd dürre, so wyrt sin nature gliche als daz füre vnde wyrt balde czornig vnd syn czorn virgeyt balde. Vnd waz er redet, | [2rb] daz ist nyt warhafftig. Vnd daz selbe mensche ist gerne mager vnd donne von lybe vnd syn haren sere donne vnd roit vnde syn puls kleyne. Vnd ist rysche vnd willichs hercze myt sym güde, aber ysz berüwet yn czu stünt. Vnd ist künne myt herczen vnd myt müde[15].

Vnd were ysz, daz syn conplexie were von oberich kelten vnd füchtekeyt, so *ist* syn nature von dem waszer vnde sin haren ist bleych vnd dicke vnde hat nyt oberich hare vnd sin antlytze ist dünckel vnd syn püls ist grosz vnd drege. Vnd alle wege ist syn lyep feyste noch der maszen der gerychtekeyt vnd nüst gebrycht ym dann recht, nit zü fette noch zu mager. Vnd scleyffet gern vnd syn münt ist allewege folle waszers. Vnd ist eyn virczaget mensche vnd ist swynde[16] yn synen sachen vnd ist nyt küne.

Und were iz sache, daz er ist genatüret nach der dürrekeyt vnd der kelten, so ist er genatüret von der erden. Vnd daz selbe mensche wyrt swere mütig vnd trürig vnd erschricket sere vnd alle büsheyt, dye er düt, dye düt er heymelich vnd syn antlicz ist [2va] swarcz vnde vor allem vnglick vnd bosheyt, des fraüwet er sich | vnd lachet des. Vnd syn harn ist bleych vnd myttelmeszig tünne vnd daz meyste deyl syns gedancks ist üff bosheyt geneyget.

1 bysz] mit biß (biß *nachgetragen*) K, mit der E; mytternacht *am Rand nachgetragen* Z || **3** Zü – genaturet] *rot* Z || **6** wegen] *danach nicht gestrichen*: vnd Z, *nicht in* KE – *von den Editoren getilgt* || **8** conplexie] conplexio E || **10** daz² – mensche] die selbe creatur KE; gerne] *nicht in* KE || **11** vnd¹ *am Rand rot:* nota Z; rysche] *statt des gestrichenen*: frolich Z, vnd ist rische *über gestrichenem*: wird fraße K, roselich E; vnd³ *danach gestrichen*: ist eyn Z || **11/12** willichs hercze] ist von eym milden hertzen *statt des gestrichenen* willighen K, ist von willigem hertzen E || **13** *am Rand rot:* nota Z || **14** conplexie] conplexio E; ist] ysz Z, ist *über gestrichenem*: iß K, ist E || **16** dünckel] *über gestrichenem*: geferbet Z, eschevarbe *korrigiert* aus: gelvarbe K, eschefare E; *am Rand rot:* nota Z || **17** dann] von KE || **18** nit – mager] *am Rand nachgetragen* Z, *nicht in* KE – *wohl zu tilgen* || **19** swynde] swinder rede *korrigiert aus*: swinde K || **20** küne] kůnne an dait K || **21** vnd *über der Zeile nachgetragen* Z || **23** erschricket] schricket, er *oben vorn nachgetragen* Z, erschrecket E || **24** lachet des] lachet gern K, loget gern E

14 vgl. Kapitel 5 bei Ortolf (Riha 2014: 43)

15 Mut

16 swinde: leichtfertig; klug erdacht, listig; schnell

Zü erkennen an dem angesicht dye complexie eyns menschen[17]

Zü erkennen an dem angesicht vnd farben der conplexie eyns menschen. Ist dem menschen syn angesicht wysze bleych vnd syn antlycze royt vnd wysz vnd were ysz geschaffen geswollen oder ist daz mensche mager vnder den aügen vnd by dem münde gele oder fynster me dann recht ist, aüch syn püls ist nyt czu grosz vnd nyt zu kleyne vnd zu drege vnd [auch nit dar er] cloppet balde vnd ist myttel meszig, der mensche ist recht gesünt.

Aber were ysz sache, daz der mensche sere mager were, daz kompt von oberich hytcze vnd dürrekeyt. An dem ist zü sorgen, daz er kompt in grosze sychtage, daz ist genant tysicus[18], zü düsche genant abenemen. Ist ysz, daz der mensche ist feyhst, so ist zu sorgen, daz dye feystekeyt, dye er ane ym hat, kommet von oberich fuchtekeyt vnd kelte, dye selben sterbent gerne stümpelich[19] vnd gerenge[20]. | Vnde wann dem [2vb]
menschen wyrt swere an ym selber vnd syn aüpern[21] ym swere sint von vil sclaffens, daz hat gern sant Veltyns sychtage[22] gar balde. Auch saltü prüben an dem menschen: Ist ysz auch sache, daz er dye aügen dyff yn dem heübt hat, daz wyset, daz daz blüyt vnd dye füchtekeyt ist von ym gangen. Abber ist ysz, daz syn aügen glützent vnd rynnent, daz yst sache, daz er hat überich füchtekeyt an ym. Vnd ist, daz der mensche hat eynen bosen athem vsz dem munde vnd hat keynen wethüm an den czenen, so saltü wyszen, daz er füle fleysch in dem magen hat vnd yn dem lybe [eyn vngeheilet aposteme[23]].

Nü sint yn dem menschen adern genant sehenadern vnd die machent die gelydder gleychig ober dem heubt.

1 Zü – menschen] *rot* Z, *am Rand* K, *nicht in* E || **3** bleych *über gestrichenem*: geblehijt Z || **4** geschaffen geswollen] geschaffen als ob es geblehet were, *über gestrichenem*: gebleyt K, geschaffen alß geilheit E || **5** ist[1] *nachgetragen* Z || **6** auch – er Z, auch mit der her E; vnd[3]] sunder K || **8** daz[1] *danach gestrichen*: der mensche ist recht gesünt vnd ist Z || **10** tysicus] tysicus *korrigiert aus*: debicus K, tisicus E; abenemen] *über gestrichenem*: ethicus ZK, vff nemen E; feyhst *danach nicht gestrichen*: vnd dye feystekeyt Z || **11** feystekeyt *korrigiert aus*: festekeyt Z || **12** gerne] *nicht in* KE; vnd[2]] oder K, adder E || **13** ym[2] *danach gestrichen*: gerne Z; swere[2] *korrigiert* aus: swerent Z; sint *am Zeilenende nachgetragen* Z || **14** Veltyns] Veltinß *korrigiert aus*: Veltin K, Valentinus E || **16** glützent] her üwes glotzent K, her ausß glantzen E || **17** ym *danach gestrichen*: hat Z || **19/20** eyn vngeheilet aposteme] *nachgetragen* K || **21/22** Nü – heubt *unter der Spalte nachgetragen* Z || **21** menschen *danach gestrichen*: gelyeder dye da rüwent in dem menschen Z || **21/22** adern – heubt] *unter der Spalte nachgetragen Z*, geleder daz synt die sena adren vnd mancheleych die glidder in dem menschen K, glidder daß sint die aderen vnd ander mancherley glittder in dem menschen E

17 vgl. Kapitel 6 bei Ortolf (Riha 2014: 43)
18 phthisis: Schwindsucht
19 stumpflich: plötzlich
20 geringe: leicht
21 Augenbrauen
22 St. Valentins-Krankheit/Valentins Plage: Fallsucht, Epilepsie
23 apostema: Abszess, Geschwür

Zü[24] dem ersten daz synt dye hyrn, [die] gebent virnüfft dem menschen vnd eyn angesicht[25] [vnd horne vnd schmachonge vnd tasten] vnde gebent eyn güden smacke. Vnd rüwent yn den hyrnen dye fünff synne.

Daz ander daz ist daz hercze, daz gybt hytcze zü allen gledern vnd ermeret dye lebetage zu der selen.

Daz drytte daz ist dye lebber, dye gybt füchtekeyt zu allen gledern vnd drencket sye vnd czüget an sich alle füchtekeyt vnd den dranck.

[3ra] Daz vierde daz synt dye neren. Dye synt von kelten vnd ist eyn anefanck vnd eyn oresache [der] früchtberkeyt vnd meret dye werlte.[26] Vnd von der naturen sammet sich alles dar czü den nyeren crafft aller glydder. Vnd von dannen kompt dye crafft, daz der geberte[27], zu der rüden[28] üsz.

Nv schribet Almasar[29] der hohe meyster vnd arczete, daz vnser herre got, der gelobet sy hüde vnd vmmer me, hat gemacht gedecke vnd schyrme den hyrn *vmb willen*, daz sye behalten[de] synt daz leben, wann an den hyrn ist des lebetages gehencke, üff daz [daz] do nyt werde geergert von fallen vnd aüch von sclagen. Aüch

---

1/2 daz – angesicht] ~~daz ist die~~ neme ich vor daz heren daz git dem menschen syne funff synne vnd vernůnfft ~~vnd~~ auch [?] ~~an~~gesicht K, das ist die die hirnen die gibt dem menschen virnunfft vnd angesicht E || **2** vnd[1] – tasten E, ~~vnd~~ horen ~~vnd~~ noch [?] smachunge vnd tasten K; vnde – smacke] *nicht in* KE || **3** Vnd – synne] die ~~vnd~~ ruwent in den heren ~~die fůnff synne~~ K, vnd rogent ine dem hirnen die virnufft sinne E || **7** füchtekeyt] *danach*: an ym Z, *nicht in* KE – *von den Editoren getilgt* || **8** neren] nyerren K, nyren E || **9** oresache] *danach nicht gestrichen*: vnd eyn Z, *nicht in* KE – *von den Editoren getilgt*; der[1] *oben nachgetragen* K || **11** der geberte] er geberte K, er gebert Z || **12** Almasar] Almansar K, Almenisar E || **13** gedecke *danach gestrichen*: dencke Z || **13/14** vmb willen] vnd dye wyle Z, vmb willen *statt des gestrichenen*: vnd wil K, vmb willen E || **14** behaltende] de *nachgetragen* K, behalt den E || **15** daz[2] K, daß E; sclagen] slachen *und oben nachgetragen*: ist es obenzogen [?] mit schale vnnd blasten [?] K

---

24 Ortolfs Kapitel 7–11 unterscheiden sich vom Text bei Hesse

25 Sehvermögen

26 Nach dieser Auffassung sammelt sich in den Nieren der Same, und deshalb sind sie für die Fortpflanzung von zentraler Bedeutung, vgl. Riha (2014: 187).

27 gebërn: bringen; dazu Riha (2014: 187): „Sowohl die Lesart ‚gebären' (wegen der Samenproduktion) als auch 'begehren' (Nieren als Sitz der Libido) ergibt einen akzeptablen, mit der Tradition kompatiblen Sinn."

28 ruote: Stange; hier Penis

29 Almansor: Mit Almansor ist der Adressat gemeint, dem der persische Arzt und Philosoph Rhazes (um 864–925) sein aus zehn Büchern bestehendes Werk *Kitab al-Mansuri* (lateinisch *Liber regius ad Almansorem*) gewidmet hat.

hat gemacht vnser herre got dye ander glydder an dem menschen, [die] eyn kleyne, dye anderen grosz, da*r* vmbe daz sich der mensche moge stüren vnd do myt gene.

Von den heren der heübts

Nv wollen wyr reden von den hyrn. So sprychet Ypocras[30], das der schepper almechtiger, gelobet sy, daz er hat geschaffen, daz daz heübt rünt ist vnd daz sich dye hyrn da ynn mogent behalden vnd auch me güt ist. Vnd yn den hyrn *schalen des heubts* sint vier *kammern*, czwo forne vnd czwo hynden, wann eyn kammer kommet | czu [3rb] dem genicke yn den rückegrade vnde neben den hyrn als czwene fynger breyt yn den schalen forn. So ist dye kamer forn lere, da*r* vmb, daz nüste füllet der aügen füchtekeyt an den hyrn vnd dar vmb, daz ysz lere ist, wann dye lüfft an dem heübt vnd were gern vsz. So macht er eyn schalle von der lerekeyt wegen vnd daz ist daz nesen. Vnd dye ander kammer, dye dar nach dar by ist, daz ist dye stat, do dye memoria yn lyt vnd dye synne in lyt. Von der prübünge vnd kennet der mensche, waz er vor gesehen hat. In der andern kamern stent dye hyrn, daz ist der oresprüng der wysheyt vnd d*er* virnüfft. Von dannen kompt der wille zu dem menschen, zu rüwen vnd czu wagen oder czü dün alle ding. Dye ander kamer ist [die kammer], da dye figuren yn synt gemalet, vnd eyn yglicher guder meyster, der do beweret ist, solle wyszen vnd erkennen dye vier kammern [mit namen] vnd yr natüren, obe eyner würde gesclagen oder krancke würde, daz er wüste vnde er erkennet dye scholt, war vmbe er krancke ist vnd daz man yn heylen moge.

Unde vmbe merünge der wyrdekeyt der hyrn, daz wyr hane gesprochen, | vnd [3va] dye würdekeyt des güts, daz vnser herre got hait gemacht eyn felle oder eyn hüyt übir dy hyrne vnd vnder dye hyrn. Vnd uff dye felle do hait er eyn ander felle übir-

1 die KE || **2** dar] daz Z, dar KE; do myt] *nicht in* KE || **3** Von – heübts *rot* Z, von den hyren *am Rand nachgetragen* K, *nicht in* E || **4** Ypocras] Ypocraß E || **6** schalen – heubts] || **6/7** schalen – kammern] hyrn synt vier kammern des heübts Z, schalen des heubtes virsorget ist da [*die letzten drei Worte nachgetragen*] sint iiii camern K, schalen des heubtß sint vir kammern E || **9** lere] ledigk E; dar] daz Z, dar K, vnd daß E; aügen] *danach nicht gestrichen*: der Z, *nicht in* KE – *von den Editoren getilgt* || **10** dem heübt] yn kumpt K, in kompt E || **11** nesen] nysen K || **13** lyt[1]] steyt K, ist adder steit E; vnd[1] – lyt[2]] *nicht in* KE; prübünge] prubet K, prouesst E || **14** gesehen] gesonnen K, virsemuet [?] E || **15** der[1]] dye Z, der KE || **16** wagen] waghen K, machen E; die kammer KE || **17** gemalet] gemalet *darüber nachgetragen*: innerlichs gesiecht K; vnd[1]] *danach gestrichen*: almechtiger got daz bewere ich daz er ist ZK, vnd vnd almechtiger gott vnd daß bewere ich daß *im Text* E; yglicher *über der Zeile nachgetragen* Z, iglicher *über der Zeile nachgetragen* K; do beweret ist *am Rand nachgetragen* Z; *am Rand rot:* nota Z || **18** mit namen KE || **19** scholt] *am Rand nachgetragen*: scholt vnd sache K || **21/22** Unde – got] *gestrichen* K || **21** wyrdekeyt *Korrektur im Wort* Z; der hyrn] *nicht in* E; gesprochen] *danach wiederholt und nicht gestrichen*: vnd dye würdekeyt der hyrn daz wyr hane gesprochen Z || **22** güts daz vnser] gutts daß vnß vnser her got ine geben hait so sprechen mir vnser E; daz] Dem hiern zu gude hat K || **23** felle[2]] *darüber nachgetragen*: gesast vnd daz K || **23/68,1** übirczogen *über gestrichenem*: dyeczidigen [?] Z

30 Hippokrates (um 460–um 340 v. Chr.) wird für den Begründer der Medizin als Wissenschaft gehalten czogen, zu schyrmen dye hyrn. Vnd uber alles daz hat er dye beyne uber gemacht zu schyrmen basze[31], wann were ysz, daz dye hyrn würdent geergert[32] von etlicher sachen, sclehen oder kranckheyt, so mochte der lyep nyt besteen vnd blybet nyt leben eynen augen blicke, wann dye hyrn synt daz hoeste in dem lybe. Vnde von den hyrn geyt eyn fadem dürch dye rücke graden, zü füchte[n] de*n* lybe vnd zu stercken. [Vnd get durch eyn kennel, das ist gebeynet] vnde ist gedacht vnd hait eyn felle darüber dar vmb, daz er basz behüt*e* sy vnd dürch dye ader quillet. Da myt spyset ysz den lyep vnd machet yn füchte.

Von den hyrn

Dye hyrn, dye synt [vnden] genatüret von dem waszer vnde synt kalt vnd fücht, vnde aber [oben] da synt sy genatüret von dem füre [als] coleria rübia, daz ist hytczig vnd dürre vnd [endede] dye naturliche hytcze, dye yn dem herczen ist, daz dye erhytczet den lyep dürch dye adern, dye da fürent daz blüde zu den hyrn, so virdorbe der
[3vb] mensche von kelten czu den hyrn, vnd sye gebent | czü deme hyrn nyt crafft. Aüch dye hyrn sendent czu dem herczen dürch dye adern kelte vnd füchtekeyt. Vnd were des nyt, so mochte nyt besteen daz hercze von oberig hytcze. Nü fynden w*ir*, daz eyn helff dem andern, daz sye beyde gesunt blyben.

Von dem heübt

Auch ist in den schalen des heübts gegeben lochere vnd vsz den lochern gehent adern, knüthel vnd seyle vnd fadem. Dye [seyl] synt auch yn den hyrnen, vnd [die] wygkel[n]t sich üff den armen czu czehen an dye adern athümme. Der fadem ist vorwürket üff dye gebeyne tüschen[33] hude[34] vnd fleysch. Dye sene ader[n], dye synt in dem gebeyne von den armen, vnd heübt beyne, daz ist by den asel beynen, vnd do dürch geyt eyn loch. Vnd dye selbe ader ist wysz als dye hyrn vnd wyrt alda hart vnd bynt sich vnd ist starcke vnd ere name ist senader genant. Von der seneader synt

---

1 dye beyne] eyn beyn vnd schale K || **3** sclehen *über der Zeile nachgetragen* Z; nyt[1]] nit gesunt K || **4** daz hoeste] konige K, konnigk E; lybe] lybe aller glidder K || **5** füchten] fuchten K, suchen [?] E den] dem Z, den K, de- E || **5/6** Vnd – gebeynet K, vnd geet durch einen komel daß ist gebeinet E || **7** behüte] behüten Z, behůte K, behuid E; quillet] gekant vnd qwellet *gestrichen* K, gekant vnd qwellet E || **9** Von den hyrn *am Ende der Zeile rot* Z || **10** vnden K || **11** oben *über der Zeile nachgetragen* K, oben E; als K, alß E; coleria rübia] colera rubea E || **12** endede] *über gestrichenem*: hette gedan K, endende E; herczen] hirne E; erhytczet] virhelczet [?] E || **14** czu den hyrn *nicht in* E; vnd – Aüch] *nicht in* K || **15** dye[2] *danach gestrichen*: hyrnen Z || **16** wir] were Z, wir KE || **17** gesunt] bestent vnd gesunt blibent also daz nit v-riegen [?] wirt K || **18** Von – heübt *am Ende der Zeile rot* Z || **19** ist – vnd] ~~ist~~ sin gegeben yn den schalen des houptzs locher K, gegeben ist in den schalen deß heifftes locher E || **20** seyl K, seil E; die KE || **21** wygkelnt] wygkelt Z, wickelt K, wickelnt E; czehen] zyen K, zihen E Der – ist] Die fademe sint K, Die fedem seint E || **22** fleysch] fel K, felle E; sene adern] sene ader Z, senadern K, seneadern E || **24** ader *am Rand nachgetragen* Z || **25** vnd ist *danach wiederholt, nicht gestrichen*: vnd ist Z; der seneader] den seneadern K, sinadern E

---

31 besser

32 ergern: verderben, verschlechtern

33 zwischen

34 hût: Haut

gehafft eyn beyn czu dem andern. Vnd sint [ander] ader[n], dye scheppe[n]t daz bluyt von dem herczen, daz drencket den lyep myteynander von dem blüde, daz kommet von dem herczen dürch dye lebber, daz drencket sy vnd kleyne fynger, daz ist syn name.

Von den aügen des heübts

Seder daz wyr han geretten von den lochern, dye in der schalen synt, so wil ich dich [4ra] laszen wyszen – dye genade gots gelobet sy –, daz er hat geschaffen aügen locher vnd die synt gesaczete yn dem myttel von den heübt schalen, wann *da* geyt von den hyrnen wysz eyter vnd geyt dürch breyde adern, dye wijt [mont] locher habent. Vnd der eyter wyrket eyn felle, als ich dich wil laszen wyszen, vnd daz hat eynen fadem vnd syn name heyszet der fadem des lybes. Vnd der selbe fadem ist der erst fadem, der do geyt vsz den hyrnen vnd geyt dürch dye schalen czu den aügen lochern. Vnde synt etliche meyster, dye sye heyszent wolken vnd ist gekorn dar czu eym kleyt, daz decket vnd auch dye aügen daz oberst alle czü male.

Von dem wolken firmament[35]

[Vnd der wyse meister nennet iz firmament]. Vnde waz üszwendig gescheydet ist von dem gedecke, daz ist genant eyn kleyt vnde syn name ist firmament der blasen, wan dye blase glychet der blasen, da daz kynt yn lyt in dem lyffe syner müder. Von der blasen firmament üszgeyt eyn ander gedecke, daz ist eyn anderley, vnde syn name ist eyn stricke firmament. Vnd darnach geyt eyn ander gedecke, das ist eyn anderleye vnd daz ist lüter als eyn glais vnde syn name ist glas. Vnd yn dem | glas vnd yn dem [4rb] mytteyl dürch des selben lyep geyt eyn ander felle, daz ist sch*ü*pecht [vnd syn name ist firmament schupecht]. Von dann gent vsz felle als spynweppen clair vnd reyne vnd syn namen ist spynnen fyrmament. Dar nahe geyt eyn ander felle, dye ist wysz, glich als daz wysze von eyme eye, vnd syn name ist eyter des eys.

1 sint *über gestrichenem*: dye Z; ander KE; adern K, adderrn E; scheppent K, hefften E || **2** lyep] lyp vnd spiset ine K || **2/3** von^{2} – herczen] *gestrichen, darüber*: in allen gliddemaßen K || **3** daz drencket] dadorch sie getrencket wird K || **3/4** daz^{2} – name] *nicht in* E || **5** Von – heübts *auf eigener Zeile rot* Z || **7** aügen] *danach gestrichen*: vnd Z, *nicht in* KE – *von den Editoren getilgt* || **8** da] daz Z, da KE || **9** hyrnen] *danach* geyt Z, *nicht in* KE – *von den Editoren getilgt*; breyde] beide E; mont *über gestrichenem*: munte K, mont E || **13** meyster] meynster Z, meister KE; dar] *nicht in* KE, *wohl zu tilgen* || **14** male] *danach auf folgender Zeile rot*: Von den wolken firmament – *möglicherweise von einer Randnotiz in den Haupttext geraten* Z, wolken firmament *untereinander am Rand* K, *nicht in* E || **15** Von – firmament] *auf eigener Zeile rot* Z || **16** Vnd – firmament K, vnd der wiß meister nennet iz daz firmament E || **17** firmament] *danach nicht gestrichen*: genant, *nicht in* KE – *von den Editoren getilgt* || **19** firmament] *danach nicht gestrichen*: daz Z, *nicht in* KE – *von den Editoren getilgt* || **20/21** das – vnd^{1}] *nicht in* KE || **21** Vnd – glas^{2}] *nicht in* KE; vnd^{2} *danach gestrichen*: yn der materie Z || **22** schüpecht] stüpecht Z, schůpecht K, schupicht E || **22/23** vnd – schupecht K, vnd sein name ist firmament schupecht E || **23** spynweppen] weppen E

35 firmament (mhd.) < firmamentum (mlat.): Himmelsgewölbe

Eyter des eyes.

Vnde *geyt* vsz dem eyter eyn lyep tüne vnd clayr vnd glaid vnd neben dem aügen virandert sych syn farbe zu syn wysz oder swarcze [oder grüne]. Vnde syn name ist eyn fyrmament des appels.

Von dem hȯrnen firmament. [Vnd geyt uff eyn sup [?], dat ist starck vnd hart vnd syn name ist hornen firmament genant]. Vnd dar nahe geyt eyn ander lyep, daz ist sterck [vnd hart] vnd daz ist daz wysz von den aügen. Vnd daz weysz von den aügen vnd wehyst von dem felle, daz yn der schalen ist, vnd daz ist von dem horninck, wehysset von dem firmament stryck. Vnd waz von den spynnen fellen wassent, von den blasen vnde von dem appel, wehysset von dem strick. Vnd von allen stricken ist geschaffen der sterren des aüges vnd er ist swarcze als dye nacht.

Von dem stern des [a]üges

Unser herre got sy gelobet, der den aüge appel hat geschaffen, swarcze oder grüne. [4va] Vnd syn name ist fyrmament des appels vnd geyt uff eyn lyͤp, daz ist starcke | vnd sehen vnd prüben mag alle ding, wo er hyene wilt. Vnd von der crafft vnd wysheyt der hyrnen vnd virnüfft des herczen vnd eyn lycht der selen, dye lücht vnd gybt crafft yn dye aügen, zü sehen alle ding, als daz ist von dem glyt der aügen nae dem synne der phylosophyen vnd der meyster arcze.

Von dem münde[36]

Nv wollen myr sagen von dem munde. In dem munde synt czwey locher. Dorch daz eyne loche geyt dye spyse vnd der dranck czu dem magen. Vnde dürch daz ander loch geyt der wynt vnd aüch dye lüfft zü der longen, want dye longe steyt uff dem herczen glich als eyn blaysbalg[37], wan sye czühet dye lüfft an sich, dye kalt ist, vmbe willen, daz sye nyt virderben von groszer hytcze vnde auch vmbe den athümme, daz der kommet czu der longen. Vnd ist eyn fadem, der geyt czu den weyt dermen vnd geyt uff dye gorgel locher. Vnd der fadem ist genant dye wage vnd oberwiget dye wey[de derme] vnd dye gorgel. Vnde als eyn mensche virsclynden wil syn spyse oder

1 Eyter des eyes *mitten im Text, rot* Z || **2** geyt] yehent Z, geyt K, geit E; glaid] glate, *dann oben nachgetragen*: cleyt K; neben] neben syet K, neben seyt E || **3** syn[2]] syn *korrigiert aus*: synt K, sehene E; oder grüne K, adder grone E || **5** Von – firmament *mitten im Text, rot* Z || **5/6** Vnd – genant K, vnd geit vff einen liff daß ist starck vnd hart vnd sin name ist firmament hornen E || **5** sup *über gestrichenem*: lyp K || **6** hornen *über der Zeile nachgetragen* K; genant *zwischen den Spalten nachgetragen* K; lyep] weppe *über gestrichenem*: lyp K || **7** vnd hart KE; Vnd – aügen[2]] *nicht in* KE, *vielleicht zu tilgen* ?? || **8** daz ist] die wayß *gestrichen und durch nichts ersetzt* K, die weyß E || **12** Von – aüges *auf eigener Zeile rot* Z; des *Loch im Papier* Z || **13** swarcze oder] *nicht in* KE || **14** Vnd – vnd[2]] *nicht in* KE || **15** hyene *danach nicht gestrichen*: alle ding Z || **16** eyn] *nicht in* KE || **19** Von dem münde *am Ende der vorherigen Zeile rot* Z || **20** sagen] sahen Z, saghen K, sagen E || **23** als *korrigiert* aus: eyns Z czühet] *danach nicht gestrichen*: an Z, *nicht in* KE; ist *danach gestrichen*: lüden Z || **24** virderben] verderbe K, virdorbe E || **26/27** locher – gorgel *nicht in* E || **26/27** dye weyde] *verwischt, unlesbar* Z, weyde derme K, *nicht in* E || **27** *am Rand schwarz*: nota Z

36 vgl. Kapitel 9 bei Ortolf (Riha 2014: 44)

37 blâs(e)balc: Blasebalg

den dranck, so oberweget sich vnd besclüszet dye gorgel vnd geyt dye spyse yn dye weyde derme czu dem magen. | Wan were, daz des *icht* spyse oder dranck gynge in [4vb] dye gorgel, so stürbe der mensche. Vnd ist ysz, als dye wysen meystere gesprochen hant, so sal man nyt reden, dye wile mann yszet, dar vmbe, daz er nyt czu noyt kommet vnd czu eym czeychen geyt uff vnd nyder.

Von dem magen[38]

Der magen ist glich als eyn keszel, daz yn ym dye spyse virdaüwet vnd czydicht[39] vnde bereydet sich dye spyse czu allen den glyddern, dye yn dem menschen synt, daz des halben kommet czu der krafft vnd sterket dürch dye füchtekeyt vnd den drancke vnd dye hytcze vnd daz füre, daz dye spyse bereytet yn de*m* magen, [daz] kommet von dem herczen vnd von der lebber. Wann der magen ist glich als eyn düppen[40] üff eyme dryffs vnd [von der hitzen, die die leber hat, da zydiget sich die spise vnd] von der *naturlichen hytczen wyrt* dye spyse zu blüyt, daz er ist füchte vnd hytczig. Vnd von der crafft colera rübea, dye in der lebber stet, daz sye ist hytczig vnd dürre, vnd von der lebbern, dye beyde czydigent vnd erhytczent den magen vnd dye nement dye füchtekeyt vnd feystekeyt al czu male von der spysen.

Vnd dye spyse virteylet sich dürch czwene munde, dye der magen hat. Vnd der eyn mũnt clebet sich an dem büche | vnd wasz der ander münt süfft, daz czühet er an [5ra] sych, alle dye fuchtekeyt, wan der [selbe] munt ist nahe by allen glyddern vnd *den aderen vnd* alles, daz er czühet oder scheppet, daz wirt alles czu blüde. Wan vnser herre got, [der] gelobet sy, hait syner natüren gethan glicher wyse, als er gethan hatte czu der brüste, daz daz bluyt wyrt czü myllich vnd czü der glorien[41] czydeget. Aüch dye natüre, daz do wysz ist, vnd also ist dye lebber, daz sye machet von der spyse vnde von dem dranck blüde. Vnd so daz dye lebber hait genomen daz beste vnd dye

1/2 so – dranck *nicht in* E || **2** icht] üst Z, icht *über gestrichenem*: nuste K, *nicht in* E || **5** vnd[1] – nyder] *gestrichen* K, vnd zo zeichen her geit vff vnd nider E || **6** Von dem magen *auf eigener Zeile rot* Z || **7** Der *korrigiert* aus: Dem ZK; daz] da K, daß E || **9** vnd[1]] sterket Z; sterket] stercke KE || **10** dem] dē ZE, dem K; daz[3]] *nachgetragen in* K || **12** dryffs] dryfoiß E || **12/13** vnd – spise K, von der hiczen dye die leber hait da czidicht sich die spyse vnd E || **13** der naturlichen hytczen] hytczen wyrt naturlich Z, naturlicher hitze wirt, *wobei* naturlicher *über der Zeile nachgetragen und nach* hitze *gestrichen*: naturlich K, naturlichen hitzen wirt E || **16** feystekeyt] feystickeit K, vettigkeyt E; czu] *danach nicht gestrichen*: vnd Z, *nicht in* KE – *von den Editoren getilgt* || **19** selbe KE; *am Rand schwarz*: nota Z || **19/20** vnd – aderen] der ander münt Z, den aderen vnd K, den adern vnd E || **21** der] der *über gestrichenem*: da K, der E || **22** der[1]] brüsten, *dann über der Zeile nachgetragen*: oder mammen K; glorien] *über dem gestrichenen Text* zydeghet ouch *nachgetragen*: oder hodden K; czydeget] da sich zidiget K || **23** also *danach gestrichen*: czu Z || **24** dem *danach gestrichen*: des Z; dye[2] *danach*: nae E

38 Kapitel 10 bei Ortolf (*von dem magen)* ist viel kürzer als bei Hesse

39 zîtegen: reif werden

40 duppen (wmd.): Topf

41 Mit *glorien* sind Hoden gemeint, vgl. die Beschreibung des Verdauungsprozesses in den *Regeln der Gesundheit* (172rb–174ra) im Band 2.

füchtekeyt von der spysen, so lütert sye vnd bereyt sye vnd schycket sye czu yglichem glyt von dem lybe nach syme wesen syner noitdorfft von der spysen.

Vnd daz beste von der spyse [vnd] daz reyne schicket die lebber czu dem herczen, wann daz hercze ist eyn konnig uber alle gleder, dye yn dem lybe synt. Vnd dye lebber schicket czu dem herczen dürch munde vnde adern, dye an yme gehefftet synt, vnd daz hercze scheket czü der hyrnen von dem besten vnd reynen bluide, daz ym [5rb] gesant ist dürch dye adern vnd genge, dye da gent von dem herczen | czu den hyrnen.

Von der ffrauwen

Auch daz hercze yn der fraüwen schycket von dem besten vnd reynen bluyt, daz ym gesanten ist, czu der brüste, vnd dye brost nature keret daz bluit czu mylliche, als wir da von hane gesprochen. Vnd als dye lebber dye wercke hatte gedan, als wir gesageten hane, dye oberich spyse bütelt sich[42] vnd reyneget sich vnd kommet czu der gallen, daz heyszet colera rübea, vnd ist gehefftet czu der lebbern vnd nymmet von der oberenczigen spysen das beste vnd czuget zu yr [vnd] von dem groben blüde, daz sye nyt virdaüwen kan, schickt sye dürch dye adern czu dem milcze. Dysz ist dye stat, dar yn syeczet dye colerea nigra, genant melancolia, daz sye czühet an sich dye swarczekeyt von dem blüde vnd waz an dem blüde grob ist.

Nota

Nü magestü jehen[43], wie mag daz syn, daz die hytcze, dye in der gallen ist, die da genant ist colerea rubea, daz dye wirt gewandelt zu kelte vnd dürkeyt yn dem milcze.

Nota

Daz wil ich dich bescheyden. Isz ist glich als myt dem wyne, der ist hytczig. Vnd als daz geschijt, daz der wyn wyrt czü esczig, so ist gewont syn natüre, daz sye wyrt kalt [5va] vnd dürre vnd daz machet dye kelte vnd | der wynt, der da geyt in den wyn.

Unde darnach süphet vnd czühet an sich dye lünge des wyndes, der yn dem deyl des blüdes ist vnd stet, daz do gelutert ist von der lebbern dürch dye adern vnd fadem, dye da gehefft synt an dye longe. Vnd darnach lütert dye lebber, waz blyben ist yn dem büche von dem traüffe der spysen, vnd schicket czu den nyeren lüter bluyt als waszer vnd sere roit. Vnd dye nyeren nement an sich, als yn nücze ist vnde

---

2 noitdorfft] noitdorfftig K, notdrofft E || **3** vnd KE; reyne] reynst K || **6** reynen] reynsten K || **7** gent] uße geit K, vß geent E || **8** Von der ffrauwen *am Ende der vorherigen Zeile rot* Z || **14** vnd[2] KE || **15** kan *über der Zeile nachgetragen* Z; schickt *danach gestrichen*: nyt Z || **16** colerea] colera KE || **18** Nota *am Ende der Zeile rot, am Rand schwarz*: nota Z || **19** jehen] mich fragen *korrigiert* aus: frawen K, mich fragen E || **20** ist *danach gestrichen*: nigra Z; colerea] colera KE || **21** Nota *am Ende der vorherigen Zeile rot, am Rand schwarz*: nota Z || **23** gewont] gewant KE || **24** der[2] – wyn] die yn den wyen geit K, der inne dem weyne ist E; den *danach gestrichen*: der wyrt czu eszig so ist gewont syn natüre daz sye wyrt kalt vnd dürre vnd daz machet dye kelte vnd der wynt der yn den wyn geyt Z || **25** süphet vnd] *nicht in* KE || **26** ist vnd] *nicht in* KE; dye *über gestrichenem*: longe Z; adern] *zu früh geschrieben, nicht gestrichen*: vnd darnach lütert dye lebber durch dye adern Z, *nicht in* KE – *von den Editoren getilgt* || **29** sere] *danach*: ist Z, *nicht in* KE – *von den Editoren getilgt*

---

42 biuteln: läutern, verfeinern

43 jëhen: sagen, sprechen, bekennen

wasz sye bedorffen vnd daz yn gegeben ist. Vnd daz oberig bluyt, daz sye nyt bedorffent, daz lüterent sye, vnd wirt lüter vnd reyne als waszer vnde schickent daz czu der blasen dürch dye adern der kleyn fedem. Vnd dye blase schepfet daz waszer dürch dye selbe adern vnd fadem vnd wirt czu harn, noch dem daz eyn yglich glyt hat genomen synen fromen vnd spyse, als ysz wert ist czu nemen eym yglich glyt.

Vnde der harn verandert sich | nae der crafft des glyt, daz da schicket czu ym, [5vb] wann czu wilen wirt der haren wysz vnd czu wilen wirt er roit, czu wilen wirt er lüter, zu wilen wirt er trübe, noch crafften des glyts, daz do dyenet vnd orsach ist. Vnd dar vmbe so müszent dye ercze besehen dye haren, wann in dem haren wyrt bekant dye nature von dem menschen, *ab er* gesunt sy oder kranck. Vmb daz ist nyt güt, zu besehen den ersten haren. Ist isz zu wyszen, daz der harn, der vor mytternacht ist, wann dye glytter hant noch nyt gewyrket yr werck gancz vnd dye *digestie*[44] vnd nyt virdaüwet vnd so dye clygen[45] vnd daz grobe von der spyse ist blybben yn den dermen von allen glyddern vnd daz nyt virdaüwen inmag vnd ist gekeret vnd vmbgangen yn daz gederme. Vnd daz ist gemacht als eyn bodem vnd daz [selbe] gederme ist lang als eyner hendebreyt vnd syn name heyszet collum[46] vnd ist gemacht als eyn sack. Vnde hat nyt me dann eyn loch vnd alles, daz dar yn geyt durch daz loch, also geyt ysz auch vsz zu dem stülganck. Vnd alles, daz do yn den dermen blybet von der klygen von der spysen, byt daz dye lebber | sye ynne vszweget. Dye cligen gent vsz [6ra] den dermen czu andern dermen. Vnde wann do noyt ist, czu vsztryben dye vorgenanten cleyen, dye yn dem darme synt, so kommet daz mylcze, daz do ist dye stat colerea nigra vnd besytczet oder senfft daz bluyt von der lebbern vnd senfftet daz bluyt alczu male. Vnd dar noch so fellet eyn trop von der gallen, daz ist dye stat der colera rubea, dürch eynen munt, daz ist üff der lebbern by dem gederme. Vnde der trop halber geyt usz der spysen dürch daz nydderste loch. Dan ist erlaszen eyn ader, daz hudet daz loch yn dem stülgang. Yn der heydenysser sprache ist er genant almager. Vnd dye adern synt dann erlost vnd gehent uff vnd dann geyt eyn mensche czu stole. Vnd wan der mensche syn noytdurfft gethan hait, so kommet dye ader vnd

3 adern] *danach nicht gestrichen*: czu der blasen Z, *nicht in* KE – *von den Editoren getilgt*; der] vnd KE || **6** des *danach gestrichen*: es Z || **9** dem *danach wiederholt und nicht gestrichen*: wann yn dem harn Z; bekant] erkant KE || **10** ab er] aber er Z, abe er K, ob her E || **11** haren] e *oben nachgetragen* Z; *zwischen den Spalten schwarz*: nota Z || **12** digestie] dye gestie Z, die gestie *über gestrichenem*: der digestüm K, diegestien E || **12/13** vnd nyt virdaüwet] ist nit vollenbracht KE || **15** selbe KE || **16** collum] collum, *darüber nachgetragen*: colum K, colune E || **18** der] *nicht in* KE, *wohl zu tilgen* || **19** sye ynne] sie *über gestrichenem*: yne K, sye E || **22** colerea nigra] colere nigre K, colera nig-E; oder senfft] vnd begutet, *darüber nachgetragen*: oder senfftet K, ader s[e]nfft E; senfftet] begutet, *über der Zeile nachgetragen*: vnd begnadeget K, begutet E || **23** der[2]] dem Z, der K, *nicht in* E || **24** colera rubea] *korrigiert aus*: colerea Z, coleren rubeen K, colera nigra et rubea E || **25** Dan] da E || **27** almager] almacher KE; synt dann] ist dan K, daß ist E; gehent] geit KE

44 digestio: Verdauung
45 klîe: Kleie
46 collum: Hals

virstoppet daz loche wyeder vnd hefft yn, bysz daz yn erloist dye noitdurfft naturlich. Vnd dye selbe ader ist vnder vns genant portener[47].

Nota

Dv[48] salt wyszen vnd aüch prüben, wan al dye glydder, dye yn dem menschen synt, [6rb] daz | keyn bluit hat als der mage vnd gederme vnd affterdarm, dye alczu male von natüren kalt synt, vnd alle dye glydder, dye an yn bluyt hant, als daz hercze vnd dye lebber vnd ander glytter, dye synt hytczig.

Nota[49]

Und sprichet der wyse, ez ist weger vnd güt, daz eyn mensche behüdet sich, daz ysz nyt sych werde, wann eyn mensche, daz sich wyrt, der weysz [nit], ab er er geneset oder nyt.

Wer do wil sin gesüntheyt behüden, der sal wonen yn den steden, do güt lüfft ist, vnd sal sich behüden vor allem fülem stanck vnd lüfft, dye do bose ist, wann alle dye sichtage, dye do komment von fulheyt vnd von bosem smacke, daz ist bose zu heylen, wan als balde, als der stanck roret daz hercze, so ist ym nyt czu helffen.

Nota

Der mensche bedarff czu erkennen dye czijt yn dem jare. Ist ysz yn der sommer czijt, daz isz hytczig ist, so sal er nyt brüchen spyse, dye do hytczig ist, vnd yn dem wynter sal er nyt brüchen spyse, dye czu kalt ist, vnd yn der czijt züssen sommer vnd wynter, daz dye czijt nyt czu kalt vnd nyt czu warme ist, so sal er gewonnen zu eszen [6va] mytelmesczig | spysen, daz nyt czu heysz vnd aüch nyt czu kalt ist vnd sal baden noch dem eszen vnd drincken vnd sal sich behüden vor der kelden.

Gesüntheyt

Auch saltu wyssen dye merunge vnd gesüntheyt des menschen. Ist yz dar nach, als der mensche gewonet hat dye meyste deyl syner dage. Ist er eyn mensche, daz er der arbheyt gewon ist syn dage vnd dar noch rüwet vnd güt lieben hat, so wirt er syche. [Vnd ist er eyn mensche, das da gewonet ist guts lebens] vnd darnach rüwe czu hane

3 Nota *am Ende der vorherigen Zeile rot* Z || **8** Nota *am Ende der Zeile rot, am Rand schwarz* Z || **9** Und *danach gestrichen*: der da, *statt dessen am Rand*: sprichet der Z; wyse *über der Zeile nachgetragen* Z || **9/10** ysz – daz] ich nit sehen werde wan einer doit E || **10** nit] KE; ab er] aber Z; er[2] *über der Zeile nachgetragen* Z || **14** bosem] *danach*: gesünde vnd Z, *nicht in* KE – *von den Editoren getilgt* || **15** stanck *danach wiederholt und nicht gestrichen*: der stanck Z || **16** Nota *am Ende der vorherigen Zeile rot, am Rand schwarz* Z || **17** jare] *danach*: ist, *nicht in* KE – *von den Editoren getilgt* || **18** isz] daz ist Z, die da K, daß iß E || **20** eszen] *nicht in* E || **21/22** baden – dem] noche dem bade K, baden nae dem bade E || **23** Gesüntheyt *am Ende der vorherigen Zeile rot* Z || **24** merunge vnd] merünge *gestrichen,* vnd *nicht vorhanden* K, meiste E || **26** wirt *danach gestrichen*: gesunt vnd auch Z || **27** Vnd – lebens K, Vnd ist er ein mensch der da gewont ist guttis lebentsch- [?] E

47 Magenpförtner

48 vgl. Kapitel 11 bei Ortolf (Riha 2014: 45)

49 vgl. Kapitel 12–15 bei Ortolf, die diätetische Empfehlungen enthalten vnde kommet czu der arbeyt, so wyrt er aber syche. Aüch ist daz mensche, daz gewont ist, do bose lüfft ist vnd bose gesmacke, vnd wyrt wonen, do gude luffte ist vnd güde gesmacke, so wyrt er aüch syche. In allen den stücken müsz eyn arcze prüben vnd auch wyszen, dar nahe er sich rychten sal nach bresten[50] des menschen.

Auch darff der mensche, dat er dye lycht spyse vor hyn escze vnd dar nawe dye swere spyse, also wyrt digestio vnd die daüüng güt. Aber were ysz, daz er vor esze dye swere spyse vnd dar nach dye lycht, dan wyrt dye swere spyse virstoppen den magen vnd leszet | nyt dye lycht spyse vszgane, *da* von komment sichtage. Auch sal [6vb] der mensche nyt vil eszen ane loste vnd sal nyt balde dryncken vmbe willen, daz er daüwe dye spyse, dye er vor geszen hait. Auch sal er nyt vil male uff eynander eszen, wann daz machet, daz er nyt mag daüwen dye erste spyse, dye er geszen hait, vnd daz wyrt bose bluyt vnd des halben wirt der mensche syche.

Nota

Auch sal der mensche, als balde als er geszen hait, vnd darnach sal er nyt sclaffen vnd sal [sich] ergane, myt daz dye spyse erhytczig sich yn dem magen vnd darnach nawe sclaffen. Vnd als er sich nydderleget czu dem erstem male zu sclaffen, so sal er sich legen üff dye rechten syten, vmbe willen, daz dye füchtekeyt von der spysen vnd dye vapores[51] oder der sweysz nyt gant czu dem herczen, als daz hercze eyn konnig ist in dem lybe.

Uon dem loszen[52]

In den noeden so der mensche darff laszen, wann yn dem laszen lyget grosze nücze. Als da sprychet Avicenna, dye laszünge ist pürgacio generalis[53] vnd hylffet allen men|schen glydderen, dye yn ym synt, keyns vszgenomen. [7ra]

Vnde also sehet eyn mensche, daz ysz drege vnd swere ist vnd alle glyddere syns lybes synt swere vnd ist hytczig vnd alle syn lyep vnd syn haren ist roit vnd dicke vnd sin püls ist ylich vnd breyt vnde der sclaiff neben der styrren düt ym wye, dann magestü prüben, daz er bedarff laszens. Vnd der mensche, daz do mager ist vnd syn harn ist lüter, so saltu wyszen, daz laszen ist ym bose, vnd ist ysz, daz du ym leszest,

4 des] den Z, des K, deß E || **5** darff] gebort *über dem gestrichenen:* darf K, darffe E; vor] vort Z, vor K, *nicht in* E || **6** digestio] *über gestrichenem*: dye gesty Z, digestige K, degestio E; die daüüng] *nicht in* KE || **8** da] dan Z, da K, do E || **10** male *über der Zeile nachgetragen* Z || **13** Nota *am Ende der vorherigen Zeile rot, zwischen den Spalten schwarz* Z || **14** vnd – er²] *nicht in* KE || **15** sich¹ KE; erhytczig] erhitzet K, her hitzet E; magen *korrigiert aus*: magem Z || **16** nawe *danach* de- *über der Zeile nachgetragen und gestrichen* Z || **17** legen] nyt lyghen K, nit ligen E || **18** oder der sweysz] *nicht in* KE || **20** Uon dem loszen *auf eigener Zeile, Überschrift schwarz, Initiale rot* Z, [ ]on dem laßen K, [ ]on dem lasßen wegen E || **22** pürgacio] porgacio E || **24/25** ist – swere] *nicht in* E

50 brëst: Krankheit

51 vapor: Dunsthitze, Wärme

52 vgl. Kapitel 16 und 73 bei Ortolf (Riha 2014: 46, 67–68)

53 allgemeine Reinigung

so wirt er krancke. Auch sal keyn junck [k]ynt laszen, myt daz es wyrt czehen iare alt, auch saltu keynen alden man laszen, der ober fünfczig jare ist, wann sye hant lutczel hytcze. Sonder alleyn saltu nyt dem alten laszen, myt daz dü sehest, daz ym lybs noyt ist. Aüch ist ysz nyt güt, daz mann leszet keyn menschen yn der czijt, die sere hytzig ist, vnd aüch in der czijt, die do sere kalt ist, vnd auch wann der munt[54] nüwe ist, wann daz bluyt von dem menschen ist lutczel vnd sin nature ist krancke vmbe dye czijt.

In allen czijden, daz der mensche claget sich von eym glydde, welche daz ist, [7rb] vnd darff czu laszen des halbe*r*, so sal er laszen | an dem gesünde gelydde, daz dar *gegen* ist, vnde nyt von dem krancken, sünder alleyne, so er hette eynen alten schaden, dann hylffet yn daz laszen an dem glydde, da er an krancke ist.

von laszen

Unde ist, daz eyn mensche sich claget vnd we ist forne in dem sterne, so lasze ym üff de*m* dümen der hende vnd ist dye ader genant cephalica. Vnd were, daz der mensche claget daz heüpft hynden, so sal er laszen an der ader, dye da mytten an der styrren steyt. Vnd ist ysz, daz sich der mensche claget neben czu an dem heübt ader uff den aügen, so sal er laszen hynder dem oren.

Und ist ysz, daz dem menschen dünt we dye belre[55] oder dye czene, so sal er laszen an der adern, dye vnder der czungen ist. Vnde were ysz, daz eyn mensche krancke würde longen halp oder der milcze, so sal er laszen yn der lyncken syten an der hant, by dem cleynen fynger. Vnd were ysz, daz daz mensche krancke were vmbe korczen athüms wyllen oder krancke der brüst halber, so sal er laszen an dem lyn- [7va] cken armen czu der adern, dye do genant ist | mediana. Vnde were ysz, daz sich der mensche claget yn der rechten syten uff dye meynunge, daz daz bluyt krancke ist vnde nyt gesünt, so sal er laszen yn dem rechten armen zü der mediana. Vnde ist yz aber, daz eyn mensche clagt sich an den lenden oder eyn fraüwe, dye yr czijt nyt hette oder vorgangen ist, so sal man yr laszen an demê fusze nedewendig dem enckel.

1 junck kynt] junckynt Z, junck kint KE; myt] biß *über gestrichenem*: mit K, biß E; es] er Z, es K, iß E || **3** myt] biß *über gestrichenem*: mit K, biß E; lybs *über der Zeile nachgetragen* Z || **4/5** die – ist[1] *über gestrichenem*: daz ysz grosze hytcze hait Z || **5** die – ist[2] *zwischen den Spalten nachgetragen* Z; ist[2] *danach gestrichen*: daz ysz grosze hytcze vnd kelde hait Z || **5/6** vnd[2] – ist[1] *unrichtig gestrichen* Z || **9** halber *korrigiert aus*: haülbers Z || **10** gegen] geschen Z, geghen K, gegen E || **12** von *am Ende der vorherigen Zeile rot Z, am Rand schwarz*: võ laszen K || **13** so *danach gestrichen*: las Z; ym ȳ *über der Zeile nachgetragen* Z, *nicht in* KE || **14** dem] dē Z, dem K; cephalica] zephalica KE || **15** an[2]] yn K, ine E || **16** mensche] *danach gestrichen:* sich, *nicht in* KE – *von den Editoren getilgt* || **17** oren *Danach beginnt der Textausfall in* K (K nach 12rb), *teilweise durch den Verlust von einigen Blättern bedingt* || **18** belre] kelle E || **20/21** yn – hant] an der lincken hant E || **25** yn] an E || **27** nedewendig *korrigiert aus*: newendig Z

54 Mond

55 bilern/biler: Zahnfleisch

Dye[sz][56] synt dye czeychen, wye eyn mensche erkennen sal bülen[57] vnde blatern[58]

Dyesz synt dye czeychen, wye eyn mensche erkennen sal bülen oder blatern, daz an den menschen kümpt, obe er sterben oder genesen sal. Item ist ysz, daz der mensche krancke wyrt vnd kommet ym an, syn antlitcze vnd syn püls wyrt swache vnde leget syn lyncke hant uff dye brüste, so wysz, daz der selbe mensche styrbet ynnewendig xviiii dagen. Vnd were ysz sache, daz der mensche gewonne dye büle oder blater an den beynen vnd yn ankommet myt sweysz, so styrbet er yn den achttagen.

An dem hals

Vnd were ysz, daz dye büle oder | dye blater den menschen ankomment yn deme hals [7vb] vnd dürstyg ys*t*, so styrbet er des selben dages. Vnd were ysz, daz eyn mensch*e* würde dye swarcz blader oder bule vnder eyme arme vnde ym daz hercze do myt we tüt, so styrbet er an dem andern dage. Vnd were ysz sache, daz eyn mensch*e* gewonne dye swarcze blatter üff dem lyncken dümen vnd ym nyt we düt vnd hat eynen vszlaüffe oder eyn flosz, so styrbet er yn den vi dagen. Vnde wann dü anesehest eyn menschen, daz syn negel werdent swarcze oder grüne oder gele vnd der mensche hette eyn royt blater an syner sternen, so styrbet er an dem vierden dage. Ist ysz aber sache, daz yn ankommet myt nyesen vnd gewen[59] vnd ist ysz, daz dem menschen wyrt eyn blater üff den augen vnd wyrt also grosz als eyn hasel noysz vnd wyrt sclaffen, so styrbet er an dem andern dage.

Und[60] ist ysz, daz eyn mensche krancke würde vmbe sachen, daz er swere spyse geszen hette oder an ym gewassen ist dye fleyma vnd wüstekeyt yn dem magen vnd yn nyt geluste zu eszen vnd geluste yn zu brechen, vnd czu wylen brycht | er sich vnd [8ra] krümpt yn in den dermen vnd aüch in dem magen, so sollen wyr ym geben arczenye, daz dar czu gehoret, czu wydderbrengen dye nature vnd weren[61] den bresten, als wyr bescheyden sollen üch hernach yn dem büch der arczenye.

1 Dyesz – blatern] *drei Zeilen, rot* Z, *Textausfall* KE || **2** bülen] voillen E || **6** dagen *Danach beginnt der Textaufall in* E (E 7va) || **9** An dem hals *am Ende der vorherigen Zeile rot* Z || **11** yst *korrigiert aus*: ysz Z mensche] menschen Z || **12** oder bule *über der Zeile nachgetragen* Z || **13** dem andern *über gestrichenem*: dem drytten Z; mensche] menschen Z || **24** arczenye *das erste* e *oben nachgetragen* Z

56 vgl. Kapitel 72 bei Ortolf (Riha 2014: 66)

57 biule: Beule

58 blat: es kann jede beliebige Hauterscheinung gemeint sein, vgl. Riha (2014: 222)

59 gëwen/giwen: gähnen

60 vgl. Kapitel 17 bei Ortolf (Riha 2014: 46)

61 weren: verhindern

Dysz[62] sint die sichtage, daz eyn mensche brenget zu dem andern[63], als dye pestilencie vnde wüstekeyt des gryndes vnde sancte Valentyn sücht vnd aügen wetüm, de*r* hüsten, der wolff[64] kommet eyn an syn beyne, frenesis[65], daz ist, daz er rasen wyrt, vnd fuyl beyn gewynnet, als kanczer oder krebysz, vnd dye lüfft brenget den stanck von eyme menschen zu dem andern.

Von[66] den fraüwen, dye do dragende ist. Sye sal sych hüten vor aller bose spysen vnd dye da swer ist vnde sal nyt sprengen noch laüffen vnde sal sedelichen[67] gene. Vnd alle yr spyse sal woil gesotten syn, wann daz machet güt bluyt, vnde sal dryncken güden wyn. Vnde were ysz sache, daz sye syche würde, so sal mann yr keyn arczedye dün noch laszen, dann yn dem vierden maynt vnd yn dem syeben maynde, [8rb] daz sye enphangen hait[68], dar nahe salt dü keyn | hant an sye roren myt laszen *ad*er arczedye.

So[69] man pflegen sal eyns kyndes, als balde ysz gebo*re*n ist, so sal mann ym reynegen syn oren vnd sal mann wessen nayslocher vnd syn heubt myt warmem waszer dycke. Aüch sal man ysz nyt vil seügen. Vnd wann daz kynt brychet czu vil, so sal man sehen vnd lüghen, ob dye mylche güt sy. Aüch sal mann ym dye aügen decken vnd ysz behüten vor der lüfft, daz ym nyt schadyget.Vnd were ysz sache, daz eyn kynt hette den vszlauff, so sal mann ym eyn plaster uff den büche machen, von kommel eyn plaster vnd von eszig vnde von rosen.

Wann[70] dye amme daz kynt seyhet, so sal man lüghen, daz dye mylche nyt czu alt sy vnd nyt czu nüwe me dann recht vnd auch daz sye nyt krancke sye oder sweremütig. Vnde sal nyt eszen swere spyse vnd bytter, wann sye machet bose myllich vnd stedicheyt daz kynt. Auch sal dye amme nyt vnküsheyt zu vil dryben, wann daz mag

1 sint die *über der Zeile nachgetragen* Z || **3** der[1]] dem Z || **10** maynt *korrigiert aus*: male Z || **11** hait *danach gestrichen*: hebet Z; laszen *von den Editoren eingefügt* Z; ader ander Z, ader *Vermutung der Editoren* || **13** geboren gebornen Z || **18** hette *über der Zeile nachgetragen* Z

62 vgl. Kapitel18 bei Ortolf (Riha 2014: 46–47)

63 Damit sind ansteckende Krankheiten gemeint.

64 Es handelt sich um Ulcus crusis, eine chronische Wunde am Unterschenkel, die als Wolf bezeichnet wird, weil sich das Geschwür immer weiter in die organische Substanz hineinfrisst, vgl. Riha (2014: 192).

65 phrenesis: Hirnwut, Wahnsinn

66 vgl. Kapitel 19 bei Ortolf (Riha 2014: 47)

67 sittlich: langsam

68 Vor dem vierten und nach dem siebten Monat der Schwangerschaft sollte die Frau keine Medikamente nehmen, vgl. die Empfehlung in der hippokratischen *Aphorismen*-Sammlung (Aphorismus IV, 1). Diese Sammlung von 422 kurzen Aussagen über unterschiedliche Gebiete der Medizin ist in acht Abschnitte eingeteilt, die mit römischen Ziffern bezeichnet sind, wobei einzelne Aphorismen inmitten eines Abschnitts durch arabische Ziffern markiert sind.

69 vgl. Kapitel 20 bei Ortolf (Riha 2014: 47)

70 vgl. Kapitel 21 bei Ortolf (Riha 2014: 47)

viranderen dye myllich. Auch sal sye nyt zü feyste syn vnd aüch | nyt czu mager vnd [8va] nyt me dann recht.

Vnd alle menschen, dye do gesünt synt, ist ysz yn güt, daz sye vormident alle arczedye vnd laszunge ane noyt, wann daz scheddeget yn czu faste alle czijt, daz sye gesunt synt, an yr naturen.

Arczedye nemen[71]

Und were ysz, daz eyn mensche würde syche vnd dorffent arczedye, vnde ist ysz, daz ysz wyrt syche yn dem wynter, daz dye czijt kalt yst, so salt dü eme dye arczenye ym in dem dage geben. Vnd were ysz, daz [ysz] yn dem sommer ist, daz dye czijt hytczig ist, so saltu ym geben wyeder den morgen aber yn der nacht, daz ysz nyt also hytczig ist. Vnd als er gedroncken hait dye pürgacie[72], so saltu yn huden, daz dü ym nüst czu essen gebeist, bysz daz der drancke gewyrket, was er wyrken solde. Vnd were ysz, daz dye arczdye, dye dü ym yngegeben hast, hettent nyt gewyrket, als sye wyrken solde, vnd der mensche starke ist, so saltu ym wyeder yn also vil geben, als du ym vor geben hast. Vnd ist ysz, dat ysz dann wyrket yn ym, so ist yz güt, vnd were, daz ysz nyt | an ym wyrket, so ist ysz eyn bose czeychen. Vnde saltu yn hüden [8vb] vmbe dye czijt, daz er nympt dye arczenye von oberig eszen vnde von oberig dryncken vnd von oberig hytcze vnde von oberig kelte vnd arbeyt vnd czorn vnd sorgen. Vnd daz selbe salt dü auch dün czu eym menschen.

Nu[73] synt vil lude, dye do nyt gerne nement arczedye, daz sye weych herczig synt, so saltü süchen wege vnd lyste, daz dü yn gebest dye arczedye ym in maszen gebest, daz sye nyt ynprübent, waz ez sye, vnd daz gemenget myt der spysen oder myt dem drancke. Auch synt vil lüde, als balde sye dye arczedye yngenomen haynt, daz sye sich czu stunt brechent. Vnd so saltu nemen eynen süren appel vnd salt yn laszen dar yn bysczen oder eyn gebeyt crost[74] broyts ym halden vor den münt vnd yn erfraüwen myt worten, bysz daz ym vyrgeyt der vnwylle vnd dye erczenye in syme lybe blybet.

Unde[75] ist ysz, daz dü dem menschen gyste pyllüles, so salt dü ym geben by maszen, | noch dem daz sye gemacht synt. Vnd ist ysz, daz der mensche krefftig ist [9ra] vnd yst ysz, daz dye pyllen synt starck, so sal er nyt dar uber sclaffen. Vnd ist auch

---

6 Arczedye nemen *am Ende der vorherigen Zeile rot* Z || **13** gewyrket] *danach nicht gestrichen*: wann – *von den Editoren getilgt* || **14** mensche] *danach*: ist – *von den Editoren getilgt* || **19** menschen *danach fehlt wohl das Ende des Satzes* Z || **22** ez *über der Zeile nachgetragen* Z || **29** der mensche *über gestrichenem*: ist ysz daz dye, *wobei* ist ysz daz *wohl irrtümlich gestrichen* Z; ist[2] *über gestrichenem*: synt Z

---

71 vgl. Kapitel 22 bei Ortolf (Riha 2014: 47)

72 purgatio: Abführmittel

73 vgl. Kapitel 23 bei Ortolf (Riha 2014: 41)

74 cruste: Rinde; hier geröstete Brotkruste/Brotrinde

75 Das Thema des Kapitels 24 bei Ortolf (Riha 2014: 48) wird hier viel kürzer behandelt.

nyt güt, daz man scleffet uff arczedye, wann sye virluset yr krafft yn dem sclaffe, dan der sclayff erhytczet dye arczedye yn dem magen vnd vordaüwet sych vnd vordrybet nyt me dann, daz sye vyndet yn dem magen.

Und[76] wann du wylt eynem mensche*n*, daz da febres hayt, arczedye geben, dye da drybet, oder eym menschen, daz oberich hytczig ist, so saltu ym vor geben eyn syropus violaci[77]. Ysz ist czu wyssen, daz ist eyn syrop, dye da ist gemacht von violen vnd erweycht vnd keldet. Vnd ist ysz, daz dü eym menschen yngybest arczedye vnd daz mensche kalt ist, so salt dü yme vor geben czu dryncken von eym oximel[78] dry leffel folle, gemenget myt vier leffel fol warmen waszers. Vnd ist ysz, daz dye arczedye drybet czu vil, so saltu ym geben czocker rosat, yn czu stercken, vnd syeden eyn [9rb] güt fette hüne myt gümmi arabici[79] vnd gummi dryagagant. Vnd dye | bruyde saltü ym geben zu drincken vnd daz styrket yn vnd virstoppet yn. Vnd were ysz, daz dem menschen yn dem maghen wehe were der arczenye halp oder auch yn dem büche wehe were des halber, so saltu nemen eyne lynen düche vnd daz woil heysz machen vnde ym legen also heysz uff daz, do ym wehe ist vnd düt. Item were ysz, daz eyn mensche dürstig würde der arczenye halber, so saltu ym yngeben von eyme sure granatapfel oder süsze vnd von eyner latwergen, dye ist genant dyagragantum[80], oder latyg[81] myt ewenig esczig. Vnde were ysz, daz der mensche swach würde der arczedye halff vnde den sychen nyt gelustet zü eszen, so saltu ym geben eyn la*tw*erge genant rosata novela[82] oder dyarodum abatis[83] oder dyamargritum[84], wann alle dye latwerge sterkent zu male sere.

Und were ysz, daz der mensche brycht sych der arczenye halp, so saltu ym geben waszer zu drincken, da yn gesotten ist gummi arabici vnd ewenig mastikel[85], vnd solt ym czu eszen geben czücker rosit oder rosata novela. Vnd salt dü ym machen eyn

4 menschen] menschem Z || **10** stercken *danach falsch wiederholt und nicht gestrichen*: vnd so saltu ym geben czocker rosat yn zu stercken Z || **12** styrket *korrigiert* aus: styrbet Z || **15** daz[1] *danach gestrichen*: do Z || **16** sure *über der Zeile nachgetragen* Z || **19** latwerge] *Anfang des Wortes verschmutzt*, latqwerge Z || **20** dyarodum *korrigiert aus*: dyarorodum Z || **23** zu drincken *am Rand nachgetragen* Z

76 vgl. Kapitel 25 bei Ortolf (Riha 2014: 49)

77 syrupus violaceus: Veilchensirup

78 oxymel: Essigmet, aus Honig und Essig bestende Mischung

79 gummi arabicum: Gummiharz afrikanischer Akazienarten

80 diadragantum

81 latech: Lattich, Gartensalat

82 rosata novella: aus jungen Rosen hergestellte Latwerge; nicht lange haltbare und deshalb stets frische Latwerge

83 diarodon abbatis: Rosenlatwerge

84 diamargariton: Perlenlatwerge

85 mastix: Mastix; Gummiharz des Mastixbaums

plaster von | gebetem broide, vnd daz broit düncken yn esczig. Vnd saltü ysz ym legen üff den magen vnd üff den büche. [9va]

huyst[86]

Dysz geschyt czu wylen nach vszlauff. Wyrt dem menschen eyn cleyne huyst vnd der ist sorkelych vnd ist zu fo[r]chten, daz der mensche styrbet. Vnde saltü ym czu stünt yngeben dynck, daz do sterket, als alde hüner, brüyd vnde czücker rosyt vnd dyamargrytüm oder dyazymimum[87] vnd salt ym smeren synen büche vnd synen magen myt der salben, dye da ist genant dyeltey.

Unde is*z* geschijt czu wylen, so eyn mensche noch arczedyen daz er wyrt kranck, wann eyn kranckeyt, daz ist genant kramp, vnd daz ist eyn bose czeychen, vnd saltü yn hüden vor kelten vnd salt ym dün syn füsze in warme*m* waszer vnd saltü yn smeren myt dyeltey[88].

Also[89] sprychet Ypocras, alle menschen, dye do feyst synt oder fette, dye sterbent lychteclicher dan eyns, daz do mager ist.[90] Des saltu yn hüden von oberich eszen vnde von oberich dryncken. Vnd ist ysz, daz dü ym wylt arczedye geben myt gewycht vnd nyt czu vil vnd saltü ym machen allewegen arbeyt, von welchem | du wilt. Nü prübent, yn allen sychtage[n], daz dye komment von oberig eszen vnd dryncken, als der dranck vnd dye spyse mynnert sich yn dem magen, also mynnert sich auch dye sichtage[91]. Vnd ist ysz, als Avicenna sprichet, wann abegeyt dye orsach, so geyt auch abe der sychtage. [9vb]

Und alle sychtage, [dye] komme[n]t von oberig eszen vnd dryncken, dye synt lycht czu heylen[92]. Vnd alle menschen, dye da eszent an lüst, daz wyset, daz er sychtage hat yn dem maghen vnde nyt daüwen ynmag[93].

3 huyst] *am vorherigen Zeilenende rot* Z || **7** synen^{2} *danach gestrichen*: braden Z || **9** isz] ist Z || **11** warmem] warmē Z || **14** dan *korrigiert aus*: dans Z || **16** arbeyt – wilt *Ende des Satzes unklar, vielleicht fehlt etwas* Z

86 vgl. Kapitel 26 bei Ortolf (Riha 2014: 49)

87 diaciminum: Kümmel-Latwerge

88 diaalthaea/dialthea: Eibisch(wurz)salbe, die aus dem Saft der Wurzeln von Eibisch unter Beifügung weiterer Zutaten hergestellt ist

89 vgl. Kapitel 67, 68 bei Ortolf (Riha 2014: 62–63). Dieselbe Auswahl von Aphorismen, die in derselben Reihenfolge angeführt sind wie in Ortolfs Kapiteln 67 und 68, erscheint auch in den *Regeln der Gesundheit* (194va–195vb), vgl. Bd. 2.

90 Hier wird Aphorismus II, 44 zitiert.

91 vgl. Aphorismus II, 22

92 Diese Fesstellung ist nicht komplett: bei Ortolf lautet die Regel, die eine Ergänzung des hippokratischen Aphorismus darstellt: *Alle seuchten sey pöszer, dÿ von vberigem durst vn hünger kummen, dann von vberigem essen vnd trincken*, vgl. Riha (1992: 125).

93 vgl. Aphorismus II, 33

Dye meyste deyl der sychtage, dye komment yn dem sommer, dye synt korcze vnde an sorgen, vnd dye meyste deyl der sichtage, dye da werdent lancke vnde sint sorglich [....][94]. Vnde als dü sehest dye czijt, daz da virandert ist, des sommers kalt vnde des wynters hytczig, so mag ysz nyt syn, ysz müszent vil sychtage werden [95].

Alle arczedye, dye yn dem sommer wyrkent, sal man geben durch den munt vnd yn dem wynter[96] vnd sonderlich daz ist eyn gut czeychen czu dem menschen, daz da krancke ist.

Alle kalt sweysz an eyme krancken menschen wyset, daz der sychtage ist lang an ym gewesten. Vnd ist yz, daz der kalt sweysz geschijt an eyme menschen, daz da [10ra] febres hat, | daz wyset den doyt[97].

Vnde also sehet eyn mensche, daz abenympt von dage czu dage vnd kommet, daz er mager wyrt, daz ist eyn czeychen, daz er styrbet[98].

Alle sychtage, dye da komme[n]t von vberig arbeden, als balde der mensche rüwet, so geyt ym abe der sychtage[99]. Vnd alle menschen, dye do virandernt yre gewonheyt, dye werdent syeche[100]. In allen czyden, daz dat jare vil fücht ist vnd synt vil regen, so synt vil febres vnd werent[101] lange an dem menschen[102].

ffebres

Alle menschen, dye do werdent krancke lünghe halber vnd wyrt ym vszlaüff oder fallent ym dye hoer usz, daz wyset den doyt[103].

Der doyt

Und ist ysz, daz eyn mensche wyrt krancke vnd wyrt ym uff dem rücke eyn swylst oder eyn postema[104], dye do nyt rynnet oder vszgeyt vnd wyrt swarcze, daz ist eyn

---

3 sorglich *danach fehlt wohl ein Teil des Satzes* Z || **5** sal man geben *über der Zeile nachgetragen* Z; den *korrigiert aus*: dene Z || **6** vnd *über der Zeile nachgetragen* Z || **17** ffebres *am Ende der folgenden Zeile rot* Z || **20** Der doyt *am Ende der vorherigen Zeile rot* Z

---

94 Wahrscheinlich handelt es sich hier um den Aphorismus II, 25, der jedoch ungenau wiedergegeben wird: Vgl. den Wortlaut bei Ortolf: *Mercke der vierteglich riete, wenn er von kelten ist, so ist er jn dem herbst vnd jn dem winter langk vnd müleich zu vertreiben; jn dem summer so get er von der hicze geren ab*, vgl. Riha (1992: 127).

95 vgl. Aphorismus III, 1

96 vgl. Aphorismus IV, 4

97 vgl. Aphorismus IV, 37

98 Aphorismus II, 31; Das plötzliche Abnehmen war ein Zeichen von verschiedenen „konsumierenden“ Krankeiten. Neben der Tuberkulose kamen vor allem bösartige Tumorenerkrankungen in Frage, vgl. Riha (2014: 218).

99 vgl. Aphorismus II, 48

100 vgl. Aphorismus II, 49

101 werren: dauern

102 vgl. Aphorismus III, 16

103 vgl. Aphorismus V, 12

104 apostema

czeüchen des dodes[105]. Auch ist ysz, daz eyn mensche wyrt krancke vnd swache vnde syn athüm geyt balde vnd syn brüste geüt hoche vnde nyeder athümpt halber, dat bedudet wethüm des herczen. Daz ist eyn czeychen des doyts[106]. Aüch rüchelt[107] ym syn gürgel, daz kündet ane feel lüden den doyt[108].

Von athüm

Aber ist ysz an syner krancheyt athüm*p* nyt czü balde vnde aüch nyt czu | drege me [10rb] dann recht, daz bedudet genade vnd lebetage[109].

ffebres

Nu wollen wyr reden von der febres. Ysz ist czü wyszen, daz man keynen drancke sal geben den lüden, dye do febres hant, wann dye wile sye hytcze hant, wanne dye natüre ist hytczig vnd synt swache, wann sye mogent keynen drancke lyden. Vnd ist ysz sache, daz eyn mensche wyrt hertliche sclaffen, dye wile er dye febris hait, vnd wann er erwachet, dünt ym dann dye febres weher[110] dann vor, so wysz, daz er styrbet. Yst yz, daz er wyrt lycht na dem sclaffe, so saltu wyszen, daz er geneset.

Alle febres quartanas[111], dye do komment yn den herbest vnd yn dem wynter, dye synt hart czu heylen vnd werent gerne lange. Dye do aber komment yn dem sommer, dye synt lycht czu heylen vnd werent nyt langk. Vnde alle febres tercianas[112], dye ist lycht in dem wynter vnde ist hart yn dem sommer[113].

Dü salt auch wyszen, wan oberich hytcze nach den stunden, daz er hayt febres hait gehabt, daz dye adern vnd der püls mynnert sich vnde gehent swechelich hye vnd dürt, bysz das man nyt mag prüben, abe er sterbe oder genese.

Ist ysz, daz eyn mensche hayt febres oder oder wyrt krancke von febres vnd wyrt [10va] vil swytczen vber alle den lyp, daz ist gesuntheyt. Swytzet er aber alleyn an dem heubt, daz wyset den doit. Vnd werez, daz der mensche sere swytzet vnd wyrt ye

5 Von athüm *am Ende der vorherigen Zeile rot* Z || **6** athümp] athümpt Z || **8** ffebres *am Ende der vorherigen Zeile rot* Z || **12** febris] febr- Z || **23/24** vber – swytzet *am oberen Seitenrand nachgetragen, im Text auf der Zeile gestrichen*: des halber, *darüber gestrichen*: vber alle den lyp Z

105 vgl. Kapitel 70 (2) bei Ortolf. Die Beobachtung geht auf die hippokratischen Prognosen in der Übersetzung Konstantins von Afrika zurück, vgl. Riha (1992: 132).

106 vgl. Kapitel 70 (4) bei Ortolf (Riha 2014: 65)

107 rucheln: röcheln

108 vgl. Kapitel 70 (5) bei Ortolf (Riha 2014: 65)

109 vgl. Kapitel 70 (6) bei Ortolf (Riha 2014: 65)

110 waege/wêge: vorteilhaft, gut

111 (febris) quartana: Quartana-Fieber, Viertagefieber; Malaria quartana; das sich alle vier Tage einstellende Fieber

112 (febris) tertiana

113 vgl. Aphorismus II, 25. Die kurze Form des Aphorismus (*Quartanae aestivae fere breves existunt, autumnales vero longae, praesertim quae ad hiemem pertingunt*) erfuhr bei Ortolf eine Erweiterung, vgl. Riha (1992: 126–127). Diese Erweiterung finden man auch bei Hesse.

swacher von dage czu dage, daz ist bose vnd salt ym weren den sweysz, wann der sweysz virderbet daz mensche vnde wert lang[114].

ffebres

Und ist yz eyn mensche, daz do hat febres vnd kranck lijt vnde syn antlytcze vorandert sich nyt, daz beczeychet den doyt. Vnde ist ysz, daz syn antlicze virandert sych vnd wyrt syn nase spytcze vnde syn augen dyeff yn dem heübt vnde syn oren synt kalt vnd syn antlitcze grüne, gele oder swarcze vnd der mensche hayt keynen üszlaüff vnde hat nyt oberich gewacht, so ist ysz eyn czeüchyn des dodes[115].

mors

Und ist yz sache, daz da kranck ist eyn mensche vnd mag nyt sehen daz lycht vnd syn aügen spryngent vor dem lycht vnd erschricket sich vnd der stern leyfft balde vnd wann er sclaifft, so stent ym dye aügen üff eyns deyles vnd daz gele von den aügen synt swarcze vnd daz mensche hat eynen vszlaüff, so ist yz eyn czeüchyn des dodes[116].

ffebres

Aüch ist ysz, daz der mensche krancke ist von der febres vnd lyt vnd sclefft vnd [10vb] kracht myt | czennen oder raszelt myt czeünen oder des halber, daz kündet, daz er styrbet oder wirt rasen[117].

ffebres

Auch ist ysz, daz eyn mensche wyrt kranck von febres vnd hait eyn gebletcze[118] an syme lybe oder düt ym daz heubt wehe vnd yn der kranckheyt roppet[119] vnd reüffet syn hare oder tastet gehen der want oder czeuhet daz düche, daz er aber yn hait, oder plücket, daz synt alle czeüchen des dodes[120]. Vnd ist ysz sache, daz eyner dysz czeüchen nyt an ym hayt, daz bedüdet lebetage.

Dye hohe meyster ertzte, dye hant gesprochen, wann dye febres vnd yr czeüchen vnd yr gestalt vnd wye sye den menschen ankomment vnd wye sich virandert an dem menschen by maszen vnde by stünden vnd wye mann spyset, dye hant febres, vnde wye mann yn sold hüden.

---

3 ffebres *am Ende der vorherigen Zeile rot* Z || **9/10** mors Und *am Ende der vorherigen Zeile rot* Z || **15** ffebres *am Ende der vorherigen Zeile rot* Z || **18** oder wirt rasen *am Zeilenende nachgetragen* Z || **19** ffebres *in der Mitte der vorherigen Zeile rot* Z

---

114 vgl. Aphorismus IV, 56

115 vgl. Kapitel 69 (1) bei Ortolf (Riha 2014:64). Der Text geht auf die hippokratischen Prognosen zurück (vgl. Riha 1992: 130).

116 vgl. Kapitel 69 (2) bei Ortolf (Riha 2014: 64).

117 vgl. Kapitel 70 (1) bei Ortolf (Riha 2014: 65)

118 g(e)blëtze: Flecken; Narben

119 rupfen: ruckweise ausreissen

120 vgl. Kapitel 70 (2) (Riha 2014: 65)

Als dye febres an dem menschen begynnent vnd komme[n]t den ersten dag, sal mann nyt rechen[121], wann er nyt kummet nyt eyn czael von den febres, vnd solt ysz rechen von dem andern dage, als er kranck ist.

ffebres

Und ist czu dyr eyn czeuchen, daz yn dem dage, als dye febres yn ankommet, so wyrt er trege vnd scleyfft vnd deynt sich vnde wyrt syn glytter swere vnd gewet[122] alleczijt vnd krümpt sich glich als eyn mensche, daz gewachet hat | [11ra] vnd nyt gesclaffen hait dye gancze nacht, oder düt als eyn mensche, daz sere müde ist. Vnd wann dü dye czeychen ansehest, so saltu yn hüden, daz er sich nyt virarbet vnde nyt müde ynwerde. Vnd salt yn laszen rüwen uff syme bette, dan saltu rechen dye dage von der febres.

ffebres

Und wann du anesehest dye febres vnd daz dye beswerent sich an dem menschen vnd syn püls wyrt kleyne vnd dünne vnd ylich vnd syn haren wyrt royt vnd syn czünge wyrt wysze, yn dem saltü erkennen, daz dye febres synt beswert an yme. So saltü heyszen, daz mann ym czu dryncken geb*e* gersten waszer, vnd saltu ym geben gestoszen gerste wol gesotten, vnd von dem waszer sal er süffen dycke. Also saltu plegen yn bisz an den vierden dage. Vnde ist isz, daz du anesehest den menschen, daz da febres hayt, daz er royt ist vnd fette, so saltu nemen vnd erkennen, daz der mensche ist folle gebrantes quayts oder bose dynges vnd dye febres ist by ym virbrant von oberich hytcze vnd mag nyt czu stüle gane, so saltu süchen künst, daz yn vorweychet. Vnd salt ym zu eszen geben semmel broyt, daz do geweychet ist yn kalt waszer, vnd saltu ym nyt czu eszen geben fleysch noch wyne | [11rb] czu dryncken, bysz du angesehest vnd wysz, war vmbe ist scholt, daz er dye febres hayt.

ffebres

Und als dü angesehest, daz sych dye febres sich hant gelychten, so saltu ym smeren syn heübt myt rosen oley.

Und wann virczehen dage obergangen synt, daz er krancke yst gewesen vnd synt ym abegangen [vnd] yn numme rorent, so saltü yn heyszen gane yn dye bat stobe vnde salt yn smeren myt rosen oley oder myt eym ander oley, daz da kalt vnd füchte ist, daz kelte dye febres. Vnd salt ym machen eyn plaster üff synen büche vnde also sal ysz gemacht syn:

4 ffebres *am Ende der vorherigen Zeile rot* Z || **6** er *über der Zeile nachgetragen* Z || **12** ffebres *am Ende der vorherigen Zeile rot* Z || **14** syn^{3} *danach gestrichen*: h Z || **16** gebe] geben Z || **18** bisz an *über der Zeile nachgetragen* Z || **24** vmbe *danach nicht gestrichen, jedoch wohl zu tilgen*: vnd Z || **25** ffebres *am Ende der folgenden Zeile rot* Z || **26** als dü] alsdü, *dabei* s *oben nachgetragen* Z

121 rechen: rechnen

122 gähnen

Eyn plaster vor ffebres

Item nym romeskole[123] vnd rode kole bledder, glich vil, vnd salt ysz woil stoszen vnd salt dar vber mengen eyn wenig gersten mel vnd czwey eyer oder dry eyer dothter vnd rosen oley. Vnd salt ysz woil vnder eyn ander roren vnd ewenig wermen vnd ym üff den büche legen.

plaster

Und ist ysz, daz der mensche yn dem sommer krancke ist, so saltu ym czu essen geben korbesz gesüdden myt eszyg vnd myt oley oder latich bleider gesotten myt wyssem broid vnd salt ym geben wyszen wyne, der do lycht vnd luter ist vnd reyne. | [11va] Vnd ist ysz, dasz der mensche dye febres hayt vnd claget nyt dye rechte syte lebber halber oder dye lyncke syte mylcz halber, so saltu yn laszen eszen lynsen müsz. Vnd ist ysz, daz er claget vnd ym wehe düt dye mylcze, vnd so saltu yn smeren myt balsam oley oder rosen oley oder von ander oley, daz do hytczig ist. Vnd saltu ym gebraten eyger weyche czu eszen geben vnd bry von weyszem mele vnd lychten wyszen [wyn] zu drincken geben.

Und ist dann, daz dat gesycht yn dem menschen, daz da febres hayt, scharff vnd starck ist, vnde gent ufff dye febres colera nygra halber vnd sehet den menschen, daz yn lüstet waszer czu dryncken, vnde mag noch kann nyt swytczen, so salt ym weren[124], daz waszer czu dryncken, vnd salt yn dürstig machen vnd yn laszen vngedruncken werden, myt daz er nyt me lyden inmag. Dann saltu ym geben kalt waszer czu dryncken, als vil er gedryncken mag, vnd darnach saltu yn woil decken. Vnd dann wyrt er swytczen vnd der sweysz wyrt ym abedün dye febres.

Febres

Und were eyn mensche, daz dye febres hette, als gesprochen ist, vnd ist ysz eyn mensche mager oder dürre vnde kann nyt swytczen | [11vb] vnde dye febres synt nyt czu male scharff, so saltu yn heyszen smeren vnd strychen myt warmem waszer, als er sclaffen sal gane vnd salt yn auch smeren myt rosen oley. In allen febres, dye da starck vnd scharpf synt, wyltü wyszen, wasz da geschijt an yrem ende, so saltu besehen an dem vierden dage, als er krancke ist gewesen. Ist ysz, daz er wyrt vordomelt[125] myt dem sclayff oder swytczet oder gewynnet vszläuffe vnd ist ysz, daz ym werdent dye drü czeychen myt eyn ander oder eyns sonderlichen, so wysz, daz syn ende wyrt güt. Vnd ist ysz sache, daz ysz nyt geschijt der vorczeygen eyns oder keyns, so wysze dych

1 Eyn – ffebres *am Ende der vorherigen Zeile rot* Z || **6** plaster *am Ende der vorherigen Zeile rot* Z || **10** nyt *über der Zeile nachgetragen* Z || **14** eyger *danach gestrichen*: hart syeden oder Z; weyche *danach gestrichen*: vnde salt dye ym Z || **14/15** vnd¹ – geben *am Rand nachgetragen* Z || **17/18** daz yn *über der Zeile nachgetragen* Z || **23** Febres *am Ende der vorherigen Zeile rot* Z || **24** ysz] yst Z || **25** swytczen] *danach gestrichen*: so decke yn warme vnd [11vb] lasze yn woil swytczen dan der sweysz wyrt ym abe dün dye febres Z

123 römischer Kohl: Mangold

124 verbieten

125 tomeln: träge sein

dar nahe czu rychten, daz er magher wyrt oder yn ytaricia[126], genant gele sücht, vnd des halben wyrt er sterben.

ffebres

Und yn allen scharffen febres, daz yn dem ersten dage kommet vnde aüch yn dem vierden dage, so saltu wyszen, daz der vier dage dyr beczeyget, waz yn dem syebende dage gescheen sal, ist ysz lycht oder beswert ist. Vnd ist, daz er wyrt lycht | yn [12ra] dem vier dage, so wyrt er lycht yn dem syebende dage. Beswert er sich yn vier dage, so wyrt er czu male swache yn dem syebende dage. Vnd alle menschen, dye sich clagent, daz dye gebeyne ym wehe dünt, vnd hat febres do myt, so wysz, daz er wyrt rasen vnd syn sychtage werdent sich virwandeln. Vnd alle dye menschen, de*n* dye oren w*ee* dünt vnde hat febres vnde flüszet ym waszer czu den oren vsz, so wysz, daz ysz eyn güt czeychen ist. Abber get ym dar üsz eyter vnd bluyt vnd rüchet daz ubel vnd smacket übel, so ist ysz eyn czeüchen des dodes. Aüch alle menschen, dye da febres hant vnd yn wyrt wehe yn der gorgeln, so wysz, daz ysz eyn czeüchen ist des doyts.

Und alle menschen, dye febres hant, dye sych ernüwent an dem menschen, daz ist scholt von über eszen vnd von über dryncken oder von bosem bluyde oder von boeser lüfft oder daz er virstoppet ist, so saltu wyszen, daz ym dye spyse nyt güt ynist. Aüch saltü ym nyt czu essen geben yn deme abegangk der süchten. Aber were ysz, daz dye febres eym | menschen zuqwemen von menschelichen wyrken, als czorns [12rb] halber oder süffczen oder trüren oder von sürgen, so saltü ym czu eszen geben, wann der hünger schat ym sere. Vnd machts ym czu eszen geben yn der febres oder ym abeganck.

Uil lüde, dye habent gehat febres quartanas, synt genesen, als mann ym gab czü dryncken dryackel. Aber wann ym salt geben dye dryakel[127], so saltu ym reynegen synen lyep vor. Vnd dar nach gyb ym dryncken den wyne, der do gesotten ist myt wermüt. Vnde czwo stünden, e ym dye febres czükomment, so gyb ym zu dryncken dye dryakel vnd also daz der mensche czwo üren oder dry wert, so waz er genesen in dem drytten male, als ich ym dye dryakels gab. Daz dinck, daz da beszer waz oder weger[128] synt czu deme, dat febres degelich hat, vnde yn czu heylen, yt ist dye laszerie vnd daz mann ym kole waszer czu dryncken geben na dem, daz sich dye febres getzydygent synt. Aber yst, daz yz hat dye febres bose lüfft halber, so ist ysz güt, daz ym dye pürgacio düst, czu vorstoren[129] dye febres, | daz sye nyt oberich hytcze ge- [12va]

3 ffebres *am Ende der vorherigen Zeile rot* Z || **4** febres] febr- Z || **5** der *statt des gestrichenen*: er Z || **10** den] dem Z || **11** wee] wye Z || **30** heylen *über der Zeile nachgetragen* Z || **31** febres] febr- Z

126 icteritia: Gelbsucht, Ikterus

127 theriak: altes Universalarzneimittel in Form einer Latwerge, angeblich vom Leibarzt des Kaisers Nero, Andromachus, erfunden und in einem Gedicht beschrieben, das durch Galenus in seiner Schrift *De antidotis* erhalten ist. Es bestand aus fast 70 Stoffen und wurde in Apotheken gefertigt.

128 waege/wêge: vorteilhaft, gut

129 verstœren/verstôren: vertreiben, vernichten

wynt. Ist ysz, daz eyn mensche febres hat, scholt, daz er eyn posteme hat yn der lebbern oder yn dem magen, so ist yz nyt güt, daz mann ym vor eszen gebe, e daz dye febres yn ankomment, wann io yz dodet den menschen.

ffebres tercianas

Cu febres tercianas. So saltu ym geben dincke, daz yn füchte vnd kolet, als syropus viol*a*ti. Vnd also saltu yn machen:

Syropus violatus contra tercianas

Item nym czwey loyt violaten vnd salt yn syeden in acht loyt wassers. Vnde salt ysz also lange laszen syeden, bysz daz ysz halp yngesüt, vnd dar vnder dün czwey loyt czokers vnd eyn loffel vol der syroppen myt v loffelen kalden waszers saltu ysz mengen. Vnde saltu yme czu essen geben alle ding, dye do kalt vnd fücht synt, vnd salt ym laszen an der rechten syten.

Zu der degeliche febres

Zu der degelich ffebres saltu nemen ffengel[130] worczel vnd eppig worczel vnd aüch den sommen vnd yglich czwey loyt vnd daz saltu sydden. Syropus contra coctidianas[131] myt eynme phunt waszers vnde salt ysz laszen also lange syeden, myt daz ysz [12vb] halp yst gesotten yn. Vnd dar | vnder due eyn halp phunt honyges vnd salt ysz wydder syeczen uff daz für vnd salt daz woil schümmen. Ist ysz von der syropen, saltu dem menschen geben eynen leffel vol, da*r* vnder mengen iii leffel vol waszers.

In allen febres, da dye febres scharp synt, so saltu yme geben alle dinck, daz kalt ist, als triffra sarracenica[132] vnd syrop rosati.

Daz sal dych nyt wonder haben, synt daz alle febres synt hytczig, war vmbe dann den menschen früset yn dem anephanck, als yn dye febres ankommet, daz ist dar vmbe, wann alle ding flühet vor syme wedder. Vnd daz prübe, wye daz ist, vnd nymm eyn glüdig ysen vnd dü daz yn kalt waszer, so macht daz ysen eynen groszen crach oder done. Vnd daz ist scholt, daz dye kelt, die an dem ysen ist gewest, fluwet[133] dye ander kelt, daz dar by kommet. Also ist ysz auch an dem menschen. Wann der

3 wann – menschen *am Rand nachgetragen, wobei* io *noch nachgetragen* Z || **4** ffebres tercianas *am Ende von zwei Zeilen untereinader rot* Z || **6** violati] violiti Z || **7** Syropus – tercianas *auf zwei Zeilen rot* Z || **8** loyt[1] *über der Zeile nachgetragen* Z; violaten *danach gestrichen*: loyt Z || **13** Zu der degeliche febres *am Ende der vorherigen Zeile rot, das letzte* e *in* degeliche *oben nachgetragen* Z || **15/16** Syropus contra coctidianas *zwischen* sydden *und* myt *rot* Z || **19** dar] da er Z || **21** sarracenica ra *über der Zeile nachgetragen* Z || **22** febres febr- *am Rand statt des gestrichenen*: glydder Z || **23** früset *danach gestrichen*: vnd Z; ankommet] *wohl korrigiert aus*: an komment Z || **23/24** daz – vmbe *am Rand nachgetragen* Z || **24** wann *danach gestrichen*: daz beschüttenisse alle, *wobei* alle *falsch gestrichen* Z

130 Fenchel

131 (febris) cotidiana/quotidiana: täglich eintretendes Fieber; Malaria mit jeden Tag wiederkehrendem Fieber

132 tryphera Sarracenica: Latwerge Tryphera Saracenica; aus den fünf Myrobalanensorten und zahlreichen anderen Drogen mit Butter, Mandelöl und Honig bereitete Latwerge des *Antidotarium Nicolai*

133 vliehen/fliuhen: fliehen

mensche wyrt gewar, daz dye hytcze kommet an yn, so flühet dye kelte daz füre, dye an ym gewesen ist, vnd dye kelte geyt vszer dem korper | yn dye gelydder. Von obe- [13ra] rich swacheyt des menschen wyrt ysz kalt vnd kann dye kelt nyt gelyden vnde czyedert. Vnd wye me der mensche ist starcke vnd krefftig, ist ye mynre wyrt er geware der süchten.

ffebres

Febres lenta[134]

Ysz ist czu wyszen, daz ysz synt febres, dye da halten den menschen vnd kümpt swyndelich. Yz ist scholt, daz eyn mensche oberig hytcze oder oberich kelten an ym hat. Vnde czu wylen komment sye von oberich vszlaüff oder von gyfft wegen, oder daz yn eyn sclange oder eyn ansynnig hunt gebyssen hat oder des glich, vnde czu welchem kümpt ysz auch, oberig gewacht hat, oder von oberich mynnen.

So saltu ym dye arczenie dün. Ist ysz, daz yn anekommet hytcze, so saltu ym geben dye nachgeschriben syrop.

Syrop contra calores[135]. Recipe endiuie, epatice[136] ana libram ½, acori[137] uncia i, rasure eboris uncia ½, et fiat decoctio[138] in aqua, in qua saluantur zoccri albi libra i, et fiat syropus libra i. Et uncias ii von dem syrop saltu dem sychen | geben czu [13rb] drincken des nachtes, als er sclaffen get, vnd morgens nüchtern vnd czu myttage, czü yglichem male vier leffel vol.

Vor daüwen

Vnd were ysz, daz dye vorgeschriben febres qwement an den menschen brestens halb, das er nyt daüwen mag, so saltu nemen czocker rosat acht loyt vnd geschaben helffen beynen eyn loyt, daz salt dü ym geben czu drincken yn kaltem waszer.

Contra frygus hiemis[139]

Vnd were ysz, daz dye vorgeschriben febres qwemen an den menschen von oberich kelten, so saltu nemen eppelsaff vnd wermüt saphff vnde wysz wyn, der güt ist vnd woil smecket, yglichs i phunt, vnd menge ysz alles czusamen. Vnd daz saltu eme des morgens vnd des abents dick czü yglichem male eynen guden drüncke geben, da mytd wyrt ym geholffen.

---

6 ffebres *am Ende der vorherigen Zeile* Z || **15** Syrop contra calores *am Anfang der Zeile rot* Z; endiuie *danach gestrichen*: appatica Z; acori] a cori Z || **16** ½ *danach gestrichen*: rasure eboris ʒ iiii Z || **22** so saltu *mitten im Satz, am Zeilenende, rot* Z || **27** yglichs i phunt *am Rand nachgetragen* Z || **28** dick *am Zeilenende nachgetragen* Z; czü *danach gestrichen*: da Z; geben *über der Zeile nachgetragen* Z

---

134 febris lenta: lange dauerndes, lange anhaltendes Fieber
135 calor: unnnatürliche Hitze, Fieberhitze
136 hepatica: Leberblümchen, Leberkraut, Lebermoos
137 acorus: Schwertlilie
138 decoctio: Absud, Dekokt
139 Gegen Kälte, Frost, Todeschauer

Syr[op]us contra venenum

Vnd were ysz, dyz dye febres qwemen an den menschen myt virgyfft halber, so salt dü ym geben enczyan czu eszen morgen vnd abents oder von der cleynen dryakes.

Zü der waszer süchtig swylts, daz ist genant ydropysis[140]. Dye synt dryerley [13va] swylts. | Von der ersten geswylts, daz mag mann woil heylen eyn güt meyster. Von der ander swylts, ist daz mensche jünck vnd geswollen vnde dye czijt güt ist, so ist ysz eyn trost, daz er heylet. Vnd von der drytten geswylts ist keyn hoffenunge.

Und also sprychet Avicenna, daz der sychtage egenant, daz er kompt czu wylen myt febres vnd ist der lebbern schult, daz er nyt daüwen mag, als byllich were vnd dün solte. Vnd zü wylen der sychtage ankompt von oberig eszen vnd dryncken vnd von oberig kelten vnd czu wylen von oberig hytcze.

Vnd der da kompt von oberig kelten, so magest dü prüben, daz der mensche, der do geswollen ist, syn haren wyrt wysz vnd trübe. Dem saltu dan geben eyn syrop genant yn dye apteke oximel squilliticum[141], morgens vnd abents, so yglych male dry leffel folle. Vnd mach ysz warme vnd gyb ysz dem menschen warme.

Vnd were ysz, daz dye sychtage qwement von oberig hytcze, so saltu ym geben dryncken von eyner syropen genant yn dye apoteke oxtisacra[142] vnd czu yglichem [13vb] male dry leffel folle gemenget | myt warmen waszer, czwene leffel folle gemenget oder eyner. Vnd darnach saltu nemen eyn halpff loyt aloe cycatrini[143] myt warmen geyszen myllich vnd darnach saltu ym eyn sweysz bayt machen myt vyolaten vnd wyden laubern. Auch saltu ym eyn crystere[144] machen myt violaten vnd myt wermüt, vnd dye gesotten yn waszer. Von dem waszer saltü nemen eyn phünt vnde salt dar vnder dün aley violaten[145] iiii loyt vnd eyn loyt salczs vnd eyn loyt czockers rosaci vnd da myt cryster geben vnd salt dü ysz ym gewonneclichen dün. Vnde alle morgens saltü ym nüchtern den na geschryeben drancke czu yglichem male geben eyn loyt myt geyszen myllich vnde sal da myt genesen. Vnde also sal mann den

---

1 Syropus contra venenum *am Ende der Zeile rot* Z || **5** waszer süchtig *mitten im Satz, am Ende der Zeile rot* Z || **7** mensche *danach am Rand nachgetragen und gestrichen*: ist geswollen vnd ist Z; vnd *am Rand nachgetragen* Z || **11** Vnd *danach gestrichen*: dün Z || **15** squilliticum *danach gestrichen*: ysz kyliticum Z || **21** machen *danach gestrichen*: von warmen waszer vnd Z || **22** crystere *am Rand nachgetragen schwarz*: Clister Z || **26** na *korrigiert* aus: nage Z

---

140 hydropisis: Anlage zur Wassersucht; Wassersucht

141 oxymel scillae/squilliticum: Meerzwiebelessig, Meerzwiebelsauerhonig,

142 oxyzaccara/oxysacra: sauer Sirup, Sauerzucker; aus Granatapfel, Zucker und Essig gekochter Sirup nach der Vorschrift des *Antidotarium Nicolai*

143 aloe cicotrinum/cicotrini: der eingedickte bzw. eingetrocknete Saft von Aloe socotrina L.

144 Klistier

145 Veilchenöl

drancke machen: Item nement spycenardi[146] i loyt, reubarbare eyn quintin, daz saltü syeden myt iii phünt waszers vnde salt ysz also lange syeden, byt daz drü deyl yngesyedent, vnde ym czu dryncken geben, als vorgeschriben stet. Auch saltu ym laszen an dem rechten arme | czu der lebber adern. [14ra]

Dysz sint dye czeüchen an eym menschen, daz do kranck wyrt ffebres halb, obe sye lange sollen weren oder korcze.

Dü salt prüben drye[r]ley hande sachen. Zü dem ersten male dü salt wyszen, von welcher natüren daz mensche ist vnd jaren vnd czijt. Dysz synt dye sychtage, dye do komment von kolera nigra, febres quartanas. Von fleüma kommet nyeren sychtage vnd cyatica[147] vnd gegycht, wann dye synt an yrem anphanck lancke vnd werent lange an dem menschen. Abber dye febres, dye da hytczig sint zu male oder sytwe[148] oder longen wee, dye synt korcze vnd bestent den menschen noch dem, als der sychta[g] ist. Abber saltü wyszen, nach dem daz dye sychtage weren sollen, sye stet noch czu jare czijt. Wann alle dye sychtage, dye an den menschen komment yn dem anefanck des sommers, dye synt kürcz vnd lychte, vnde von anefancke des wynters, dye synt lang vnde sorkelich. Auch dye wysünge, was von dem lybe vszgeyt an der spyhen vnd an dem haren vnd an dem stuyl | gancke vnde an dem sweysz. Der sweysz in dem anefanck der sychtage, dye sollent yr wyszen kürczenunge der sychtage, vnde der spede sweysz, der wijst auch dye lengenünge der sychtage. [14rb]

Aüch saltu acht haben uff seserley stücke, den sychtage czü erkennen vnd czü plegen.

Daz erste stück ist vnd daz groste, daz mann fürdert, daz der sychtage wyrt czijdig vnd czijdekeyt czü güten.

Daz ander stück, daz dye czijdünge wyrt myt pürgacio natüralis. Daz drytte, daz dye selbe pürgacio wyrt dem sychtage vnd yn nyt swechte.

Daz vierde stücke ist, daz dye pürgacio wyrt [ime] naturlich [vnd] nyt gemacht. Daz fünffte stück ist, daz dye pürgacie kommet an dem zeldendage vnd an dem dage beszerünge, als ich her nae werden bescheyden. Daz seste stück ist, daz noch der

1 drancke *am Rand nachgetragen schwarz*: potus post clister Z; i *korrigiert* aus: ii Z; reubarbare *danach gestrichen*: rüber ben Z; quintin *über gestrichenem*: halpff loyt Z || **5/6** Dysz – korcze *vier Zeilen rot* Z || **8** Dysz *am Rand schwarz*: nota bene Z || **15** von *danach wohl zu tilgen*: yn Z || **16** was] Das K, []as E, *Wiederbeginn* KE (K 13ra, E 7va) || **18** dye – wyszen] der wyßet K, der wiset E || **20/21** Aüch – plegen] *schwarz, an den vorherigen Text angeschlossen* Z || **22** vnd ZKE || **24** pürgacio] purgacien K, porgacio E; natüralis] naturlichen K || **25** swechte] swechte Z, sweche *korrigiert* aus: swecht K, swecht E || **26** pürgacio] purgacie K; ime] eme K, ime E; vnd KE || **27** pürgacie] purgacio E zeldendage] zeltaghe K, selt dage E || **28** beszerünge] beserunge K, beswerong E

146 spica nardi: Indische Narde, Nardenähre

147 sciatica: Hüftschmerzen, Ischias bzw. Hexenschuss

148 Seitenweh, Seitenschmerz

pürgacio des menschen wyrt lycht vnd rüwet dye sychtage. Dysz synt dye czeychen, czu erkennen czydünge der sychtage myt ganczekeyt.

Dye czeychen zu erkennen dye sychtagen

[14va] **D**ysz synt dye czeüchen, czü erkennen dye sychtage myt | stedekeyt. Item als dü ansehest den haren vnd systü, daz dye appotisis werdent lüter, wysz vnd glat, daz ist eyn güt czeuchen.

Vnd dye czeychen der czijdünge der sychtage vorholen vnde swache dye synt, als der haren wyrt geferbt glych als wasser vnd verbet sych ewenig royt vnd gel vnd neyget sich von deme dünnen, daz er ewenig dyck wyrt vnd wolken fare dünne. Alle dye czeüchen synt bose yn anefancke der sychtage.

Isz yst czu wyszen vnd aüch byllich czü erkennen in allen ffebres, daz dü ansehest den haren, seder daz dye febres synt yn den adern. Aber yn dem wehe, daz yn der syten ist, do saltu beschaüwen dye spyge[149], dye czü dem monde vszgeyt, vmbe postemen wyllen, vnd dar nach saltu schaüwen synen haren, seder daz syten stechen nyt kann gesyn an febres. Vnd ist ysz, daz er keyn febres hette, so saltü beschaüwen üszganck syns lybes, dye spyge vnd auch de*n* stulganck, wann ysz ist [14vb] künt, daz mann erkennet | ffebres yn dem harn. Dye apotesis[150], daz fellet yn den badem des harn yn der ffebres pestilenciales vnd ander febres, dye kommet von bosem gesmacke. Daz beste yn dem haren, daz dye selben febres komment von colera nygra vnd hat sich ersterket vnd sich geczydiget yn den adern. Dann wyrt gesehen eyn apocisis yn bodem des harren wijsz vnd glat vnd hat sych virandert vnd hat keynen bosen gesmacke.

Wem dye febres geschehent von oberich eszen vnd dryncken vnd rüwen, so felt ynne den boddem des haren appocisis breyt vnd groysz. Abber dem da geschijt dye febres von oberich eszen vnd dryncken vnd von oberig arbeyt vnd müdekeyt, [so wirt] yr haren ane apotisis vnde genüget dem czeychen des haren, als man yn beschäuwet, vnd wyrt wijsz vnd glat obenwendig des harn vnd yn dem mytteyl des harn wyrt eyn wysz wolcken.

---

1 pürgacio] purgacien KE || **3** Dye – sychtagen *rot* Z; erkennen] erkennenen Z || **4** Dysz – Item] *nicht in* KE || **8** ewenig] inwendich E || **9** fare] wirt K, wird E || **13** dye[1] *danach gestrichen*: spyse oder Z || **16** den] der Z, dē *nachgetragen* K, den E || **17** apotesis] appothesis E || **18** vnd – febres] *nicht in* E || **20** nygra] *nicht in* KE; vnd[1]] die selbe KE; ersterket] erstenckent K || **21** apocisis] apotisis K, apothisis E; harren *ein* r *oben nachgetragen* Z || **23** eszen – rüwen] ruwen vnd von oberich essen K, ruwen vnd von obrichem eßßen E || **24** appocisis] apotisis K, apothesis E || **25** von[1] – dryncken] *nicht in* KE; müdekeyt] můtekeyt K, mußigkeit E || **25/26** so wirt K, so wurd E || **26** ane] ane (e *nachgetragen*) K, ein E; apotisis] apothisis E

---

149 Speichel

150 ? apostasis: Ablagerung

Daz bluyt, daz eyn mensche spyghet oder kotczet vnd daz selbe geschijt an febres, da ist nüst czu sorgen vnd ist wyrdig, daz mann daz | mensche heylet myt [15ra] dingen, daz da ratrentig synt.

Abber daz bluyt, daz da gespyhet ist myt ffebres, daz ist eyn bosze czeychen vnd ist aüch czu sorgen.

Welche[n] mann dye febris hat geroret vnd düt ym der hals wee vnd ist ym we in der sclonden oder yn der kelen vnd er nyt virsclynden mag vnd syt mann an yme keyne bescloszen swylst, daz ist sunderlich eyn bose czeychen vnd an ym ist czu sorgen.

Dye czeychen an der tercianas febres

Dye w*a*rhafftig czeüchen [zu erkennen] an der febres tercianas. Ist ysz, daz der harren wyrt lüter als eyn waszer vnd vil e, daz an yne dye hytcze komme. Vnd als dye hytcze abegangen ist, vnde wyrt der haren royt vnd dicke, an dem lyncken armen wyrt ym dye püls grosz vnd sprynget hye vnd dort. Vnd wann ym dye kelte übergangen ist vnd kommet yn an oberich hytcze vnd dürstet yn, daz synt febres naturales.

Aber dye febres vngescheydet vnd wyrt dem menschen gesehen syn lyp gar kalt vnd | ynnewendig gar vorbrant vnd yn myt dürst czu male sere, daz ist eyn czeüchen [15rb] des dodes.

Doch dysz geschycht wyrt nummer fünden, dann yn yglichger febres vngescheydet. Als wyrt yn dem menschen eyn postema hytczig ynnewendig vorborgen, komment da bluyt vnd der wynt czu dem gelyt alczu male, vmbe daz bornt der mensche ynnewendig alczu male vnd wyrt des halber ym czu sorgen.

In febres ethyca[151] yn anefang der czeüchen synt, daz dem menschen wyrt der fynger forne hytczig, doch ynne meyste deyl der sychtage, dye lange gewert haben, werdent dye fynger forne kalt.

Als dye febres acüten[152], daz mann scharpffe nennet, dye do komment myt groszen sweysz, dye wysent auch den doyt. Vnd als der sweysz wyrt myt febres senfft vnd ledeliche, dye wysent, daz der syechtage ist lang gewesen vnde syn meynunge, daz dye fuchtekeyt von dem sweysz erkület dye naturlich hytcze, vnd dye naturlich hytcze mag nyt geczydigen vnd erhytczen | den vszganck des lybes. [15va]

---

6 Welchen] welgm *gestrichen*, oben *nachgetragen*: williche̅ K, []elchen E; febris] febres K || **7** oder – kelen] *nicht in* KE || **8** bescloszen swylst] gebloße oder swilst K, geblaße ader geschwilst E || **10** Dye – febres *zwei Zeilen rot, am Rand schwarz*:dye czeychen an der tercianas febr- Z, *am Rand schwarz*: die zeichen an tercianas febres K, *nicht in* E || **11** warhafftig] werhafftig Z, worhafftig K, warhafftdigen E zu erkennen] zu erkennet K, zu erkennen E || **16** naturales] naturlich KE || **20** yglichger] etzlichen KE || **21** hytczig *danach*: yn eynem gelyt Z || **22** dem *danach gestrichen*: menschen Z, menschen KE || **24** ethyca] ethica KE || **27** Als] [ ]lle E

---

151 febris hectica: Dörrfieber; Zehrfieber (Symptom bei Schwindsucht und anderen chronisch-konsumptiven Erkrankungen)

152 febris acuta: kurzes Fieber, das sich binnen zwei Wochen (meist am siebten Tag) entscheidet

So sprychet der wyse meyster, were ysz sache, daz wyr kenten naturen der febres vnd yr dayt oder yr wesen, wyr wolten gebyeden vnd heyszen al, dye febers hant, czu baden yn kaltem waszer, yr lyep alleyn bysz an den hals. Aber myr sorgen vnd fochten den grosczen schaden, der da mochte da von kommen noch der kelten, wann alle ffebres, daz an ynne geschijt kelt vnd hytze myt eynander. Vnd wyrt dye hytcze grosze myt vnmacht, so qwemen dye febres von colera wysz, dasz glychet dem glasz, vnd synt czu besorgen.

Und dye febres, dye do grülych borrent vnd hytczig synt, dye komment von colera rübea oder von colera, daz vorsalczen ist. Als daz mensche, daz do keyne febres hait vnd vorlüret den loist an der spysen vnd hait eyn anbysz vnd eyn vorstoppenysse vnd syn münt ym bytter ist, daz wyszet, daz der mensche bedarff pürgacie, [15vb] czu welchem ende daz dye colera | bedüdet oben myt fomitü[153], vnden myt dem stuylganck.

Als dü gesehest dye [accedant][154] febres, daz sye komment glichlich üff dye stünde, daz wyst lang sychtage.

*W*em da geschijt febres vnde hait keyn gebl*ee* an syner gorgel vnd yn anekommet stumpelich[155], daz er kyrt myt der gorgel, daz ist eyn czeüchen des doyts.

Als der mensche, der do kranck ist vnde syne aügen rynnent, ym ist yz myt syme wyllen, so ist ysz nüst. Abber synt dye tryene myt vnwilllen, daz ist eyn hart dinck vnd eyn bose czeichen.

Welchem menschen geschijt, daz er hat febres [hitzig] vnd [yme] wyrt eyn hart hüs[t]en vnd dürre vnd yn erwecket, so kann nyt gesyn, daz der mensche an dorste blybe, wye woil daz der hüste, der nyt füchte ynist vnd nyt vszwyrfft. Is ist, daz dye lünge czühet an sich dye dürrekeyt, dye wyle daz er hüstet, vnd vmbe des willen wyrt er dürstig. Dye febres, dye eynen ankomment, den mann an dye armen vnd der [16ra] frauwen an dye lenden. Ysz ist nyt czü wondern, daz alle, dye oberig | mynnent[156], aber sye werdent swache lybes, wann sye krenckent dye lebende wyn*d*e, daz synt venti spiritales. Isz ist czu wyszen, der lebendig wynt vnd dye füchtekeyt vnd meret an ym swacheyt vnd nyt naturlicheyt, myt daz wyr hane gesehen vnde gefünden, daz von der sefftunge des mynnes gestorben synt lude stumpelyngen.

2 dayt] getate K, gedait E; oder – wesen] *nicht in* KE || **3/4** fochten fochten K, vochten E || **5** hytze *über der Zeile nachgetragen* Z || **8/9** colera *danach gestrichen*: nygra ul- Z || **10** anbysz] an bysz Z, an biß K, bijß E || **14** accedant KE || **15** lang] langelůnge K, langlung E || **16** Wem] Uem Z, [w]em K, []em E geblee] gebleter Z, geblee KE || **21** hitzig K, hitzigk E; yme K, ime E || **22** hüsten] husten K, hoisten E || **23** der[1] *über der Zeile nachgetragen* Z || **27** wynde] wỹne Z, wynde K, wind E || **28** vnd[2] ZKE || **30** sefftunge] senfftong E; lude *über der Zeile nachgetragen* Z

153 vomitus: Erbrechen

154 accedere: zunehmen, wachsen

155 stumpflig/stumpflichen: plötzlich

156 zu viel Sex betreiben

Doch alle dye, die vnküsche synt vnde gewonheyt haben czu mynnen vnd hant sich des erloszen czijtlich, vnd das hane mir gesehen dicke male, daz yr lyep ist erkeltet vnd synt vormenckelt yr bewegunge des lybes vnd ist an yn virnüwet weünge des herczen an sache vnde bose gedenckenysz vnd kümpt aber yn an das wehe halbes, daz yr natür ist by yn erstencket, daz do myt mynnen solt eweg syn gangen, dye gent [uff] vsz dem glytte bosze reyche czu dem herczen, wann daz geschycht.

Als der mensche der oberig bluyt, ysz sy von *ad*eren ader wonden oder streychen, vnd wyrt syn püls ylich, so wysze ane fele, daz der mensche styrbet.

Alle dye menschen, dye hant da pürgacien genommen vnd hant czu vil stulgancke vnd yn grüselt | vnd erscrycket sere vnd [da] mytd sclycket, daz ist eyn [16rb] czeychen des dodes.

Alle den menschen, dye da drüncken werdent von wyn vnd wyrt moede, virdümmelt vnde syn püls wyrt sych virandern, daz ist eyn czeüchen des dodes. Aber als er virdummelt ist vnde wyrt ym febres oder begynnet czu reden, ysz ist an ym hoffenunge, daz ym nyt ynwyrt.

Als der mensche, dat da hait stechen vnde wehe an der syten vnde keyn heylünge gehabet hat [byn] vierczehen dage, vnde ist ysz, daz er nyt heylet yn den vierczehen dagen, syn leste ist, daz er wyrt spyhen eyter vnde bluyt vnde vnflayt[157] dürch den munt.

Alle menschen, dye daz wehe hant yn der gorgeln von dem sondage myt an den mytwoche vnde stet yn doytlichen seyge vnd we. Vnd ist ysz sache, daz er den wehe oberkommet an den vierden dage, so ist ysz daz der wehe virrüchet sich vnd setczet sich uff dye longe vnde er wyrt sterben yn den vierczehen dagen. Vnde | were ysz, [16va] daz aber überflüszig würde vnd überkümpt, so wysze, daz er wyrt spyhen vnde eyter vnd bloyt vnd vnflayt vsz dem monde.

Vnd wyltü virsüchen, obe er geneset oder styrbet, so nym von dem eyter, daz er czu dem monde vszwyrfft, vnd wyrffe daz in daz füre. Vnd ist ysz, daz der eyter raüchet vnd styncket glich als fuyl fleysche, so saltü wyszen, daz er styrbet. Aüch yst ysz, daz er gewynt üszlaüff, so wysz, daz er styrbet. Alle dye menschen, dye da

3 bewegunge *über gestrichenem*: gewonheyt ZK || **4** an sache *über der Zeile nachgetragen* ZK, *im Text* E || **6** uff K, vff E || **7** aderen] anderen Z, aderen KE || **9** genommen] genonommen Z || **10** da K, do E || **12** den – werdent] der mensche das druncken ist K, der mensch der do druncken ist E || **16** der[1] – da] daß da der mensche E || **17** heylünge] leschunge *über gestrichenem*: heilunge K, lostdunge E; hat] *nicht in* KE; byn K, binnen E || **18** vnde bluyt] *nicht in* KE || **20** menschen – hant] mensche das we hat K || **21** seyge *über gestrichenem*: sunden Z, seyge K, siech E; we] *danach*: ist, *nicht in* KE – *von den Editoren getilgt*; den wehe] *nicht in* KE || **22** an] *nicht in* KE; wehe] *danach*: oberkommet daz wee vnd Z, *nicht in* KE – *von den Editoren getilgt*; virrüchet] vor ruchet K, virroget E || **24** überflüszig] tronnich K, traumich E; vnde] *nicht in* KE || **25** vnd bloyt] *nicht in* KE || **27** wyrffe *korrigiert* aus: wyrfft Z || **28** fleysche] fleyß K, sweisß E || **29/96,1** menschen – spyhent] mensche daz das spiget K

157 unvlât: Schmutz, Ausscheidung, Auswurf

spyhent bluyt, so ist ysz an fele, yz kommet von der longen. Alle menschen, dye oberig kalt waszer dryncken t, den wyrt yr fleysch matt vnd wyrt syn adern folle bluyts vnd yn dem geschycht ynne keynerleye sychtage, so wysz, daz er des halber styrbet.

Alle merünge der kelten, daz da geschycht an dem menschen, daz duyt ym gar wehe.

Alle dregenheyt geschijt dem menschen yn kelten, daz ist bose, wann dye kelt [16vb] erwecket dye fleüma. Vnd kommet dye kelte yn dye hyrne | vnd als dye kelt reycht yn dye gebeyne, so virkeldet sich dye adern vnd dye czene vnd mogen nyt küwen vnd daüwen dye spyse.

Und ist ysz, daz geschijt hytcze dem menschen üff dem mylcze, daz ist auch bose, wann daz erwecket mangen groszen sychtage, swylst yn den gedermen vnd yn dem büche vnd dann wyrt daz blüt czü waszer vnd wyrt sich samen myt vil colera vnd bytterkeyt. Vnd daz geschijt alles von obering eszen vnd dryncken an czijt.

Alle menschen, den yr heübt wehe düyt, dem saltu keyn myllich dryncken geben, wann du virderbest den menschen. Alle menschen, dye da hant febres vnd sycht trüssen vnd trub yst vnd dicke, vnd ist yz, daz er eynen vszlaüff hait vnd get fast vnd wyrt gele als saffran [vnd] royt, so ist ysz eyn güt czeuchen. Allen menschen, den yr nasen locher vnde yr oren werdent dürre an füchtekeyt, daz ist eyn czeuchen, daz er wyrt syche.

[17ra] Vnd allen den menschen, den da wyrt wehe in dem büche | vnd ym syn derme wee dünt vnde ym syn büche hart wyrt, daz ist eyn bose czeychen. Alle sichtage, die da gescheent yn den alden lüden an dem buche vnd geschijt aber obwenig dem nabel, so ist ym lycht czu helffen, nedenwendig dem nabel, daz ist swere vnde mysselich.

Eyn mensche, daz da hat yganum vnd syech ist des halber, daz ist also vil gesat waszer süchtig, vnd daz [selbe] mensche hat groszen grynt an de*n* beynen vnd craüwet[158] sich czu male sere vnd rynnet ym dorch dye nase vnd dürch dye oren vnde

---

1/2 menschen – yr] mensche ~~das~~ der oberich~~-drinckelt~~ kalt wasser drinket so wirt syn K. mensch der obrich kalt waßer drinckt so wurt sein E || **2** matt *über der Zeile nachgetragen* Z; adern] geader K, geadder E || **5/7** daz[2] – menschen] *nicht in* E || **9** virkeldet] vorkelt K, verkelten E || **15** menschen den yr] mensche dem syn K, menschen dem sein E || **16** den menschen] yn K, *nicht in* E; menschen[2] – hant] mensche daz da hait K, menschender da hait K || **17** sycht t *über der Zeile nachgetragen* Z, seycht K, seicht E; trüssen] trußen K, roßen vnd drusse E; vnd[1] – dicke] *nicht in* E; yst *korrigiert aus*: eyst Z || **18** gele] geil E; vnd[2]] KE || **18/19** menschen den yr] mensche dem syn K, menschen dem seine E || **19** locher *korrigiert aus*: locherecht *und danach gestrichen*: werdent Z; yr[2]] syn K, *nicht in* E || **21/22** Vnd – vnde] alle ~~das-~~den mensche dem da wirt syn bůche vnd syn derme we důne vnd da mede K, [A]lle der mensch dem do wirt sein buch vnd seine derme we dune vnd do mit E || **23** den alden] alten K, allen E; an – vnd *über der Zeile nachgetragen* Z; vnd] *danach gestrichen*: daz ZK, *nicht in* E; geschijt] geschyet K, geschend E || **26** da – halber] sich is yganum K, da siech ist ygonis E || **27** selbe KE; den] dem Z, den K, dē E

---

158 krouwen: krauen; kratzen

durch den munt waszer, so wysze, daz ym syn sichtage werdent abegen vnde wyrt heyl.

Eyn mensche, daz do kranck wyrt colera nygra halber vnd ym wyrt bluyden dye nase, so wysz, daz er balde wyrt heylen, wann ysz ist czu prüben vnd auch czu wyszen, daz dye nature reyneget sich des halber.

Eyn mensche, daz syn syn virlüset vnd rasen wyrt colera nygra halber vnd da myt wyrt ym syn nase bluyden, so wysz, daz er heylet. Allen menschen, den yr harn bestopt ist vnd nyt harne[n] inmag, ist ysz, daz mann ym leszet an den armen, so wyrt er üff stünt haren. | Aüch were ysz sache, daz eyn mensche bludet vsz der nasen [17rb]
vnd ym nyt styllen inmag, so sal mann ym laszen an den armen geyn de*m* nase loych*e*, *da* daz bluyt vszgehe. Ist ysz dye lincke syte, czu der mylcze laszen, ist ysz dye rechte syte, so saltu laszen czu der lebbern.

Alle dye menschen, den da wehe ist yn der lyncken syten der milcze halber, ist yz, daz [er] eynen vszlauff hait bluyts halber oder ym die gulden ader geyt, so wysze, daz er heylet.

Alle menschen, dye da gele süchtig synt oder dye gele sücht habent, daz ist ytricia, vnd wyrt ym dye leber hart als eyn schijt[159], so wysze, daz ysz ist eyn bose czeüchen.

Allen den menschen, den daz yn ym virstuppet würde der haren, also daz er nyt mochte haren vnde ynwendig der czijt ym wee wyrt yn der gorgel, so wysze, daz er styrbet ynwendig syeben dagen. Vnd were ysz sache, daz er febres gewonne, als er bestoppet ist, so wysz, daz an ym hoffenunge ist vnd daz er harn[en] wirt.

Alle dye menschen, dye oben | brechent oder kotczent, vnd der brache wyrt [17va]
manicherleye farbe vnde wyrt ober yn gemeret, daz er sich mode gyst vnd klückt, so wysz, daz yz eyn bose czeychen ist.

Alles, daz der mensche kranck wyrt vnde syn krancheyt, als er sclaffet, wyrt ym syn glyt nyt bedecket des augens, als vor nyt syn gewonheyt ist gewesen, so wysz, daz er styrbet.

---

3 Eyn] alle KE; nygra] nigra KE || **4** balde] gar balde K, gar bald E || **6** Eyn] alle KE; nygra] nigra KE || **7** Allen – yr] [a]lle mensche dem syn K, []lle menschen dē sein E || **9** haren] gesondt vnd harn E || **10/11** dem nase loyche da] den nase loychern daz Z, dem naße loch da K, dem naßloch do E || **11** laszen] *nicht in* KE || **12** so – laszen] *nicht in* KE || **14** er K, her E || **15** heylet] heylet zuo stunt E || **16** Alle – habent] [a]lle das mensch daz die gel sucht habet K, []lle daß mensch daß da gel sucht hait E || **17** ytricia] ictricia E; schijt] schyet K, scheide E || **19** Allen – ym] [a]lle daz mensche daz ym K, []lle daß mensch E || **22** vnd] *danach gestrichen*: der haren wyrt güt Z; daz[2] – wirt] *am Rand nachgetragen* Z, das er wirt *über dem gestrichenen*: vnd er genůge, *dann im Text*: wirt harren K, daß her wurd harnen *im Text* E; harnen] harren K, harnen E || **23** dye[1] – kotczent] daz mensche daz oben bricht aber kůtzet K, daß mensch daß ober bricht adder kotzet E; brache] brech K, brecher E || **24** manicherleye] vilerleye K, vollerley E; er – gyst] er ~~mich~~ mode gyst K, her modd ist E; klückt] kulket E || **26** Alles daz der mensche] [a]lle daz mensche daz da K, [a]lle daz mensch daz da E || **27** syn[1] *danach gestrichen*: aügen Z

---

159 schît: (Holz)scheit

Alle d[y]e menschen, dye da spyhent eyter vnd bl*u*yt oder vnflaet vnd syn antlicz wyrt bleych vnd wijs, so wysz, daz an ym ist hoffenunge, daz er genyste. Vnd yst ysz, daz er royt farbe gewynnet, so wysz, daz yz eyn bose czeuchen ist. Als daz mensche kranck ist gewest lange czijt vnd yn dem lesten sychtgage er gewynt eynen kleynen hüstelyn oder vszlaüffe, so wysz, daz daz ist eyn czeüchen des dodes.

Vnd daz nyesen, daz an eyme menschen geschijt, daz ist scholt, daz sich dye hyrnen erhytczent yn de*n* hyrn schalen vnd werdent sich erfüchten dye leren kamern, dye da in der heübt schalen syn, vnd werdent sich erlaszen in dye fuchtekeyt | [17vb] myt *rauche* oder myt hüsten nedenwendig lybes oder obenwyndes. Vnd dye selbe reyche oder wynd kumment dürch dye naselocher yn dye leren kammern, daz ist dye scholt, daz eyn mensche nyeset. Vnd durch dye nase locher geyt eyn loche vnd dürch daz get dye lüfft vnd alle dye czwo stede, dye da lere synt vor der hyren geyt yn dye lüfft vnde reyneget sich dye hyrne vnde des wyndes halber, daz von dem lybe uffgeyt.

Vnd auch daz mensche, daz synen loste czübrenget, daz er by nacht dryncket, als er gesclaffen hat, vnd dryncket kalt waszer, ist ysz, daz er scleffet darüff, so ist ysz eyn güt czeychen. [Ist is aber, das er nit en slapffet droff, so ist iz eyn zeichen,] daz er gewynnet swylst vnd da myt sterben müsze. Alles daz mensche, daz syn loste yn brenget, daz er dryncket snee oder ysz, so wysz, daz daz schadet czu der broyst vnd machet ym hart hüsten.

Alle herczen cloppünge, daz geschicht vil czu stumpelich czü vil mannes namen, | [18ra] dye gesünt synt, jüngeling vnd aüch kynder, alle den zü male sal geholffen werden myt lychtünge senffter spyse oder lasczünge der aderen.

Dye mütykeyt, dye da geschijt czü dem menschen an alle arbeyt vnd ane scholt, daz wyset uff sychtage, dye yme kommen sollent.

Alle menschen, dye da yn yren jüngen dagen synt weyche stülganck[s] [gewannet] gewesen, als sye alt werdent, [so werdent sie] veste, vnd alle, dye da veste synt yn der jogent, dye werdent weych yn dem alter. Alle dye menschen, dye da gewynnet den üszlaüffe des bluyts vnd dem vszlaüff angefancke wyrt colera nygra scholt, daz ist eyn czeüchen des dodes. Vnd als daz geschijt, daz ym ist wehe czweyerleye halber

---

1 dye[1] – spyhent] daz mensch daz da spighet K, daz mensch daz da spiget E; bluyt oder] blayt oder Z, *nicht in* KE || **3** Als – mensche] [a]lle das mensche das K, [a]lle daz mensch E || **4/6** kranck – nyesen] *nicht in* E || **6** Vnd daz] [a]lle K, *Textausfall* E; daz[4]] als K, alß E || **7** den] dem Z, den KE || **8** heübt] houpt K, hirne E; in dye] der KE || **9** rauche] drancke Z, rauche KE; obenwyndes] wyndes K, windes E || **11** nyeset *danach gestrichen*: vnd dürch dye nase locher yn dye hern kammeren daz ist schult daz eyn mensche nyeset Z || **11/12** eyn[2] – get] *nicht in* KE || **12** vnd] in E || **14** Vnd auch] [a]lle K, []lle E || **16** güt] *falsch gestrichen in* Z, *vorhanden* KE; Ist – zeichen K, ist iß aber daß er nit dar vff schlefft so ist iß ein zeichen E || **17** Alles] [a]lle K, []lle E || **18** daz schadet] ist schaden K, ist schadde E || **22** lychtünge] lichtunge K, lichter E || **25** Alle – yren] [a]lle das mensche das an synen K, []lle daß mensch daß an seinen E || **25/26** stülgancks – gewesen] stulgancke geweßen K, stol ganges gewannet geweßen E || **26** so werdent sie KE || **27** Alle – dye[3]] [a]lle daz mensche das K, []lle daß mensch E || **28** nygra] nigra KE vnde der bytterliche smercze, da er an ym hayt vnd keyn acht enhayt, dann an yr stat alleyn, vnd daz ist eyn czeüchen, daz ysz sych an der stede vorsamen wyrt. In allen jaren, daz ysz wyrt lütczel renen[160], in dem selben iare ist vil gesüntheyt, vnde yn allen jaren, daz ysz vil wyrt rennen vnd yn dem selben iare werdent fele febres vnd werdent lange weren | vnde synt sorglich. Vnde vszlaüff vnde vil ander kranckheyt [18rb] virnüwet sich an den luden. Vnd yn dem jare, daz ist drücken vnd dürre ist, so wyrt augen wehtüm vnd vil haren. Als daz mensche, daz dye purgacio yngenomen hait vnd dye wijl daz daz wyrcket, yn n[i]e gedürst hait vnd dye wiel so ist [iz], daz syn vszlauffe noch nyt üffgehorten hette, bysz daz yn dürstet.

Alle dye krancheyt, daz da geschijt czu dem menschen yn dye nyeren oder yn dye blas*e* yn alten lüden, so ist dye heylünge harte. Als das mensche, dem syn gülden adern ist angangen vnd üff stünt hort *uff* vnde sych nyt woil gereynneget enhat, daz ist sorckelich vnd er [ist] bereyt, [das er kumpt] yn desicküs[161] oder yn ethecum[162].

Als daz mensche, daz da krancke ist in der syten oder lünghen, vnde yn der krancheyt gewynnet eyn vszlaüff, daz ist eyn bose czeüchen, wann der bresten grosz ist vnde zu male wehe duyt[163].

So geschicht, daz keyn frauwe gewynnt podagra, [bis] daz yr sichtage abegent, vnde kommet aüch czu keyme manne, bysz daz er sye begynnet zu mynnen.

Als dü angesehist an deme menschen bose füchtekeyt an dem magen, bysz daz [18va] er virluset alle lüste, so saltü ym synen magen veghen myt albes cicatrinum[164] oder myt ander purgacio, dye da lycht ist. Vnde also saltu ysz dün, yn czu pürgern: Item nym czymmer roren, aspicnardi[165], hassel worczel[166], cassea ligna[167], mastikel, zylobalsami[168], yglich eyn quinteil, albi cicatrinum ander halp loyt, gera pygra[169] ½ loyt.

---

1 da] den E || **3** renen] reinesch E || **7** haren] harren K, harne E; Als] [a]lle K, []lle E; purgacio] purgacie KE || **8** nie KE; vnd[2] – wiel] *nicht in* KE; iz K, iß E || **10** krancheyt] *nicht in* E || **11** blase] blasche Z; Als] [a]lle K, []lle E || **11/12** gülden adern] seine glidder adder gulden ader E || **12** uff] ysz Z, uff K, vffe E gereynneget *danach nicht gestrichen*: hat Z || **13** ist[2]] KE; das er kumpt K, daz her kompt E; desicküs] deßsickus E || **14** Als] [a]lle K, []lle E || **17** So] Zu K, [z]v E; podagra *über gestrichenem*: begrabyt Z, podogra K, podraga E; bis] bit K, biß E || **18** sye] *nicht in* KE || **20** albes] albes K, allweß E; cicatrinum] cycatrinum K || **21** purgacio] purgacien K || **22** czymmer] zymmen K, zimmen E; cassea] casta E mastikel] mastickel K || **22/23** zylobalsami] zilobalsami KE || **23** cicatrinum] cycatrinum K; gera pygra] *über gestrichenem*: yra, pygra *korrigiert aus*: pegra Z, yerapigra *über gestrichenem*: yrapegra K, yeropigra E

---

160 regnen
161 phthisis: Schwindsucht
162 hectica
163 tut
164 aloe cicotrinum
165 spica nardi
166 Haselwurz
167 casia lignea: Holzkassie
168 xylobalsamum: Balsamholz, Holz von dem Balsambaum
169 hiera picra: Heiligbittermittel-Latwerge

Dye stuck do czusammen vnd mach dar vsz pylloles als grosz als zysser[170], vnd daz mensche, daz daz bedarff, dem gyb syeben. Alle volünge[171] an dem menschen daz macht dye nature feste, so saltu ym helffen myt pyllole dyapiperis oder yr glichnisz.

Unde were ysz an eyme menschen, daz dye spyse würde by ym virbrant oder vordorben, myt daz er nyt czu stuyl mag gene, so saltü ym helffen myt possitoria[172] oder cryster. Vnd were ysz, daz yn dem menschen wurde wynds virborgen yn dem lybe, so saltü ym helffen myt cryster vnd dar yn gesotten ist kommel oder ruyt[173] oder yr glich.

[18vb] **A**ls daz mensche begryfft *eyn* sychtage genant woilmais, yz yst czü wyszen, daz stumpelich eyn hünger an den menschen [kompt] vnd vellet nyder als eyn dode. So sollen wyr syn craff[t] ym wyeder vmbe brengen myt gebrantem broyde oder gebeget, daz yn eszig gedüncket ist vnd wild myncze oder balsam oder eppel. Vnde sal ym bynden dye hende forne vnde dye armen mytten myt sterken benden vnde salt yn rüppen[174] myt sym haer crefftelich. Vnde als er zu ym selber kommet, so saltu yn spysen myt gebetem broyde, daz da gedüncket ist yn wyn oder yn ander dyngen, daz ym syn crafft stercket.

Dysz synt dey czeuchen vszgancke des menschen. Ist ysz, daz du anegesehest den stuylgancke des menschen, daz er ist royt, als gewonlichen ist, vnde hayt nyt virandert synen smacke degelich, als syn gewonheyt ist, vnde geyt von ym czijtliche an wethum, daz ist eyn güt czeuchen vnde gesuntliche. Vnd were ysz, daz der vszgan-
[19ra] cke nyt gynge von ym oder noede | myt wethüm vnd hayt virandert synen gesmacke vnd ist yz gem*en*get myt wysz eyter oder swarcze oder grüne oder daz dye spyse hette vor gedaüwet vnd ist dye by ym virbrant von oberich hytcze der gederme, bysz daz der stuylgancke schynt als roist von ys*en* oder gele grün als saffran oder royt, daz ist eyn schyn des dodes.

1 do] stoße K, stoiß E; zysser] zisser K, zeiser E || **3** dyapiperis] *am Rand nachgetragen* Z, dyapiperum E; yr r *über dem Wort nachgetragen* Z || **5** possitoria *über gestrichenem*: bastaria Z, *über gestrichenem*: bostaria K || **6** wynds *korrigiert aus*: wynes Z, wynte *korrigiert* aus: wyntes K, wind E; virborgen *über gestrichenem*: vorworren ZK || **7** ruyt] rûit K, rut E || **8** yr glich *über gestrichenem*: ygliches Z || **9** eyn] eynen Z, eyn K, ein E; woilmais] wolmaus E || **10** kompt E || **11** crafft E, krafft K; gebrantem – gebeget] gebegen broit K, gebegen broit braide E; gebeget] *danach*: vnd Z, *nicht in* KE, – *von den Editoren getilgt* || **12** wild myncze] *am Rand statt des gestrichenen*: wylmyncz Z, wilde myntze *über gestrichenem*: wilmintz K; oder[1]] vnd KE || **22** gemenget] gemeynget Z, gemenget KE || **24** schynt] *danach*: ist Z, ist *gestrichen* K, *nicht in* E – *von den Editoren getilgt*; ysen] ysern Z, yßen KE

170 cicer: Kichererbse
171 Vollsein, Fülle
172 suppositorium: Stuhlzäpfchen
173 rûte: Raute
174 rupfen: ruckweise ausreißen; raufen

Dysz synt dye czeüchen von dem menschen als von dem stülganck oder herger[175], der von dem menschen kommet. Ist ysz, daz sye komment senfftlich von dem menschen oder lycht oder myt lyst. Vnd ist ysz, daz sye sych krumpent[176] in den büche, als er getronczet[177] hait vnd rüchet obel, so wyset vnd bedüdet ysz krancheyt, dye er ynwendig ym dem lybe hat, lebber oder mylcze oder ander sychtage, dye er yn der blasen hayt. Vnde alle wynde, dye vsz dem menschen komment an wethüm vnde als sye vszkomment, daz [is] ym sanffte düt vnde woil wyrt dar noch, so wysze, daz dye wynde vszgant von den dermen, als ysz gewonlich ist, vnd dye komment an schaden.

Alle lüde, dye da krancke synt, vnde sehest | [19rb] yr spyhe, daz sye lüter vnd reyne ist, wye daz sye swache synt, so saltu hoffen, daz dye krancheyt güt wyrt. Vnde were ysz, daz der krancke mensche spyget myt harten hüsten, vnd dye spyge, dye von ym geyt, wyrt czehe vnde gele oder royt oder wysz als snodel[178], dye vsz der nasen geyt, oder grüne als graysz, ist ysz, daz yt warme dürch dye gorgel geyt, [oder vorsaltzen], alle dye synt czeuchen des doyts [vnd boße]. Vnde were ysz auch sache, daz dye spyge were swarcz, daz ist eyn czeuchen des doyts.

Der sweysz der gesünde menschen der ist virsalczen, vnde sweysz der krancken lüde, yr smack ist noch den colera, als daz sychtage an yn kommet.

Der sweysz, der do gesünt yst an den lüden, dye da febres habent, daz ist der sweysz, der da kümpt an dem drytten dage syn[er] krancheyt oder yn dem fünfften dage oder yn dem syebende dage oder yn dem nünden dage oder in dem *eylfften* dage oder yn dem *vierczehen* dage [oder an dem xix taghe] oder yn dem xxii dage oder yn dem xxiiii dage oder xxviii oder dryszig oder xxxiiii oder xxxvii. | [19va] Vnde yn welchem dage yn der sweysz ankommet, als genanten ist, sye synt alle czyel [tage vnd] czu genaden. Vnd alle dye sweysz, dye da wyeder syns synt vnd komment yn den geraden dagen, dye wyszent uff kranckheyt [vnd vngenade der kranckeit]. Vnd ist also gesaget, üff welche pürgacie als bluyt von der nasen ader vszlauff, der da geschijt yn dem menschen yn den dagen, als vorgeschriben stet, dye synt des selben glich czü genaden oder czu vngenaden, wann dye nature der selben dage ist bekant czu genaden oder czu vngenaden, als vorgeschriben stet.

1/2 dem[1] – kommet] den truntzen die da komment von dem menschen KE || **4** getronczet] *über gestrichenem*: stulganck, *danach nicht gestrichen*: gethan Z, getrunzt K, getantzt E; vnd bedüdet] *nicht in* KE || **7** is K, iß E || **14** oder vorsaltzen K, adder virsaltzen E || **15** vnd boße K, vnd boiß E || **20** syner K, seiner E || **21** dem[2] *danach nicht gestrichen*: drytten Z; eylfften] l *oben nachgetragen* Z || **21/22** eylfften – vierczehen] vierczehen dage oder yn dem eylfften Z, eylbten [!] taghe oder yn dem xiiii K, xi dage adder an dem xiiii E || **22** oder[2] – taghe K, adder an dem xix dag E || **24/25** czyel tage vnd] zel tage vnd K, ziel dag vnd E || **26** vnd – kranckeit K, vnd auff vngenad der kranckheyt E || **27** pürgacie] purgacio E || **29** wann *danach nicht gestrichen*: wann Z

---

175 herger: Kot

176 krumpfen: einschrumpfen

177 trunzen: verkürzen; Darmwind entweichen lassen

178 schnudel/schnodel: Nasenschleim, Rotz

Und alle czeltage, dye da gescheent myt sweysz oder myt ander pürgacien, als vor gesaget ist, dasz sye geschen sollent myt genaden, daz ist erkant myt ganczer warheyt, daz dye geschehent, dye m[e]ysteyle yn den selben vorgeschriben dingen vnd dagen.

Dye starcken sweysz, dye da gescheent yn den, dye da hant hart febres, dye wysent aüch den doyt. Aber dye sye ankomment myt lychter febres vnd senffte sweysz, dye wysent lengenge der sychtage.

[19vb] In den enden, da der sweysz | den menschen ankommet, da wyset, daz an dem selben ende der sychtage ist.

Ist yz, daz der mensche hayt eyn posteme an der lebbern oder waz ander sychtage an der lebern synt, daz mensche claget sich yn der rechten syten.

Und yst ysz, daz er postemen oder eyn ander bresten hayt an der mylczen, so claget er sich an den lyncken syten. Vnd were ysz sache, daz der mensche etlichen bresten oder wethüm hette an dem herczen, so claget er sich gegen dem herczen wehe [vnd stegunge].

Vnd were ysz, daz eyn mensche hette postemen oder bresten, wye der were, yn den henden oder yn den armen vnd yn den füszen oder in den beynen oder yn den sat gelyddern, so claget er sich yn dem lybe myt eynander vnd alle dye bresten haben yn den saytglyddern. Der haren von den lüden ist royt.

Apostema

Eyn remedium[179] czu czijdigen postemen ader sweren, dye habe ich virsücht. Ich [20ra] Avicenna vnd ich auch daz geschriben han virsücht vnde lützel | meyster habent daz virsücht vnd gewyst.

Item nement galbanüm vnd eyn wenig glasse gestoszen czu polüer vnd menge ysz czusamen vnde mache eyn plaster vnd als warme, als er ysz gelyden mag, vnde lege ysz ym uff den bresten, so wyrt czu stünt eyn loch do an vnd darnach saltu üff

1 czeltage] zeltaghe K, zile dage E; pürgacien] purgacio E || **2** geschen] gesehen Z, geschehen K, geschent E || **3** meysteyle K, meiste deyl E || **3/4** dingen vnd] *nicht in* KE || **7** lengenge] langunge K, legung E; lengenge – sychtage *am Rand nachgetragen statt des gestrichenen*: lange dage Z || **10** posteme] postema K, pastema E; lebbern *danach gestrichen*: hat eyner sychtage Z; oder *unrichtig gestrichen* Z, *vorhanden in* KE; waz ander *über der Zeile nachgetragen* Z || **12** postemen] postema KE || **15** vnd stegunge K, vnd sthegung E || **16** postemen] postema KE || **18** sat] gesitten E || **19** saytglyddern] gesatgeledern K, gesaitten gelidern E || **20** Apostema *am Ende der vorherigen Zeile rot* Z || **21** postemen] postema K || **22** geschriben ge *nachgetragen* Z; lützel] *danach*: vnd, *nicht in* KE – *von den Editoren getilgt*; meyster] meynster Z, meister K, meyster E || **23** daz virsücht] *nicht in* KE; vnd *danach gestrichen*: vir Z || **24** galbanüm] galienum E

179 remedium: Heilmittel

daz loch machen eyn plaster myt apostolicum[180], daz weychet vnd [zuhet], oder ander salbe, dye der glych ist.

Geloiste[181]

Vor storünge der geloist czü eszen daz mag syn, daz ysz geschycht von bosen füchtenisse, daz yn des magen monde ist. Aüch mag ysz gescheen von der wydderstant der natüre oder conplexion oder daz man sich myt eszen oder myt dryncken vnd auch andern sachen überliebet, da von geschijt krancheyt czu der lebbern. Als sye ist digestio secunda, da von geschijt, daz eyn mensch virwandelt syn leben vnd yn hat keyne lost czu eynicherley dinge.

Von der pestylencie

Der brest der pestilencie, daz nyt sorglich ist, der ist hoch vszer dem fleysch vnd darnach dye, da spytcze synt am heübde, oder dye, daz heübt über sich vszkerent, dye synt ane sorgen. | Vnd weliche pestilencie nyt also ynist, als vorgeschriben stet, dye [20rb] ist aller sorglichste. Vnd welich pestilencie oder brest czydyget vnd vszget, daz keyne hertekeyt dar vmbe virlybet[182], da enist keyn sorge me da von czu hane.

Von der manckelye[183]

Nv wil ich dich leren czu erkennen, daz colera nygra, daz ist dye melankoly, daz ist eyn wynt vnde nyt anders vnd yr stat ist yn dem mylcze. Vnde wann sye uber*h*ant nymet yn dem menschen, so stormet sye des menschen lyep vnd storet auch dye nature glich als eyn grosze wynt, staüb, sne vnd waz üff der erden ist, stormet, vnd da von werdent vil bresten vnd kranckheyt.

ffleckma

Von dem fleckma geschijt dem menschen, daz yn dye augen jücket vnd aüch wyrt dem menschen der lyep folle vnd spyhet vil vnd vil sychtüm yn dem magen vnd dye oren klyngent ym vnd yn dem magen nach dem eszen wyrt er geblewet vnd yn der rechten syten hat er alleczijt wehe. We, daz dem menschen ist yn den lenden vnd

---

1 apostolicum] appostolicum K; zuhet K, zeuhet E || **3** Geloiste *am Ende der vorherigen Zeile rot* Z || **5** wydderstant] widerwerdigkeyt K, witer wirdikeit E || **7** überliebet] überlebet K, vber verlibet E || **8** digestio] diegestio E; virwandelt] vermahet K, virmachet E || **10** Von der pestylencie *am Ende der vorherigen Zeile rot* Z, *andere Hand, schwarz*: Von der pestelentzien K || **11** nyt] *nicht in* E; hoch] auch E || **16** Von der manckelye *am Ende der vorherigen Zeile rot* Z, *andere Hand, schwarz*: Von der melancolia K || **17** nygra] nigra KE || **18** uberhant] vbertant Z, uberhant K, oberhant E || **19** storet auch dye] *nicht in* KE || **22** ffleckma *am Ende der vorherigen Zeile rot* Z || **24** vil sychtüm] fuchtikeit K, vuchtdickeit E || **26** We] []ie E

---

180 apostolicum: Apostelsalbe, Arzneimittelname für ein Pflaster bzw. eine aus zwölf Bestandteilen zusammengesetzte Salbe des *Antitodarium Nicolai*

181 gelust: Begierde, Verlangen nach bestimmten sinnlichen, besonders leiblichen Genüssen

182 verlîben: bleiben, verbleiben, verharren; einverleiben

183 Melancholie

yn dem rock[184] braden[185] vnd yn den beynen vnd vyrstoppenisse yn dem magen, alle [20va] dye bresten vnd kranckheyt kommet von der colera nygra | halber.

Konnig Constantinus fraget den hoen meyster Ypocras, war vmbe eyn ygliche meynsche als balde grae wyrt. Do antwort meyster Ypocras: 'Es ist des flecma schült, dye yn dem menschen hersch*et*.' Do fraget er yn ye me, waz dye schult were, daz yn den [auwen] wassent bose hare. Do antwort er ym vnd sprach: 'Daz ist der colera nigra schült. Als sye strydyg ist yn dem lybe, d*a* entfer*b*t sych daz mylcze von vnd drybet dye vapores ufff an dye aüwen vnd da von komment dye bosen hare yn den aügen.' Do fraget er yn aber, wo von cordiaca, daz ist daz hercze cloppen, kommet. Do antwort er ym, ysz were der flecma schült, da ym daz hercze byebet vnd müdet, da von scleyt vnd cloppet ym daz hercze. Do fraget er yn aber, wo von sparley, daz ist der sclag, der kommet an den menschen. Do antwürt meyster Ypocras: 'Das geschijt von dem herczecloppen, wann wer daz überich hercze cloppen hayt, daz fellet in daz [20vb] sperley vnd yn den sclag.' Do fraget Constantinus yn mee: 'Wo by | erkennest daz czeuchen des sclages?' Do sprach er: 'Dye sparleye vnd sclege synt mancherley, ane den gemeynen sclag, den yedermann kennet. Du salt yz erkennen, dem dye zünge schebig ist vnd rüwe ist vnd czedert myt dem gleüffe[186], e er redet vnd czyedert myt dem lyncken armen an dem herczen vnd mag nyt sclaffen.' Do fraget er yn aber, war umbe eyme menschen yn der brüste we wyrt vnde blewet sich in der brüste. Do antwort er vnd sprache: 'Ysz ist der longen scholt, dann hat daz mensche wehe yn der rechten sythen, daz ist der lebbern scholt, hayt ysz aber wehe yn der lyncken syten, daz ist des mylczen scholt. Ist ym wehe yn der brüst, daz ist der longen schült vnd waz sychtags der mensche yn den vszer[n] glyddern hat, daz krencket den lyep myt eynander.' Do fraget er yn aber, war vmbe solt eyn mensche *le*ber syech syn. Do antwürt er ym: 'Daz ist der gallen schült, dye üff der lebbern ist.'

Von der complexien, dye sangwynea heyst.

[21ra] Da geschyt manicherley gebrest, als her nach bescheyden ist. Von dem | gebluyde geschijt, daz dye hyrne synt hytczig vnd swyndelt yn dem heubde vnd doyt eyns, als er an dye erden fallende woilde. Vnd dye sücht ist genant vertig*o*[187]. Vnd von dem

1 rock braden] ruck braden E || **5** herschet] herschent Z, herschet KE || **6** auwen K, aupern E; vnd sprach] *nicht in* KE || **7** ist *über der Zeile nachgetragen* Z; da] daz Z, da KE; entferbt] entferlt Z, entferwet K, erswert E || **10** byebet] bewet K, weget E || **11** sparley] sparleu E || **14** sperley] sperleu E || **15** sparleye] sparley K, sperleu E || **17** schebig] schoypicht K, schleymicht E; rüwe] rüch K, rauch E || **18** dem[1] *über der Zeile nachgetragen* Z || **20** vnd sprache] *nicht in* KE || **23** yn den vszern] in den ußern K, außwenich in den E || **24** leber] lyeber Z, leber KE || **26** complexien] conplexien K; sangwynea] sagwynea K, sagwinea E || **29** vertigo] vertige Z, vertigo KE

184 ruck: Rücken
185 bradem: Dunst, Dampf
186 glef (md.): Lippe
187 vertigo: Schwindel

gebluyde werdent dem menschen der sterne wehe dün vnd von dem gebluyde werdent dem menschen dye augen swere vnd werdent yme royt vnde backent ym czü[188] vnd daz aügen glyt wyrt ym royt vnd hytczig vnd dye augen rynnent yme vnd waszent ym auch grynde vnd fysteln yn den ecken der augen vnd wehest da von grynt yn der nasen vnde dye nase blüdet ym vnd hat aüch sychtüm yn den oren vnd werdent rode flecken vnder den augen. Vnd auch stynckent ym dye czene vnd aüch der münt, der wyrt hytczig, vnd der speychholder wyrt mathe[189] vnd susze vnde dye kele vnd der münt werdent ym donne vnd wehe dün. Vnd eyn mensche styrbet auch gerne des jehen dodes *da* von vnde huyst da von, daz eyns bluyd spyhet vnd aüch von dem hüsten bluyt spyhet. Vnd kommet aüch eyn huyst [da von, daz eyns blüt spiet].

Vnd [kompt auch] eyn süchte von dem bluyde, dye da | heyszet kancker. Vnd dye [21rb] suren yn den henden vnd we yn dem büche, vnd der büch wyrt royt [vnd] geswollen. Aüch geblodes halben wyrt er gerne leprosus, daz ist czu dütsche genant eyn vszsetczyger [vnd die ußsetzigheit wirt] virwandelet yn wysz farbe. Aüch dye vszsetczekeyt wyrt royt geschaffen vnd dyck an dem lybe. [Sagwinis, daz ist des gebludes halben, wirt eyne suchte genant podegra vnd ist an den fußen]. Aüch wassent eym worme yn den fyngern des geblüdes halben vnd aüch daz wylde füre, genant Sant Anthonius plage, vnde dye blatern, dye yn dem münde wassent, vnd aüch dye wyskeyt[190], dye yn dem münde wehyst. Vnd der wyszekeyt mag mann woil genyszen[191], oder waz swarczes yn dem munde also wehysset, daz dodet den menschen.

Aüch von dem bluyde wyrt dem menschen der soyt[192] vnd dye flyegende hytcze, als yn den alden fraüwen gewonlich geschijt. Aüch geschijt des bluydes halben, daz eyn mensche wyrt rasen vnd vnsynnig vnd dye grymmig febres, dye den menschen übernodig[ent], vnd yr name ist genant febres sangwynea. Daz heubt aller kranckheyt ist daz bluyt, als daz bluyt flüszet dürch den lyͤp | vnd alle adern vnde vort myt [21va] ym alle sychtüm. Vnd als colera nygra sych myt menget, so deylet ysz sich myt dem

2 backent ym czü] virbackent ym zü K, virbackent ime zuo E || **4** der] den Z, der KE || **5** hat aüch] *nicht in* KE || **7** mathe e *oben nachgetragen* Z || **8** donne] düne K, durre E; vnd wehe dün] *nicht in* KE || **9** da^{1}] dan Z, da K, do E; bluyd *korrigiert* aus: blüydet Z; spyhet *über der Zeile nachgetragen* Z || **10** da – spiet] daß iß bloid spiget E || **11** kompt auch KE || **12** vnd^{3} KE || **14** vnd – wirt K, vnd die vßsetigkeyt wirt E; virwandelet] *danach*: sych, *nicht in* KE – *von den Editoren getilgt* || **15/16** Sagwinis – fußen K, Sagwinis daß ist daz geblodes halben wurd eine sucht genant podagra vnd ist an den fusßen E || **16** worme *über gestrichenem*: fortme Z || **17** Anthonius] Anthonien K || **18** wyskeyt] *korrigiert* aus: wysheyt Z, wißekeyt K, weißikeyt E || **19** genyszen] genesen K, genessen E || **21** soyt] sait E || **23** grymmig *Korrekturen im Wort* Z || **24** übernodigent] ubernotdigent K, vbernotdiget E; name *über gestrichenem*: nature Z; sangwynea] sagwinwea KE || **25** vort *über gestrichenem*: synt Z, furt K, fo̊rt E || **26** nygra] nigra KE

188 zubacken: durch aneinanderkleben sich verschließen, vorwiegend von kranken Augen
189 math/mëte: Honig, süßer Getränk
190 vielleicht der weiße Soorpilz in der Mundhöhle gemeint, vgl. Höfler (1899: 797)
191 genësen: genesen, geheilt werden
192 sot: Sodbrennen; Magenbrennen, vgl. Höfler (1899: 655–656)

gebluyde yn alle adern vnd wyrt der natüren vnde conplexien da von rasene vnd vnsynnekeyt vnd hercze cloppen. Vnd geschijt, daz lüde myt yn selbs redent vnwyszentlich dorheyt vnd laüffent nackent yn der nacht vnd werffent steyne vnd ander ding.

Uon der colera rubea daz geschijt, daz eym daz heübt jücket vnd dye hyrnen werdent hytczig vnd dye aügen rynnen myt der roden[193] vnd werdent sere dünckel in dem angesicht vnd st*arr* vnd dye nase wyrt heysz als eyn füre vnd der münt bytter vnd dye huyt schüppycht vnd dürrekeyt yn der kelen vnde gylwe hytcze yn dem magen münt myt dürrekeyt vnde dürst vnd dye übergelde, als sich daz mensche brycht üben dürch den münt, vnd dye hytcze vnde jücken an den glorien[194] vnd daz gedrenge, daz eyn mensche hayt an den ryppen, vnd daz swyndeln yn dem heübte, [21vb] daz genant ist vertigo, vnd dye porpeln, dye yn dem angesycht | synt, vnd daz rode fleysch, daz brennet als eyn füre, vnd dye schrynnent an dem gleüffe[195], daz yn dem sommer geschijt, vnd daz [derren], rasen vnde ansynnekeyt vnd febres genant tercia-n*as*, daz geschijt alles von colera *rubea*.

Alle [dye] bresten hant ym dem nacken hynder dem heübt oder yn der heübt adern genant cyatica, dar vor hylffet, daz er leszet an dem enckel vszwendig des fuyszes.

Weliche meyster dye arczedye getruwelichen dryben wil, der sal merken nach der czijt yn dem jare, dye conplexien des bresthafftygen menschen vnd syne jare vnd daz clyma, da er yn wonhafftig ist, vnd daz konnigryche vnd stet, do er wonet, e er eyniche arczedye drybet. Vnde wann er daz gancze weysz vnde mercket, so follenferet er sicherliche etc.

Sprychet Ysaac Ysrahelis[196], eyn erwelt meyster: 'Ich kann vnd weysz in ebreyszer spraiche, heydennisch, kryesche vnde latyne. Von den genaden gots wil ich alle hye bescheyden vnd bedüden myt korczen worten dye meynunge Auicenne des meysters [22ra] vnd auch ander büchere, dye ich gelesen hane | vnde kann vnd aüch yn den büchern

1 conplexien] conplectien K, complexien E; rasene] raserie K, rosen E || **2** vnsynnekeyt] vnsynnick E || **3** laüffent *korrigiert aus*: leüffent Z || **7** starr] stet Z, starr K, starrn E || **8** gylwe] gilwe K, gelbe E || **12** angesycht *korrigiert aus*: angesychte Z || **12/13** daz rode fleysch] die rode rode fließe , die rode roid fleiß E || **13** schrynnent] schründent K, schrinnent E || **14** derren K, dorren E; ansynnekeyt] vnsynnickeyt K, vnsynnikeyt E || **14/15** tercianas] tercian- Z, tercian K, tercianu E || **15** rubea KE, nygra Z || **16** dye K, die E || **17** cyatica] cyatika K || **19** meyster] mensch E || **20** conplexien] conplexion E; daz *danach nicht gestrichen*: da Z || **24** Ysaac Ysrahelis] ysack israhelis K, ysaac Israelis E || **25** kryesche] kriesche K, cristen E

193 ougenroete (lat. lippitudo): der Augenfluß, das Augentriefen, die Augenentzündung, vgl. Höfler (1899: 522)

194 wahrscheinlich Hoden gemeint

195 Lippenrisse

196 Isaac Judaeus (850–934/955), bedeutender jüdischer Arzt und Philosoph

Alberti[197]. Da von wil ich begynnen vnde reden von allen bresten vnde krancheyt des menschen, dye do gescheen moygen von der scheydeln an syns heubten bysz czü der solen syns füszen, von waz sachen dye süchten komment vnd wo myt dem menschen sy czu helffen.'

In godes namen, der gelobt sy hüde vnd vmmer me, wyllen wyr begynnen zum ersten male von dem heübte vnde von des heübts gebresten vnd wo von dye komment.

Zv[198] wylen geschijt wehe in dem heübte des heübts halben vnde czu wylen des magens halber. Erkenne, von waz scholt ist, daz eym daz heübt we düt. [Ist es, daz yme daz heubt we düt] von ym selbes, daz düt ym wehe, vnd hat er wehe ane vnderlaysz. Ist ysz aber, daz ysz ym geschijt magen halber, so hat er vnderwylen vnderloysz, czü wylen wyrt ym lycht, czu wylen wyrt ym swere. Vnderwylen geschijt ym we an dem heubt von andern sachen, dye vszwendig synt, als von sclegen oder von fallen. So geschijt auch wetage an dem heübt des lybes halber, als von uberig füchtekeyt oder gebluydde vnd von uberinge kelten | vnd von uberig füchtekeyt vnd [22rb] czu wylen von uberig kelten vnd dürrekeyt.

Vnd[199] ist ysz, daz ym geschijt we von uberig gebluyd, so wyrt ym we an styrnen vnd an dem heübt swere, vnd der püls hoche vnde ylig vnde scleet sere, vnd syn spye ist mat vnde süsz yn dem munde vnd syn harne ist royt vnde dicke. Vnde ist daz, daz wehe geschijt von uberiger hytcze vnd durrekeyt, so wyrt yn czu male sere dürsten vnd mag nyt [wol] sclaffen vnd alles, daz er yszet oder dryncket, daz düncket yn bytter in dem munde vnde syn haren ist royt, dünckel vnd dyck. Vnd ist daz, daz geschijt von oberig kelde vnde füchtekeyt, so hat er wehe an dem hyndersten [deyle] von dem heübde vnde sin antlicz ist ym düster vnde eschen farbe vnde syn puls trege vnde fol vnd nyt fast geloist czu dryncken. Vnd geschijt von uberinge kelden vnd durrekeyt, so hat er we yn dem halben heubt czu der lyncken syten vnd daz heübt ist ym kalt vnd der harn ist bleych vnd dycke vnd der puls ist ym kleyne vnd | dünne vnd entreymmet[200] ym manicherley sache. [22va]

---

3 füszen] *danach*: vsz Z, *nicht in* KE – *von den Editoren getilgt* || **6** male] *nicht in* KE || **7** Zv] *am Rand rot*: daz erste capittel Z, *am Rand schwarz*: Ca i^{m} K || **8/9** Ist – düt[1] K, Ist iß daß eme daß heufft we doit E || **9** daz[2] – wehe[1]] *nicht in* KE || **13** lybes] libes K, liebsten E || **16** uberig *danach gestrichen*: kelten oder Z || **20** wol K, voil E || **22** deyle K, teil E

---

197 Vielleicht ist damit Albertus Magnus (um 1200–1280) gemeint. Bei Ortolf wird in diesem Zusammenhang *Gilbertina* genannt: Es handelt sich um das *Compendium medicinae*, das Gilbertus Anglicus (um 1180 – um 1250) aus verschiedenen – antiken, arabischen, salernitanischen – Vorlagen zusammengestellte, vgl. Riha (2014: 227).

198 vgl. Kapitel 77 bei Ortolf von Baierland (Riha 2014: 69)

199 vgl. Kapitel 78 bei Ortolf (Riha 2014: 69)

200 träumen

Ist[201] ysz, wo myt mann den vorgeschriben bresten czu hülffe kommet, myt hülffe des almechtigen godes. Ist ysz, daz der wetage geschijt von uberenczige geblüde, so sal mann ym laszen uff dem dümen an der rechter hant, an der adern genant cefali*ca*[202] oder vena capitalis vnde sal mann ym smeren daz heubt myt eyner salben, dye heyszet popolian[203].

Vnde were ysz, daz eyme daz heübt wee dede vnde do von czu betthe lege, so ist nyt güt, daz mann ym daz heubt smeret. Auch were ysz, daz der mensche krancke were in dem heübde von hümores, daz ist überig füchtekeyt, so sal mann yn nyt baden noch füsze waszer machen, wand da von kommet ym eyn sweysz vnde besweret ym daz heübt vnd den wethum.

Vnde were ysz, daz der mensche enthette nyt überig hytcze yn dem heübte, so er dar yn krancke ist, so sal mann ym machen dye nachgeschriben syrop: Item nym [22vb] cassia vestola[204] i loyth, venchel waszer, tham*er*inden[205], | flümen[206], yglichs eyn loyt. Dye stücke sal mann alle syeden myt waszer vnd darnach syhen durch eyn donne düche vnd dar vnder dün also viel czockers dar ynn, als man bedarff, vnd daz syeden glicher wijse als eyn syrop. Vnde gyb daz dem menschen, daz in dem heübt krancke ist, yn vorgeschriben maszen, morgens vnd abents dry leffel folle, daz dye gemenget syn vnder vier leffel folle warmen waszers. Vnde sal daz dün dry dage oder vier morgens vnde abents vnd dar nach sal der syeche uffstene, als dye klocke czwey scleyt nach mytter nacht vnde sal nemen dysz nachgeschriben püluer in warmen wyne vnde sal darnach nyt sclaffen noch yn die lofft gane, bysz er sich gepurgeret hat. Vnde also sal mann den pülüer machen: Item nym reubarbare, eszelmyna[207], yglichs eyn halb qwensyn, vnde stosz daz czu puluer vnd gebruche als vorgeschriben stet.

Vnd[208] were isz, daz daz wethüm des heubts geschee von uberryche kelte vnde dürrekeyt oder von vbericher hytze vnd durrekeyt, so sal mann ym dyesz nachge-

---

4 cefalica] cefalicai Z, cepfalica K, zephalica E || **5** popolian] poplean K, papolien E || **12** nachgeschriben *danach gestrichen*: salbe Z || **13** vestola *Korrekturen im Wort* Z, vistala K, vistola E; waszer *danach gestrichen*: eyn loyth Z; thamerinden] thametinden Z, thamerinden K, thamethinden E; flümen *darüber nachgetragen*: prümen ZK, průmen E || **17** maszen] *nicht in* E || **19** abents vnd *über der Zeile nachgetragen* Z || **22** eszelmyna] eßelmyna K, eßelmina E || **26** dürrekeyt] *danach*: vnd Z, *nicht in* KE – *von den Editoren getilgt*

---

201 vgl. Kapitel 79 bei Ortolf (Riha 2014: 69)

202 vena cephalica: Hauptader

203 populion: Pappelsalbe, Salbe aus Pappelknospen

204 cassia fistula: Röhrenkassie, Purgierkassie

205 Tamarinde; als Abführmittel dienenden Frucht des Tamarindenbaumes

206 Pflaumen

207 esula: Wolfsmilch

208 vgl. Kapitel 80 bei Ortolf (Riha 2014: 70)

schriben syrop machen: Item nym senebletter, polepadeon[209] vnd flümen von damasca[210] vnd thamerinden viola, | yglichs ii loyth, reubaris ½ qwensin, myrbola- [23ra]
norum citrinorum ½ qwensin. Dye stücke alle saltu syeden yn dryen punde wasse[r]s vnd daz also lange syeden, bysz eyn phünt blybet, vnd daz darnoch syeden. Vnde doe eyn vierdeyl eyns phündes czockers dar yn vnd laysz ysz wyeder syeden vnd gyb daz dem menschen morgens czü dryncken nüchtern dry leffel folle, gemenget myt vier leffel fol warmen waszers. Vnd doe daz fünff dage oder sesz.

Vnde gyb ym darnach dysz nachgeschriben pyllules alle dages morgens nochtern dry vnd auch abents dry. Vnde also sollen sye gemacht syn: Item nym alloes cycatrini iiii½ loyth, mastickel ½ loyth, kabebel[211] i½ qwynsin vnd stoysz dye stücke czu püluer vnd menge daz püluer myt wermüde saffe vnde mach dar üsz pylloles als groysz als eyn erbesz vnd salt sye gebruchen, als vorgeschriben stet.

Auch ist ym güt, daz mann ym macht dyesz nachgeschriben latwerge, wann sye stercket yn sere yn dem heubde vnde wyrt[212] yme allen schaden, dye ym mogent kommen czü | deme heübt kelden halber vnde aüch hytcze halber vnde ist aüch vor [23rb]
allen schaden, dye dem heubt kommen mogent vszer dem magen von den vapores. Vnde sal ym der latwergen geben morgens vnd abents als grosz als eyn welsche noysz, daz hylffet vnd gybt grosze crafft. Vnde also sal mann dye lattwergen machen: Item nym cymern roren, wysz yngeber[213], yglichs czwey loyt, cabebels i loyt, kaliander[214], negelyn, yglichs i½ quynsin. Dye stucke sal mann woil stüszen vnde syeden myt güden wyne vnde do dar vnder i phünt czockers vnde mag dar vsz eyne latwerg, gegoszen oder condit, vnde gebrüchet, als vorgeschriben stet.

Vnd[215] yst ysz, daz dye krencke des heubdes kommet von übirge hytcze, so saltu ym dysz nachgeschriben plaster uff daz heübt machen vnd da myt woil ryben. Item

1 senebletter] senebletere K, senebletente [?] E; polepadeon] polepodeon K, polepondeon E; flümen] prummen E || **2** thamerinden] thamitinden E || **2/3** myrbolanorum] mirbolanorum K, mirbalonorum E || **3** citrinorum] citrinarum E; wassers K, waßers E || **8** nachgeschriben *danach nicht gestrichen*: sachen Z; dages] tages K, dagß E || **10** cycatrini] cicatrini E; mastickel c *oben nachgetragen* Z, mastickel K, mastikel E; kabebel] kabebet E || **12** erbesz] erweiß K, pisa E || **13** macht *korrigiert aus*: maght Z; sye *danach gestrichen*: stryc Z || **14** wyrt] virweret KE || **16** vapores] vapareßs E || **19** cymern] cymen, *über* n *ein Zeichen für* r *bzw.* er *oder* ir Z, cymmen KE; roren] armien [?] adder roren E yngeber] ingeber K || **19/20** kaliander] caliander E || **20** negelyn] negelin K, neglin E

209 polypodion: Engelsüß
210 Pflaumen aus Damascus: Syrien und seine Hauptstadt Damascus werden als Vaterland der Pflaume bezeichnet; von dort wurde sie nach Griechenland und Italien verpflanzt.
211 cubebe: Kubebenpfeffer, Stiel-Pfeffer, Schwanzpffefer
212 wehrt
213 ingewër: Ingwer
214 coriandrum: Koriander
215 vgl. Kapitel 81 bei Ortolf (2014: 70)

nym hüszworczel eyn hantfolle, eyn wenig rosen waszers, eyn wenig fraüwen myllich vnde stosz daz czüsammen vnd gebrüche daz als vorgeschriben stet.

[23va] Vnd were ysz sache, daz ym daz heubt wehe dede von uberge kelten, | so saltu ym dysse nachgeschriben wyn syeden vnd ym daz heübt da myt ryben vnd daz heübt warme wyckeln myt eyme düche. Also sal man den wyn [sieden]: Item nym eyn halb vierteil guden wyns, syremonta*n*[216], enciam, ylichs czwey loyt, vnd stosz daz woil vnd süthe ysz myt dem vorgeschriben wyn vnde rybe damit daz heübt, als vorgeschriben stet.

Auch czu dem wehe des heubts, daz von kelten kommet, daz ist güt, daz sal mann dem sychen geben vii oder ix pilloles aüri[217]. Aüch dysse nachgechriben latwerge synt ym güt vnd sterkent yn als dyamargaritis[218] oder dyantos[219], wan sye sterken czu male sere daz heubt vnd den lyp. Vnd were ysz, daz daz we ist von der hytcze, so sal mann ym geben czocker rosarum vnd dyagragantis[220] vnde sal yn smeren myt popelean an den steden, do ym daz heübt wehe düt.

Zu[221] wylen wyrt dem menschen wehe in dem heübt vnde hat ein postema vnde des halben werdent ym starcke febres vnd wyrt rasen. Vnd daz geschijt ym alles von [23vb] überge | hytcze vnd reüchen, dye yn dem heübt synt, vnde klebet yn dem felle der hyrnen vnd machet sich als eyn postema. Vnde von stünt wyrt er rasen vnde vnsynnig. Zu wylen synget er vnde lachet, czü wylen weynet er vnde duncket yn, daz lüde über yn komment vnde wollen yn ermorden, vnder wylen düncket [yn], daz lüde vor ym sprengen vnd danczen. Also saltu dann erkennen dye sücht yn dem harne: Wann der harn wyrt lüter vnd dünne, dü salt wyszen, czu dem bresten ist keyn remedium güt, dann vnder düsent geneset nyt eyns, sünder sye sterbent.

Doch[222] wye dyssem sy, wil ich schryben remedium vnde rayt, waz yn den büchern steet geschriben, waz czu dünne ist. Vnd dysz ist der beste rayt, yn czu dün: Mann sal yn legen yn eyn hüsz, daz do fynster ist vnde nyt me sehen dann ewenig lychtes. Vnde sal nymann by yn kommen dan lüde, dye er kennet vnde by ym waren, als er gesünt was, vnde dye selben sollent sere wenig myt ym reden. Vnde mann sal

1 hüszworczel] hüßwurtz K, haußwortz E || **4** ryben *Korrekturen im Wort* Z || **5** sieden KE || **6** syremontan] syremontaü Z, siremonten E; enciam] encian K, encien E; czwey *danach*: ii Z || **11** dyamargaritis] dyamargritis K, diamarg- E; dyantos] diantos E || **13** dyagragantis] diagragantis E || **14** popelean] poplean K, poplern E || **15** postema] apostema K, appostema E || **18** als] also KE; postema] apostema K, posteme E || **20** yn^3 K, in E

216 siler montanum: Berg-Laserkraut, Bergkümmel

217 pillule aureе: Gold-Pillen, vgl. *Antidotarium Nicolai*

218 diamargariton: Perlenlatwerge

219 dianthos/diaanthos: Rosmarinblütenlatwerge

220 diatragantum: Latwerge aus Tragant

221 Das Kapitel 82 bei Ortolf (Riha 2014: 71) stimmt thematisch überein, der Wortlaut weist jedoch wesentliche Unterschiede auf.

222 vgl. Kapitel 83 bei Ortolf (Riha 2014: 71)

ym allewege dye füsz | vnde hende [riben] myt starkem eszig vnd dye kammer da myt [24ra] begyszen vnd belegen myt reben laübe vnd myt wyden laube. Vnd man sal nemmen eynen nüwen hafen gelochert myt cleynen lochern vnd eyne becken czu synen heübten stellen vnd sal waszer in den hafen dün, also daz er vszer dem hafen yn daz becken tryeffe, daz yn duncke[223], daz yz regen, vnd also mochte er ynsclaffen vnd yn eyn rüwe fallen.

Vnd mag ym [machen] dysz nachgeschriben crystere vnde yme geben: Item nym papelen[224], venügrecum[225], wyden[226] blader, eyns viel als des andern, grobe cleyen eyn hant folle, vnde salt daz syeden alles myt eynander. Vnd do dar vnder salcze, als czu eyme gemeyne crystere gehoret, vnde doe auch dar vnder rosen oley vnd violen oley, als viel als noyt ist, vnde crystere yn da mytd.

Oder nym honig vnd menge ez czüsamen vnde süthe es, bysz daz ez swarcze wyrt, vnde mache dar üsz zapfen vnd stosz daz yn den afftern vnd daz doet dye virbrant materie von ym gehen. Aüch | salt du ym keyne arczedye geben, dye da [24rb] drybende sye, dürch den munt.

Es ist aüch güt, daz du ym machest dyese nach geschriben salbe czu dem heüb-de: Item nymme fraüwen mylliche, süsz mandeln oley, viola oley, wijsz masam[227] vnd stoysz daz czüsamen vnde mache dar vsz eyn salbe vnde smere yne. Oder mache yme eyn ander salbe von andern stücken, daz yglychs kalt sy. Aüch ist güt, daz man ym daz heübt czwage[228] myt kürbesz waszer oder saffe.

Waz dye werlt hayt gewant, daz sye nement dar czü, als eyn mensche raset, daz sye nement eynen jüngen hünt vnde spaldent den dürch den rocken grate vnde seczent ym daz als warme off daz heübt. Vnd nement auch oder nement swarcze hünre vnd spaldent dye üff vnd seczent yn dye uff daz heubt. Dye arczenye lobet Galean[229] der meyster über dye ander arczenye vnde meynt, sye sy dye beste czü dem bresten. Vnde ist ysz, daz dü gesehest, daz sich der mensche von der künst beszert

1 riben K, reyben E || **3** hafen] doppen E; eyne] eyn K, ein- E || **4** den hafen] den haffen K, das doppen E; hafen[2]] haffen K, duppen E || **5** ynsclaffen] entslaffen KE || **7** machen E, mach K || **8** venügrecum] wyngrecum K, vingrecum E; grobe] groß KE || **10** violen] vyola K, violo E || **13** afftern] achter E || **14** virbrant] virbraten E || **17** masam] magesäth K, magsait E || **18** Oder *danach gestrichen*: vnd Z || **23/24** Vnd – heubt *nicht in* E || **23** oder nement *überflüssig am Rand nachgetragen* Z

223 dunken: scheinen

224 pappel: Malve

225 fenum graecum: Bockshornklee, „Griechisches Heu“

226 wîde: Weide

227 weißer Mohn

228 twahen: waschen, baden

229 Galen von Pergamon (um 130–199/215), großer Arzt und Philosoph der Antike, der bedeutendste Hippokrates-Kommentator, der die hippokratische Säftelehre weiterentwickelte und systematisierte.

vnde sclaffen wyrt, so ist ysz eyn güt czeüchen. Bessert er sich aber nyt, so flüg von [24va] yme, | want er styrbet.

Nü wollen wyr reden von der lyttergir[230] vnde von der ypopelicia[231]. Daz ist eyn brest yn dem heübde, daz den menschen stediges virdummelt, vnd redet nyt vnd steent dye augen offen vnd wann mann ym ruffe*t*, so antwort er vnder wylen vnd ynweysz doch nyt, waz mann myt ym geret hayt. Vnd in der warheyt als wenig remedia synt als czu dem vorgeschriben bresten ist, ane also viel, daz der erste bresten stet in dem felle von den hyrnen vnd daz geschijt von überge hytcze. Vnd dysser bresten kommet in daz hynder deyl von den hyrnen vnde ist kalt vnd roret den selben faden, der dürch den rocke grayt geyt, vnd dar vmbe [ir] meyste deyl virlyesent yre glydder vnd werdent lamme. Vnde von dem bresten darff man nyt schryben, wo myt ym zü helffen sy, dann keyn remedium dar wydder ist. Wann were ysz, daz ysz glücket, daz sye genesen, so virlybet doych der mensche alle synne lebtage brest- [24vb] hafftig vnd virlybet stumme oder lame oder hayt Sante Valentinüs sücht | alle wege. Von dem andern bresten ist vnder wylen hoffenunge, daz er geneset, wann der bresten kommet an den menschen myt ffebres, da mag er woil genesen. Vnd salt lüwen vnd warnemen dye complexien des krancken. Vnd ist, daz du merkes, der brest kommet von überge folle, so sal mann y*n* ledygen myt der pürgacien oder anders. Vnd were ysz, daz dü merkes, daz ysz geschijt von uberge hytcze, so sal mann ym daz heubt scheren vnd smeren myt der salben, dye vorgeschriben stet von dem wehe des heübtes halber. Vnd gyb ym alle ding, daz da keldet, als vorgeschriben stet. Vnd were ysz, daz der breste geschee von übirge kelde vnde füchtekeyt, so salt dü des sychen plegen myt allen dyngen, dye do hytczig synt, als la*n*gpeffer·, negelyn, cabeben vnd yren glychen.

Nü[232] wollen wyr reden von der sperlesis[233], daz ist eyn breste, daz eyn mensche virlüset den halben liep. Vnd daz geschijt von uberger kelden vnd von übergem [25ra] czorne vnd von übergem | eszen vnd drincken vnd von vberger vnküscheyt. Ysz

1/2 Bessert – styrbet *nicht in* E || **2** styrbet *danach rot*: Nu wo̊llen Z || **3** *am Rand* Ca ii^{m} K; reden] *nicht in* E; lyttergir] liddergir E; eyn *danach gestrichen*: brieff Z || **5** ruffet] ruffen ZK, rufft E || **8** felle] welle E || **10** selben] silwer K, sylber E; ir KE || **17** warnemen] warnemen K, v-nemen E || **18** yn] ym Z, yn K, in E; pürgacien] purgacio E || **20** smeren *danach nicht gestrichen*: vnd scherren Z, *nicht in* KE; salben *danach nicht gestrichen*: smeren Z, *nicht in* KE || **23** langpeffer] g *über der Zeile nachgetragen* Z, lanpfeffer K, langk peffer E; negelyn] negelin K, neglin E || **25** *am Rand rot*: iii Z, *am Rand* schwarz: Ca iii^{m} K; sperlesis] spreleß E || **26** virlüset *danach gestrichen*: d Z || **27** vnküscheyt] vnküscheit , fuchtdigkeyt E

230 lethargia: Apatie, Desinteresse, Schlafsucht

231 apoplexia: Schlag, Hirnblutung

232 vgl. Kapitel 89 bei Ortolf (Riha 2014: 74)

233 gemeint ist wahrscheinlich paralysis: die Lähmung der Nerven an einer Seite des Körpers geschijt aüch czu wylen, daz dye adern virhaüwen werdent [vnd werdent] virstopp*et*, des halber der ganck, der dye kelden breng*et* von der hyrnen czu dem herczen vnd dye hytcze von dem herczen zü den hyrnen vnde virlibent[234] dye glydder kalt vnd werdent, [als] sye sclaffen. Vnde mag sy[ch] nyt do myt behelffen vnd mag daz woil prüben, daz ysz also zü prüben ist, glicher wijse als eyn rore, daz eynen knopf hat in der myttel vnd da virstoppet ist, also daz keyn athüm dar durch kann kommen. Also geschijt in der verstoppenysse des geaders, also daz eyns nyt czü dem andern kommen mag vnde da von blybet er lamme. Dye hülffe czü dem bresten vnde wie mann syn plegen sal: Zum ersten sal mann ym laszen czu der lyncken syten vnd sal mann ym geben czu dryncken yn eynem sweysz bade in eyme warmen wyne als swere als eyn qwesyn der kleynen dryackels. Auch salt dü ym geben czu dryncken dyssen nachgeschriben wyn:

Item bybergeil, salbey, rüten, | enysz, eppe[235], yglichs glych vil. Vnde sal daz [25rb]
syeden in gudem natürlichen wyne vnd gyb yme daz zu dryncken. Vnde were ysz, daz mann dem [mentschen] eynen dürch gancke wolde machen, so gyb ym re*u*barbaris vnd aschamonia[236] noch dem, daz der mensche starcke ist. Vnd were ysz, daz der mensche were swache, so saltü ym latwergen geben, dye yn stercke, als grüne engeber vnd dyamargryton vnd dyarodon[237] oder yrer glycher. Vnd salt ym smeren dye glydder, dye erstorben synt, myt benedicti oley vnd myt dyltey vnde myt marsyadu*m* salben[238]. Aüch saltü gewarnet syn, daz dü dich nyt bekommerst myt alten lüden, dye den bresten hant, wann sye nyt czu heylen synt. Auch ist yz güt czu dem bresten, daz mann den sychen bad*e* yn wyne, dar ynn gesotthen hytczig crüdere, vnde myt der nasen, da von dye hytcze vnde den rauche an sych czyehen.

---

1 geschijt] gegeschijt Z; vnd werdent KE; virstoppet] virsoppent Z, verstopfet K, virstoppt E || **2** brenget] brengent Z, brenget K, bringt E || **4** als K, alß E; sych] sich KE || **5** zü prüben] *nicht in* KE || **9** laszen] helffen E || **13** bybergeil i *oben nachgetragen* Z, bibergel K, bibergalle E; salbey] salbeye; enysz] enіß E || **15** mentschen K, menschen E || **15/16** reubarbaris] reinbarbaris Z, reubarbaris KE || **16** vnd *über gestrichenem*: oder Z, vnd *statt des gestrichenen*: oder K, vnd E || **17** mensche *danach gestrichen*: starck Z; were *danach gestrichen*: oder Z; swache *danach gestrichen*: ist Z || **18** engeber] ingeber K, igber E; dyamargryton] dyamargriton KE; dyarodon] dyaronden E || **19** dyltey] dilten E || **19/20** marsyadum] marsiadu- KE || **22** bade] baden Z, bade K, badt E; gesotthen] gesothen K, gestoßen E

---

234 verlîben: bleiben

235 ephich: Eppich

236 scammonia/scammonea: Purgierwinde, Purgierkraut

237 diarodon (abbatis): Rosenlatwerge

238 martiaton/marciaton: Martiatus-Salbe, aus zahlreichen Kräutern bereitete erwärmende Salbe, vgl. Mildenberger (1997: 1157–1158)

Nv[239] wollen wir reden von dem bresten, daz genant ist menia[240]. Vnd ist eyn [25va] gebreste, als dye lüde ynsynnig | vnde hern wodig[241] synt oder hern wodig werdent. Vnd der breste ist manicherley. Vnd dye gescheent von ubergem eszen vnd dryncken, daz der mensche nyt daüwen mag, von vnküsheyt, von starkem wyne zu viel gedrüncken, von spysen, dye uberig hytczig synt, als knobelaüch vnd peffer, daz yre reuche gehent zu der hyrnen vnd machent den menschen vnrychtig vnd hyrnwodig. Aüch vnderwylen geschijt der breste, daz eyn virgyfftig oder eyn vnsynnig dyere hat den menschen gebyssen, als eyn vnsynnig hünt oder eyn phert oder des glichen. Auch geschijt der breste von bosem nebel oder lüfft, dye da stynckende ist, vnde von übergym czorne vnde sorgen, als dye colera nygra meystert den menschen. Es geschijt auch vnderwilen von ubergem gebluyde. Vnd daz machs dü woil erkennen myt guden czeüchen, daz ist, daz yz von ubergem gebluyde kommet, wye woil er raset, so [25vb] synget er vnde lacht er stedes da myt. Vnd were ysz sache, daz ysz | qweme von kolera rubea, so wyrt er vnder wylen frolichen vnd vnder wilen auch trürich vnde scleyt sich selber vnd wil aüch *a*nder lude sclagen vnde rüffen steteclich. Vnd were ysz, daz der breste qweme von fleüma oder von colera nygra wegen, so weynet er allewegen vnd füchtet[242] sych vnd byrget sich, dann yn duncket, mann solle yn erworgen ymmerme. Vnde [such*t*] alle dye stede, dye da fynster synt, sich dar czu virbergen. Aüch synt etlich, dye den bresten haben, dye meynent, daz sye groszen schatcze vnde güt haben vnd wollent daz stedeclich verbergen vnde wollent dye hant nyt üffdün, dann sye fochtent, daz mann ym daz güt neme. Aüch synt etlich, dye da dunckent, daz sye selbs jünge honde syn, dye da bellent, vnde dünckent aüch vnderwylen, daz sye keyn heubt haben.

Dysz[243] ist, da mytd yme czu helffen ist, dann als der meyster erkant hait, von waz sachen dye sücht kommet, so sal er darnach dye arczedye dün. Ist ysz, daz ysz kommet von ubergem geblüde, so sal mann ym laszen. Vnde were, [daz] ysz qweme

1 *am Rand* schwarz: Ca iiii^{m} K; bresten *danach gestrichen*: daz mann den sychen baden in wyne etc. ut supra vnde nü von dem Z; daz *irrtümlich gestrichen* Z || **2** hern[1] – oder *nicht in* KE; wodig[1] *korrigiert aus*: modig Z || **3** dye *danach nicht gestrichen*: vnd dye Z || **4** daüwen] verdauwen K, virdauwen E || **10** nygra] nigra KE; geschijt] *danach*: vnder wylen Z, *nicht in* KE – *von den Editoren getilgt* || **14** kolera] colera KE; wylen *danach gestrichen*: wehe vnd auch Z; vnder wilen *über der Zeile nachgetragen* Z || **15** ander] vnder Z, ander KE || **16** nygra] nigra KE || **17** füchtet] fucht KE; byrget] birget K, bricht E || **17/18** erworgen] ermorden K, hermorden E || **18** sucht] *nicht in* K, such E || **21** fochtent] vochten E || **26** laszen] *danach*: an- Z, *nicht in* KE – *von den Editoren getilgt*; daz K, daß E

239 vgl. Kapitel 90 bei Ortolf (Riha 2014: 75)

240 mania: Tobsucht , Raserei, Art der Geisteskrankheiten

241 hirnwüetec: tobsüchtig, gehirnkrank

242 fürchtet

243 vgl. Kapitel 91 bei Ortolf (Riha 2014: 75)

von übirger hytcze, so sal mann ym | geben dincke, daz yn kület. Were ysz aber, daz [26ra] es qweme von übirger kelde vnd *fuchtikeyt*, so sal mann ym geben dincke, daz do sterket vnde hytczet. Were ysz aber, daz ez qweme von ubergen kelden vnd dürrekeyt, so sal man ym freüde machen myt allerley seyten spylle vnd syn plegen myt lyechter vnde senffte güder spysen, als hemmel fley*sch* vnd als czyekel fley*sch* vnd jünge [honren], rephünre vnde fasant vnde des glichen, vnd sal mann ym geben frysche eyer, dye des selben dages gelacht syn, vnd semmel broyt vnd guden wyn vnde schone fraüwen vor yn brengen. Aüch ist güt, daz mann ym leszet ane den füszen.

Vnd dye nachgeschriben arczedye ist ym auch güt vnde mann sal *sie* yme dycke geben: Item nym myrbolan cytrini [vnd] indi vnd kyboli[244], viola, yglichs iii quesyn, czymmen, negelyn, lygnum aloes, aspygnardi[245], cassia ligna, yglychs eyn halb quesyn, capillis Veneris[246], eppe, latig, yglich eyn halp hantfolle | vnd süyt daz vnder [26rb] eynander yn dry phunt waszers vnd lasze ysz halp ynsyeden vnd syhe ysz darnach vnde lege drü phünt czockers in daz waszer vnd setcze ysz wydder uff daz füre vnd laysz ysz also lange syeden, bysz daz daz waszer üszgesüdet vnde nyt dann drü phunt czockers virlybet. Des gyb ym morgens vnd abents czu dryncken czu yglichem male eyn loyth in warmen wyne.

Nv[247] wollen wyr redden von der vertigo. Daz ist eyn heubt *we*, daz starke ist ane vnderlaysz vnd duncket, daz dye werlt myt *ym* wage[248] vnd düncket aüch, daz dye hüser wollen fallen, vnd dye augen dünt ym wehe vnd düncket, daz yme snaken oder flyegen farnt ym yn den augen oder vor den aügen. Vnd düncket daz auch, daz eyn czyrkel in der lofft sy vor den aügen. Vnde als daz geschijt, daz dye lofft geyt yn dye kammer der hyrnen. Auch geschijt ysz von vnküsheyt halber, daz eyns uberig gemynnet hayt vnd dye hyrn geledіget hat.

1 *am Anfang der Seite falsch wiederholt und nicht gestrichen*: laszen vnde were ysz, daz ysz qweme von vbrige hytcze, so sal mann yme Z || **2** fuchtikeyt] durrekeyt Z, fuchtikeyt K, vuchtdickeyt E || **5** güder] *nicht in* E; fleysch[1]] fleychs Z, fleysche K, fleisch E; fleysch[2]] fleychs Z, fleysche K, fleisch E || **6** honren K, honere E || **9** sie] man Z, sie K, sy E || **10** myrbolan] mirbolan K; cytrini] citrini E; vnd[1] KE; indi *über der Zeile nachgetragen* Z, yndi K, indi E; kyboli] kybili K, kribili E || **11** czymmen] zymmen E; negelyn] negelin K, neglin E; lygnum aloes] *gestrichen*: lignum aloes K, *nicht in* E aspygnardi] aspignardi KE; halb *über der Zeile nachgetragen* Z || **12** quesyn *danach gestrichen*: oder ½ Z; latig] lattig E || **14** waszer] *danach nicht gestrichen*: werden Z || **18** *am Rand rot*: v Z, *am Rand schwarz*: Ca v^m K; we] wege Z, we KE || **19** ym] eyn ZK, ime E; vnd[2] – aüch] *nicht in* KE || **20** wollen] von K, von allen E || **21** oder[1] – aügen] vor den augen fliegen vnd wollen yme in die augen K, vor den augen flihen vnd wellen im in die augen E || **24** hayt *danach gestrichen*: vnd dye gelyddert hat Z

244 myrobalanum citrinum, Indum und chebulum
245 spica nardi
246 capillus Veneris: Frauenhaar(farn), Venushaar
247 vgl. Kapitel 92 bei Ortolf (Riha 2014: 76)
248 wagen: sich hin und her bewegen, schwanken

[26va] Vnd dysz ist, da myt ym czu helffen ist: Czüm ersten sal mann ym geben wyn, der do gemyst ist myt wasser, vnde dye vorgeschriben pilloles, dye do gemacht syn myt aloes vnd mastikel yn vorgeschrebener maysz, vnd dye lattwerge, dye auch vorgeschriben ist, dye da hytczent vnd crafft gebent, als dyanthos vnd des glichen. Vnd sal sich hüden, daz er wydder nacht nyt yszet vnd sal mann ym geben, daz er smere syn heübt myt dyrtey oder myt eyner salben yn der apoteken genant agrypi[249] oder kamele oley.

Nv[250] wollen wyr reden von dem katharris[251]. Es ist eyn kalt floysz, daz da fellet von dem heübde uff dye longe vnde virkeldet dye longe. Vnd der brest geschijt gewonlichen in alden mannen vnd fraüwen vnde des halben sterbent sye sere ge*yl*ichen. Vnd der floysz geschijt vnder wylen von überge hytcze, von reyma, daz hytczig ist, [26vb] vnd daz geschijt gewonlichen | yn kynden vnd jüngelingen. Der floysz, der do von uberge kelden geschijt, daz sal man heylen myt dyngern, dye da hytczig synt, vnd daz flosze, daz do von hytczen kommet, sal mann heylen myt dingen, dye do kalt synt. Aüch der wyraüch ist natürlichen vnd hat an ym viel dogent. Vnde wer den kattharum hat, es sy hytczig oder kalt, so sal er stediges yn dem munde dragen eyn klompgyn wyraüchs vnd daz küwen, des halber derret dye büsze füchtekeyt, dye rynnet von den hyrnen. Auch ist güt, daz dü ym gybest des nachtes, als er sclaffen get, dysse nageschriben pylloles dry. Vnde also sal mann dye pylloles machen: Item nym roden myrren ii qwensin, latdanum[252], royt wyraüch, wegebrede würczel, yglichs i loyt, dye stücke wolle stoszen vnd czüsamen mengen zu puluer vnd daz virwyrken myt geschümetem honige, als *vyel* dü syn bedarffs. Vnde mache pylloles als groysz | [27ra] als erbeszen vnde ym dye geben als vorgeschriben stet.

Nv[253] wollen wyr reden von dem blüde, daz üsz der nasen get. Czu wylen kommet ysz myt febres, zu wilen an febris. So nym gense crüt vnde borretsche, eyns also viel als des andern, vnd lege daz yn dye nase, so styllet ysz daz bluyt. Vnd were ysz,

---

2 do^2 *danach wiederholt und nicht gestrichen*: do Z || **3** aloes] oley E; mastikel] mastickel K || **4** dyanthos] dianthos E || **6** dyrtey] dirdendey E; agrypi] agripi E || **8** wyr] kamylle K, camille E; *am Rand rot*: vi Z, *am Rand schwarz*: Ca vi^m K; katharris] catharriß E || **10** in alden *über der Zeile nachgetragen* Z alden] *danach*: luden vnd E; geylichen] gelychen Z, geylichen K, *nicht in* E || **11** reyma] reuma KE || **12** do] *danach*: geschijt Z, *nicht in* KE– *von den Editoren getilgt* || **16** kattharum] catarrum E || **17** büsze] büß K, boße E || **20** myrren] mirren KE; latdanum] lotdanum E || **22** vyel] wye Z, vie [!] K, voil E || **23** erbeszen] erweiß K, pisa E || **24** *am Rand schwarz*: Ca vii K || **25** zu – febris *über der Zeile nachgetragen* Z; borretsche] borreth E

---

249 agrippa: Agrippa-Salbe; nach Herodes Agrippa benannte Salbe aus verscheidenen pflanzlichen Drogen

250 vgl. Kapitel 93 bei Ortolf (Riha 2014: 93)

251 catarrhus: Katarrh; eine Entzündung der Schleimhaut der Atmungsorgane; früher auch andere Schleimhautentzündungen

252 ladanum: Harz, das aus verschiedenen Arten von Zistrosen gewonnen wird

253 vgl. Kapitel 94 bei Ortolf (Riha 2014: 77); bei Hesse ist der Text wesentlich kürzer daz dü merkest, daz er also blüdet von übirgem gebluyde, so sal mann ym laszen an dem lyncken armen. Doch daz beste ist, daz du yme keyn arczedye gebest oder stylles, an alleyne, daz dü sehest, daz er czu vil blüdet.

Vnder[254] wylen geschijt, daz eyme dye nase locher virstüppent werdent, so sal mann ym laszen an den nase lochern. Oder do ym dysse nachgeschriben arczenye: Nym enczean vnd mach dar vsz eynen czappen oder czwene, vnd so er sclaffen geet, so stoysz ym den czappen yn daz naseloich, daz ym virstoppet ist, vnde laysz yn also dar ynn bysz des morgens. Vnd smere dar nach daz loyche myt dysser | [27rb] nachgeschreben salben vnde stoysz ym dye salbe dar ynne myt eyme czappen. Vnd dye salbe sal also gemacht syn: Item nymme gummi arabicum, mastikel, royt wyraüch, yglychs eyn loyt, baümoley, nyeren vnflayt eyns hamels, yglichs ½ phunt, daz czulaysz vnder eynander vnd dar vnder do daz vorgeschriben gummi vnd mache dar vsz eyn salbe vnde do, als vorgeschriben stet.

Athüm

Nv[255] wollen wyr reden von de*m* stynkende athüm, der dürch den münt kommet. Vnd der geschijt von mancherley sachen. Czü wylen geschijt ysz von fülem fleysch, daz yn den byllern[256] ist vnd yn den czyenen, vnde czü wylen geschijt ysz von dem magen vnd czu wylen von der longen vnd zu wylen von der lebern. Vnde myt dyssen nageschriben czeüchen machstü prüben, wo von ysz kommet. Kommet ysz von fülen fleysch, daz yn den czenen vnd bylrin ist, wann er den münt woil wyschet vnde den münt woil rybet, so czüget ysz | [27va] ym abe. Vnd were ysz, daz es kommet von der lebbern oder von der lüngen, so czuget ysz ym nyt da von. Vnd were ysz, daz ysz ym geschijt von fülem fleysch, daz yn den czenden ist, so saltu nemen bolüm armeni woil gestoszen vnd menge daz myt honige vnd nym den münt vnd ryb dye bylren vnd dye czene woil, bysz daz daz bluyt dann vszget. Also doe czü dicken male in dem dage, so hilffet yz. Vnd were, daz iz qweme von dem magen, lebern oder longen, so saltu ym den magen reynegen myt pylloles auri[257]. Vnd gyb ym dye nachts, al[s] er sclaffen geyt, fünffe oder syeben. Vnd ym gewonlichen geben dysz nachgeschriben

2 gebest] does K, doest E || **4** virstüppent] virstopfet K, virstopt E || **6** enczean] entzian K, entzien E || **10** arabicum] arabici KE; mastikel] mastickel K, masttigel E || **11** vnflayt] vnßlaith K, vnschlet E || **14** Athüm *am Ende der vorherigen Zeile rot, am Rand nachgetragen schwarz*: Athum Z || **15** *am Rand rot*: viii Z, *am Rand schwarz*: Ca viii^{m} K; dem] den Z, deme K, dem E; kommet] *danach*: des mündes Z, *nicht in* KE – *von den Editoren getilgt* || **25/26** male – von *am Rand nachgetragen* Z || **26** von] *danach*: yn Z, *nicht in* KE – *von den Editoren getilgt* || **27** als K, alß E

254 vgl. Kapitel 95 (*Von der nasen*) bei Ortolf (Riha 2014: 77); auch dieses Kapitel wurde bei Hesse reduziert

255 vgl. Kapitel 96 bei Ortolf (Riha 2014: 78)

256 bilern

257 Goldpillen nach dem *Antidotarium Nicolai*

püluer, nach dem, als er geszen hayt, uff eym gebeten broede vnd daz do auch yn syne spyse, ane wasz püluers dü ym yn dye spyse, do ez vnd dar ynne gehoret keyn czocker. Vnde also sal mann den püluer machen: Item nymm wijsz ingeber, langke peffer, müscaten nüsz, negelyn, czemer roren, müscaten bluyt, von yglichem als vil, [27vb] als dyr | füget[258], vnd dar vnder dün aüch also vil czockers, als dyr fuget, vnde brüch daz, als vorgeschriben stet.

Nv[259] wollen wyr redden von den czenen. Zü den zenen geschijt vil wehes, vnderwylen von übirgen füchtekeyt, daz yn dem heübt ist, vnd dan ist daz heubt geswollen. Zu wylen geschijt ysz von reüma, daz yn dem heübt ist, czü wylen geschijt ysz von vbergem geblüde. Vnde wann ysz geschijt [von vberigem geblude], so saltu yme laszen an der adern genant vena capitalis. Vnd ist ysz, daz ez kommet von reüma, daz ym dem heübt ist, so saltu reynegen daz heübt von dem floysz myt pylloles aüri oder myt pylloles arabicum[260] oder des glychen. Vnde darnach saltu ym laszen vnder der czongen, so geneset er czü stunt.

Wethüm

Nv[261] wollen wyr reden von dem wethüm der czüngen. [Vnd geschiet, daz die czünge] gebleet vnde geswollen wyrt vnd daz kommet von febres vnde von überge hytcze halber oder von grober füchtekeyt. Vnd ist, daz ysz geschijt von grober füchtekeyt, [28ra] so | saltu ym dysse nachgeschriben arczedye dün vnd dye czünge myt ryben vnd eyn gargyszmyn[262] machen vnde vszwerffen. Auch sal er sich hüden, daz er von der materien nyt insclynge. Vnd also sal mann dye arczenye machen: Item nym armonica[263], peffer, wysz ingeber, senff, sathfisegaria[264], totia[265], eyns als vil als des

1 gebeten] gebeyten K, gebetten E || **2** do ez] does K, da es E; ez] *danach*: vnd, *nicht in* KE – *von den Editoren getilgt* || **3** den *danach gestrichen*: czo Z; ingeber] yngber E; langke] lancke K, lang E || **4** nüsz] nüße K; negelyn] negelin K, neglin E; czemer] czymmen K, zymmen E; müscaten bluyt] muskath blüthe K, muschaten blud E || **7** *am Rand rot*: ix Z, *am Rand schwarz*: Ca ix^{m} K || **8** heubt] antlitz K, antzlit [!] E || **10** von vberigem geblude K, obrichem geplod E || **13** arabicum] arabicis KE || **15** Wethüm *auf der vorherigen Zeile rot* Z || **16** *zwischen den Spalten rot*: x Z, *am Rand schwarz*: Ca x^{m} K; Vnd – czünge K, *nicht in* E || **20** gargyszmyn] gargißmyn K, gargißmin E || **21/22** armonica] armonyca K || **22** ingeber] ingber KE; sathfisegaria] satsifegaria E

258 fugen: passen

259 Der Text über Zahnschmerzen unterscheidet sich vom Kapitel 97 (*von den zenen*) bei Ortolf (Riha 2014: 78).

260 pilulae Arabici: arabische Pillen nach dem *Antidotarium Nicolai*

261 vgl. Kapitel 98 bei Ortolf (2014: 78)

262 gargarisma: Gurgelmittel, Gurgelwasser

263 ammoniacum/armoniacum: Ammoniakgummi

264 staphis agria/stafisagria: Lauswurz, Läusekraut, Scharfer Rittersporn

265 wahrscheinlich *tosten* (Dost) gemeint; vgl. dieses Rezept bei Ortolf (Riha 2014: 79)

andern, vnde stoysz daz czü püluer vnd doe do myt als vorgeschriben stet. Vnd darnach sal mann ym laszen vnder der czüngen vnd da myt wyrt ym geholffen.

Nv[266] wollen wyr reden von den oren. Czu den oren geschijt viel wethüms von manicherley sachen. Czü wylen swellent dye oren, vnder wylen wyrt daz loche gestoppet yn den oren vnd daz mensch wyrt daüp vnd hort nyt. Vnd czu wylen wassent maden yn den oren, czu wylen klyngent ym dye [oren], als [ob] mann vmmer dar ludet[267] yn den oren. Es ys*t* zü wyssen, daz daz geschijt czü wylen von ubirger hytcze, czü wylen von ubirger kelden. Wann es geschijt von übirger hytcze, daz | salt dü erkennen myt [28rb] dyssen czeüchen, daz dye oren werdent ym royt vnde daz antlitcze royt vnde hat we yn den oren [ane] vnderlaysz. So salt du ym geben dysz nachgeschriben arczenye, vnd [yrer glichen en] ist nyt vnder allen arczenyen czu den oren. Vnd daz han ich czu dycke[m] male virsücht vnd hayt myr alle male gestanden. Vnde dysz ist dye arczenye: Item nym oleum scorpian, bytter mandel oley, yglichs czwey loyt, myrren eyn loyt. Vnd daz stoysz woil vnd menge daz czüsamen vnde lege ysz warm in dye oren, so czuget ez an sych alle fuchtekeyt vnd den eyter dar vsz vnd dar nach wyrt er horen. Auch wil ich schriben, waz ich yn dem büch fünden hane vnde aüch virsücht hane, daz do g*u*t ist: Nym eyn czwebel vnd brade dye vnd drücke daz saffe vsz vnde lege das saffe warme yn dye oren, so geneset er. Vnd were ysz sache, daz würme yn den oren weren, so salt dü nemen pferczig baüme blette*r* vnde wermüt vnde stoysz daz vnd drücke daz | saffe dar vsz. Vnd do daz saffe yn dye oren, so sterbent dye wür- [28va] me vnde genes*et*. Aüch in alle wethüm der oren ist güt, daz mann ym geb*e* morgens nüchtern pylloles auri oder pilloles arabicis.

Nv[268] wollen wir reden von dem gleffe. Zu wilen werdent dye gleffe schrynden vnde werdent auch gryndecht. So salt du nemen hammel bücken[269] vnslaith [vnd rehern vnßlaith] vnd vngenodiget wachs[270] vnd gense smalcze, eyns als vil als des andern, vnd laysz daz czüsamen vnde smere do myt dy*e* gleffe. Auch ist daz selbe güt czü den czenen.

---

3 *zwischen den Spalten rot*: xi Z, *am Rand schwarz*: Ca xi^m K || **4** sachen] schaden E; loche] ore E || **6** oren² K, orn E; ob K; mann] *nicht in* E || **6/7** yn den oren²] *nicht in* KE || **7** yst] ysz Z, ist KE || **10** ane K, an E; ym geben] nemen KE || **11** yrer – en K, ir glich en E || **13** mandel] mandeln E myrren] mirren KE || **14** dye *korrigiert aus*: den Z || **16** dem] diesem K, diessen E || **17** gut] got Z, gut K, guit E || **19** pferczig] *gestrichen*: pfertzig, *darüber* persick K, pfersick E; bletter] blettert Z, bletter K, bleter E || **21** geneset] genesent Z, genießet K, genißt E; gebe] geben Z, gebe KE || **23** *am Rand rot*: xii Z, *am Rand schwarz*: Ca xii^m K || **23/24** schrynden – gryndecht] schrundig vnd gryndig K, schrindich vnd grundich E || **24/25** vnd rehern vnßlaith K, vnd nyren vnslet E || **26** dye] dyn Z, die KE

---

266 vgl. Kapitel 100 bei Ortolf (Riha 2014: 79)
267 lautet
268 vgl. Kapitel 102 bei Ortolf (Riha 2014: 80)
269 hamel: Schafbock, Widder
270 ungenoetiget wahs: frisches Bienenwachs

Nv[271] wollen wyr reden von der ackerwilis[272]. Daz ist ein brest, der do weist yn der gorgeln vnde yn dem halse. Vnd daz sint drosen, dye do nyt an eyme ende blyben. Vnd dye beste hülffe czü dem bresten ist, daz mann yn smeret myt wyszer salben. Aüch sal sich keyn lyep arczt da myt bekommern, dann eyn wünde arczete da myt [28vb] bekommern vnd aüch [der] sich des | bresten anenymmet czu snyden. Daz sal eyn güt meyster syn, wann grosz sorge dar an lyt, dan dye drossen stent uff den aderen, da des menschen lyeben anst*et*. Vnd sterbent vil lude dar ane, wann *mann sie snydet*, dann wer da snydet, der snydet ane barmen, vnd da myt synt dye lüde virwarleset.

Nv[273] wollen wyr reden von der aschanancia[274]. Vnd ist eyn breste, der czweyerleye ist. Dye eyne ist ynwendig yn dem sclonde vnd der mensche enmag nyt schlynden. Aüch ynmag ysz synen athüm nyt gehaben, noch dye longe den [athum] an sich czyehen. Vnde ist eyn surglich sichtag vnde dye lude sterbent dar ane. Daz remedium, daz wir yn gewont haben zu dün: So sal man ym laszen vnder der czongen vnde vszwendig an dem halse mag man machen eyn plaster, daz ym daz czydyge, also daz [29ra] er vszwerffe. Vnde also sol mann daz machen: Nym lylgen oley vnde dyeltey | vnd ybysch vnd vyn grecum[275] vnd bergen smalcze[276], daz vngesalczen sy, vnde büttere vnde daz suyth myt eynander vnde mache ym eyn plaster, als warme er ysz lyden mag. Vnd daz ist daz beste, daz mann ym gedün kann. Aüch salt du dich nyt bekommern, in czü geben noch syrop noch pürgacien, wann innewendig vier dagen geneset er oder styrbet.

Nv[277] wollen wir reden von dem hüsten. Dye hüsten synt mancherley. Czu wylen kompt der hüyst von dem heübt, czu wylen von der longen vnd dann wyrfft er vil vnflayts vsz czu dem munde vnd spyhet czu wylen sere. Vnd kommet es von dem magen, so wyrffet er ane arbeyt vsz, wann dye nature drybet ysz vsz. Vnd ist ysz, daz ysz vszwyrffet, daz do gemenget ist myt blüde, so mag ysz nyt syn an postema. Vnde

1 *am Rand rot*: xiii Z, *am Rand schwarz*: Ca xiii^{m} K; ackerwilis] ackerwijlis K || **4/5** da^{2} – bekommern] *nicht in* KE || **5** der KE || **7** anstet] an stent Z, an steet K, ane stat E; mann sie snydet K, man sy schnidet E, sye snydent dye lüde Z || **9** *zwischen den Spalten rot*: xiiii Z, *am Rand schwarz*: Ca xiiii^{m} K aschanancia] aschanancia *gestrichen, darüber*: sqwinancia K, sqwinancia E || **11** athum K, athume E || **13** zu dün *am Rand nachgetragen* Z; dün *danach gestrichen*: daz remedium Z || **15** lylgen] lylien K, lilen E; dyeltey] dyeldey E || **16** ybysch] ybische KE; vyn grecum] wingrecum E || **19** pürgacien] purgacio E || **21** *am Rand rot*: xv Z, *am Rand schwarz*: Ca xv K || **23** sere] *nicht in* KE || **25** ysz^{1}] er K, her E; postema] apostema KE

271 vgl. Kapitel 99 bei Ortolf (Riha 2014: 79)

272 écrouelles (franz.): Halsdrüse (lat. scrophula), vgl. Höfler (1899: 654)

273 vgl. Kapitel 105 bei Ortolf (Riha 2014: 81)

274 squinantia; esquinancie (franz.): Halsentzündung, Bräune

275 fenum graecum

276 bergîn smalz: Schweineschmalz; von männlichem verschnittenen Schwein (barc)

277 vgl. Kapitel 106 bei Ortolf (Riha 2014: 82)

an welcher syten er gesünt ist vnde keyn stechen hayt, daz sal mann ym layszen. Dysz ist, waz wyr gewanten hane, dar vor czü dün. Vnde | daz beste vnd wegest ist [29rb] vor den bresten, daz mann ym ynnegebe eyn latwerge, dye gemacht ist myt lackeryczig[278] saffe vnde myt dragaganth vnd myt czocker benyth[279]. Aüch hane wyr gewanet, yn czu smeren an der brüste myt dem dinge, daz da weychet, als dyltey vnde bottere vnd camyllen oley vnde süsze mandel oley vnde frauwen myllich, dye eynen knaben hayt geberet. Dye stücke menge czüsammen oder yglichs sünder, nach dem ez geret. Auch ist güt, daz mann ym dyssen drancke mache vnde den ym geb*e* czü dryncken morgens vnde abents warme, czu yglychem male vier leffel folle. Vnde also sal der drancke gemacht syn: Item nym lackeryczig czwey loyth, capillis Veneris, viola, papel, kürbes samen, czytrolli samen, wyszen magesath, lathig samen, gummy dragagant, geschelet gerste, yglichs fünff qwensin. Vnde süth alle dye stücke in czehen phünt wassers als so lange, bysz drü phünt ingesyedent. | Vnd syhe ysz [29va] darnach dürch eyn reyne suber düch vnd do dar yn eyn phünt czockers vnd secze ysz wydder uff daz füre vnd lasz ysz syeden als lange, bysz eyn phunt ingesüth. Vnde gebruche daz, als vorgeschriben steet.

Nv[280] wollen wir reden von deme, als eyn mensche blüyt spyhet. Daz geschijt czu wilen von merunge vberinge geblütes, zu wylen geschijt ysz von der longen, zu wylen geschijt ysz von fellen[281], zu wylen geschijt ysz von ubergem rüffen, von vbergem syngen vnd von vbirgem blasen myt eyme starcken horne. Vnde da von brycht sich czu wylen eyn ader vnd dar vsz geet daz bluyt. Vnd hye myt mag man ym helffen: Ist ez, daz es en ankommet von ubergem geblüde, daz machest dü erkennen, daz syn antlitcze ist royt vnd syn adern synt vol blůts vnde syn püls ist hoych vnd breyt vnd sclehet vast. So saltü ym laszen an der medyan[282]. Vnd were ez, daz der breste qweme von der longen, so machestü [is dar an merken, so ist] ym wehe vnd | hayt eyn stechen an der lyncken syten, so gyb ym dysse nachgeschriben syrop zü [29vb] dryncken, zu morgen dry loffel folle vnde czü nacht dry. Vnd dye syrop sal also

---

5 gewanet] gewarrent E; dyltey] dyeldey E || **6** camyllen] camilen E || **8** gebe] geben Z, gebe K, geb E || **11** papel] papell E; kürbes] kurbs E; czytrolli samen] zytrolli samen K, *nicht in* E; lathig] latich E || **12** gummy] gummi KE || **14** reyne] *nicht in* KE || **17** *am Rand rot*: xvi Z, *am Rand schwarz*: Ca xvi K || **20** starcken *danach gestrichen*: vyndes Z || **23** ist[1]] wirt KE || **24** sclehet] geschit E; medyan] median K, mediane E || **25** is – ist E, du es dan myrcken, *wobei* myrcken *über der Zeile nachgetragen* K

---

278 liquiritia: Süßholz

279 penidium: Gerstenzucker; kleine Zuckerstange, die aus Zucker und Gerstenabkochung hergestellt wurde

280 vgl. Kapitel 107 bei Ortolf (Riha 2014: 83)

281 vom Fall: wenn man fällt

282 vena mediana: Ader in der Armbeuge

gemacht syn: Item nymm ypoxididus[283], camillis blümen, bolum armeni[284], hasel wurczel, corallen royt vnd wysz, royt [myntze], gallen, balostias[285], gummi draganti, aspod*i*, wegebreyde, rode rosen, drachen bluyt. Waz von de*n* stücken cruyt ist, nyme eyn güde hant folle, vnde was des andern ist, nym yglichs eyn qwensin, vnd stoysz dye stücke alle vnd suyth sye in regen wasczer vnd syhe ysz darnach vnd do dar vnder eyn phunt czockers vnde mache dar vsz eyn syrop. Daz sal mann bruchen, als vorgeschriben steet.

Nü[286] von der ethica[287] wollen wyr reden. Daz ist eyn brest vnd eyn febres, scharff vnd bose, vnde brenget dem menschen daz abenemmen vnde virgenckenisse des lybes. Vnde geschijt dye ethyca von geswylsten apostema vnd waz dye lunge fület [30ra] vnd der doyt ist dar ynn czu besorgen. Vnd ist swerlichen | czu heylen. Vnd der gebrest geschijt gewonlichen jüngen luden, dye vnder dryszig jaren synt, vnde geschijt von uberiger bose[r] hytcze, dye sye haben. Vnd yre spyhe vnd athum styncket vnde hayt eyn stechen yn der lyncken syten vnde wee vmb dye brust vnd dürstet yn allewege vnde nymmet von dage czu dage abe. Vnde yre aügen stent dyeffe yn dem heübt vnde hüstet sere vnde mag nyt vszwerffen. Daz remedium dar vor: Waz güt ist vor den hoesten, daz salt dü ym dün, als vorgeschriben stet. Aüch salt dü gewarnet syn, daz dü ym nyt gebest ding, daz drybet, wann daz drybet czu viel vnd derret sere, vnd er qweme anderst yn groszen schaden. Sehystü aber, daz der huyste weyche were vnde vil bludes an ym hette, so ist güt, daz mann ym lasze. Zü virsüchen, abe eyns ethicam habe oder nyt: Nym gludig kolen von holder vnde heysz yn dar üff speyen. Verleschent dye kolen nyt, so hat er ethycam. Vnd dysz ist, daz ich virsucht hane an lüden, dye ethicam hatten, vnde mann sich virwegen[288] hat, daz sye sterben [30rb] | müsten. Item nym polipodium, eppe wurczel vnd krüthe, yglich eyn hantfolle, vnde süth daz yn eyner masz wyns vnd yn eyner masze waszers vnd laysz daz als lange syeden, bysz daz drytteil ingesüt*h*. Vnd gyb ym daz warme czü dryncken

1 ypoxididus] ypoxedidus, *drüber von gleicher Hand*: ~~ypo~~quistidus K, ypex quistidus E; camillis] camill- KE || **2** myntze K, myntz E; draganti] dragaganti KE || **3** aspodi] aspod- Z, aspodi KE wegebreyde] wegebreid E; den] dem Z, den KE || **5** do] doe K, *nicht in* E || **8** *zwischen den Spalten rot*: xvii Z, *am Rand schwarz*: Ca xvii K; *zwischen den Spalten a und b auf Fol. 29v, etwa in der Seitenmitte beginnend, senkrecht, schwarz von anderer Hand*: Ehica passio Z || **13** boser] boser K, bosser E || **18** drybet^2 – vnd *nicht in* KE || **22** dye *danach nicht gestrichen*: dye Z || **26** ingesüth] ingesüthe Z, ingesüth K, ingesudet E

283 hypocistis: Hypozist; eine Schmarotzerpflanze auf der Cistusstaude, deren Saft als Arznei gebraucht wurde

284 bolus armenicus: armenische Tonerde, Roter Ocker

285 balaustium: die Blüte des Granatapfelbaums

286 vgl. Kapitel 109 bei Ortolf (Riha 2014: 84)

287 hectica: hektisches Fieber (febris hectica); Schwindsucht

288 verwegen: sich mit etw. abfinden

morgens vnd abents. Vnde da von synt sye genesen. Man sal yn auch smeren myt eynre salben, dye vorgeschriben ist auch yn dem capittel von dem hoesten.

Nv[289] wollen wir reden von dem hercze cloppen, genant cordiaca. Vnd der breste geschijt czu wylen von vbirger boser hytcze von dem sweysz. Vnd ist ysz, daz der breste geschijt von ubirger hytcze vnde geblüde, so salt dü ym laszen yn der rechter hant vnde salt yn smeren myt popelean vnd viola oley vnd salt ym dysse nachgeschriben latwerge zu essen geben, yn zu sterken: Als zocker rosat vnd rosathe nüüela[290] vnde dyarodum albatis[291]. Vnd gyb ym all*e* [senffte vnd] güde spyse czu eszen vnd güt dincke zu dryncken vnd daz myt ewenig waszers gemenget ist. Vnd mach ym dysse nachgeschriben plaster | vff den magen: Item nym rode rosen, salbey, [30va] wysz myncze, yglichs glich, vnd stoysze daz, daz grob virlybe, vnd süth ysz myt rosen waszer vnde gyb ym daz als warme, als er ysz lyden mag, off den magen. Vnde were ysz, daz daz wehe qweme von vbirger kelden, so salt dü ym geben daz püluer, daz vorgeschriben ist yn dem wehe des heubdes, oder gyb ym dysz nachgeschriben püluer gewonlichen. Vnde also sal mann daz püluer machen: Item nym czymmer roren[292], negelyn, lygnum aloes, hyrczen beyn, daz ym dem herczen ist[293], yglychs i qwensin, perlyn gelochert vnd vngelochert, beyder ½ qwensin, panidium[294] ½ loyt. Dye stocke salt dü woil czusamen stoszen vnd daz woil reden[295]. Vnd menge dar vnder eyn vierteyl czockers, daz gyb ym czu eszen, als dicke ym daz hercze kloppet.

Geloyste

Nv[296] wollen wyr reden von dem geloiste, daz eyns den gelüste virlüset vnd virsmahet alle spyse. | Vnd daz geschijt czü wylen myt febres vnde czu wylen von swacheyt [30vb] des magen. Zu wylen geschijt ysz aüch [von uberigem eßen vnd drincken, es geschiet

1 Vnde – synt] Do von sollen sy E || **3** *am Rand rot*: xviii Z, *am Rand schwarz*: Ca xviii K || **6** popelean] popleaü K, papolien E || **7** rosat] rosäth K, rosath E; rosathe] rosatha KE || **8** nüüela] nüuela K, nuuela E; dyarodum] diarodum E; albatis] abbatis K, alibatis S; alle] alles Z, alle KE; senffte vnd K, senfft vnd E || **12** gyb] lege K, leg E || **15** czymmer] czymmen K, zieme- E || **16** roren] rorn E; negelyn] negelin K, neglin E; lygnum] lignum KE; hyrczen – herczen] hirtze beyn daz im hertzen K, hirtz bein das inne dem hirtzen E || **17** perlyn] perlin K, perlein E; panidium] panydium K, pannindium E || **19** ym^{1}] *danach*: zu dryncken vnd, *nicht in* KE – *von den Editoren getilgt* || **20** Geloyste *auf der vorherigen Zeile rot* Z || **21** *am Rand rot*: xix Z, *am Rand schwarz*: Ca xix K || **23/124,1** von – wilen K, von obrigem esßen vnd drincken, iß geschit auch zu wilen E

289 vgl. Kapitel 110 bei Ortolf (Riha 2014: 85)
290 rosata novella
291 diarodon abbatis
292 cinnamomum
293 hirȝbein: gemeint ist *os de corde cervi*: das Hirschherzenkreuz, Hirschkreuzlein: Verknöcherung der Herzscheidewand findet sich als Alterserscheinung bei vielen größeren Wiederkäuern.
294 penidium
295 rëden: durch das Sieb schütteln, sieben
296 vgl. Kapitel 112 bei Ortolf (Riha 2014: 85)

auch zü wilen] von uberger kelden oder von ubirger hytcze. Ist, daz ysz geschijt von ubirger hytcze vnd swacheyt des magens, so saltu ym geben czessen czocker rosarum oder dyarodum abbatis, wan sye sterkent yn czu male sere im magen vnd hülffet czü der dürrekeyt vnd dürst des magen. Vnd were ysz, daz *ysz* geschijt von ubirgen kelden, so saltü ym geben dyacitonithum[297], daz ist eyn latwerge gemacht von qwedem. Oder gyb ym czessen zyddewyn[298] conditis oder grün engeber oder dyagalangi oder dyamargariton vnd salt yn smeren myt dyeltey vnd myt marsyadon. Vnd mache üff den magen dysz nachgeschriben plaster: Item nym bynemyncze, gebeyt broyt, rode rosen vnd süth daz myt güdem wyn vnd mach dar vsz eyn moysz[299] vnd mache ym daz plaster off deme magen, als warm er ysz lyden mag. Vnd mag ym dysse nachge- [31ra] schriben latwerge | vnde gyb sye ym [alle morgens] nüchtern. Item nym encian, royt myrra, eppe samen, hollewürcze dye ründe, yglychs eyn qwensin, spycinardi, costi[300] dülci, yglychs ii qwinsin, vnd stoysz dye stocke woil vnd suyth sye myt honige, der woil geschümet sy. Vnd mache eyn latwerge vnd gebrüche daz, als vorgeschriben stet. Vnd were ysz sache, daz sich der mensche von vnlüst wegen oben breche, so saltu nemen henffen werck[301] vnd wesse daz reyne. Vnde nym daz wysz von czweyen oder dry eygern vnde spreyde üff daz werke vnd nym wyraüch vnd mastikel woil gestoyszen vnd sege daz uff daz werck vnd dye eyer vnde lege yme dye üff den magen. Auch ist daz plaster güt, alle brechen oben vszczustillen.

Von der apostema

Nv[302] wollen wyr reden von den apostema, dye da komment in den magen, dye do gescheen czu wylen von ubirger hytcze vnd dürrekeyt des magen. Vnd dysz synt dye czeychen, daz ym dye czünge dürre ist vnd dürst yn zu male sere vnde hayt grosze [31rb] hytcze. Daz re|medium dar vor: Sal man yme laszen uff der rechten hant vnde sal ym czu dryncken geben mandel myllich vnde sal yn smeren myt rosen oley vnde sal ym

3 dyarodum] diarodum E || **4** ysz[2]] ist Z, es K, iß E || **5** dyacitonithum] diaciconithum E; gemacht *danach nicht gestrichen*: daz eyn latwerge Z || **6** zyddewyn] zydwyn K, zydwin E; engeber] ingber K, ingwer E; dyagalangi] diagalangi E || **7** dyamargariton] diamargariton E; dyeltey] dieltey E; marsyadon] marsiadon E || **8** bynemyncze] bynemyntz K, bymyntz E; gebeyt] gebewet E || **9** moysz] moyßelin K, moßlin E || **10** mag[2]] mache K, mach E || **11** alle morgens KE || **12** myrra] mirra KE; spycinardi] spicinardi K, sipicinard- E || **13** costi] casti E || **15** von vnlüst] von der vnlüst K, vor der vorlust E || **18** mastikel] mastickel KE; sege] sewe E || **20** Von der apostema *auf eigener Zeile rot* Z || **21** *am Rand rot*: xx Z, *am Rand schwarz*: Ca xx *korrigiert* aus: xxi K || **24** hytcze] *nicht in* E || **25** mandel] mandeln KE

297 diacydonicon: Quittenlatwerge

298 mit der Zitwerwurzel gewürzter Wein

299 Mus

300 costum/costus: Kostwurz

301 hanfwerg (frnh.): beim Schwingen und Hecheln des Hanfes abfallende, als Verbandstoff dienende Fasern

302 vgl. Kapitel 114 bei Ortolf (Riha 2014: 87)

dysse nachgeschriben plaster dar vff machen: Item nym rosen wasczer vnd peterlin[303] vnd coliander vnd wegerich, yglichs fünff qwensin, vnd menge daz alles myt vyolath oley vnd mache eyn plaster uff den magen, als vorgeschriben steet.

Nv[304] wollen wir reden von dem bresten, der do genant ist colericis[305]. Daz ist eyn bresten, daz sich eyn mensche brycht vnden vnd oben vnde düt also grüsselich, daz alle, dye daz horent oder sehent, daz sye düncket, daz *e*r lünge vnde lebber solt von ym werffen vnde alle syn gederme. Vnd daz geschijt alles von bosen vnd virgyfftigen spysen vnd ist czu male eyn sorkelich brest vnde sterbent vil bynnen dryen dagen des bresten halben. Vnd daz mann dar vor dün sal: Nym czocker rosaci oder dyarodum abbatis oder rosata nouela vnd sal mann yn smeren myt | rosen oley. Vnd sal [31va] darnach dysse nachgeschriben plaster vber den lyp legen: Item nym rosen vnd mastikel vnde balostias, eyns als vil als des anderen, vnde stoysz daz woil vnde suyth daz myt eszig vnde netcze eyn düche dar ynn vnd lege ysz ym über den lyp myt eynander, als warme er ysz lyden mag. Vnd ist is, daz der breste gescheen ist myt uberiger hytcze, so sal mann ym genüg kalt waszer czu dryncken geben. Vnd ist ysz, daz ym der bresten kompt von uberge kelden, so salt du ym dye arczedye dün, dye oben geschriben stet von dem virlorn gelüste, der do kompt von vberiger kelden.

Nv[306] wollen wir reden von dem vszlaüffe, daz gemenget ist myt dem bluyde vnde ist genant in latyn dyssenteria[307]. Zu wylen geschijt der breste von den dermen vnd geschijt czu wylen von der lebbern. So hayt er we yn der rechter syten vnd dann ist ym swerlichen czu helffen. Vnd were ysz, daz er von dem magen kompt, | so claget [31vb] er sich yn dem hercze grobechyn. Ist ym aber wee vnd crymmet sich nedenwendig des nabels, so ist ym wol czu helffen. Vnd also ist ym czu helffen: Item nym violath, plumen von damasca, cassia fystole, tameri indi, yglichs ii loyt. Vnde du salt daz syeden yn czweyn phünt regenwaszers vnde laysz daz syeden, bysz daz daz drytteil yngesuth. Vnd darnach syhe ysz vnde do dar vnder ½ phunt czockers vnde laysz wydder ynne syeden vnde mache dar vsz eyne syrop vnde gyb ym daz czü dryncken dry leffel folle morgens vnde abents. Vnd mache darnach dye pülüer vnde gyb ym

---

2 coliander] caliander E || **3** vyolath] violath KE || **4** *am Rand rot*: xxi Z, *am Rand schwarz*: Ca xxi K || **6** er] yr Z, er K, her E || **8** sterbent] ersterbent K || **9** rosaci] rosathen E || **9/10** dyarodum] diarodum E || **10** rosata nouela] *nicht in* E || **10/11** sal darnach] danne mach im E || **11/12** mastikel] mastickel KE || **12** balostias] bolosias E || **17** vberiger i *oben nachgetragen* Z || **18** *am Rand rot*: xxii Z, *am Rand schwarz*: Ca xxii K; reden] sagent E || **19** dyssenteria] dissenteria KE; den dermen] dem gederme K, dem gedarme E || **20** wylen *danach nicht gestrichen*: von den dermen oder Z || **21** helffen] heilen adder zu helffen E || **22** grobechyn] grobegin K, grobchen E || **24** plumen] prunnen E; cassia] cassio E fystole] fistole KE; tameri indi] tameriindi E || **26** phunt] *nicht in* E

---

303 pêterlîn: Petersilie
304 vgl. Kapitel 115 bei Ortolf (Riha 2014: 87)
305 cholera: der Gallenerguß durch Brechen und Durchfall, die Gallenbrechruhr
306 vgl. Ortolf Kapitel 116 (Riha 2014: 87)
307 dysenteria: Dysenterie, (blutiger) Durchfall (bei heftiger Darmentzündung)

czu dryncken eyn male oder czwey des dages. Vnde also sal mann den püluer machen: Item nym royt myrre, bolum armeni, drachenbluyth, eyns als vil als des andern, vnde stoysz daz czü püluer vnd gebrüche daz, als vorgeschriben stet. Vnd mach auch ym dysz nachgeschriben bath: Vnde salt nemen eyn nasze düche vnde wyckel ym daz vmbe den lyep also, daz er den dampf von dem keszel vnder deme | [32ra] düche doe gan an de*n* lyep. Vnd daz bath sal also gemacht syn: Item nym prüme baüm bletter, nespeln[308] baüm bletter, rosen, groysz consolida[309], balastias, mortil-, bolum armeni, hartwynaüwe worczel, wegebrede blüde, dode, nesseln[310], swerteln würczeln, yglichs glich vil, vnd suthe daz yn eyme kesczel folle regen waszers vnd doe do myt, als vorgeschriben stet. Auch salt dü des menschen plegen myt allerley, daz gebraden ist, morbe[311] vnd nyt fücht ding. Vnde were ysz, daz dye spyse fücht were, so süth ym dye myt güder würczen, also daz keyn peffer do yn sy. Vnd salt ym geben lynsen, dye do gesütten syn myt eszig. Aüch saltü ym czü eszen geben alde hoenre, phahen[312] vnd gebraden eyer oder eyer, dye do gesoten synt in starkem esz*ig*.

Auch[313] ist eyn anderleye vszlaüffe, der aü*ch* gemeynget ist myt blüde vnd ist genant dyanteria[314]. Vnd der hayt vnderscheyt, wann er hayt eynen vszlaüff vnd [32rb] darnach kommet blüyt myt eyme drücken. | Vnd hye myt ist ym zu helffen: Züm ersten saltü yn fegen myt dysser nachgeschriben arczedye: Item nym cassia *f*istole, gereyniget tameryndis vnde polipodi, yglichs eyn loyth, agarick[315] vi loyth. Vnd salt dye stück woil stüszen vnd darnach saltü ysz syeden yn dry phünt waszers. Vnd süyth da myt ½ phünt czockers vnd mache als eyn s*y*rope. Vnd gyb ym daz des morgens dry leffel folle gemenget myt warmen wyne. Vnd salt da myt styllen myt den stücken, dye obgeschriben synt. Vnd were ysz, daz sich der vslaüff noch daz bluyt nyt styllen, daz ist eyn czeüchen, daz yme nyt czü helffen ist.

1 den püluer] plaster E || **2** myrre] mirre KE || **6** den] dem Z, den K, den *korrigiert* aus: dem E || **7** nespeln] vnd nesblen E; mortil-] mortil- KE || **8** hartwynaüwe] hartwinauwe E; wegebrede] wegebreyde K, wegebried E; nesseln] neßlen E || **14** phahen] pfahen K, pfalten [?] E; eszig] eszing Z, eßig K, esßigk E; *danach am Ende der Zeile rot*: Von den augen *falsch, nicht in* KE, *wohl entsprechend der Stelle zwei Zeilen tiefer, wo das Wort* aüge *statt des richtigen* auch *steht* Z || **15** aüch] aüge Z, auch KE || **16** dyanteria] r *oben nachgetragen* Z, dianttria E || **18** fistole] sistole Z, fistole K, vistole E || **19** tameryndis] thameri indi KE; agarick] aggarick K; agarick vi loyth *nicht in* E || **21** syrope] sorope ZK, sirope E || **24** styllen] *danach*: ist Z, *nicht in* KE – *von den Editoren getilgt*

308 nëspel: Mispel

309 consolida maior: Beinwell, Schwarzwurz

310 neʒʒel: Brennnessel

311 mürwe: weich, zart

312 phâwe: Pfau (bei Ortolf: *Sÿ süllen gepräten huner vnd tawben essen*), vgl. Riha (2014: 88)

313 vgl. Kapitel 117 bei Ortolf (Riha 2014: 89), das diarrhoea behandelt (*Djarria heÿszt rure, vnd ist nit plutes dapeÿ...*)

314 dyanteria: Durchfall mit Blut

315 agaricus: Lärchenschwamm, Tannenschwamm

Vnd[316] kommet yn deme hyndern manicherley vszlaüff. Vnd daz ist der drytte vszlauff vnde dye derme virschabent sich vnde virsmelczent sich vnde virgent, bysz dye nature [n]yt me steen ynmag. Vnd deszte[r]ley vszlaüff ist geneyget zu dem, als alle menschen synt vberkommen, daz ym nyt | zü helffen ist. Vnd der breste ist [32va] genant lyenteria[317].

Nv[318] wollen wyr reden von dem affter darme[319], do der stoylgancke dürch geyt. Vnde czü wylen geschijt ysz auch an dem darme wee von apostemen halber. Vnd da magestü prüben, wann er vmbe daz gemecht geswollen ist vnde hayt groszen wethüm. Zu wylen mag er nyt czu stule geen des steyns halber, daz yn drenget yn dem gederme, bysz daz er nyt czu stüle geen ynmag. Zü wylen geschijt ysz von swacheyt der natüren, daz dye nature nyt virwirket noch drybet den stule gang. Vnd ist ysz, daz daz wehe geschijt swylst halber vnd apostema oder steyns halber, so magestü esz prüben, daz der steyn groysz ist, vnd eyn gebleycze myt dem rüfft vnd drücket vnde schriet er nacht vnd dag ane vnderlaysz. Vnd da myt salt ym helffen: Item nym endiuia, verbena[320], yglich glich vil, vnd süthe daz yn czwey phünt waszers vnd laysz | daz syeden, myt daz eyn phunt virlybet. Vnde mach da myt eyn gemeyne [32vb] crystere myt baüm oley vnd ewenig salcz vnd smere yn myt violath oley vnde myt rosen oley. Vnd kommet ysz aber von kelden, so saltü yn smeren myt dyeltey vnde myt bottere. Vnd mache yme dysse nachgeschriben arczenye vnd lege yme dyese nageschriben, als warme er ysz lyden mag, vff den lyep. Vnde also sal mann sye machen: Item nymm honig waszer, eszig, salcze, yglichs dry leffel folle, vnd menge ysz zusamen vnd süth daz czüsamen, bysz ysz wyrt dycke. Vnde schüde ysz yn eyn geschyrre vnd düncke dar yn eyn wollen düche vnde lege ysz ym, als warme er ysz lyden mag, off den lyp, da yme wehe ist. Auch eyn waszer bath ist ym güt, dar in gesotten ist capillis Veneris. Vnd aüch eyn crysteren, dye von senfften vnd hytczigen vnde weychen dyngen ist, daz ist ym güt. Aüch synt ym posterea[321] güt, daz sye drybent den wynt vnd gent ym lofft.

3 nyt] nit KE; deszterley] deszterley K, dusßerley E; als] *danach gestrichen*: als Z || **4** menschen] meister KE || **5** lyenteria] lynteria K, linteria E || **6** *am Rand rot*: xxiii Z, *am Rand schwarz*: Ca xxiii K reden] sagen E || **7** apostemen] appostema E || **11** natüren] *danach*: vnd Z, *nicht in* KE– *von den Editoren getilgt* || **12** apostema] appostema E || **15** endiuia] *korrigiert aus*: indiuia Z, indiuia KE || **18** von *danach*: obriger E || **19/20** yme dyese nageschriben] sie yme K, sy ime E || **23** düncke] druck E || **26** posterea] posteria KE

316 „der dritte Stuhlgang" wird bei Ortolf nicht behandelt

317 lienteria: die Magenruhr, eine Art des Durchfalls, wobei die Speise unverdaut weggeht; vgl. die Abhandlung über lienteria bei Vaňková (2004, II: 48).

318 vgl. Kapitel 118 bei Ortolf (Riha 2014: 89)

319 afterdarm: letzter Abschnitt des Dickdarms, der am After endet

320 verbena: Eisenkraut

321 suppositorium: Zäpfchen

[33ra] **Nv**[322] wollen wir von der lümbricis[323]. Daz synt würme, dye yn dem mensche*n* | wassent. Vnd daz saltü hye by erkennen, daz sich der mensche claget vmbe den nabel vnd yn dem gederme. Dye selben würme gent vnder wylen von dem menschen zü dem hyndersten vsz vnd zu wilen dürch den münt. Vnd da myt yst ym czu helffen: Nym reehorn gebrant ½ loyt vnd also vil salczes vnde rype daz czüsammen vnd süth daz yn vier leffel vol waszers. Vnde gyb daz dem menschen czü dryncken eyns males also dry dage nach eyn ander nüchtern, so sterbent dye würme ane fele. Vnde darnach gyb ym eyn lycht pürgacien, so geent sye al*le* her vsz. Vnde salt dich des nyt erlaszen[324], dann als sye gesterbent, so mochten sye den menschen verstoppen vnde gew*i*nne eyn crymmen, daz er mochte sterben.

Nu[325] wollen wir reden von der vicwarcze. Dye ist genant amoroides[326] vnde kommet yn de*m* affter darm. So hylffet ysz den menschen czü male woil, daz man ym leszet vnden an dem enckel. Vnd were ez, daz ez nüwelichen ankommen were, so nym baüm oley warme, daz gehytczig sy by dem füre, vnd duncke dar yn alde lynen | [33rb] dücher, dye do weyche syn, vnde smere dye vicwarcze da myt vnd laysz daz düche dar vber. Vnde doe daz dicke im dage, so geneset er. So sprychet Ypocras, weres, daz dye vicwarczel were lange also gestanden vnd geweret, alle dye jhene, dye yn heylent, dodent den menschen [vnd sint schuldig an den menschen]. Auch synt etliche meystere, dye da dye warczen brennent. Ich hane nye gesehen noch gehort eynechin meyster, der dye künst lobet, daz mann sye byrnen solde.

Nv[327] wollen wir reden von der mylcze. Dye mylcze wyrt bresthafftig von manicherley sachen. Zü wylen wyrt sye krancke von vbericher kelden, als sye kalt ist vnd dürre, vnderwylen wyrt sye krancke von vbirger hytcze, zü wylen von febres quartanas, zu

1 *zwischen den Spalten rot*: xxiiii Z, *am Rand schwarz*: Ca xxiiii K; von *danach nicht gestrichen*: von Z lümbricis] *korrigiert aus*: lumbaricis Z, lumbaricis K, lumbaracis E; menschen] menschent Z, menschen KE || **4** zu wilen *zwischen den Spalten nachgetragen* Z || **5** gebrant] gebraten E || **6** vier] einem E || **7** ander *über der Zeile nachgetragen* Z || **8** pürgacien] purgacio E; alle] alre Z, alle KE || **10** gewinne] gewonne Z, gewunne K, gewinen E || **11** *zwischen den Spalten rot*: xxv Z, *am Rand schwarz*: Ca xxv K; amoroides *Korrekturen im Wort* Z, amorides KE || **12** dem] *den Z, deme* K, *dem* E || **13** vnden – enckel] nyden vnder deme enckel K, neden vnder dem ~~nabel~~ enckel E; Vnd – so] *am Rand nachgetragen* Z, vnd weres, daz sie nüwelich ankomment were so *am Rand nachgetragen* K, vnd were iß daß sy nuwenlich an qweme, so *im Text* E || **14** gehytczig] gehitzet K, gehitz E || **17** vicwarczel] vicwartz E || **18** vnd – menschen[2] K, vnd sint schuldigk an den menschen E || **21** *am Rand rot*: xxvi Z, *am Rand schwarz*: Ca xxvi K; reden] sagen E || **23** krancke – von[2]] krancke von vberiger hitze zü wilen von K, hitzig von auch zu wilen E

322 vgl. Kapitel 119 bei Ortolf (Riha 2014: 90)
323 lumbricus: Wurm, Spulwurm
324 erlaszen sich: von etwas ablassen, etwas unterlassen
325 vgl. Kapitel 121 bei Ortolf (Riha 2014: 91)
326 haemorrhoides: Hämorroide
327 vgl. Kapitel 125 bei Ortolf (2014: 93)

wylen von febres, dye do degelich synt oder cottidiana, als der mensche von vbirger hytcze dryncket, so czuget daz milcze an sich, daz dürre vnd kalt ist. Vnder wylen wyrt daz mylcze zü male donne vnde weyche vnde als mann dar üff tastet, so flüget ysz, [vnd ist daz, daz milcze hart ist, so fluget es nit] vnde | virlybet *vn*der der hant. [33va] Vnd ist ysz, daz der breste geschijt von vbirger kelden, so salt ym hye myt helffen: Item nym eyn phunt oximel vnde gyb ym daz gewonlichen abents vnde morgens, dry leffel folle gemenget myt dry leffel folle [warmen] waszers. Vnde salt ym daz als lange geben, bysz daz dü nyt me inhayst von dem oximel. Vnd dye wyle er daz dryncket, so saltü yn smeren myt dyeltey. Vnde dar nach lege ym dysz nachgeschriben plaster vber daz mylcze: Item nym schaffs bonen, gemeyn salcze, yglichs als vil als eyn phunt, vnd peffers x loyt vnde stoysz dye stücke woil vnde menge dye czüsammen vnde sweyss dye myt gudem eszig vnde lege ym daz, als warme er yz lyden mag, üff dye lyncken syten. Vnd als es kalt wyrt, so mache ym ysz wyeder warme. Vnde doe daz dag vnd nacht zü dyckem male. Vnd were ysz sache, daz der breste geschee von vbirger hytcze, so salt dü yn smeren myt dysser her nach geschriben salben: | Item [33vb] nym rosen oley, vyolath oley, botter, dyeltey, yglichs glych viel, vnde menge ysz czüsammen vnd smere y*n* da myt. Aüch salt dü ym geben eyne pürgacien, dye ist genant latwerge, zocker rosarum gemenget myt warmen wyne, morgens nüchtern. Vnde salt ym laszen an der lyncker hant zu der mylcze adern oder an dem lyncken beyne vnder deme enckel. Vnd ich hane ysz von myme meystere gelernet von deme bresten der mylczen, wann sye sich hayt viraldet virczig dage vnde virhertet y*st*, so ist [yme] numme zü helffen. Vnd ist ysz schedeliche zü male sere vnde sorglich vnde dye meynunge ist vmbe willen, daz daz mylcze ist eyn stat vnd eyn gesesse der colera nygra vnde ist na by dem herczen.

Nv[328] wollen wyr reden von den lenden. Dye lenden werdent bresthafftig vnde krancke czü wylen von überig hytcze vnd dürrekeyt, zü wylen von uberig kelden vnde füchtekeyt. Vnd ist, daz d*ü* prüües, | daz ysz geschijt von vberiger hytcze, so saltü yn [34ra] smeren myt violath oley vnd myt popelean, eins [als viel als des andern], vnd salt ym

1 degelich] tegelich K, glich E; cottidiana] quottidiana E || **2** hytcze] *danach*: kommet vnd Z, *nicht in* KE – *von den Editoren getilgt*; milcze *am Rand nachgetragen, statt des auf der nächsten Zeile gestrichenen*: menschen Z || **3** daz] *danach gestrichen*: mensche vnd *und nicht gestrichen*: syn Z, *nicht in* KE – *von den Editoren getilgt* || **4** vnd – nit K, ist daß daz der miltz hart ist so fluget sie nit E; vnder] wyeder Z, vnder KE || **7** warmen K, warmes E || **8** oximel] oximell E || **9** smeren *Korrekturen im Wort* Z || **12** sweyss] sweyff Z, sweyß K, sweiß E || **14** daz[1]] *danach gestrichen*: düche Z || **16** vyolath] violath KE dyeltey] deiltey E || **17** yn] ysz Z, yn K, inne E; pürgacien] purgacie K || **21** hayt] halt E; yst] ysz Z, ist KE; yme K, imme E || **22** schedeliche] stedlich E || **23** der] *über gestrichenem*: daz Z || **24** nygra] nigra KE || **25** Nv] *am Rand rot*: xxvii Z, *am Rand schwarz*: Ca xxvii K || **27** dü] do Z, dü K, du E; prüües] *danach gestrichen*: sprychet, *nicht in* KE – *von den Editoren getilgt* || **28** violath] violoth K, violath E popelean] papolion E; als viel als des andern K, alß vil alß deß anddern [!] E

328 vgl. Kapitel 126 bei Ortolf (2014: 94)

geben alle dage zü dryncken morgens nüchtern vier leffel [fol gemenget mit füff leffel] folle warmen waszers. Vnd dysz ist der drancke: Item nym oxisacra[329] eyn phunt vnd dar vnder menge vier qwensin aschamonien[330] woil gestoszen. Vnd were ysz sache, das der breste were von vberiger kelden, so saltü yn smeren myt dyeltey. Vnd gyb ym dye pürgacien czü drynken morgens nüchtern als swere als ii qwensin. Item nym zocker rosarum ii qwyntis gemenget myt eyme qwensin ascha*mo*nia vnd gyb ym daz yn warmen wyne vnde laysz ym dar nach nyedenwendig des enckels, vszen[wendig] des füszes. Vnd salt yn baden myt waszer, dar ynn gesotten sy wysz myncze vnd doste.

Nv[331] wollen wir reden von dem steyne, der do genant ist calculus[332]. Zü wylen wassent dye steyne in den lenden vnde czu wylen yn der blasen. Vnde ist ysz, daz sye yn
[34rb] den lenden wassent, daz | machestü prüben, daz der roick grayth vnd dye fusze ym wee dünt. Vnd were ysz aber sache, daz er yn der blasen were, so hayt er wehe nydden vmbe den nabel vnd by der roden[333] vnde mag nyt harnen, dann myt groszen wethüm vnd noyt. Vnd der steyn wyrt czü wylen von vberiger hytcze vnd czü wylen von uberiger kelden. Vnd ist ysz, daz er wyrt von vberiger hytcze, so wyrt der harn royt vnd wyrt viel rysen steyn in dem bodem des glas, vnd der rysen steyn ist weyche. Geschijt ysz aber von vbiriger kelden, so ist der harn wijsz vnd drübe vnd hayt vil sandes yn des glases bodem vnd der selbe sande ist hart. Ist yz, daz er kommet von hytcze, so salt dü ym geben dyaprünis i loyt alle dage morgens vnd abents. Vnd darnach salt ym gebn czocker rosarum gemenget myt eyme halben quesyn aschamoyen vnd salt yn darnach baden yn waszer, dar ynn gesoden sy eyn crüt genant
[34va] marcu*ri*al[334]. Eyn püluer, daz güt ist, den | steyn zü brechen vnd zü virdryben: Item nym negelyn, galgan vnde zytwen, merehyrsen, lebestückel samen, steyn breche samen, badeswemme gebrant, yglichs i loyt, vnde stoysz dye stucke alle czüsamen zu püluer. Vnd menge dar vnder als vil czockers, als dyr füget, vnd gebrüche daz

1/2 fol – leffel K, vol mit vier leffel E || **3** aschamonien] aschomonien E || **4** dyeltey] dieltey E || **5** pürgacien] purgacuio E; czü drynken] *nicht in* KE || **6** ii qwyntis] *nicht in* E; qwyntis] *statt des gestrichenen* loyth *nachgetragen* Z, quinten *statt des gestrichenen* loith *nachgetragen* K; aschamonia] aschanionia Z, aschamonia K, aschomonia E || **8** vszenwendig] vszen Z, ußen wendig K, außwenich E || **9** doste] dost E || **10** *am Rand schwarz*: Ca xxviii K || **17** wyrt] *nicht in* KE; rysen²] reysen E || **20** dyaprünis] dyaprüniß KE || **21/22** aschamoyen] aschamonien K, aschomonien E || **23** marcurial] marcucial Z, marcürialis K, marcürial E || **24** negelyn] negelin K, neglin E; galgan] galgein E; merehyrsen] merchirsen E; lebestückel] loͤbstückel E

329 oxyzaccara/oxysacra
330 scammonia
331 vgl. Kapitel 127 bei Ortolf (Riha 2014: 94–95)
332 calculus: kleiner Stein
333 ruote: Penis
334 mercurialis: Bingelkraut

morgens vnde abents myt warmen wyn zu eden[335] male eyn halp loyt. Aüch saltü wyssen, wann der steyn ist gewassen vnd hart wurden ist, so ist ym numme czu helffen, dann myt snyden, vnd des ist grosze sorge, wann vil lüde sterbent davon.

Nv[336] wollen wir reden von den luden, dye do bluyth sechent[337]. Daz geschijt czu wylen von der blasen, daz er dar ynn hayt eyn aposteme oder [grynt], daz dar vsz bluyt geyt, czu wylen kompt daz bluyt von der lebbern. [Vnd ist es, daz daz bluth kompt von der lebern], so magestü ysz erkenne[n], daz syn adern synt folle bluyts, vnde hylffet yn daz laszen. Vnde gyb yme abents vnde morgens czocker rosarum myt warmen wyne. Vnd ist yz, daz ez kommet von der blasen, so gyb | ym eyn latwerge [34vb] genant dyarodyon, wydder morgen vnd den abent dyarodum. Vnd mache ym dysse nachgeschriben syrop: Item nym rosen, marcüreal[338], balostias, bolum armeni, wegerich, daz do reyne sy, royt myncze, mastix, yglichs eyn qwynsin. Dye stück salt du alle syeden myt vier phünt regenwaszers vnde salt ysz als lange syeden, bysz es halb gesüdden ist yn, vnde syhe ysz darnach. Vnd doe dann dar vnder i phunt czockers vnde setcze ez dann wydder üff daz füre, bysz daz daz waszer vszgesüt, vnde gyb ym der syrope czu dryncken morgens vnd abents, zu yglichem malen dry leffel folle. Vnd dar nach mache ym dysz nachgeschriben plaster vnd secze ysz ym [off] den bresten, so geneset [er] myt der gots hylff. Vnde also sal mann daz plaster machen: Item nym wyraüch, mastikel, schellewürcze, drachenbluyth, bolum armeni, yglychs ½ phünt, vnde eyn hantfolle melis. Dye stocke stoysz alle woil vnd menge myt deme wyse von den eyeren vnd mache | eyn plaster als vorgeschriben stet. [35ra]

Nv[339] wollen wollen wyr reden von deme dyabitis. Daz ist eyn brest, daz eyn mensche den harn nyt behalden mag yn der blasen. Vnd dye sache ist dye swacheyt der blasen, vnde der haren geyt vsz an willen des sychen. Auch geschijt ysz bewylen von vberinge kelden. Vnd hye myt ist ym zü helffen: Item nym oximel düriticum i phünt vnde gyb ym abents vnde morgens dry leffel folle, gemenget myt dry leffel warmen

1 zu – loyt *am Rand nachgetragen* Z, zu iglichem male ½ loit *am Rand nachgetragen* K; eden] iglichem KE || **4** *am Rand schwarz*: Ca xxix K; reden] sagen E || **5** aposteme] apostema E; grynt K, grint E; daz dar vsz] dan dar vsz Z, dan uß K, daß vß E || **6/7** Vnd – lebern K, vnd ist is daß daß bloit kompt der lebern E || **7** erkennen KE || **10** dyarodyon] diacodion KE; dyarodum] diarodum E || **11** marcüreal] marcueal E || **12** wegerich – sy] *nicht in* E; daz – sy] *über der Zeile nachgetragen* Z, das reyne sy *unter der Zeile nachgetragen* K; mastix] *über der Zeile nachgetragen* Z, *unter der Zeile nachgetragen* K, *nicht in* E || **16** der ZKE || **18** off K, auff E; er K, her E || **19** mastikel] mastikelle E || **20** melis] meles K, meleß E || **22** *am Rand schwarz*: Ca xxx K; dyabitis] diabitis E || **23** behalden] enhatten E || **23/24** Vnd – blasen] *nicht in* E || **25** oximel] oximell E || **26** leffel[2]] leffeln E

335 âtemen/êdemen (md.): atmen

336 vgl. Kapitel 128 bei Ortolf (2014: 95)

337 seichen: harnen

338 mercurialis

339 vgl. Kapitel 129 bei Ortolf (Riha 2014: 96)

waszers. Vnd darnach gyb yme benedicta[340] vnd bade ynn morgens in wassere, dar ynn gesotten sy rode doste, wysze myncze vnde balsam. Vnde gyb ym dryncken dryakels ½ qwensin in warmen wyne, dar yn gesoden sy bybergel. Vnde smere ym syne lenden geyn eyme füre myt dyelti vnde camille oley vnd lore oley, yglichs glich viel czüsamengemenget.

Nv[341] wollen wir reden von deme vngenanten, daz ist der müter wee, genant czü latyn passio matricis[342]. Ez ist eyn febres, daz geschijt der fraüwen in der müter vnd [35rb] daz geschijt | czu wylen in eyner dochter daz wehe, dye do czwelff jare alt ist. Vnd zü stünden lydet sye daz, bysz daz sye vierczig jare alt wyrt oder fünffczig. Zü wylen geschijt ysz yn dochteren oder in fraüwen aüch, daz sye yrer czijt vnde süchten nyt genüg haynt, zü wylen geschijt ysz aüch, daz sye czü viel hant. Vnde were ysz, daz sye czu viel hetten, so wyrt dye fraüwe fynster gele vnd esche farbe, hette sye aber czü wenig, so werdent sye swere vnd yr lyp wyrt virstoret myt wehe, daz meyste deyl yn den lenden vnd yn dem büche.

Czu wylen geschijt yn ysz aüch von übriger kelden vnde czu wylen von vbirger hytcze. Vnd were ysz sache, daz ysz qweme von vbirger hytcze, so ist yr haren royt vnde hayt grosze hytcze an [allem] *yrem* lybe. So saltü yr geben zu dryncken czü yglichem male dry leffel folle alle dage morgens vnde abents oxisacra. Vnd darnach salt yr geben thyedoricüm ad pryscum[343] vnd müsa india, yglichs ½ qwensin, in warmen waszer. Vnd were ysz, daz ysz gescheee von vbirger kelden, so saltü [ir] [35va] geben morgens | vnd abents dryncken oximel dry leffel folle, gemenget myt dryn leffel folle warmen waszers. Vnde darnach saltu yr geben theodoricüm ad pryscüm i loyt myt warmen wyne. Vnde salt sye baden yn waszer, dar ynn gesuthen sy royt doste vnd wyse myncze. Vnd darnach gyb yr aurea alexandrina myt warmen wyne. Vnd salt yr laszen an dem rechten arme czu der lebbern [ader] oder an deme rechten fusze vnder dem enckel. Vnde secze yr eyn venthose[344] inwendig an dem rechten

1 morgens] *nicht in* KE || **2** doste] dost E; balsam] balsame E || **3** dryakels] driack E; bybergel] biber geilen E || **4** dyelti] dyeltey K, dieltey E; camille] camylle K, camillen E || **6** *am Rand schwarz*: Ca xxxi K || **17** an allem yrem] an syme Z, an allem yrem K, inne alle irem E || **18** oxisacra] exisacra E || **19** thyedoricüm ad pryscum] thyedoricum ad priscum K, thiadoricüm ad priscum E || **20** ir K || **22** theodoricüm ad pryscüm] thiodoricum ad priscum KE || **24** doste] dost E; myncze] myntze K, myntz E; aurea] *über gestrichenem*: ria Z, aurea *über gestrichenem*: oria K; alexandrina] allexandrina KE || **25** ader K, adern E || **26** vnder dem] ane dem E; enckel] enckel innewindich E; venthose] ventosa E; inwendig] *am Rand nachgetragen* Z, innewendig *oben nachgetragen* K

340 benedicta: nelkenhaltige Latwerge

341 vgl. Kapitel 130 bei Ortolf (Riha 2014: 96)

342 passio matricis: Leiden der Gebärmutter

343 theodoricon: Latwerge Theodoriton euperiston, ein aus vielen Zutaten bestehendes Universalmedikament nach der Vorschrift des *Antidotarium Nicolai*

344 ventouse (franz.): in einigen Gegenden Bezeichnung für Schröpfköpfe der Wundärzte beyne by yrem gemecht, eyne hant breyt da von. Vnd gyb yr darnach warmen wyne, dar inne gesotten sy wijsz peffer vnd lygnum aloes.

Vnd were ysz, daz dye frauwe den bresten hayt, daz an yrer süchten vnde yr czijt nyt gehabt hat gnüg, als sye byllich solt, so sal sye nemen eyn seckelin als lang als vier fyngere vnd eyns dümen breyt, vnd sal dar ynn dün negelyn vnd [wiß] lylgen worczel vnd rade mele vnd eschamonia. Vnde sal daz seckelyn woil bynden vnd eynen langen fadem, dar an laszen vnde yn daz | gemecht stoyszen. [35vb]

Vnde[345] were ysz, daz sye *yre* sücht nyt zü der rechter czijt enhette vnde hette doch vnder wylen zü viel materien von yr gan, ist sye dann eyn feyst fraüwe, so salt du y*r* laszen an dem rechten armen zü der lebbern vnde salt yr venthosen seczen an den lyp oder an dye beyne by yr gemecht vnd auch uff dye lenden. Vnd salt yr dysse nachgeschriben püluer machen vnd daz syeden yn regenwaszer vnd eszig yn eyme nüwen haüen [vnd salt die frauwe off den hauen] seczen, daz yr der dampff zu deme gemycht ynnegehe. Vnd also sal der püluer gemacht syn: Recipe malorum agristi corticis[346], papaueris[347], kariole[348], balastiorum, sanguis drakonis[349], bolum armeni ana ʒ i et fiat püluis. Vnde süth daz als vorgeschriben stet vnde gyb yr dar nach morgens vnd abents czü dryncken regen wasser, dar yn gesotten sy drachen blüyth vnd amatiste vnde royt wyräuche, yglichs glich viel, vnd gyb yr czessen czocker rosarum, vnd da myt wirt yr geholffen. Aüch ist güt, | daz man yr gebe zü eszen hyrsen, [36ra] dye do bereyt syn myt wyszer geysz myllich. Vnd dar vor ist güt aüch rehorn gebrant, daz mann yr daz gebe in warmen wyne zü dryncken, vnd daz hylffet sere woil.

Nv[350] wollen wir reden von eyme bresten, der den fraüwen geschijt der müter halben. Vnd ist eyn brest, der do czü male sorglich ist, vnde sterbent vil fraüwen dar ane, als ich dich hye bescheyden wil. Vnde der selbe breste ist czü latyn genant suspexione

---

2 lygnum] lignum KE || **4** als[1] – solt] *nicht in* KE || **5** negelyn] negelin K, neglin E; wiß] *über der Zeile nachgetragen* K, wyß E; lylgen] *korrigiert* aus: gylgen Z, lilgen *über der Zeile nachgetragen und korrigiert* aus: gylien K, lilien *im Text* E || **6** rade mele] raden mele K, raden melle E; eschamonia] aschomonia E || **8** yre] dye Z, yrer K, ir E; sücht] *danach nicht gestrichen*: yn hette Z, *nicht in* KE – *von den Editoren getilgt* || **10** yr[1]] ym Z, ir KE; venthosen] ventosen KE || **10/11** an[2] – oder] *nicht in* KE || **13** vnd – hauen KE; dampff *danach falsch wiederholt, nicht gestrichen*: zu dem dampff ir Z || **14** agristi] agresti KE || **15** corticis] *korrigiert* aus: certicis Z, *korrigiert* aus: cartikis K, cordicis E papaueris] *am Rand nachgetragen statt des auf der folgenden Zeile gestrichenen*: pagarum Z, *über gestrichenem*: pagarum K; sanguis drakonis] sagwinis draconis K, sagwinis || **18** amatiste] amastite E || **20** rehorn] rehe horn K || **22** *am Rand schwarz*: Ca xxxii K || **24** suspexione] suppoxione KE

---

345 vgl. Kapitel 131 bei Ortolf (Riha 2014: 97)

346 malum agrestis: wilder Apfel; Holzapfel

347 papaver: Mohn

348 scariola: Stachellattich

349 sanguis draconis: Drachenblut; dunkelrotes (Gummi-)Harz von Dracaena spec.

350 vgl. Kapitel 132 bei Ortolf (Riha 2014: 97)

matricis[351]. Vnd der selbe breste wyrt daz meyste deyl den frauwen, dye lange czijt ane manne gewest synt, als alde wytwyn vnde closter nonnen vnd alde fraüwen, von der gelüst wegen, daz sye der mann gelüste vnd yr nature kompt yr vnd yr nature virfulet yn yrem lybe vnd erstyncket daz hercze, also daz es glich ersticket vnde fallent czü wylen yn vnmacht, czu wylen sterbent sye. D*er* breste geschijt auch vnder- [36rb] wylen an frauwen, dye czü czijtlichen yr czijt hant virlorn. | Vnd ist ysz aber, daz der breste geschijt yn den fraüwen der mann bresten halbs, als vorgeschriben stet, so saltü yr seczen eyne ventose ynnwendig des beyns by yr gemecht. Were aber, daz der breste geschee, daz sye yr czijt czu czijtlich hette virloren, so salt dü yr dün dye obgeschriben arczedie myt deme seckelin.

Vnd[352] der brest geschijt aüch czu wylen, daz dye müter vszer yrer stat ist vnde get yn dem lybe von eyner stat czü der anderen vnde dye frauwe düncket, daz yr dye derme czüsnydden werden. Vnde daz geschijt von vbriger kelden. Vnd daz geschijt aüch czu wylen, daz der fraüwen yr czijt verstanden[353] ist. Vnd were ysz, daz sye den bresten hette kelden halben, so do yr dye arczedye, dye vorgeschriben ist von der kelden. Vnde qweme yr der brest, daz yr dye czijt virstanden were, so doe yr auch dye arczedye, dye vorgeschriben stet, vnd gyb yr czü dryncken rehehorn gebrant vnd mache sye nyesen, daz hylffet s[i]e sere. Dysz synt dye arczenye, dye do gesaget synt off passio matricis.

[36va] **Nv**[354] wollen wir reden von deme virgyfft, daz mann groszen konnigen vnd herren [virgijt]. Vnd dye virgyfft synt mancherley, eyn deyl ist kalt, daz ander deyl ist hytczig. Eyn deyl dodet czü stünt den menschen vnd ist gemacht von bosen [vnd] scharffen dingen vnd dye reüche rorent daz hercze vnd daz mensche styrbet do von zu stünt. Auch ist eyn deyl der virgyfft, daz virdaüwet sich yn dem magen als andere spyse, vnde wyrt zü blüde vnd daz bluyt virderbet daz güt bluyt, bysz [daz] ysz rüret dye heübt glydder, vnd als dann styrbet der mensche. Dye hulffe czü der sachen: Als balde der mensche prübet vnde der meyster dye sache vnde dye schült, so sal er ylen

2 closter nonnen] kloster frauwen K, closter frauen E; vnd – fraüwen] *nicht in* KE || **4** es] er Z, es K, iß E || **5** Der] da Z, Der *korrigiert* aus: Da, Der E || **6** virlorn *danach falsch wiederholt und nicht gestrichen*: Vnde ist ysz, daz der breste geschijt yn auch vnderwylen an fraüwen dye czü czytlichen ir czijt virlorn hant Z || **17** rehehorn] ree horne E; gebrant] gebraten E || **18** sie KE || **20** reden] sagen E || **21** virgijt K, thuit E || **22** vnd[2] KE || **23** rorent] *danach*: sich vnd Z, *nicht in* KE – *von den Editoren getilgt* || **25** güt] ander guit E; daz[3] K, daß E || **27** der[1] – vnde[1]] *nicht in* K; vnde[1]] adder E

351 suffocatio matricis: Hysterie, gedacht als Erstickung der Gebärmutter verbunden mit Ohnmachtsanfällen

352 vgl. Kapitel 133 bei Ortolf (Riha 2014: 97–98)

353 verstân/verstên: aufhören

354 vgl. Kapitel 138 bei Ortolf (Riha 2014: 101). Der Text bei Hesse weist wesentliche Unterschiede auf.

vnde dem menschen, dem also virgeben ist, geben dyncke, *daz da macht üßkützen* vnd vszwyrffet zü dem munde, als warme waszer vnd salcze vnde oley gemenget czusammen. Vnde gyb ym czü dryncken. Vnde were ysz sache, daz daz nyt inhülffe, so salt du ym geben gummi, daz da weset[355] in den lorebaümen, als czweyer eyer schalen folle | vnd als viel warmen wyns, so kotczet er alles myt eyn her vsz. Vnd dar- [36vb] nach salt dü yn spysen myt myllich vnd bottere, dann daz weychet sere vnde drybet den bosen gesmack von dem virgyfft. Vnd were ysz sache, daz du merckes, daz der mensche fe[s]t were, so saltü yme geben [dinck], daz drybet, noch dem es noyt ist.

Nv[356] wollen [wir] reden von den füszen, dye do geswollen synt vnde locherícht vnd rynnent myt waszer. So salt dü nemmen lyttergyrüm vnde menge daz myt eszig vnd nym baüm oley vnd mache dar vsz eyn salbe vnd smere dye füsze. Sprycht Galienus: 'Ys*t*, daz du leszest eyner fraüwen, dye do swanger ist, so wyrt yr daz kynt abegeen.' Vnd were ysz, daz eyne swanger frauwe hette eyn swere scharff sücht, als febres oder der glichenysz, so styrbet dye fraüwe zü stünt, wann sye der süchten nyt lyden mag von der beswerünge, als sye swanger ist. Eyne fraüwe, dye do blüth, kutczet[357] als balde, als yr czijt vnd kranckheyt kommet, so | stylt sich daz bluyt. Eyn fraüwe, dye [37ra] do swanger ist, als balde sye dürchfertig wyrt, so ist czu virsorgen, daz daz kynt abegee, wann dye krafft des vszlaüffs virdrybet aüch daz kynt. Wann eyner fraüwen wyrt passio matricis, daz ist suspoxione matricis, oder sye horet, daz sye nummer kynt me gewynnet vnd dreyt vnd geschijt yr brest da von vnde kommet yr nyesen da von, daz ist eyn güt czeychen, wann daz nyesen wyset dye rey[nig]ünge des lybes. Wann eyner fraüwen [sich] ir czijt virwandelt yn der gestalt vnd kompt aüch nyt yn der czijt, [als es billich kommen solde], daz ist eyn czeychen, daz yr lyep bedarffe eyn rey[nig]ünge. Eyne fraüwe, dye swanger ist vnd yr brüst stomplingen weyche werdent, daz ist eyn czeuchen, daz ir daz kynt abe wil gane. Wilt dü prüuen, ob eyne fraüwe drage oder nyt, so salt du yr geben waszer, da honig ynn gemenget sy. Hayt sye dann krymmen im lybe, so get sye myt eyme kynt, ist des aber nyt, so dreyt sye keyns. Daz meysteyl vnder den frauwen, wann sye knaben dragent, ist schone vnd heyder, vnd ist wyeder syns, wann sye meget | dragen. Wann der fraüwen gemycht ist [37rb] kalt vnd dürre oder fücht, so wyrt sye keyn kynt gewynnen, wann dye kelde vnd

1 daz – üßkützen K, daß da macht auß kotzen E, vsz kotczet Z || **2** vnd[1] – munde] *nicht in* KE || **8** fest K, vest E; dinck KE || **9** *am Rand schwarz*: Ca xxxiv K; wir KE || **10** lyttergyrüm] littergirum E || **12** 'Yst] Ys*z* Z, ist K; daz[1] *über der Zeile nachgetragen* Z; leszest] sihest E || **13** hette] *nicht in* E || **17** virsorgen] sorgen E || **19** suspoxione] suppoxione KE || **20** gewynnet vnd dreyt] gedreyt K, gedregt E || **21** reynigünge K, reinigung E || **22** sich KE, ir czijt *statt den gestrichenen*: sich nye Z || **23** als – solde K, alß sie komen solt E || **24** reynigünge] reynigunge K, reinung E; stomplingen] *danach gestrichen*: vnd yre brüste Z, *danach gestrichen*: yre brust K || **25** daz[1] – czeuchen *über der Zeile nachgetragen* Z || **30** kynt] *nicht in* E

355 wächst

356 Dieses Kapitel mit Prognosen für Frauen ist bei Ortolf nicht belegt.

357 sich übergeben, brechen

dürrekeyt belebert dye natüre vnde macht yr keyne crafft. Aüch wann sye fücht vnde sclymig vnd glath ist, so virlybet keyne natur da ynn. Vnd wann [eyne frauwe] yre czijt nyt ynehayt vnde hayt keynen bresten dan alleyne, daz sye swache ist, so saltu wiszen, daz sie myt eyme kynde geet. Vnd ist ysz, daz yr harn ist drübe vnd styncket, so dreyt sye eyn medechin, ist ysz aber sache, daz der harne woil rüchet vnd smecket, so dreyt sye eynen knaben, vnd synt czwey gude czeychen. Vnd eyne fraüwe, dye überig feyste ist oder überig mager ist, sye wirt nyt dragen. Vnd eyne frauwe, dye dragende ist vnde hayt yr czijt stetlich myt, da ist zü sorgen, daz daz kynt abegee, wann daz kynt ynphangen ist in daz vnderste deyl der matricis. So hylfft noch wysset nüst me dann alleyne dye nature vnd samen, vnde dye ander krefft von der spysen synt alleyne knechte dar czu. Dyese vorgeschriben synt czeychen yn der frauwen vnd [daz buch ist] also vsz.

[37va] Als ich angesehen hane des herren genade vnd willen, daz ym dye arczedye gelyebet, so hane ich gedacht, syner genaden wyllen czü erfüllen vnd wil hye schryben, wye der meyster den sychen fragen sal, so er czu ym kommet, daz syner vnd myn czu gedencken sy von vnsern nachkommenden, dye dysz büche anesehent.

In godes namen wollen wyr anefahen. So der meyster kommet czu dem sychen, so sal er yn fragen, was yme wehe düt ane syme lybe. Vnd ist ysz, daz ym der syche antwürt: 'Ich han eynen alden bresten im lybe, daz mich drenget', so sal er fragen, in welcher czijt dye krancheyt yn dryng*e* yn dem tage, ob dye sücht yn drenge yn dem dage dann in der nacht oder wyeder syns. Aüch, ob yn dye sücht me drenge in der kelde des dages oder nyt, oder yn der hytcze. Auch salt yn fragen, ob dye sücht me drenge, wann er geszen hayt oder wann er nüchtern ist, vnd ob sye yn me drenge [...]
[37vb] dye da hytczig synt vnd wann er gyszet[358] | oder dryncket. Auch, ob er me gedrenget werde, wann er yszet dinge, dye da lycht synt. Auch saltü yn fragen, ob er wee habe, wan sich der büche blewet, als er den athüm holet. Auch saltü me fragen, weliche spyse ym aller sanffte doe, dye er geszen habe, dye süre oder dye susze, starcke oder

1 belebert] v-rleurt E || **2** eyne frauwe K, eine fraue E || **3** ynehayt] enhät K, enhait E || **3/4** swache – sie *am Rand nachgetragen* Z || **4/6** Vnd – knaben] Eyne frauwe die mit eyme kinde geet ist es daz ir harn wol smecket so dreyt sie eynen knaben vnd wann ir harn ist drübe vnd stincket so geet sie mit eyme meytgin K, Eine fraue die mit einem kinde geit ist iß daß ir harn wol smacht so dreit sie einen knaben vnd wanne ir harn ist drube vnd stinckt so geit sie mit einem metgin E || **6** knaben *danach gestrichen*: vnde wann yr harne ist drübe dann gütt Z; vnd – czeychen] *nicht in* K || **7** sye] *nicht in* KE || **8** hayt – myt] hait yre czijt stetlich mit K, enhait ir zeyt stetlich nit E || **12** daz buch ist K, daß buch ist E || **14** gedacht] *danach*: vmbe Z, *nicht in* KE – *von den Editoren getilgt* || **15** daz] *danach*: er, *nicht in* KE – *von den Editoren getilgt* || **20** drynge] dryngen Z, drengen K, dreng E || **20/21** ob – dage] *nicht in* E || **20** yn[3]] *danach*: me K || **22** oder nyt] *nicht in* KE || **23** drenge[2]] *danach etwas Unleserliches durchgestrichen* dincke [?] K;] *etwas fehlt* ZKE, *vielleicht ein Archetypusfehler* || **24** vnd] *gestrichen* K, *nicht in* E || **26** sich der] er den KE

358 essen

bytter oder anders smacke, vnde wann ym aller bast sy, wann er ruwet oder wann er sich ubet.

Ist, daz der siche ym antwürt: 'Yn der hytcze von dem dage beswert es mich, vnd so ich mich me üben, so myr swerer ist. Aüch so dürste mich nyt dann ewenig vnd gane woil czu stüle vnd swytczen aüch. Vnd alle ding, daz ysz susze vnd ist scharff oder bytter, daz besweret mich me dann daz süre ist.' Daz ist eyn geczügnysse, daz syn krancheyt kommet von dem blüde, daz do fücht ist vnd hytczig. Vnd wes yn besweret yn der hytcze des dages vnde wann er ledig ist von der spysen vnd wann er sych ubet vnd wann er yszet dincke, daz do scharff ist, susze ist oder bytter, vnd hytczig spyse, daz ist alles | blüdes natüre vnde complexien. Vnd wann er sprychet, [38ra] daz yn nyt dürstet [zu sere] vnd daz er wol zü stüle gehet vnd vil swytczet, daz ist alles geczugnisse von der füchtekeyt des bludes, als ysz ist hytczig vnd fücht.

Vnde were, daz der syche spryche, syne wee ist groszer yn der hytze von dem dage me dann yn der nacht, vnd dürst yne czü male sere, vnd wann er sich übet, so ist ym czu male wehe vnd der münt ist yme dürre vnd bytter vnd mag nyt czu stüle gane [noch switzet] vnd wann er yszet spyse, dye do susze, hytczig oder scharff ist, so besweret sych syne süchte ye me, alles daz ist geczugnisse, daz ysz kommet von der colera rubea, dye hytcziger vnd dürrer natüre ist. Waz er sprychet, daz ym me wehe ist yn der hytcze von dem dage vnde daz yn sere dürstet, vnde so er sich vbet, so ist ym wee, vnd wann er yszet ding, daz susze, hytczig ist vnde scharff ist, so besweret sich syn sücht, daz synt alle czeuchen von der colera, dye hytczig ist. Vnd daz er sprychet, daz ym der munt dürre vnd bytter ist | vnd mag nyt czü stüle geen noch [38rb] swytczet, daz ist alles czeychen der dürrekeyt von der colera rubea, daz do dürre vnde hytczig ist, vnd do von kommet sine süchte.

Vnd ist ysz, daz er sprychet, daz syne sychtage beswerent sich ye mee yn der nacht vnd yn der kelden oder külden des dages vnde wann er der spysen folle ist, so rüwet daz wethüm, yn dürste aber vnde der münt ist ym dürre vnde mag nyt czu stüle geen, so mag er nyt swytczen vnd alle ding, daz ist hytczig, süsze, scharff vnd bytter, daz doyt ym zü male sanfft, alles daz ist geczügnisse, daz der breste kommet von der colera nygra, dye dürre vnd kalt ist. Vnd daz er sprychet, daz syne sucht besweret sich wydder nacht vnd yn der kelden des dages vnd rüwet, wan er sath ist, vnde waz kalt ist, daz dut ym wehe, daz ist alles eyn czeüchen der kelden von der colera nygra. Vnde daz er sprychet, daz yn dürstet vnd der münt ist dürre vnd ist vnd mag nyt | [czü stule] gen noch nyt swytczet. Aüch daz wyset dye dürrekeyt der colera [38va] nygra, dye dürre vnde kalt ist, vnd da von kommet syn sücht. Vnd ist ysz, daz er

1 oder anders smacke] *nicht in* KE || **5** ysz] *nicht in* KE || **11** zu sere KE || **16** noch switzet K, noch switzt E || **18** colera *danach gestrichen*: nigra vnd Z; rubea] *danach*: vnd, *nicht in* KE – *von den Editoren getilgt* || **26** kelden oder külden] kulden K, kelten E || **30** nygra] nigra KE || **33** nygra] nigra KE; münt *danach gestrichen*: sprychet er Z || **34** czü stule K, zu stoil E || **35** nygra] nigra KE sprychet, daz sich syn sücht besweret ye mee in der kelden der nacht dann in der kelden des dages vnde wann er sath ist, so rowet *es*.

Vnd sprychet, daz yn nyt dürstet vnd der münt ist ym aüch nyt dürre vnde mag wol czu stüle gene vnde swytczet vnde was hytczig, susze, scharffe oder bytter ist, daz doyt ym czü male sanffte, vnd waz süre oder kalt ist, daz doet yme wehe, *a*lles daz ist geczügnysse, daz syn brest ist von der flecma, dye do kalt vnd fücht ist. Vnd daz er sprychet, daz syn sücht besweret sich wyeder dye kelden des nachts vnd morgens vnd wann er sath ist, so rowet ysz, vnde waz hytczig, süsze vnd scharff oder bytter ist, daz doet ym sanffte, daz ist alles geczügnisse der kelden von dem flecma.
[38vb] Vnd daz er | sprychet, daz yn nyt dürstet vnde der münt ist ym nyt dürre vnde get woil czu stüle vnde swytczet woil, daz ist alles eyn czeuchen der flecma, dye fücht vnd kalt ist, vnde da von kommet syn sychtage.

Aüch salt dü den sychen fragen, wye ysz yme smacke, daz er yn den münt nymmet oder daz er rüchet. Ist ysz, daz der syche sprychet, der münt sy ym süsze, so salt dü merken, daz syne sücht ist von dem blüde. Vnd were ysz, daz er spryche, der münt sy ym bytter vnd dürre, so saltu prüben, daz dye colera rubea hayt yn überweldiget. Vnd were ysz, daz er spryche, daz der münt süre vnd dürre sye, vnd daz salt dü prüben, daz colera nygra hayt sich an yme uberweldiget. Vnd were ysz, daz er spryche, daz ym der münt were virsalczen vnd fücht, so salt dü prüben, daz syn brest ist, daz flecma an ym geweldiget. Vnd also synt dye fragen vsz vnd auch dye antwort,
[39ra] dye eyn meyster | fragen vnd prüben sal vnd darnach des sychen plegen nach dem, daz er krancke ist. Vnd da myt ist syn wercke getrüwe vnd sicher vnd dye hülff ist von godde.

---

2 es] der mensche Z, es K, iß E || **4** was *korrigiert wohl aus*: wasz Z || **5** alles] talles Z, alles KE || **16** münt] *nicht in* E || **18** nygra] nigra KE || **22** getrüwe] guit E

Buch 2
39ra–138vb

https://doi.org/10.1515/9783110730395-007

Ich Hesse von Salynsz in dem jare fünff düsent hündert vnde syeben vnde acht- [39ra] czig jare, als vnse*r* got geschüffe hymme*l* vnde erterych nach der Jüdden czale, daz ist dye jare viercze[hen]hündert vnd syeben vnd czwenczig[1], waz ich czü Trarebach vff der bürg genant Grevenbürg[2] by deme wolgeboren graüe[n] Johann[3] graüe[n] zü Spanheym vnde von syner genaden geheysz wegen sasz ich an syner syten vnde worden wyr also reden von der arczedye, vnde w[i]e dye practica were über dye künst, vnd dye schonheyt von der arczenye, als dann der vorgenante wolgeborn herre eyn genügen vnd wollüst myt der [selben] künst hayt. Also sprach ich: ‚Genediger herre, es yst ytzunt sesz vnd fünfczig jare, daz konnig Karle[4], | konnig czü Franckerich, der [39rb] synlosz wart, czü Parysz gekronet wart. Do was ich by eyme groszen prelaten vnd fürsprechen yn parlament, der selbe genant [was] her Phylipps[5] von Safosin, da fant ich eyn büch in crysten schryfft vnd franczoser sprach geschrieben, dasselbe büch i*ch* von franczoser czü ebreyscher sprache gesaczt han. In dem selben büche dye beste practica ist, da von ich ye gehort han, vnd ist genant dye „Heymelich practica[6]“. Vnd dye selbe practica eyn wyser hoher meyster gedycht vnde yn eyner solicher formen gesaczt hat, der do genant was meyster Johans Gamye[7].‘

Vnd als der vorgeschriben myne genediger lieber herre virhort von syner edelkeyt vnd ere den lob vnd prysz des büchs, do wart er des selben büchs gyrych vnd sprach zu mir, were ysz, daz ich yme daz büche czü düscher sprache seczen vnde machen wolte. Des bede er mych vnd wolde syner nummer gegen mich virgeszen. Dar vff ich mych bedacht vnde sache an dye begerde vnd wyllen des vorgenanten |

---

1 Hesse] lesse E; Salynsz] Salinß K, Salnisße *oder* Salinsße E || **2** vnser] vnsere Z, vnserer K, vnser E hymmel] hymmels Z, hyemel K, hiemel E || **3** vierczehenhündert] viertzehenhondert K, virtzenhundert E; Trarebach] Traurbach K, Trauerbach E || **4** Grevenbürg] Grouenburch E; graüen^1 E graüen^2 KE || **5** Spanheym] Spanheim KE; geheysz] geheyßen E; wegen] *nicht in* KE || **6** arczedye] artzenye K, artzdie E; wie KE || **7** vnd *danach nicht gestrichen*: ist Z; arczenye] artzenye K, artzdien E || **8** genügen] gnad E; selben KE || **9** Karle] Karell E; Franckerich] Frangrich E || **10** Parysz] Parijß K, Pariß E || **11** was K, waz E; Phylipps] Philipps K, Phlips E; Safosin] Sapheyen E || **12** crysten] cristen K, krichschen E || **13** ich] ist Z, ich KE || **16** *am Rand schwarz*: auctor libri E; Johans Gamye] Johannis Gamie, *am Rand schwarz*: Jō gamie E || **17** syner] dusßer E || **20** wolde syner] wolde syn K, woltes E

---

1 Das jüdische Jahr 5187 entsprach der Zeit zwischen dem 2.9.1426 und dem 22.9.1427 des julianischen Kalenders, die beiden vom Verfasser angegebenen Jahreszahlen gelten demnach für die Zeit zwischen dem 1.1.1427 und dem 22.9.1427.

2 Burg Grevenburg in der Gemeinde Traben-Trarbach, Kreis Bernkastel-Wittlich, Bundesland Rheinland-Pfalz

3 Graf Johann V. von Sponheim (um 1359 – 24. Oktober 1437)

4 Karl VI. der Wahnsinnige (3.12.1368 Paris – 21.10.1422 Paris) wurde am 4. November 1380 in Reims zum König von Frankreich gekrönt.

5 Die Person lässt sich nicht eindeutig identifizieren.

6 Gemeint ist das *Liber secretum practice medicini*, das Johannes Jacobi (13. Jh. – 1384), Kanzler und Professor der Universität Montpellier, auf Befehl des französischen Königs Karl V. verfasste.

7 Die bei Hesse angeführte Form des Namens *Gamye* geht wahrscheinlich die auf die französische Aussprache des Namens (Jean Jacmé) zurück.

[39va] herren, vnd als ich dann aüch myne dage meynen czü virschlijszen vnder synern genaden herschafft, wye wol daz mir doch daz selbe etwe wyeder vnde swere was des halben, daz ich dütsche sprache nyt wol vnd nach myme wyllen kann, vnd des halben ich auch daz virsorgen, daz villicht dysz büche in eyne fremde hant kommen mocht vnd dann dye wyrdyge künst also czu gemeyne vnd darnach virsmehet werden mochte, vnd doch so hane ich dar vmbe nyt gelaszen vnde hane erfullet dye begerde vnd willen des vorgenanten myns genedigen lieben herren, wand ich gesehen han, daz ym woil ist myt den künsten, vnd alle ding virsücht, [so] hane [ich] gedacht, ym czü schriben daz vorgeschriben büche, off daz er dar ynn sehen moge, wye dye süchten syn vnd yre czeüchen vnde wye sye auch genant syn, vnd daz sal auch synen genaden indechtig syn, off daz er nyt myszgryfen[8] werde.

[39vb] **N**u byeden ich alle dye ye*n*e, dye dysz büche lesen werdent, fyndent sye etwas dar ynn, dyz yn der sprache oder synne virkart ist, daz wollen sye mir nyt wysen oder achten der künst halber, sünder der sprachen halb, dye ich nyt wol gereden kann. Vnde were daz selbe also düt, deme wolle de*r* almechtyge got syn ewig ryche mytdeylen, yme vnd aüch deme vorgenanten wol geboren herren, dürch des wyllen dysz selbe büche also geschriben ist. Vnde daz buche stet hye nach von wort zü worte, als ysz der vorgenant meyster Johans Game gemacht hayt, als ich ysz yn franczoser sprache fant vnd ich darnach zü ebreysscher vnd nü als hye zü dütscher sprache bracht hane. Der almechtig scheffer gebe myr syne genade, daz ich yme alleczijt synen willen doe vnd früntschafft behalde des vorgenanten myns genedigen lieben herren. Vnd also hebet sich daz büche an.

Incipit secundus lyber

[40ra] **I**ch meyster Johans Gamye byn geheyszen von dem konnige von Franckerich, vnser herre got mere syne ere, des name ist konnig Karle, zü Parijsz syne wonunge, vnde by ym stunde füre viel fürsten vnde herren in den jaren, als mann czalte nach Cristus gebürt [tausent] drühündert vnd achtczig jare, sprache der konnig vorgenant: ‘Ich byeden dich, daz dü myr machest eyn büche vnd eyn practike der arczedyen, so dü kürczer machest nach conplexien vnde naturen der lüde, dye [in] dyeser czijt sint, wanne ysz numme byllich ist, der lude zu plegen nach der arczedyen der alter czijt, wann *yre* complexien waren starck, vnd besehen dich vnd doe es nach dyner virnüfft

5 dann] daz KE || **8** so KE; ich E || **11** indechtig] indenglich E || **12** yene] yeme Z, yene K, ghene E fyndent] *nicht in* E || **13** virkart] virkurtzt E; wysen] virweysßen E || **15** der] dem Z, der KE || **18** Game] von Gamye K, von Gamie E || **22** an] ane. Aue Maria E || **24** Johans] Jehanne E; Gamye] Gamie E Franckerich] Frangkrich E || **25** got] *danach* ere Z, *nicht in* KE – *von den Editoren getilgt*; Karle] Karel E; Parijsz] Parijß K, Pariß E || **26** füre] e *oben nachgetragen* Z, vür K, *nicht in* Z || **27** tausent *fehlt* ZKE || **29** dye *aus* dyes *korrigiert, danach gestrichen* dyer Z; in] *über der Zeile nachgetragen* K, in *im Text* E || **31** yre] er Z, yre K, *nicht in* E; besehen] besyn K, besin E; dich] *danach* nach Z, *nicht in* KE – *von den Editoren getilgt*

8 misshandeln

vnd wysheyt vnd myt hülffe der wyszheyt dyner büchere. Vnd wollent myr daz büche schicken in groszer heymelkeyt, so wil ich ysz besclyszen in myne beheltenysse[9] vmbe willen, daz ich gracie vnd lütselichkeyt zu vch habe.'

Vnd ich, der dychter des büchs, zu behalden daz gebot | des konnigs, gynge ich [40rb] vsz, mich zü beraden myt wysheyt der bücher, dye alt syn, der wysheyt geprijst ist me dann gymme[10] vnd golt. Vnd han mich gegürt myt flyszekeyt der gerechtekeyt vnde hane den synne pondereret[11] vnde gewegen, nyt myt wyeder strydünge zü dün den wyllen des, [d]er mich gebeden hayt vnd ich syne begyrde zu erfüllen, vnde hane ysz gesücht yn den büchern der arczedyen, die zü prijsen synt. Da hane gesücht vnde gelüwet in den büchern Avicenne, Rasi, Allexandri[12] vnde vil yren glichen. Vnd hane getreden vnd gesücht yn dem phat der wysheyt vnd han erlesen die würczel von der arczedyen vnd han den stamm abegenommen vnd dye czwye. Vnd d*y*e virlengünge der meyster hane ich achter[13] gelaßen vnde han nyt getreden yn den weg der alten yn wyrdekeyt der wysheyt, wan zü wylen hane ich erlenget vnd czü wylen gekorczyget von myr selbest, als ich gewonnet vnde virsücht hane | alle myne [40va] lebetage.

Vnd waz ich versücht vnde recht fünden hane, daz hane ich geschriben, wann ysz sechtczig jare ist, daz ich mych gesterket hane yn der arczedyen. Dar vmbe so han ich gemacht dyese practica, dye da me dann alle wurcze gepryset ist, vnde hane sye genant dye „Heymelich practika", dar vmbe, daz mann sye nyt sal enblüszen noch endecken den, dye bresthafftig syns synt, off daz dye wysheyt nyt virsmahet werde vnde nyt ynkomme yn dye hande eyns virsmaheten vnd nyedern mans, der da blynt sy yn dem angesychte der arczedyen vnd der wysheyt, vnd hane sye gesa*nt* czü myme herren dem konnig.

---

1 vnd[2] – wyszheyt] *nicht in* E; wollent] wils E || **2** beheltenysse] gehalt KE || **3** gracie] gracia E lütselichkeyt] lutzelligkeyt K, lutzellicheyt E; vch] dir E || **5** mich] *danach*: vsz, *nicht in* KE – *von den Editoren getilgt* || **6** flyszekeyt] frijßigkeyt K, froßhet E || **8** der KE || **9** prijsen] Pariß E; hane] *danach*: ich *nicht in* KE – *von den Editoren getilgt* || **10** Rasi] Rasoni E || **11** hane getreden] geroden E || **12** dye[2]] dyer Z, *nicht in* KE || **13** virlengünge] virlegung E; getreden] geriden E || **15** virsücht] versucht K, ersucht E; 40va] *Am linken Rand Nachträge schwarz, in roten Rahmen, jeweils auf einer Zeile eine Nummer, darunter eine Zeile Text, nicht gekennzeichnet, wozu es im Haupttext gehört. Hier, um Platz zu sparen, nebeneinander, die Zeilen sind mit Schrägstrichen markiert*: I / sucht in ganczē haupt / ii / hirn̄ sucht / iii / hirn̄ sucht alein / vii / ein wunderliche vnsynnickheit / x / melancolye / xii / sucht hinden in dē haupt / xiii / sant vallentinus sucht Z || **17** recht] gerecht KE || **23** sy yn] *nicht in* E; gesant] gesanten ZE, gesant K

---

9 gehalt: Behältnis

10 gimme: Edelstein, Juwel

11 pondero: abwägen, erwägen

12 Alexander von Tralleis (6. Jh.): byzantinischer Arzt, der in seinem Hauptwerk *Therapeutika* Pathologie und Therapie innerer Krankheiten von Kopf bis Fuß abhandelt.

13 afterlassen: liegen lassen, unterlassen

[Liber I]

Vnde hane sye auch gedelt yn sehs deyl. Daz erste deyl ist von allen kranc-heyden des heubts vnde was arczedyen dar czu horen, vnde daz ist gedeylt yn nün capyttel. Daz ander deyl des büchs ist von dem magen münde vber sich, daz mann [40vb] nennet dyaparma[14], | daz ist von dem büche vnde herczen vnd magenmünde vnde nyedenwendig deme dyaparma, als dye lebber, mylcze vnde gederme. Daz drytteyl des büchs ist von de*n* bresten, dye da kommen mogent von dem dyaparma nyeden-wendig bysz an dye palman[15] oder ballen der schenckel. Daz vierde deyl des büchs ist von de*n* bresten, dye kommen mogent von den ballen der schenckel bysz [vnden] an dye füsze. Daz fünffte deyl dysz büchs ist von dem bresten, das kommen mag yn allen glyedern myt eyn. Daz sehste deyl dysz büchs ist von den bresten, dye kommen mogen yn allen glydderen als febres.

Das erste deyl dysz büchs hayt nün capyttel. Daz erste capytteyl saget von dem wehe des heubts, daz ander capittel ist von dem bresten der aügen, daz drytte capittel ist von dem bresten der gorgeln vnd waz si*e* vmbe sich begryffet, daz vierde [41ra] capittel ist von dem *bresten* | des *heübts* genant vertigo[16] vnd enpilimancia[17], daz ist Sant Valentyns sücht, vnd von deme bresten genant incobüs[18], daz ist, wann den menschen dünckt, als er scleffet, daz er geladen sy myt swerden, daz er nyt eyn glyet gewegen moge. Daz fünffte capittel ist von dem frenatico[19], daz ist, als eyn mensche raset. Daz sehste capittel ist von dem menia[20], daz ist aüch, als eyn mensche raset. Daz sebende capittel ist von der melancolia, daz achte capittel ist von der lyttergyr[21], daz nünde capittel ist von der apopilicia, daz ist aüch eynerley von Sant Valentinus

---

5 dyaparma] diaparma E; 40vb] *über der Spalte rot*: secundus liber ii, *darunter rot*: daz ander büche Z; vnde herczen] *nicht in* E || **7** den] dem ZE, den K; dyaparma] diaparma E || **8** palman – oder] *nicht in* KE; deyl *danach wiederholt und nicht gestrichen*: deyl Z || **9** den[1]] dem Z, den K, dē dē E; den[2]] dem E vnden KE || **10** dysz büchs] *nicht in* E; das] daz K, der E || **11** eyn *am Rand nachgetragen* Z || **13** *am Rand rot*: secundus liber incipit Z, *am Ende der vorherigen Zeile rot*: secundus liber K, *am Rand schwarz*: daz erst deil hat ix capittel E || **15** sie] sich Z, sie KE || **16** bresten] heübt Z, bresten KZ heübts] bresten Z, heubtz K, heubts E; enpilimancia] epilimansia *aus* eüpilimancia *korrigiert* K, enpilmancia E || **17** Valentyns] Valentinus E; incobüs] incübus *korrigiert aus*: incobus K, incobus E || **18** glyet e *über der Zeile nachgetragen* Z || **20** menia] menia *aus* menya *oder umgekehrt korrigiert* K, manya *korrigiert aus*: menya E || **21** lyttergyr] littergir KE || **22** apopilicia] apopalicia E

---

14 diaphragma: Zwerchfell

15 palma: die flache Hand: Im *Secretarium practicae medicinae* (vgl. Bloedner 1926: 10) steht an dieser Stelle *ad sciam*; scia: Hüftbein

16 vertigo: Schwindel

17 epilepsia: Epilepsie, Fallsucht

18 incubus: Alpdrücken

19 phreneticus: der tobende Mensch

20 mania: Wut, Tobsucht, Raserei, Geisteskrankheit

21 lethargia: Apatie, Desinteresse, Schlafsucht

suchten, doche so ist vnderscheyt do czüssen der aplimancia vnd der apopilicia, wann dye aplimancia ist, wann eyns gefallen ist, so czabelt[22] ysz doch myt allen synen glyddern, vnde dye apopilicia ist, so eyns nyt czabelt, als ysz gefallen ist, vnde lyt als eyn doder off der erden, als er gefallen ist. Des heubtes bresten ist genant accidant vnd czü | krysche ist ysz genant suda. Vnde der selbe breste mag kommen [41rb] vber alle yn daz heübt vnd der name süda ist dar vmbe, daz dye sücht daz heübt myteynbegryfft vnd kommet aüch czu wylen yn daz halb heübt.

Der erst breste yn dem heübte ist genant süfflia[23], daz bedüdet, daz eym daz heübt myt eyn wehe düt, dye ander ist yn dem halben heübt vnd ist genant güttamigrena[24]. Dye drytte sücht ist genant homopitopia, daz bedüdet, daz der breste ist an eyme deyl des heubts. Dye erste sucht ist yn dem ganzen heübt myt eynander. So mag ysz wol gescheen, daz der bresten ist praccolixa, daz bedüdet, daz der brest kommet *von* andern glyddern dan von dem heubt, vnd geschijt aüch zü wylen von dem heubt selbest. Vnd ist ysz, daz der selbe bresten des heübts geschijt von eyme andern glydde, so magest dü yz erkennen nach dem wehe oder nach dem bresten des glyts, da [von] | daz wehe kompt. Dye hülff dar vor: Mann sal yn pürgeren vnd fegen [41va] an dem glydde, da von der schaden kommet. Als kommet der bresten da von, daz der mage folle ist vnd reüpset über sich vnder von andern glydderen, des glychen. Vnd were ysz, daz der breste qweme von dem heübt selbs, so ist byllich, daz man [inne] pflege myt crysteren, dye do scharff syn, vnde czühet an sich vnd feget daz wee des heübts. Aüch sal man syn plegen myt syropen, dye dye materyen czijdigen, da von der brest kompt. Aüch sal mann den sychen legen in eyne stad, dye do fynster vnde nyt heyder ist vnde [doch] nyt czu male fynster. Vnde sal mann nemen eyn donne lynen düche vnd sal daz düncken yn dysz nachgeschriben oley vnd sal ym daz heübt scheren vnd daz düche dar üff legen, da daz wee gewonlich ist. Recipe: Oley laürini, oley nücis cipricis, oley camamille, oley opancinum[25], ana[26] ʒ iiii, et misce opancinum, daz ist oley, daz gemacht ist von olyueten, dye vnczidig syn.

---

1 aplimancia] eplimansia [?] *Korrekturen im Wort* K, apoplimancia E; apopilicia] apoplisia [?] *Korrekturen im Wort* K, apopelicia E || **2** gefallen] *am Rand*: nota Z || **3** als – ist[2]] *nicht in* KE || **7** heübt *danach gestrichen*: der ist Z || **8** *am Rand rot*: i Z, *am Rand schwarz*: Ca i^{m} K; erst *korrigiert aus*: erste Z süfflia] süfflia *gestrichen, darüber* soda K, sufflia E || **9** genant *danach gestrichen*: dye drytte sücht Z || **10** güttamigrena] gutta migrema E || **13** kommet] ist vnd kompt E; von[1]] vnd Z, von KE || **16** von] uon K, von E || **19** inne E || **23** doch KE; nemen] man ime E; donne] dunne KE || **26** camamille] cammille E; opancinum[1]] oponcinum E || **26/27** opancinum[2]] oponcinum E

---

22 zabeln: regellos die Glieder oder den ganzen Körper bewegen, mit den Gliedern hin und her fahren, zappeln

23 Bei Johannes Jacobi *De soda et de passionibus sensum exteriorum* (Bloedner 1926. 13)

24 ? hemicrania: anhaltender, streng einseitiger Kopfschmerz

25 opancium: Olivenöl aus unreifen Oliven

26 ana: von mehreren Ingredienzen die gleiche (angegebene) Menge

[41vb] **D**er meyster sal heyszen, daz mann dem sychen dye hende vnd dye füsze vmmer dar ryb*e*, dan daz ryben hylffet den sychen, daz er lychtlich swytczet vnde brenget aüch, daz der syche suberlich vnd süszeclichen scleffet. Auch sal er heyszen, daz mann ym lasze an dem arme, an der adern genant cephalica, vnd an dem andern dage sal mann ym laszen mytten an der styrnen vnd darnach des andern dags, daz ist des drytten dages. Vnd weres ysz, daz daz wee stede were vnde nyt üffhoret, so salt dü nemen dry droppen oley narti vnd lege daz [ime] yn dye oren, daz ez warme vnde weyche sy. Vnd were ysz, daz daz wehe noch stede vnd starcke were, so saltü nemen oley rosarum vnde salt ysz ym yn dye oren gyszen.

Vnd were ysz, daz du merkes, daz der brest des heübts qweme von bronst vnde sterke der febres, so salt dü dysse nachgeschriben krüder nemen vnde stoyszen vnd
[42ra] lege sye yn eyne düche vnde lege sye üff daz heübt. | Recipe: Rosarum rubearum folium[27], papaueris albi[28], mymeta, ana manum plenam vnam[29], coxiantur[30] grosso modo[31], et fiat catfelma. Vnd darnach saltü dysse nachgeschriben crüter wol stüszen vnde in eyme düche vmb dye styrnen bynden. Recipe: Fenicolum agrestum[32], opidawatis, ana ʒ i, lactucis,[33] malsus, succis papaueris albi, ana tantum süfficit[34], et fiat catpfalma[35]. Aüch syne spyse sal sin benetsche, porczel[36], mel*an*, cücümer[37]. Vnde sal eszen jünge hüner vnde sal dryncken thysana[38], daz ist gersten waszer. Vnd were ysz, daz dü ym wyne dryncken gebes, so saltü ym fyel waszers dar ynne düne vnd sal sich nyt vben noch auch viel reden.

Vnd weres, daz der bresten des heübts qweme von k*a*lder materien, so sal mann dysse nachgeschriben arczenye legen dar, da ym wee ist, als warme er ysz lyden mag.

---

1 heyszen] heyßen K, heischen E; hende *danach nicht gestrichen*: ryben Z || **2** rybe] ryben Z, rybe K, reyb E || **3** suberlich r *über dem Wort nachgetragen* Z; suberlich vnd] *nicht in* KE; süszeclichen] süßlich K, sußlich E; scleffet] slaffen wirdet K, slaifft K || **4** cephalica] cepfalica K || **6** dages] *danach fehlt möglicherweise etwas* ZKE || **7** narti] marti E; ime E || **8** weyche] lew K, lauwe E || **13** mymeta] mimeta E || **15** agrestum] agrestis KE || **15/16** opidawatis] opidawiatis E || **16** ʒ] *Korrekturen* ʒ Z, *Korekturen, zwischen den Spalten* ʒ K, ʒ E; malsus] malfus KE; succis ZKE; albi] album E || **17** catpfalma] catfaphia [?] E; melan] melaü ZK, melem E || **18** dryncken] bibere E; thysana] thisana E || **19** ym[1]] *danach*: gebest Z, *nicht in* KE – *von den Editoren getilgt* || **21** kalder] külder Z, kalder K, kalter E

---

27 Blätter roter Rosen
28 papaver album: Weißmohn
29 je eine volle Handvoll
30 coquere: kochen, sieden
31 grosso modo: Angabe in Rezepten, dass etwas nur grob zerschnitten oder zerstoßen werden soll
32 feniculum agrestis: wildwachsendes Fenchel
33 lactuca: Lattich, Garten-/Kopfsalat
34 je so viel genügt
35 cataplasma: Umschlag, Breiumschlag
36 pörzelkrût: Burzelkraut, Portulak
37 cucumis: Gurke
38 ptisana: Gerstentrank, Gerstengrütze

Recipe: Synapis[39], radicis capricis, ana ʒ ii, brüssam[40], daz do frysse oder gebewet sy. Daz sal mann syeden yn waszer vnde woil stoszen vnd lege ym daz | [42rb] vff daz heübt als eyn plaster, da ym wehe ist.

Auch ist güt, daz mann nymmet daz saffe von der alant bletter würczel vnd necze eyn düche dar ynne vnd lege daz, als warme ers lyden mag, uff daz heübt. Aüch ist ym güt, daz mann nympt oley cücümeris amaris[41] oder yr saffe vnd düncke eyn düche dar ynn vnde lege ym daz off daz heübt, daz hylffet yn czu male sere.

Bysz alherre ist geret von dem bresten des heübts, der kommen mag von hytcze oder von kelden oder von dem magen.

Nü wollen wir reden von dem bresten sufflia, als aüch vorgenant ist. Vnd weres, daz der breste were alleyne yn den hyrnen, also daz er dummelt im heübt, vnde daz ist gescheen von der hytcze der sonnen oder von kelden, als gewonlich geschijt, oder von vil rofen oder von vberigem wyn dryncken oder von eyncherley sachen, daz mann off daz heübt leget, daz dem heübt wee brecht, oder von vbergem wachen. Zü allen den bresten, dye do genant synt, hylffet | [42va] alle dye arczedye, dye vorgeschriben synt. Vnd were ysz, daz der breste geschee vnd qweme von der kelden des heübts, daz bedüdet, daz daz wee ist dyffe yn dem mytteyl des heübts. Vnde zu wylen kommet ym daz wehe vmbe dye aügen, vnde czu wylen dye aügen laüffent ym yn dem heübt vnd düncket, daz ym dye avgen sollent ym vsz dem heubt fallen vnd daz er füncken habe vor den aügen.

Vnd ist ysz, daz der bresten kompt von dem magen, so synt dysz dye czeychen, daz er sich brychet vnd kütczet von dem wehe des heübts vnde von der noyt vnde gedrenge. Als er sich brycht, so laüffent ym dye aügen vmbe vnd sye werdent ym royt vnd glütczet myt den aügen glich, als wolden sye vsz dem heübt fallen, vnde sye rynnent yme vnde dye tryene sint ym sere heysz vnd hytczig. Vnd dye avbraen dunt ym wehe vnd auch dye oren vnd ist czü male wackerich vnd mag nyt | [42vb] sclaffen. Vnd bludet zü wylen dürch dye naselocher vnd dann stercket sich dye sücht vnd zü wylen leget sye sich uff daz antlycze. Vnde wann daz wehe kommet myt febres, so genese[n]t sye lychteclich, vnde wann sye synt ane febres, so erlenget sich der breste.

In allen dyssen bresten des heubts gehoret, daz mann syn plege myt senffter spysen vnd drancke. Vnd ist güt, daz man sye halde, daz sye weyche im lybe werden

---

1 brüssam] brüsam K, brosame E; gebewet] gluwet E || **11** den hyrnen] den hirnen K, der stiernen E er *danach gestrichen*: nyt Z || **12** ist gescheen] iß geschit E || **16** geschee vnd *nicht in* KE || **17** daz[1] – heübts] *nicht in* E || **19** ym[1]] *nicht in* KE; ym[2]] *nicht in* E || **20** füncken habe] winckent E || **21** czeychen] artzdien vnd die czeichen E || **24** wolden – heübt] wolden sie uß deme heubde K, er wild sy ime auß den augen E || **25** heysz vnd *nicht in* KE || **26** male *über der Zeile nachgetragen* Z || **28** leget] *aus* lenget *korrigiert* Z, legent KE || **28/29** genesent K, genessent E || **30** syn] sie E || **31** werden] sin K, *nicht in* E

---

39 sinapi: Senf

40 brosem: Krume

41 cucumis amarus: Bittergurke, Bittermelone

vnd daz mann ym gebe nach dem eszen dyncke, daz do dorre vnd drücken sy, als qwedem, byeren, caliander, wesekommel. Auch saltü ym nyt czessen geben datteln, wann sye brengent daz selbe wee des heubts. Daz saffe von der mairoran ist yn allen bresten des heubts güt vnd daz sal mann gyssen yn dye oren vnd yn dye naselocher. Auch ist güt daz saffe von eym crüde genant fünffynger also gethan da myt, als von [43ra] der mairoran geschriben ist. Aüch | gebeyt broyt genetczet yn eyn wenig eszyges vnd wasczers vnd vor dye nasen gehalden vnd den gesmacke an sich geczogen, ist güt vnde gyb[t] grosze crafft.

Vnd were ysz, daz daz wehe qweme von deme heubde des magen halb, so sal man ym geben sclehen saffe oder sclehen wasser. Vnd weres aüch, daz daz wehe qweme von vberygem dryncken, so sal mann ym rode kole czessen geben vnde sal mann ym dye styrne smeren myt rosen oley vnde eszig züsammen gemenget. Vnde daz selbe ist güt zü allen bresten des heübts. Aüch czü allen bresten des heübts, wye sye synt, ist güt wermüde saff oder wermüt in waszer gesoden, gedrüncken. Vnd were ysz aüch, daz daz wehe des heübts sych gemynnert hetde vnd helt sich an eyme deyl des heübts, so ist daz wehe genant homotopia. Vnd ist ysz, daz ez sych gemynnert hayt vnd helt sych yn dem halben heübte, so ist ysz | [43rb] genant gütmigrania. Vnde were ysz, daz daz wehe des heübts stede were vnde mocht nyt heylen, so sal mann ym dysse nachgeschriben salbe machen vnd dye styrne da myt smeren vnd yme gewonlichen czü dryncken geben opiata [pigra galiane] oder gyrapigra galyane[42]. Recipe: Piperis grana x, semen synopis[43] ʒ iii, pes calübi ʒ ½, et fiat puluis et misceantur[44] cum oleo rosacis [tantum sufficit. Vnd gebruche], als vorgeschriben steet.

Aschotomia[45], daz ist eyn bresten des heübts, daz alleyne yn den hyrnen geschijt vnde anders wo nyt. Vnde dysz synt dye czeüchen, daz es düncket, daz er vor den aügen flyegen vnde snaken farn habe. Aüch were ysz sache, daz daz wee starcke

1 ym] yn K, ine E; dyncke] *nicht in* E || **2** wesekommel] wesenköme E || **3** mairoran] maioraü ZK, maioraen E || **5** fünffynger] fünffinger K, vunffinger E || **6** mairoran] maioraü ZK, maioraen E || **8** gybt] gyt K, gibt E; grosze] *nicht in* KE || **9** von *über der Zeile nachgetragen* Z || **11** geben *danach nicht gestrichen*: vnd sal man ym rode kole czessen geben Z || **14** saff] saff *zwischen den Spalten nachgetragen, auf der nächsten Zeile* yn *gestrichen, dann am Rand nachgetragen*: oder wermüt i waszer, *im Text* gesoden, *danach* sy *gestrichen* Z, daz wasser da wermüde inn gesoden sy K, das waßer da wermode inne gesoden sy E || **16** homotopia] homocapia, *darüber*: homocrania E || **17** gütmigrania] guttmigrania E || **20** opiata *danach gestrichen*: pygra, *dafür am Rand nachgetragen*: oder gyrapigra Z; pigra galiane KE; gyrapigra] gra pigra E; galyane] galliane KE || **21** calübi] calandi [?] E || **22** rosacis] rosarum E; tantum – gebruche K, tantum sufficit vnd gebrauch E || **25** es] in E || **26** flyegen – habe] zirkel habe oder snaken vor den augen fliegen K, zuckel hab ader schnacken adder flegen E

42 hiera picra (Galieni): Heiligbittermittel-Latwerge nach Galen

43 sinapi: Senf

44 miscere: mischen

45 scotoma: Dunkelheit vor den Augen, Gesichtsfeldausfall, Schwindel were, so düncket yn, wann er sych bücket, daz daz ertryche vmbegee vnd er da mytd [vnd] fellet nyeder vnde ynhat anders keyne prübe dann alleyn, daz dye werlt vmbegee vnd er da myt. Vnd er brychet aüch zü wylen oben vnd nympt abe an lybe vnd wyrt mager. Zü wylen geschijt der bresten | an den, dye gewont hant, daz yn dye [43va] nase blude [vnd] daz dye nüwe virstanden sy. Vnd der bresten geschijt gewonlich yn den luden, dye da synt sangwynei oder colerici. Vnd were ysz sache, daz der bresten geschee yn lüden, dye flecmatici synt, so ist der bresten starck vnd hant den bresten glich als Sant Valentinus süchte. Sünder ysz ist grosze vnderscheyt czüschen aschotomia vnde epplimancia, wann dye den aschotomia bresten lydent, dye ynhant keynen spasma vnd geet yn keyn schüme dürch den münt vnde steent von yn selbs üff, vnde dye das epplimancia sücht lydent, daz ist wyeder syns alles czu male. Vnd wann dye aschotomia geschijt von des heubts wegen vnde nyt von eyns andern glyts wegen, so hayt er wee in dem heubte vnde clyngen ym dye oren vnd smecket nyt noch rüchet nyt güt noch bose. Vnd waz do kommet von eyns andern glyts wegen in daz heübt, | so prübet sich daz wehe yn dem selben glydde, da von sye kommet, als [43vb] der magen. Vnd wann dye dygestio[46] ist gesch*en* vnd dye sücht kommet balde, so wyrt ym wee vnd brychet sych oben.

Dye hülff: In der stünden, als der syche prübet, daz der brest yn anekommet, so sal man ym dye füsze vnd hende ryben vnd sal ym geben czu ryechen dynck, daz do von dürrer natüre ist, als wermüth oder maioran. Vnd sal ym auch dye selben crüde yn den münt tüschen[47] dye czene geben. Aüch ist güt, daz mann ym czü dryncken gebe eyn qwensen[48] corpobalsami in waszer, dar yn gesütten sy wermüde. Vnd sal mann ym füsze vnde hende czyehen vnd dye fynger hertlichen bynden, byt daz yme [daz] gebende wee düt. Wann von der accidencien[49] vnde sücht, wann dye sych sterkent, so sal man ym laszen an der medyana | vnd sal ym geben dinck, daz da [44ra]

2 vnd KE || **5** vnd KE; nüwe] nü K, nu E || **6** sangwynei] sagwynei K, sagwinei E || **8** Valentinus] Valentins K || **9** aschotomia[1] *danach nicht gestrichen*: bresten lydent Z; epplimancia] eppilmancia K, epiplimancia E; aschotomia[2]] aschotomya K || **11** sücht] *nicht in* KE || **14** wegen] schulden KE || **16** dygestio] digestio KE; geschen] geschijt Z, geschiet K, geschen E || **17** wyrt – wee] werdent yme geste *über gestrichenem*: schume [?] K, werden ime gest E || **20** maioran] maioranen E; crüde] *danach*: geben Z, *nicht in* KE – *von den Editoren getilgt* || **22** corpobalsami] corpobalsame E || **24** daz gebende K, das bant E; gebende] bant E || **24/25** Wann – sterkent] Vnd von den accidanten wann die sich sterket K, vnd wann der accidanten sich stercken E || **25** medyana] *danach gestrichen*: vnde sal mann yme geben dinck daz da sterket So sal man ym laszen an der medyana Z; medyana Z] mediana KE

46 digestio: Verdauung
47 zwischen
48 Quentchen
49 accidens: hier ‚Kopfweh'

czydiget dye colera, do der brest von kommet, vnd gyrapigra oder püluis pygra oder stomaticum[50] laxatiuum[51].

Vnd weres sache, daz dü erkentes, daz der bresten kommet von dem magen, so saltü ym disse nachgeschriben plaster uff den magen machen: Recipe: Cymini ʒ ii, baccarum lauri[52] ʒ ii, grycarum, masticis[53], ana ℥ ½, absintium[54] ʒ v, coxiantur yn vino albo quantum sufficit[55], et fiat catfalma super stomachum[56]. Vnd sal yn darnach scheren vnd dysse nachgeschriben plaster off daz heübt legen: Recipe: Pes rasina[57] $\overline{\text{lb}}$ i, pritri, spanatüm, ana ʒ ii,[58] oley nardini[59] quantum sufficit, et fiat emplastrum[60] super caput. Vnd darnach sal er yn fast nyesen machen vnde sal yme yn dye nasen dün myncze saff oder maioranen saffe.

Vnd were ysz, daz dye arczenye alle nyt helffen wülden, so sal mann ym laszen an der adern arteria, dye hynder dem oren ist. Dü salt aüch gewarnet syn, daz dü [44rb] dye | ader wol styllest, wann sye sorglich ist. Vnde salt syn plegen myt dyngen, dye da drybent, vnde myt wylprayt[61] als [küniglin], hasen, reppehonre, hyrczen vnd rehen. Wann daz selbe wylprayt [südet, so sal mann mit] syeden mit qwenel vnd mit ewenig esziges vnde man sal ym laszen yn dem myttel von der styrnen als vil blüts als eyn halp phünt vnde aüch nyt me. Vnde sal yme an daz genycke eyne ventose seczen oder eyne flamme, daz ist loche, daz gemacht sy myt cantritas[62] [vnd mit] sürem deüsam vnd myt lebenigem kalke. Vnde sal yn keyne bathe gen vnd sal stylle lygen vnde sal rüwen.

---

1 gyrapigra] gyrapigra K, girapigra E; pygra] pigra KE || **4** Cymini] Cymini *gestrichen, darüber* Cyvinni [?] K, Gummi [?] E || **5** grycarum] gricaris E; ana *über der Zeile nachgetragen* ZK; ½] ℥ *über etwas radiertem* Z, ʒ iiii K, ʒ iii E; absintium] absinteum E; yn] in KE || **7** rasina] rosina E || **8** $\overline{\text{lb}}$ – spanatüm] *nicht in* E; spanatüm] aspanatum [?] K, *nicht in* E || **10** maioranen] maioraten Z, maioranen K, maioronen E || **12** dem] deme K, dem E; salt *über der Zeile nachgetragen* Z || **14** küniglin K, koniglin E || **15** südet – mit[1] K, suidet so sal man mit E; mit[2]] *wegen einer anderen syntaktischen Konstruktion nicht in* KE; mit[3]] *wegen einer anderen syntaktischen Konstruktion nicht in* KE || **16** sal *danach unrichtig wiederholt*: mann Z || **17** ventose] ventosa E || **18** daz[2]] *danach*: ist Z, *nicht in* KE – *von den Editoren getilgt*; cantritas] *am Rand ergänzt* Z, cantritas K, contritas E; vnd mit KE || **19** deüsam] deysamen E || **20** lygen] sin KE

---

50 stomatitis: Entzündung der Mundhöhle; stomaticum: den Mund reinigendes Mittel

51 laxativus: lindernd

52 baca lauri: Lorbeere, Lorbeerfrucht

53 mastix: Mastix, Mastixgummi, getrocknetes wohlriechendes Gummiharz des Mastixbaums

54 absinthium: Wermut

55 gekocht in Weißwein in ausreichender Menge

56 stomachus: Magen

57 pes ursinus?: Bärenklau, vgl. Daems (1993: 128)

59 oleum nardinum: Nardenöl

60 emplastrum: Pflaster

61 wildbrât: zum Braten bestimmtes Fleisch des Wildes

62 cauter: Brenneisen

Dysser brest wyrt von vil lüden genant yn dryerley namen[63]: Züm ersten allancia[64], vnd ist daz beste geleth, daz yn dem heübt krancke ist, vnde mann meynet, daz [daz] dye stat ist, da daz leben ansteet. Der ander name ist ypilinsya[65], der drytte name ist cathylancia[66]. Dye ypylencia ist czweyerley, dye eyne ist, daz der syche fellet vnde prübet, noch reget sich zü | male nüst. Dye ander ist, daz der syche düt [44va] grüslichen vnd geet ym schüm dürch den münt vnde czabelt myt synen glyddern myt groszem schrecken vnde noden. Vnd als sye fallent, so gedenckent sye nyt, waz sye vor han gethan. Vnd dye selben sint swerlich czü heylen. Vnde welche den bresten hant vnde sych nyt wegent als vor vnd gedenckent sye, waz sye vor haben gethan, ye sye fyelent. Ist es, daz sye jünck syn oder daz sye der brest nüwelichen ankommen ist, so mogent sye [wol] dye arczedye lyden, so mag wol syn, daz sye genesen.

Der arczenye, dye dar czü gehorig: Nach deme daz der brest yn ankommet, so saltü yme machen eyn fomitum[67], daz er sich oben brycht, myt oximel vnd myrretig saffe. Oder nach eszen eyne stünde salt ym geben warme waszer vnd baümoley. Vnd *e*e sich der breste an ym stercke, so saltü yme laszen an der adern, dye heyszet cefallica. Vnd were ysz, daz daz nyt hülff, | so saltü ym dinck machen, daz er nyese, [44vb] myt sperber[68] samen vnde myt berthram vnd bybergel, yglichs glych vil. Vnd mache dar vsz eyn pülüer vnd stoysz daz ym yn dye nasen. Vnd mache ym dyssen nachgeschriben syrop vnde gyb ym czü dryncken alle morgens vier loyt gemenget myt waszer, da*r* yn gesotten sy pyonia[69]. Recipe: Syropüm astikadus[70], oximel yscilititicum[71], ana $\overline{\text{lb}}$ ½ et mysceantür. Vnde salt ym darnach geben dysse nachgeschriben pürgacien vnde salt ym des geben vnde nyt me dann czwene dage lang, yglichs dages czwene leffel folle. Vnd ist es, daz ysz czü viel drybet, so gyb ym mynre, drybet ysz czü wenig, so gyb ym me. Recipe: Aloes cycatrini[72] ʒ iiii, alliborum nygrorum[73],

---

1 wyrt] kompt vnd wirt E || **2** geleth] glid E || **3** daz[2] KE; ypilinsya] ypilinsia K, ypilinsia E || **4** cathylancia] cathilancia K; ypylencia] ypilencia KE || **11** so[1]] vnd KE; wol[1] KE || **12** ankommet] ankommen ist K, ankummen ist E || **15** ee] ye Z, ee KE || **16** cefallica] cepfalica K, zephalica E || **17** berthram] bertram E; bybergel] bibber geyl E || **20** dar] dat Z, dar K, da E; pyonia] pionia E || **20/21** yscilititicum] ischiliticum KE || **22** vnde[2] – dann] *nicht in* KE; lang] *nicht in* KE || **24** cycatrini] citarini E; nygrorum] nigrorum KE

---

63 In der Antike und im Mittelalter wurden nach Galen drei Formen der Epilepsie unterschieden: Analepsie, Epilepsie und Katalepsie, vgl. Vaňková (2017: 57) mit Verweis auf Peters (1997: 27).

64 Analepsie: diejenige Form der Epilepsie, bei der Anfälle mit einem Leib bzw. Magen aufsteigenden Gefühl beginnen

65 epilepsia

66 catalepsia: Katalepsie, Starrsucht, Zustand des Verharrens in einer starren Körperhaltung

67 Brechmittel

68 sperber, sperberbaum (mhd.): Eberesche

69 paeonia: Pfingstrose

70 sticados (arabicum): Schopflavendel

71 oxymel scillae/squilliticum: Meerzwiebelessig, Meerzwiebelsauerhonig

72 aloe cicotrinum/cicotrini: der eingedickte bzw. eingetrocknete Saft von Aloe socotrina L.

73 elleborum nigrum; schwarze Nieswurz, Helleborus niger L.

radicis feniculi manum plenam düas[74], pionia grana xx, et fiat coxcio[75] in aqüa et büleantur ad medietatem, addatur[76] mel rosatis $\overline{\text{lb}}$ ½. Vnde gebrüche daz, als vor [45ra] geschriben stet. Vnd darnach | mache ym dysse nachgeschriben salbe vnde smere ym daz heübt. Item nym seüff ½ loyt, rosyn, dye kern vszgereyneget, czwey loyth. Dye stücke saltü laszen weychen yn eszig dry dage vnde salt sye dar nach syeden yn waszer vnde woil stoszen vnd drücke daz saffe vsz vnde mache daz glich als eyn salbe vnd smere yn an dem heübt vnde secze ym darnach eyn ventose an dye styrne.

Eyn ander deuocioan[77], daz hylffet czü male sere, wo dye diuocio ist, daz ist czweyfaldig, dye eyn ist aplimancia vnde dye kommet von dem andern glyede, vnde der ander brest kommet von yme selbest. Der breste, der da kommet von dem andern gelyde, daz prübest dü an dem glyede, d*a* es [von] kommet, [als] *an* dem magen, wann ysz ym zü dem ersten male we düt, als von vberig eszen vnd von vberig dryncken oder von überig [mynnen oder von oberig wyn] drincken oder von boser digestien. Vnd dye synt alle genant ypilimancia von der schülden betwenckenisse [45rb] der sürgen | oder von steden bresten, als dye heylige plage. Vnde ist der brest daz meysteyl in den jüngen kynden. Aüch ist der brest genant morbus crocius.

Dye accidancia kommet von stedem czorne, vnd wann sye kommet von eyme andern glydde, da mann yn bynden mag, als hende, füsze, fynger etc., als Galienus sprycht, daz er sach eynen schryber, da prübet er, daz yme der breste qwame [von deme dümen, do bant er yme] den dümen vnd haüwe ym den abe, vnde also genasz der schryber. Vnd wann der brest kommet an eyn glyt vnder synen glyddern, so ist güt, daz man daz selbe glyt herte bynde, vnd daz heübt des selben glyts sal man smeren myt dryakels. Aüch ist güt, daz mann yme czü dryncken dryakels gybt.

Vnd wann der brest kommet an eyn pryncipale gelyt[78], so sal mann ym den münt myt eyme nüwen düche ryben von bynnen. Vnd mache yn nyesen myt dyssen nachgeschriben pülüer: Item bybergel, sperwer samen, swarcze peffer, yglichs glich viel, [45va] vnde stoysz daz czü pülüer vnd doe ym yne dye nasen. | Vnd sal mann ym dye füsze

1 manum plenam ZKE, *wahrscheinlich falsch, wohl richtig*: manus plenas, *falls dazu das folgende* düas || **2** rosatis] rosarum E || **4** ½] ჳ *über gestrichenem*: vier ZK, ii E; rosyn] rosin E || **5** nach *danach unrichtig wiederholt*: vnde salt sye darnach Z || **6** daz[2]] *nicht in* K, dar vß E || **7** ventose] ventosien E || **8** deuocioan] diuocion K, deuocion E; diuocio] diuocian K, diuocion E || **9** aplimancia] apilimancia KE || **11** da] daz Z, da K, do E; als K, alß E; an[2]] an K, von ZE || **12** ysz ym] yme der K, ime der E || **13** oder[1] – drincken] *nicht in* K; mynnen – wyn K, *nicht in* E || **15** sürgen] sorgen KE || **16** crocius] nocius [?] E || **17** accidancia] accidant KE || **19** der breste qwame *am Rand ergänzt* Z || **19/20** von – yme] von deme dümen do bant er yme K, von dumen do bant er ime E || **23** dryakels[1]] dryac E dryakels[2]] driakels K, drackels E || **24** an eyn] von einem E; pryncipale] principale K, principal E || **26** bybergel] bibergell E

74 zwei Handvoll

75 coctio: Abkochung, Absud

76 addere: beigeben

77 divagatio oder deviatio: Abweichung

78 eines der membra principalia, eines der Hauptorgane

vnde hende smeren myt baüm oley vnd mach yn sich darnach brechen myt gesalczem waszer vnd oley gewermet. Vnd mache ym darnach dysz nachgeschriben seckelyn vnd lege ym ysz, als so warme er ysz lyden mag, vff den magen. Item nym gestoszen vingrecum[79] vnde wermüt, glich viel, vnde mache eyn seckelin als eyn schylt vnde doe daz dar ynne vnde süth ysz myt güdem wyne vnd lege ysz üff den magen. Vnd mann sal yn hüden, daz er keyn kalt waszer drynck, vnde vor allem czorne. Vnde er sal aüch yn keynerley bath gene vnd sal aüch nyt vberig mynnen. Mann sal yme aüch alle morgens nüchtern dryncken geben pygra castorüm[80] i loyth yn wasser, dar ynne gesotten sy wermüth. Vnde mann sal yme gewonlichen geben [spyse], dye von lychter dygestyen ist.

Vnd weres, daz eyn kynt den bresten hetd, so sal mann yme geben zü dryncken geysz myllich myt honyge nach der czijt, als ysz gefallen ist. Vnde were ysz, daz sye jüngeren weren |, so sal mann ym geben oximel myt bybergel czü dryncken. Vnde sal [45vb] man ym daz heübt smeren vnd den hals vnd dye hende myt arczedyen, daz den bresten abenympt. Vnd mag ysz eyme yglichem geben czu dryncken dyesse nachgeschriben arczedyen: Item nym wyszen eszig von wyne iiii loyt, dürre betania[81] gepuluert iii qwynsen vnd menge daz czüsamen vnd gyb ysz ym halbes eyns morgens vnd daz ander des andern morgens. Den dryakels saltü yme geben myt pyonia, hylfft zü male sere. Daz dryakels gegeben myt rüten saffe yn dye naselocher, kürczet dye süchte. Eyn crüt ist genant müszlyni, geben yn dye naselocher, daz hylfft czü male sere.

Allexander sprycht, daz saffe von eyme crüde genant angulus, gemenget myt honige vnd geben yn dye naselocher oder yn dye oren, daz hylfft zü male sere. Bückes glorien[82] gegeben, als vorgeschriben stet, oder yn sy*n*e spyse, hylfft czü male sere. Aüch dünt daz selbe gloryen | von eyme wylden swyne vnd aüch hamels [46ra] glorien. Dyastolus gegeben myt conserua, wye sie ist nach eyner pürgacien, ist güt. Aüch oximel istaliticum[83] ist zü male güt. Der den bresten hayt, dreyt er rütte yn

4 gestoszen] *nicht in* E; vingrecum] vyngrecum K || **5** güdem] gutem reinen E || **8** morgens *danach unrichtig wiederholt*: ym alle morgens Z; pygra] pigra E; castorüm] castoris K || **9** ynne *danach unrichtig wiederholt*: dar inne Z || **10** spyse K, spiße E; dygestyen] digestien KE || **13** jüngeren] jüngelin K, jungling E; bybergel] bibergeil E || **15** eyme yglichem] ime iglichs E || **16** arczedyen] mixtien KE wyne] *danach*: vnd, *nicht in* KE – *von den Editoren getilgt* || **17** halbes] halbes zu drincken E || **18** Den – geben] Daz dryakels gegeben K, daz driackels geben E; pyonia] piomia E || **19** dryakels] driackels E || **22** angulus] angullus E || **24** syne] syme Z, syne K, sine E || **25** selbe *danach wohl unrichtig, nicht gestrichen*: wylden Z; gloryen – swyne] wilder swyne glorien K, wilder schwin glorien E || **26** Dyastolus] Dyascolis K, Diastolis E; sie *über der Zeile nachgetragen* Z || **27** oximel] oximell E; istaliticum] iscaliticum K

79 fenum graecum
80 castoreum: Bibergeil
81 Betonie, Heilbatunge
82 Hoden eines Bocks
83 oxymel squilliticum

syner hant, vnd rüchet dar ane, daz hylffet sere. Dysse nachgeschriben pylloles gegeben zü xi male vnd zu yglichem male eyn boch [?] i hylfft sere. Vnd dysz [ist] daz recept: Item nym bertram ½ loyt, honig woil geschümet i vierteyl, vnd menge czüsamen vnde mache pylloles als so swere als eyn dragma. Vnd gebrüche daz, als vorgeschriben stet. Vnd were ysz, daz der bresten qweme in jünge süwende kyndere, so magest dü yn woil dün, als vorgedacht ist. Daz ding, daz dye eüplimancia brenget an den menschen, ist der raüch von beche vnd der raüch von geysz horne. Pyonia, aggricke sylius geben zü dryncken yn eyme drancke myt der dogent, so erneret er eüplimancia. Vnde hylfft aüch eyn ventose gesaczt vszwendig des knyes an dem beyne.

[46rb] Wann der bresten kommet an den men |schen von andern glyddern dann von dem heubde, so sal mann yme eyn crüt bynden vff daz glyt genant daffcia. Dye hyrren von eyme jüngen hüne vnd von eyner mere katczen[84] yn dye naselocher geleyt, so steet er czü stünt vff. Daz sprychet der hochmeyster rabi Moysi Memon[85]: 'Werez sache, dasz mann neme eyn crüt genant thymi vnd lege ym daz yn dye naselocher, so stet er aüch vff.'

Dye nageschriben materie hylffet yn sere: Item aller myrbolan i virdüng[86], daz stoysz grob vnd menge ysz dann myt svszer mandel oley vnd [laße] es an der sonnen dorren. Item nym enis, spycenarde, yglichs x qwensen. Dye stücke salt dü alle woil stoszen vnd in x phünt waszers syeden [vnd laße als lange sieden], bysz daz drytteyl yngesüth, vnde syhe ysz dürch eyn düche vnd laysz ysz darnach daz wasser dürre werden yn der sonnen. So saltü czwey vorgeschriben pülüer nemen, stoszen vnd reden vnd menge sye züsamen myt balsam salben vnde salt yme geben dye nach-
[46va] geschriben latwerge alle morgens czü yglichem male iii qwensen myt mynczen vnde | hylfft zü male sere vnd ist aüch güt vor dye melancolya. Recipe: Türbit electi ℥ iii, et ʒ

1 sere] vast vnd gut E || **2** zü] *danach nicht gestrichen*: czweyen, *dann gestrichen*: malen Z, *danach gestrichen*: zweyn, *darüber*: xi K, *danach im Text*: xi E; male[1]] *zwischen der Spalten nachgetragen* Z, malen *im Text, dann gestrichen*: nach eyn K, maellen *im Text* E; vnd – i] *am Rand nachgetragen, vor* i *möglicherweise etwas Kurzes, wegen Bindung am Innenrücken nicht erkennbar* Z; eyn – sere] xi hilfft *gestrichen, darüber*: eyn truristus, *danach*: sere K, i truristus *im Text* E; ist KE || **3** ½] ɉ *korrigiert aus iiii* Z, ʒ ii *über gestrichenem*: iiii loith K, ʒ ii loit *im Text* E || **4** so] *nicht in* KE || **6** ding] dincke K, iii E || **7** Pyonia] Pionia E || **8** aggricke] aggrick KE; sylius] sillus E || **9** ventose] ventosa E || **13** hüne] hone K, hon E || **14** Moysi Memon] moyse memon K || **15** thymi] thimi E || **17** myrbolan] mirbolai [?] E || **18** grob] groß E; laße K, laiße E || **19** enis] enis *über der Zeile nachgetragen* Z, enïß K, ein E spycenarde] spycenardi K, spicenardi E || **20** vnd[2] – sieden K, vnd laiß alß lang siden E || **21** dürch – düche *nicht in* KE || **23** reden] rudelen E || **25** melancolya] melancolia KE

84 merekatze (mhd.): (im Süden Afrikas heimischer) Affe mit lebhaft gezeichnetem Fell, rundlichem Kopf und langem Schwanz

85 Moses Maimonides (1135–1204), jüdischer Gelehrter, Philosoph, medizinischer Autor

86 vierdunc/vierdinc: Viertel eines Maßes oder Gewichts, namentlich eines Pfundes vi dyli, semen amiüs[87], pyonia, semen kybilis agrestis, zynamome, asari, sylobalsami, lyni, ana ʒ iiii, cassiantur[88], et fiat püluis et conficiantur[89] cum melle defümiti[90] quantum sufficit[91]. Vnd gebrüche daz, als vorgeschriben steet.

Daz pülüer von eym kückück gebrant, daz brüche oder hencke an synen hals, daz hylfft czü male sere. Aüch daz heübt von eyme kükück gedragen vff syme heübt, daz hayt grosz dogent vor den selben bresten vnde hylffet czü male sere. Daz eychen myspel vnde dye steyne, dye do gefonden werdent yn den swalben magen, an den hals gehangen, daz hylffet sere.

Nü sprychet Galienus, es synt dryerley eüplimancia. Dye eyne kommet von dem heübte vnde dye erneret[92] sich, daz man neme aliborum[93] vnd pülüert vnde leget daz yn wyszen wyne, vnde gyb ym zü dryncken. Dye ander kommet von dem magen vnd heylet sich myt pülpa colocontide. Dye | drytte kommet von dem andern glydde vnde [46vb] dye wyrt geheylt, daz man daz selbe glyt byndet gegen dem herczen vnde sal ym üff daz glyt bynden eyn crüt genant dapffcia. Ackoris ist aüch güt vor den selben bresten, als wyr hye reden.

Vnde synt viel, dye den selben bresten nenent inc[obus][94] [daz bedudet atria[95]. Der selbe bresten] kommet von dem herczen. Vnde synt vil ander lerer, dye da sprechent, der breste komme von dem heübt, vnd ich, dichter dysz büchs, sprechen, daz dysser bresten kommet von deme obersten felle, daz vmbe dye hyrren get. Vnd mag daz auch woil syn, daz daz syn wyrt geware yn etlicher maszen. Vnd dye den selben bresten hant, synt an yn selbs swere an yrrem lybe vnde sye düncket, daz sye ge-

---

1 dyli] dili KE; amiüs] anius E; pyonia] pionia E; kybilis] kibil- E; zynamome] zinamonie E || **1/2** sylobalsami] sylobalsami *aus* sylobalsame *oder umgekehrt korrigiert* Z, sylobalsami K, sibobalsami E || **2** lyni] lini KE || **4** oder] vnd E || **5** daz[1] – sere] hilffet zü male sere K, iüuat valde maxime E; heübt[1]] caput E; heübt[2]] heubde K, caput E || **6** hylffet] hilfft K, iuvat E || **7** myspel] mistel KE; gefonden] gewonden E; den swalben magen] der swalben magen K, die magen der schwalben E || **10** aliborum] alliborum KE || **12** colocontide] colocontrie E || **14** Ackoris] Akoris K, arboris E || **15/16** als – bresten] *nicht in* E || **16** nenent incobus *am Rand nachgetragen*: nenent inc... – *der Rest des Wortes beim Binden der Handschrift abgeschnitten* Z, incobus KE || **16/17** daz – bresten K, dass bedudet atua [?] der selb bresten E || **18** heübt] heubde K, caput E || **19** kommet] *danach unrichtig*: vnd Z, *nicht in* KE – *von den Editoren getilgt* || **21/156,1** daz – gedrückt] *nicht in* E || **21/156,1** gedrückt *korrigiert aus*: gedrenckt Z

---

87 ami: Bischofskraut, Ammei
88 quassare: zerschlagen, zerstoßen
89 conficere: zubereiten
90 mel despunatum: entsäumter Honig, schaumbefreiter Honig
91 so viel wie nötig
92 ernern: gesund machen, heilen
93 elleborum/elleborus: Nieswurz
94 incubus: Alptraum, Aldrücken; nachtaktiver Dämon, der Apltraume verursacht
95 atria (mortis): Vorhöfe (des Todes), die Organe des Körpers , in denen die wichtigsten Lebensvorgänge ablaufen und deren Verletzung oft plötzlichen Tod herbeiführt

drückt werden vnd sye czü e*n*kynen wenent. Vnde daz geschijt alles von bosen spysen, dye nyt daüwelich synt. Aüch geschijt ysz yn gewonlichen, wann sye üff deme rücke lygent. Aüch zü wy[len] dye den bresten hant, redent czü yn selbest vnde hant [47ra] grosz fechten yn in | selbs. Vnd daz geschijt zu wilen von ledigen herczen, vnd daz er wenig spysen by ym hayt.

Dye arczenye ist vnd weres, daz es qweme von vberyngem eszen, so sollent sye yren lyep ennüchtern vnd fasten. Qweme ysz aber von wenig eszen vnd dryncken vnd daz sye nyt geszen hetten, daz sye bedorfften, so sollent sye wyeder morgen yre genüdige eszen. Yre farbe wyrt vnderwylen virwandelt, als sye der bresten ankommet, so werdent sye weckerich vnd mogent nyt woil sclaffen. Vnd wann der brest also ist, so ist ysz aller best gebrest, der gesyn mag. Vnd yn deme abegange des bresten, so kommet yn eyn kalt sweysz an den magen vnd an dem heübde vnd eyn hercze cloppen vnd yr hercze waget vnde cloppet vnd hant eyn cziedern an yren glyddern vnd ist eyn schult yn allen bresten, daz sye yre glydder nyt gestrecken mogent. Vnd als [daz] so geschijt, sal mann yn kalt waszer geben vnd daz werfen vnder daz [47rb] antlytcze. |

Vnd were ysz, daz sye yre glydder mochtent strecken vnde starcke synt, so sal mann yn laszen an der adern, dye ym czü dem gancze lybe dyenet. Vnd wyeder den morgen sal mann yme dysse nachgeschriben drancke geben: Item nym myncze saffe vnd menge daz myt oximel vnde gyb ym czu dryncken. Vnd mann sal ym eyne freude machen myt aller hande seüten spylle vnd schympf vnd sal yn yre naselocher vnd oren dun wysz magensame oley. Vnd als sye sclaff*en* geent, so sal sich yre hercze erfraüwen vnde sal von yrem herczen werffen alle trüren vnde sorge.

Dye frenatice[96] daz ist eyn rasen süchte vnde von wylden synnen vnd yre czeüchen synt woil erkant. Vnde dye schult des bresten ist sangwis vnd colera rübea, wann ysz ist eyn apostema hytczig in dem heubd.

[47va] Vnde da myt sal mann yme helffen, deme, der also krancke ist, | so sal man yne legen yn eyne stat, dye do fynster sy vnd nyt heyder. Vnde dye kammer sal auch nyt geferbet vnde gemalet syn. Vnd sal nyt viel reden. Auch sal mann yme dye lüde von

1 enkynen] erkynen *wohl aus* erkennen *korrigiert* Z, enkynen K, keynē E; wenent] wonent E; bosen *korrigiert aus*: boser Z || **3** wylen] wy- *Trennungszeichen am Zeilenende, an der folgenden Zeile das Wort nicht beendet* Z, wilen KE || **4** zu wilen] zu wilen *über der Zeile nachgetragen* Z, zu wilen auch *über der Zeile nachgetragen* K, zu wilen auch *im Text* E || **6** eszen] *danach unrichtig*: vnd Z, *nicht in* KE – *von den Editoren getilgt* || **7** ennüchtern] entnüchtern KE || **9** genüdige] genügde K, genogde E || **11** best] *korrigiert aus*: beste Z, büst K, best E || **12** den] dem KE || **13** cziedern] cziedern *über gestrichenem*: ruder Z, rüder K, ruder E || **15** daz[1] K, daß E || **15/16** geben – antlytcze] vnder daz antlitze werffen K, vnder die augen werffen vnd dz antlitz E || **18** gancze *danach gestrichen*: mage vnd Z || **20** oximel] oximell E || **21** seüten] *nicht in* KE || **22** magensame] magesäth K, magsath E; sclaffen] sclaffent Z, slaffen K, slaiffen E || **24** frenatice] frenaticis KE; synnen] sinnden [?] E || **25** sangwis] sagwis KE || **27** yne *danach gestrichen*: geben vnd Z

96 phrenesis: der durch Entzündung der Gehirnhäute entstandene Wahnsinn, die Hirnwut ym dryben, dann den, dye do gewonlichen by ym waz, e er krancke waz. Vnd syn bette sal harte *sin* vnd veste steen, daz er sich nyt ynwege. Vnde mann sal den sychen hüden vnde bynden, daz er nymann scheddyge, want sye czu male starcke synt yn yrer vnsynnekeyt. Vnd dye bande, da sye myt gefangen synt, sollent auch nyt geferbet syn vnde sal off yren büche legen wolle, dye do geduncket sy yn baüm oley oder yn dylle oley oder yn waszer, do ynne gesotten sy vyn grecum. Vnde sal yme machen crysteren oder suppositoria[97], dye do scharff syn, dye yne woil weychen, off den wyllen, daz er swytcze. Vnd mache yme dysse nachgeschriben arczedye vnd bynt | sye yme yn eyne düche off dye styrne. Recipe: Castorium ℥ ½, turbantina[98] ʒ [47vb] [i], opitu acis ʒ iii, misceantur vnd doe, als vorgeschriben steet. Item daz mylcze von eyme hammel gesnydden enczwey vnd dar off gepuluert wysz masam püluer[99] vnde off dye styrren also warme gebünden, ist auch güt vnd hylffet czü male sere. Vnde were ysz sache, daz daz nyt hülffe, so sal man ym laszen an der adern genant cephalica, aber daz ist sorglich. Vnd ist, daz er starcker natüre ist, so salt dü ym eyn ander laszen düne an der styrnen adern. Allexander sprychet, daz daz cristeren soll*e* nyt scharpff syn vnde solle nyt dann [alleyne] sclecht syn, myt waszer, salcze vnd oley. Vnde sal yme czü rychen geben campfer vnd rosen waszer vnd sal y*m* smeren dye oren, aügen vnde gleffe vnde sal ym eyn plaster off daz hercze machen. Item nym allerley sandeln[100] gestoszen vnd gepülüert vnd gemenget myt rosen waszer, mellis | [48ra] waszer vnde wyne, yglichs glich vil, vnd duncke dar yn eyn düche vnd lege ez ym off daz hercze. Vnd were ysz, daz der breste [frenasis] qweme czu dem bresten genant lytter gyr, so ist sorge, daz er sterbe. Aüch ist güt, daz mann ym eyn düche, gedrencket yn rosen oley vnd auch eszig, leget vff d*ie* styrnen. Auch ist güt, dysz nachgeschriben recept yme morgens vnde abents gegeben, czü yglichem male eyn loyt. Vnde sal also gemacht syn: Item nym sylius samen[101] als swere als eyn qwe[n]sin vnde stoysz daz woil myt waszer gemenget vnde syhe ysz darnach vnde doe dar

---

2 sin] *falsch gestrichen* Z, sin KE; ynwege] enwage K, enweg E || **6** oder yn dylle oley] *nicht in* E; vyn grecum] vingrecum E || **6/7** Vnde – machen] *nicht in* E || **9** ½] *wohl* iiii *radiert, darüber* ʒ Z, iiii KE || **10** i KE; opitu acis] opituacis K, opituaris E; misceantur *über der Zeile nachgetragen* Z || **11** masam] masath K, magesath E || **14** cephalica] cepfalica K, zephalica E || **15** styrnen] *danach*: an der, *nicht in* KE – *von den Editoren getilgt*; solle] sollen Z, sulle K, sol E || **16** alleyne K, allein E || **17** campfer] compfer E; waszer] *nicht in* E; ym] yn Z, yme K, ime E || **18** gleffe] slaff E || **20** wyne] von E || **20/21** vnd¹ – hercze *über der Spalte nachgetragen* Z || **21** frenasis K, furbaß E || **22** lytter gyr] littergyr K, litterger E || **23** die] den Z, die KE || **24** morgens *über der Zeile nachgetragen* Z || **25** sylius] silius KE; qwensin K, quinsing E

---

97 suppositorium: Zäpfchen

98 terebinthina: Terpentin, Harz von dem Terpentinbaum; Harz von verschiedenen Nadelholzbäumen

99 Pulver aus dem weißen Mohnsamen

100 sandalis: eine Art Palmbäume; Saldelholz

101 psyllion/psyllium: Flohsamen

vnder agres wyn. Vnd yn dye mixtien[102] lege dysse nachgeschriben stücke gepülüert: Recipe: Dyagragant, gummi arabicum, semen cucürbitis[103], semen melaü, semen citiniorum, semen portolaci, sandali albi et rube*i*, ana ʒ i½, et fiat püluis. Vnde gebrüche, als vorgeschriben ist. Auch daz waszer, da crebes ingesotten synt, daz ist ym gut. Der Jüdde rabi Moyse Memont sprycht, daz daz waszer, dar ynne gesotten sy
[48rb] tameryndis, | hylffet czu male sere vnd ist me dann güt, daz man ym daz alleczijt czu dryncken gebe.

Dye menige[104] ist eyn gedrenge[105] der *vn*synnekeyt vnd kommet ane febres vnd kommet von manycherley sachen, zü wylen von freüden, zu wylen von trüren vnd czü wylen von schrecken vnd aüch von bresten des heubts vnde von clyngen[den] oren. Vnder wylen sye synt frolich vnd auch vnder wylen trurich, vnde daz doet yn wee. Zu wylen syngent sye vnd redent vil vnde synt starcke des halben, daz sye keyn febres noch wehe haben.

Vnde der bresten kommet von boser dygestien vnde auch von vbirgem wyn dryncken oder an dye kommet ysz, dye vbirge sangwyne*i* synt oder colerici. Vnd daz meysteyl, daz sye starcke [macht], ist dan, [daz sye] glich [ist] als eyner, der do halp druncken ist. Der bresten kommet gerne gewonlichen ane dye lude, dye do fast
[48va] gebluyt hant an der nasen vnde daz | man daz bluyt gestyllet hayt myt mandrygola[106] saffe oder myt opi[107]. Auch geschijt der bresten gewonlich an den, dye do gewonten synt czu studeren in [sere] cleyner schryfft. Der passio kommet auch von der passio matricis. Vnde wan der bresten geschijt yn alden lüden, so genesent sye nummer.

Vnd dysz synt dye czeüchen des bresten: Dye dyssen bresten hant, synt allewege erschrocken vnd etlich virbergent sich vnd süchent fynster stede. Vnde synt etlich,

2 arabicum] arabicis KE; melaü] melay KE || **3** citiniorum] cytiniorum K; rubei] rubea Z, rubei K, rubey E || **4** gebrüche als] fiat sicut E; crebes] krebs E || **5** Moyse] *danach unrichtig*: vnd Z, *nicht in* KE – *von den Editoren getilgt*; moyse Z] moyße K || **6** tameryndis] tamerindis KE; hylffet] *davor*: vnd daz Z, *nicht in* KE – *von den Editoren getilgt* || **8** menige] menye K, menie E; gedrenge] gedrenck E; vnsynnekeyt] ane synnekeyt Z, vnsynnikeyt K, vnsünniheyt E || **10** schrecken] strecken E; clyngenden] clyngen Z, clyngenden K, clingnden E || **11** wylen[1] *danach nicht gestrichen*: von clyngen daz Z || **12** redent] retdent K, vechtent E || **14** dygestien] digestien KE || **15** ysz *danach unrichtig wiederholt, nicht gestrichen*: von vbirgem wyn dryncken oder an dye kommet Z; sangwynei] sangwynee Z, sagwynei K, sagwenei E || **16** macht KE; daz sye[2] E, sie K; ist[2] E || **17** kommet] *danach wohl unrichtig*: yn Z, *nicht in* KE – *von den Editoren getilgt* || **18** mandrygola] mandrigola K, mandriora [?] E || **19** oder *danach unrichtig wiederholt, nicht gestrichen*: myt mandrygola oder Z || **20** studeren] stirne E; sere K, serer E passio[1]] brest K, bresten E || **22** bresten[1]] *danach* vnd Z, *nicht in* KE – *von den Editoren getilgt* || **23** süchent] schuent E

102 mixtura: Vermischung
103 cucurbita: Kürbis
104 mania
105 gedrenge: Gedränge
106 mandragora: Alraune
107 opium

wan sye vszgent, so düncket sye, daz sye strücheln vnd wenent[108] fallen, vnde synt etliche, dye da düncket, daz lude do synt myt bloszen meszern, dye yn ermorden vnde ersclagen wollent. Vnd auch synt etliche, dye da syngent, so synt etliche, dye da schrient vnde weynent stedelichen, vnd aüch synt etliche, dye do zü male trürich vnd sorgsam synt. Vnd synt etliche, waz heymelkeyt sye vor hant gewyst, daz sagent | sye yederman. Vnd synt etliche, dye do czü male wyllig synt vnd laüffent [48vb] nackent vnd virwandelt sich yre farbe von der farben sangwynee zu der farben colera nygra. Vnde synt etliche, dye da sorgent vnd steent wye erschrocken lude, vnd synt etliche, da sich dye colera nygra an sterket, vnde redent czü vil von vberinger hytcze yn der colera vnd fuchtekeyt.

Vnd dye also syche synt von vberigem studeren yn kleyner schryfft, dye magent nyt sclaffen vnd mogent nyt yn eyner stat virlyben vnd czornent allewege ane sache vnd sye schament sich nyt vnd dye oren clyngent yme vnd antwert wynnerliche[109], daz man yn fraget.

Dye arczenye ist, daz mann yme fraget, wye man ym eyn gesecze mache, wye mann syn plegen solle, vnd daz mann ym gebe lycht dinck, als habern mele gesotten yn wyne myt wermüt. Vnd daz sal mann yme legen off daz heübt vnd vnd off den magen vnde sal [yme] crysteren | machen vnde sal ym laszen an der cefalica. Vnd [49ra] wyrt er des halb nyt heyl, so ergert er sich doch nit. Daz laszen yn der *adern* der *nasen* ist ym auch güt. Vnd dry dage nach dem laszen sal man dysse nachgeschriben dincke machen vnde sal dar ynn düncken eyn düche vnd daz warme üff daz heubt legen, als aüch vorgeschriben ist. Item nym rosen oley eyn virdüng, wysz eszig vnd menge daz züsamen vnd doe, als vorgeschriben stet. Vnd er sal darnach uff daz heubt legen hasel würczel oder qwendal[110] oder süwe fenchel[111]. Vnd sal daz syeden in vier deyl rosen oley vnd eyn deyl eszig vnd sal yn daz selbe gemechtz eyn düche düncken vnd off daz heübt legen.

Aüch ist ym güt oley rosaci myt eszig gemenget, wand daz brenge*t* den syn wydder, wan man dar czü düt sehe blümen waszer. Auch ist güt, daz man ym dye naselocher do myt smere, dan daz brenget den sclayff. Vnd ist ym auch gut, daz man

2 etliche *danach unrichtig wiederholt*: vnd synt etliche Z; bloszen] boßen E || **3** vnde ersclagen] *nicht in* KE || **7** sangwynee] sagwin K, sanguia [?] E || **8** nygra] nigra KE; sorgent] swigent KE || **9** nygra] nigra KE || **10** colera *danach gestrichen*: nygra Z || **13** yme] ine E; wynnerliche] willechlich K, allewegen E || **15** yme – man] *nicht in* KE || **16** dinck] spiße dinck E || **18** yme K, inne E; cefalica] zefalica K, zephalica E || **19/20** adern der nasen] nasen der adern Z, adern der nasen K, adern der naßen E || **20** man] *danach*: nemen KE || **21** machen] *am Rand nachgetragen* Z, *nicht in* KE; düncken] dricken E || **25** vier deyl] vierley E || **27** rosaci] rosati E; brenget] brengen ZK, bringt E; syn] *über der Zeile nachgetragen* Z, synn K, die sinne E || **28** sehe blümen] seheblumen K, sehen blumen E

108 wähnen
109 winnerlich: zum Weinen geneigt
110 quëndel: wilde Polei, wilder Thymian
111 saufenchel: Haarstrang; Peucedanum L.

[49rb] ym mache eyn fomitum myt myrretig | gesoden. Vnd sal ym czessen geben lycht spyse, als weyche eyer vnd weyche broit, bynnetsch. Vnd nach der stonden, als er den bresten hayt gehabt, sal mann ym geben lychter spyse [dan vor]. Vnde sal nemen dylle oley vi loyt vnde sal nemen woille woil geczeüset[112] vnd gekammet vnde süth dye wolle yn dem vorgeschriben oley vnd salt daz uff daz heübt legen, als warme er ysz gelyden mag. Vnd er sal czu male stylle syn.

Vnd were ysz sache, daz er feste yn dem lybe were, so salt dü ym eyn crystere geben vnd uber vierczehen dage dar nach salt dü ym eyn pürgacien geben, gemacht myt pylloles gyrapygra vnde salt yn nyesen machen myt sperber samen. Vnde mache yme eyn brant yn daz hynderste deyl des heubts. Vnde salt ym geben geys millich [dar in ist liborum] vnde salt dye myllich syhen, daz lyborum nyt dar ynne ynvirlybe. Auch salt dü gewarnet syn, waz nasse dincke dü leges yn dye nasen locher, als vorgeschriben ist, daz daz nyt rüre dye kleyne aderlyn, die vor [oben] yn der nasen [49va] steent, | wann dye kelden ist ym czü male schade vnd der brest sterket sich da von. Vnde so [du] daz virsorgen wilt, so nym maioran saffe vnde lege daz [vor] über dye nase.

Vnd were ysz sache, daz der breste qweme yn eyne frauwe, der yr czijt virstanden ist, oder an eynen mann, der dye gülden ader[113] hayt vnd dye virstanden ist, so salt dü dich dar czü arbeyten vnd schaffe[n], daz sye wyeder gancke gewynnent. Vnd salt yn yr heubt scheren vnd myt dysser nachgeschriben salben smeren: Item nym rosen oley eyn virdüng, wysz eszig, qwendel grüne[114], iglichs xiiii loyt, vnde stoysz daz woil vnd menge daz vnder daz vorgeschriben oley vnd doe, als vorgeschriben stet. Vnd were ysz sache, daz er nyt sclaffen mag, so salt dü yme dye styrren smeren vnd salt ym kalt waszer zu dryncken geben vnd myt masam oley smeren. Vnd sal keyn fleysche eszen vnd auch nyt wyne dryncken vnd sal yn stauwen[115], daz sye sich vor dyr fochten[116].

[49vb] **D**ye Kryschen sprechent, daz antysamon ist der staüp von | der menyen. Vnd dye den bresten hant, czornent sere vnd wickelent myt henden vnd myt füszen vnd

---

1 fomitum] vomitum KE; gesoden] sode K, sath [?] E || **2** bynnetsch *danach gestrichen*: nachts Z || **3** gehabt] *nicht in* E; dan vor K, danne vor E || **7** er] der sich K, der siech E; dem lybe] ime selbs E || **9** gyrapygra] gyrapigra K, gira pigra E || **11** dar in ist liborum K, dar inne ist liliorum E; lyborum] liborum K, liliorum E; ynvirlybe] yn virlybe Z, en verlibe K, enverline E || **13** oben KE || **14** schade] schade ZK, schedlich E || **15** du K, due E; vor K, vur E || **18** oder – ist[2]] *nicht in* E || **19** schaffen KE gancke] gangk E || **23/24** smeren – smeren] vnd slaffe mit wüß magesath oley smeren vnd salt yme kalt wasser zü drincken geben K, vnd slaiff mit wyß masam oley smirn vnd salt imme kalt waßer zu drincken geben E || **25** stauwen] schauwen E || **27** Kryschen] Krischen K, cristen E; antysamon] antisamon KE; menyen] menien E

---

112 *zeisen*: zausen, zupfen bes. Wolle

113 Hämorrhoiden wurden früher als goldene Adern bezeichnet

114 grüene: frisch

115 stöuwen/stouwen: klagen über, schelten

116 vürhten/vorhten: fürchten

spryngent vnd laüffent vnd dye oren klyngent yn. Vnd daz klyngen doet yn sanfft vnd nement meszer vnde swert vnde lauffent gegen den, dye vor yn synt. Vnde daz geschach czu eyme [male] yn dem dutschen lande yn der czijt, als man starb[117], daz eynre myt der süchten krancke waz vnd erstache eynen, als vorgeschriben steet. Vnd dye süchte geschijt gern yn den jaren, als dye pestilencie regneret, vnd dye den bresten hant, schediget eyns daz ander vnderwylen. Vnd dye den bresten lydent, der genant ist cotibus, daz bedüdet, daz yn düncket, daz sye syn eyne spynne, dye yn den bürren laüffent, dye ist genant astriota. Vnde der vorgeschriben bresten glychet dyssem vnd ist der staüb von der menyen. Vnde wann du anegesehest, dye den bresten hant, so salt dü yn yn eyne kammer schlyszen vnd ym hende vnd fusz binden vnde salt yn geben czü rychen dryakels vnd aüch yn den | münt legen vnd [50ra]
salt yn ledygen vnden vnd oben vnd salt ym warme waszer czü dryncken geben vnd salt *inne* legen yn stede, dye da stille synt vnd an [geschalle vnd] rüffen synt, wann der bresten czü male sorglich ist.

Dye melancolia ist eyn colera rowe[118] vnd vngedaüwet vnd ist dye colera nygra. Vnd dye den selben bresten lyden vnd haben, sint zü male erschrocken vnd wünschent czü wylen, daz sye doyt weren, vnd czu wylen lebent sye auch gerne. Vnd synt gegen deme herczen geswollen vnde synt mager vnd nement sere abe vnd mogent nyt daüwen yre spyse vnd reübczent[119] vnde farczent[120] vnde vnder wylen mag nyt eyn wynt von yn kommen, weder vnden noch oben.

Vnd daz geschijt daz meyste deyl yn frauwen, dye yr czijt nyt mogen hane. Vnd wyrt zu wylen von drencken, dye nyt gesünt synt, vnde geschijt aüch von eyns vnsynnigen honts bysz oder virgyfftigen dyere vnde czu wylen geschijt ysz von spysen, dye do hytczig *sint*. Vnd geschijt gewonlich [in autumpno, daz ist] yn der herbst | czijt. Vnde synt zü male czornig vnd erschrocken vnd yr hercze mager vnd [50rb]

---

2 vnde[1]] oder K, adder E || **3** male K, mail E || **4** erstache] erschrack E || **5** pestilencie regneret] pestilencien sint K, pestillencien sint E || **6** ander] *nicht in* E || **7/8** syn – laüffent] syn eyne spynne, die in dem burren laüffent K, sehent ein spinne in den burnen lauffen E || **9** menyen] meynien E || **10** schlyszen] besliessen K, beslissen E || **10/11** vnd[1] – binden] *am Rand nachgetragen* ZK, *im Text* E || **11** dryakels] driakels K, triackelsch E || **13** inne] sy Z, sie K, inne E; an *über der Zeile nachgetragen* Z; geschalle vnd KE || **15** melancolia] mancolia E; nygra] nigra KE || **23** vnsynnigen] vnsundiges E; virgyfftigen dyere] virgifftigem dyre K, vrigifftigkeyt E || **24** sint] ist Z, sint KE; in – ist K, in outumpno daß ist E; der] dem Z, der KE || **25** czijt] *davor unrichtig*: der Z – *von den Editoren getilgt* erschrocken] erschrecken Z, erschrocken K, herschrocken E

---

117 Wahrscheinlich ist die Zeit zwischen den Jahre 1346 und 1353 gemeint, in denen die Pest in Europa 25 Millionen Todesopfer forderte.

118 roh, unreif

119 roffezen/rofzen: ausstoßen, rülpsen

120 farzen: furzen

nement abe vnd yr stül ganck ist hart vnd virbrant. Vnd wann sye gedencken an den doyt, so virliesent sye von rechtem trüren yr angesicht.

Vnd daz czeychen der melancolye daz ist, daz sye clagent den magen vnde dye, dye menien hant, clagent daz heübt. Vnd yre farbe ist fynster vnd [geneyget zu] swarcze. Vnde dye den bresten hant der melancolie, daz yn nyt czü helffen ist, so kommet ysz yn den menyen bresten.

Vnde dysz ist dye arczenye dar vor: Ist ysz, daz sye weyche yn dem lybe synt, so salt dü yn geben crysteren vnd salt yn fegen. Vnd were ysz, daz [sie] feste weren, so salt dü yn daz nyt dün, sunder wyeder syns. Zum ersten saltü ym geyszen myllich czü dryncken geben, daz dar yn sy gemenget waszer vnd dar ynn ist gesotten wermüt, sene vnde dotter, daz ym latyn genant ist apitimi[121]. Vnde sal yn an eyne fynster stat
[50va] legen vnd sal ym geben cristeren myt dem waszer, da romis |sche kole ynngesotten synt. Vnd salt dar ynn dune gyra pygra, cassia fystole, baüm oley vnde salcze vnde salt sye spysen myt dynge, daz yrer dygestien güt ist.

Vnde wan der mage bluyd ist vnd mag nyt daüwen vnde salt y*m* dyssen nachgeschriben dranck machen: Recipe: Pülpa colocontinda,[122] badali ʒ v, daz stoysz vnd menge daz zusamen myt waszer vnd syhe ysz darnach vnde lege yn daz, daz du gesegen hayst, vi loith honiges vnde mache da*r* vsz eyn drancke. Vnd zu dem ersten gyb ym in dem dage iii leffel folle vnd des andern dages dry leffel folle vnd an dem drytten dage gyb ym des nachtes dem, so wann er czu stüle get. Vnd sal yme ventosen seczen hynden czüschen den aseln. Vnd aüch sal er schreffen[123] vnd off dye stat, da ysz also gesclagen ist myt dem fletum[124], so salt dü wolle legen yn baüm oley, der da warme sy, gedüncket.

[50vb] Vnd were ysz, daz der bresten alt were, so salt dü yme dysz nachgeschriben | dincke zu dryncken geben: Item nym aliborum nygrum[125] vnd lege weyche yn mel-

---

1 hart *über gestrichenem*: warme Z; gedencken] gedruncken vnd gedenckent E || **2** sye] *darüber*: ir Z, *nicht in* KE || **3** melancolye] melancolie K, mancolien E || **4** menien] menyen K; geneyget zu K, gemengt zu swartz geneiget E || **5** melancolie] melancolien E || **8** sie KE || **9** dün *korrigiert aus*: dünen Z; sunder *über der Zeile nachgetragen* Z; myllich] *danach unrichtig*: geben Z, *nicht in* KE – *von den Editoren getilgt* || **10** dar[1]] *davor unrichtig*: daz Z, *nicht in* KE – *von den Editoren getilgt* || **11** stat] *nicht in* E || **13** gyra pygra] gyra pigra K, girapigra E; fystole] fistole K, vistole E || **14** dygestien] digestien KE || **15** bluyd] blode K, bloit Z; vnde ZKE; ym] yn ZK, ime E || **18** dar] dann Z, dan K, dar E || **18/19** ersten – dage] ersten tage gyb yme K, ersten dag gib ime E || **19** dages] aber K, abber E || **20** des – get] nachts deme er zü stule geet K, nust dem er zu stol gait E || **21** aüch *danach gestrichen*: schül Z || **22** gesclagen – salt] gepicket ist salt K, gepick ist saltu E; dü *danach gestrichen*: yn Z || **23** der – sy] der da warme sy *gestrichen* Z, der warm sy K, der warme sy E || **25** nygrum] nigrum KE

---

121 dotter (cuscuta epithymum): Queldelseide, Thymseide, Kleeseide; auf Thymian, aber auch auf anderen Gewächsen wachsende Seide

122 das Fleischige an der Koloquinthe, Bittergurke

123 schröpfen

124 vliedeme/vlieme: Aderlass-Eisen, Fliete

125 elleborum/helleborum nigrum: schwarze Nieswurz

crat[126], daz ist czwey deyl waszers vnd eyn deyl honygs. Vnde laysz ysz dry dage also weychen vnd an dem vierden dage salt dü ez nemen vnd salt dar vnder dün pülpa colocontigidi wol gestoszen vnd gereden ii qwensen, eschamonia eyn qwensen vnd wyrck daz woil czusamen vnd mache eyn latwerge, dye gyb dem sychen, als vorgeschriben ist. Vnde salt ym dry dage geben vnde an dem sontage anheben czü geben vnd ym darnach uber dry dage eyn waszer bath machen vnd dry dage nach dem bade gyb ym vber dag dye latwerge, als vorgeschriben ist. Vnd salt auch gewarnet syn, daz eyne arczenie sal als dry tage nach der andern sin vnd salt yme geben gewonlich dryakels oder opiata mitridatum[127].

Vnd were ysz sache, daz *er* eyn vszlaüffe gewynnet, so salt dü yme geben czü yglichem male wegerich würczel woil gestoszen dry qwensen vnd sal dye wegerich würczel [vor] dry dage geweycht sin in regenwaszer | vnd darnach gederret. Vnd salt [51ra] syn plegen myt jüngen hünren, fogelin, rephunre[n] vnd duben vnd kleyne[n] fysche[n], dye do schüpecht synt. Vnde sal dryncken guden wyszen wyn vnd sin spyse [vnd gemüse] sal syn romische kole, melde, byfesze vnd vnderwylen, als er anehebet zü eszen, so salt dü yme eyn gebraden byere zü eszen geben, vnd des abesze, als er eszen sal, [sal] syn eppel vnd fyhen vnd mandeln.

Vnd were ysz, daz dye melancolia ist gemyschet in den ganczen lyep, so sal mann ym wenig laszen vnd mann sal in hüden vor ryntfleysche vnd vor geyszfleysche vnd vor hasen vnd vor gemüse, als bonen, lynsen vnde erweyszen, vnde vor allem derp[128] broyt, vor alle dick vnd vor *swere* wyne vnd vor fyrne[129] wyne vnd vor harte kese. Vnd man sal yn hüden vor sweremüdigen gedencken vnd mann sal nyt laszen, dann so ysz ym noyt ist. Vnd er sal allewege eszen dinck, dye da fücht synt, vnd yn waszer bath baden.

---

3 gereden] gereben ader geredden E; eschamonia] eschomonia E || **5/6** Vnde – dage[1]] vnd salt an heben zü geben am sondage vnd salt yme dry tage dar nach K, vnd salt ane heben zu geben an dem sondag vnd salt ime dar nae iii dag E || **6** dage[2]] *nicht in* E || **7** vber dag] aber tage K, aber des dages E vorgeschriben ist] vor K, vordist E || **9** dryakels] driac E; mitridatum] *Anfang des Wortes wegen Korrekturen unklar* Z, mit ridatum KE || **10** er] ysz Z, er KE; geben] *nicht in* E || **12** vor KE || **13** rephunren] rephonre K, rephoner E; kleynen] kleyne K, cleine E || **14** fyschen] fysche Z, fische K, fisch E guden wyszen wyn] guten wißen wyn K, bonum album vinum E || **15** vnd gemüse K, vnd gemoiß E byfesze] bynetsche K, benitsch E || **16** byere] biere K, birnen E || **16/17** des abesze] daz obes K, deß obueutz E || **17** als] daz K, daß E; sal[2] K; eppel] eppfel K, poma E || **18** melancolia] mancolia E; den] dem E || **19** wenig] eyn wenig K, modicum E || **19/20** geyszfleysche] grißen *oder* geißen fleysche K, grißen vleisch E || **20** erweyszen] erweiß K, pisa E || **21** dick *über gestrichenem*: dinck vnd vor swere dinck Z; swere] weyche Z, swere K, swer E; wyne[2]] *nicht in* KE || **22** Vnd – gedencken] *am Rand nachgetragen* Z, *nicht in* KE || **23** fücht] weich E || **24** bath] *nicht in* E

---

126 mellecrat: Getränk, das auf ein antikes griechisch-romanisches Rezept zurückführbar ist und das das Ergebnis des langsamen Kochens von weißem Most, Honig und Salz ist.

127 mithridatium: Medikament aus dem *Antidotarium Nicolai*: Antidot

128 derp: ungesäuert

129 (vom Wein) alt, das heißt mindestens ein Jahr alt

Alrasy[130] sprycht, dye do melancolici synt, dye hant dycke vnd swarcze gleüffe [51rb] vnd redent balde vnde virkerent dye rede auch | balde vnde synt czornig balde. Vnde sye heylent sich sere, daz sye wermüde eszen. Rasy sprychet, daz lapis erminus[131] woil geweschen vierczig male yn waszer vnd darnach drywerbe[132] yn rosenwaszer vnd darnach gethan yn eyn latwerge, hylfft czü male sere vor den bresten. Vnd dysz ist dye latwerge, dye gemenget syn sal myt vorgeschriben lapis erminus: Recipe: Succis apitimi ℥ i, succi pomorum dulcium[133], succi mellici[134], ana ʒ ½, conserue[135] büglosa[136] ʒ ii, lapis ermeni ʒ iii, czokeri albi $\overline{\text{lb}}$ ½, et fiat lictorium p*o*t*a*bilis[137] pondus[138] ʒ ii. Dye latwerge so sal mann ym czessen geben, czwey bolis[139] oder me, noch gedüncke des meysters, der syn plegen ist. Dye brüwe von eyme alten hanen, da myt gesotten ist foli indi[140] vnd negelin bletter vnd sene vnde polipodium, ist yme sere güt.

Nach synt me czeüchen, da by man dye melancolie erkennen mag, daz yre repczen synt süre vnd syn spyhe ist als warme waszer vnd syn büch ist yme nach [51va] eszens sere brummeln. Aüch saltü wyszen, | daz dye febres quartane czü wylen kommen von der melancolyen, [daz die melancolie] get yn daz geader, doch enist yz nyt betwenclich, daz ez mosze syn, daz dye febres da von müszen kommen, wand yn dem menschen ist vberig colera nygra, lycht wyrt dar vmbe der [selbe] brest. Vnd als dye sücht myschet sich myt dem geblüde, daz prubet mann yn dem harne, als mann

1 Alrasy] Alrasi E || **2** czornig balde] zornig balde K, cito zornig E; balde³] *nicht in* E || **3** Rasy] Rasi E lapis erminus] lamperminus, *darüber von anderer Hand*: lapis Armenus E || **4** rosenwaszer *danach unrichtig wiederholt*: vnd darnach drywerbe yn rosezwaszer Z || **6** lapis erminus] lamperminus E || **7** pomorum] pamorum Z, pomorum KE; mellici] mellis [?] *Korekturen im Wort* E || **8** büglosa] büglossa K, boglossa E; lapis ermeni] lāp meni, *darüber von anderer Hand*: Armeni E; potabilis] parblis ZKE || **11** indi *über der Zeile nachgetragen* Z; sene] serie E || **12** sere güt] gut valde E || **13** melancolie] melancolia K, melancolici E || **15** brummeln *danach gestrichen*: blehen Z; czü wylen] *unrichtig gestrichen* Z, zü wilen KE || **16** melancolyen] melancolien K; daz die melancolie K, daß die melancolia E || **18** nygra] nigra KE; selbe K, selb E

130 Rhases

131 lapis armenicus: Armenischer Stein

132 warp: mal; hier drei mal

133 Saft süßer Baumfrüchte

134 melisphyllum/melissa (mlat.): Melisse

135 conserva: Zubereitung frischer Kräuter u. Blumen, mit trockenem Zucker, um jenen ihre Heilkräfte zu erhalten u. ihnen einen besseren Geschmack zu geben; durch Konservierung haltbar gemachte Lebensmittel, besonders eingemachte Früchte

136 1. buglossa: lingua bubula (Echte oder Italienische Ochsenzunge) oder 2. lingua canina (Echte Hundszunge)

137 liquor: Flüssigkeit/Saft (zum Trinken)

138 pondus: Gewicht

139 bolus: Bissen; in der Pharmazie eigentümliche Arzneiform, etwas größer als die Pille

140 folium Indum: malabathrum (lat.): Indisches Lorbeerblatt gesehet dyapothisis[141] yn dem harne glase an dem boedem, wann dyapotisis menget sich myt deme harne, so ist der harne dicke vnde drübe, vnd wann sye gescheyden synt, so fellet dyapotisis an den bodem vnd der harne virlybet luter.

Dye febres quartanas sint hümores melancolie vnd menge[n]t sich myt dem bluyde yn mancherleye wonderliche sache. Wann febres quartane gemenget synt myt dem blüde, so ist ysz als dye trüsen[142] yn dem wyne. Vnd der brest der melancolyen synt nyt selber trüsen, daz sye sich myt dem blude mengent, wann sye | ist glich als eyn müst, da trüsen vnd wyne gemenget synt, als ez scheydet, so ist der wyn lüter, also ist daz bluyt, wann ysz ist gemenget myt der melancolyen, so ist ysz trübe vnd nyt lüter. [51vb]

Vnd eynerley melankoli ist bedrüppenisse vnd aüch sorge vnd macht den menschen virlyesen alle dinck, dye daz mensche lyep ha*i*t, vnd erschricket sich vor alle dinck, dye do schaden mogent brengen. Arsons hümores[143], daz ist eynerley melancoly, vnd dye kloppet vnde czübrycht den inwendigen lyep. Vnde den sychen da myt gelüstet, als daz güt ist zü dem lybe vnd also grosz begerde hayt er dar czü, daz er alle [andere] dinck virgyszet vnd hayt keyn ander gedencken dann off dye selbe sache. Vnd dar vmbe heyszet ysz arson hümores, daz ez geschijt an den fraüwen vnd an den mannen, vnd geschijt yz von der lebede[144] halb. Vnd geschijt me an den fraüwen dann an den mannen, von sachen, daz sye hytczig synt zu den mannen [vnd] von dem nyde vnd begyrden, so virgyszet sye alles dinges. | [52ra]

Dye hulff dar vor ist, als mann düt vor dye melancolie, als vorgeschriben steet. Auch salt dü sehen yn dryerley oder yn vierley stucke[n], daz man dün sal vor dye melancolie. Daz erst ist, als dü dich annymmest vor den bresten, so schaffe, daz der siche sich virarbede vnd müde werde, vnd also virgyszet er yenes synnes, oder daz

1 dyapothisis] diapothesis E; dyapotisis] diapothesis E || **3** dyapotisis] diapothesis E || **4** quartanas] quartane KE; sint] *danach unrichtig wiederholt*: febres Z, *nicht in* KE – *von den Editoren getilgt* mengent] menget ZK, mengent E || **6** wyne] vino E || **6/7** Vnd – synt] dann der brest selber der melancolien ist K, danne der bresten selber der melancolien ist E || **7** mengent] menget KE || **8** scheydet] geschedet E; wyn] vinum E || **9** melancolyen] melancolien ZE || **11** eynerley melankoli] eynerley melankoli *über gestrichenem*: dryerley Z, eynerley *über gestrichenem*: dryerley, melancolia *im Text* K, eynerley melancolia *im Text* E; bedrüppenisse] *danach gestrichen*: vnsorge ZK || **12** virlyesen] virlassen E; hait] hant Z, hait K || **14** melancoly] melancolien E; inwendigen] interius E || **16** andere K, ander E; gedencken] gedancken E || **18** lebede] liebde K, lieben E || **20** mannen] viros E; vnd¹ KE; nyde] *nicht in* E || **21** melancolie] *korrigiert aus*: melancolien Z, melancolien KE || **22** sehen] besehen K, bestheen E; stucken] stucke ZK, stucken E || **23** melancolie] melancoly K annymmest an *über der Zeile nachgetragen* Z || **24** er *danach gestrichen*: nyt Z; yenes] eyns E

141 ? diapyesis: Eiter, Vereiterung

142 drüse/trüse: Rückstand, Bodensatz in Flüssigkeiten, Verunreinigung, besonders im Wein oder Obstwein durch Gärung entstanden

143 Es geht um die Krankheit *amores hereos*, die auch als „Liebeskrankheit" bezeichnet wird.

144 Liebe

mann yn drybe myt schympe oder daz er rede myt hohen lüden. Daz ander [stucke ist], daz man *yn* straffe myt worten vnd leydiget ym dye sache, dar vmbe er syne synne also anegeleget hat, vnd da myt virgyszet er des. Daz drytte stücke ist, daz mann syn plege myt lychter naturelicher spyse vnd daz mann yme güden, senfften [vnd] dunnen wyn gebe czü dryncken.

Dysz ist daz capittel von deme lyttergyr. Dye passian[145] ist yn dem hyndersten deyle von dem heübt vnd kommet myt dem continua scharff vnd kommet myt czufalle. Vnd der puls ist swere vnd spede vnd yr angesycht ist esfarbe. Vnd yr [52rb] backen synt royt vnde hytczig vnd lygent vff yrem antlytcze vnd suffczent. | Vnd har[n]ent nyt viel vnd mogent nyt wol czü stüle gen. Vnd dü salt auch gewarnet syn, daz dü yme nyt [fast] stülganck maches czu viel vnd vnd nyt me dann als recht ist. [Vnd salt sie auch nit vest machen me dann recht.] Daz czeychen des bresten ist, wann mann yme rüffet, er antwürt nyt vnd mag nyt reden. Auch synt yme syn aügen bescloszen vnd er czüget sin athüm swerlich an sich vnd dye lüfft vnde syn czünge ist dürre vnd daz antlitcze ist vnderwylen geblewet vnd yr negel wassent balde vnd hant lange gleffe vnd der püls ist korcze vnde hart vnd swytczit kalt sweysz an dem antlicz vnd daz ist eyn doytliche czeüchen. Vnd weres, daz der lyttergyre qweme myt der rasünge an, so sint sie nyt sorgliche, raset er aber vnd gewynnet den lyttergyr dar nach, so sint sye sorglich.

Dysz synt dye reden von deme büche littergyr vnd genant passionale[146]. Vnd sprichet, daz lyttergyr vnde raserie hant kleynen vnderscheyt von eyn ander, nyt dan [52va] alleyn, daz dye raserie ist sorglich[er], dann | der lyttergyre.

Dye hülffe von den lyttergyre, daz sye nyt sollent eszen noch dryncken dry dage lang dann alleyn gestoszen gersten. Vnde sollent lygen, da ez heyder ist. Vnd mann sal yn keynerley gebrant waszer off yr heubt legen dann rosen oley vnd eszig, als gesprochen hat Rasi, vnd ich concorderen[147] myt yme. Vnd sal man yn laszen vnd sal

1 hohen *am Rand nachgetragen* Z; lüden *danach gestrichen*: stymmen Z; ander *über der Zeile nachgetragen* Z || **1/2** stucke ist K, stuck daß ist E || **2** daz] daz *über der Zeile nachgetragen* Z, daz K, das E yn] gen Z, yn K, ine E || **4** yme] *danach unrichtig*: gebe Z, *nicht in* KE – *von den Editoren getilgt* || **5** vnd KE; dryncken] drincken K, bibē E || **6** lyttergyr] littergir K, littergeir E; passian] passio E || **7** continua *über der Zeile nachgetragen* Z || **8** czufalle] accidant KE || **10** harnent K, harnt E; salt *danach gestrichen*: nyt Z || **11** fast KE; czu – nyt[2]] *nicht in* K; als] *nicht in* KE || **12** Vnd – recht KE || **13** syn *danach unrichtig wiederholt*: yme syn Z || **16** kalt] balt E; sweysz] *nicht in* KE || **17** lyttergyre] littergir K, littergeir E || **18** rasünge] raserien K, raserien E; sie *über der Zeile nachgetragen* Z; lyttergyr] littergir K, littergeir E || **19** sorglich] ser sorglich E || **20** reden] redent gnant E; littergyr vnd] *nicht in* KE; genant] *nicht in* E || **21** lyttergyr] littergir K, littergeir E || **22** sorglicher KE; lyttergyre] littergir K, litergeit E || **23** von den] vor den K, vor dē E; lyttergyre] littergire K, litergeit E || **25** als] *danach unrichtig*: er Z, *nicht in* KE – *von den Editoren getilgt* || **26** hat *zwischen den Spalten nachgetragen* Z

145 passio: Leiden, Krankheit

146 vielleicht *Passionarius* (*Galieni*) von Gariopontus (11. Jh.) gemeint.

147 concordare: übereinstimmen

mann yn myt dem namen rüffen vnd salt yn dye brüst vnd magen smeren myt süsze myncze oley vnd sal yn vngenetczet wolle dar off legen. Vnd were ysz sach, daz sich dye passio mynnert, so salt dü yme laszen an der adern genant cefalica, daz ist dye heübt ader.

Vnd weres, daz sich daz blüt an ym sterket, so salt dü ym syn hende vnd füsze ryben myt salcz waszer vnd myt baüm oley. Vnd were ysz, daz er czu viel sclaffet, so salt dü yme geben crystere als vor. Vnd were ysz sach, daz yme syn aügen trenten, so salt dü ym eyn dürre paden swamp uff dye augen legen vnd salt yn [nit] laszen sclaffen vnd yn myt | den haren czyehen vnde ruffen, off daz er nyt sclayffe. Vnd nach [52vb] dem accidant so salt dü yn machen nyesen vnd dye rüten gestoszen vnd gemenget myt eszig sal man ym vor dye nasen legen. Aüch daz saffe von eyme crüde genant balsam vor dye nase geleget, ist ym güt. Aüch daz blut von eyner schiltkreden off dye styrren gesmeret, ist ym güt. Vnd daz mylcze von eyme schaffe gebraden off daz heübt gelacht, ist ym güt. Vnd mann sal yme ryben dye hende vnd füsze myt camyllen oley. Vnd mache ym eyn gorgeln myt waszer, dar yn gesotten ist ysop vnd qwendel vnd conunt. Vnde weres sach, daz sich der breste nyt nyedert noch mynnert, so salt ym syn heubt myt eyme scharsach scheren vnde eyn plaster dar vber machen myt senffe vnd gemenget myt oley nardi vnd oley castorium[148] vnd galbanum. Alle jhene, dye den bresten von lyttergyre habent, wann mannn myt yn redet oder rüffet, vnd sye antwortent vnd yr mont offen stet, | so virgeszent sye den mont wyeder [53ra] [zü]czüdün. Vnd Rasi sprychet yn dem namen Galieni, daz dye bresten komment yn den hyrnen, [daz ist in den innenwendigen hirnen], der genant ist pastema, vnd wann der brest ist yn der hüde, dye die hyrne decket, so ist ysz nyt postema.

Dysz ist daz capittel von der apopilicia, daz ist Sant Valentinüs sychtage. Vnd ist ysz, daz er fellet vnd weysz von der werlt nyt zü sagen vnd reg*e*t sich nyt. Vnd dye sücht kommet alle dage ane febres vnd ane wehe. Vnd dye synt czweyerley, vnd synt geheyszen apopilicia dye grosz vnd dye kleyne. Dye grosze geschijt von vbergem eszen vnd dryncken vnd geschijt auch von swacheyt der glydder, dye da kommet von vberger hytcze yn der bat*s*toben vnd von oberigem ruffen. Vnd da von styrbet [zü

1 rüffen] nennen adder ruffen E || **3** passio] passiän K; cefalica] zefalica K, cephalica E || **7** vor] vorgeschriben ist E || **8** nit KE || **9** den haren] der harne E; ruffen] ruyffen K, rauffen E || **10** nyesen y *oben nachgetragen* Z || **12** balsam] balsame E || **14** heübt] *danach unrichtig wiederholt*: gebraden Z, *nicht in* KE – *von den Editoren getilgt*; ryben] *nicht in* E || **14/15** camyllen] camamillen K, camillen E || **16** conunt] conut E || **17** heubt] caput E; scharsach] scharmeister E || **19** bresten] *danach unrichtig*: haben, *nicht in* KE; lyttergyre] littergyr K, litergeit E || **20** offen stet] offin ist K, vff steen ist E || **21** züczüdün] zü züdün K, zue zu dhune E; Rasi] Rasy K || **22** daz – hirnen K, daß ist inwindich in dem hirn E || **23** postema] pastema K || **24** Valentinüs sychtage] Valentyns siechtage K, Valentinus sucht vnd siechtdag E || **25** reget] regeret Z, reget KE || **26** dage] wege K, wegen E || **29** batstoben] bathoben Z, batstoben KE; oberigem *danach unrichtig wiederholt*: eszen vnd dryncken oder von vbirgem hytcze vnd Z || **29/168,1** zü wilen KE

148 oleum castoreum: Bibergeilöl

wilen] der mensche ane arczenye. Dye kleyne apopilicia, dye da dicke an de*n* men- [53rb] schen synt vnd kom*mt* vnd geschijt, vnd czü wylen wyrt der mensche des | bresten gewar, aber er mag nyt reden. Vnd ist ysz, daz er redet, so stambelt[149] er vnd mann mag yn nyt virstan. Vnd czabelt myt den henden vnde werdent woil gewar, vnd wann mann ym dye fynger byndet vnde sye mogent nyt offstene, dann fallen glich, als weren sye doyt. Vnd menget sich zü wylen myt der sparley vnde geschijt von der sache, daz eyns daz heubt weschet vnd drocket ysz nyt vnd daz vberig dryncket. Vnd dye junge kynde, da der breste an geschijt, dye sterbent an dem drytten dage. Vnde sye sclaffent czü male sere, vnd wann mann sye erwecket, so redent sye vszer wege.

Vnd dysz ist dye arczenye dar vor: Dü salt ym geben eyn starcke cristere vnd salt ym üff den magen legen wolle, dye do geneczet ist yn oley camamille vnd oley mastikel vnd centürean[150] saffe. Vnd daz selbe salt dü ym auch legen yn dye naselocher. Vnd weres, daz er starken dinges bedorfft, so saltü ym legen yn dye nasen püluis [53va] condicii vnd ym yne blasen durch eyn fedder [kengel]. | Aüch salt dü ym nyt vberig dar ynn dün, daz ist sorglich, vnd der brest sterket sich da von. Vnd ist güt, daz man eyn meyszel mache vnd sege den püluer dar off vnd stoysz dem yn dye nasen.

Vnd sal ym czü stünt laszen an der heübt adern, wan daz geschijt von vil geblüdes. Vnde salt daz laszen nyt sümen, als er offstet, dann sye hylffet darnach numme. Vnde salt ym nyt viel laszen, wann sye werdent czu sere [ge]keldet vnd sterbent da von.

Vnde salt ym machen suppositoria myt salgame[151] vnd salt ym ryben hende vnd füsze myt nyteri vnd salt daz arslach ryben myt styre gallen, daz gemenget ist mit sperber samen puluer, vnde sal nyt eszen yn dryn dagen. Vnd also sal daz vorgeschriben crystere gemacht syn: Recipe: Nyteri [152]ʒ iii, aschamonia, castorum, ana ʒ ½, et fiat püluis. Item nym dylle vnd süth daz yn waszer vnde syge ysz vnd nym [53vb] von dem waszer eyn phunt | vnd menge dar vnder eyn qwensen von dem vorgenanten pülüer vnd mache eyn crystere. Aüch dye postoria, dye sin gemacht myt dem vorgeschriben püluer vnd myt honige, hylffet czü male sere. Item eyn ander cristere zu dem bresten: Recipe: Malfüs, bleda, ana manum plenam vnam, kükümeris

1/2 den – kommt] dem menschen synt vnd komment Z, den menschen kompt K, den menschen kompt E || **3** reden] sprechen E || **4** werdent] wirt E || **6** sparley] sperley K, sperlen E || **7** eyns] eyns ZK, eime E || **9** redent sye vszer wege] sagen sie vßer wegs vast E || **11** camamille] cammamille E || **11/12** mastikel] mastickel K, mastickell E || **12** centürean] centaurean K, centuren E || **14** kengel K, kiyl E || **16** sege] lege E || **17** vil] folden des K, volden dz E || **19** gekeldet KE || **20** sterbent] sterckent E || **21** salgame] salgane E || **22** nyteri] niteri KE; daz arslach] *darüber*: den affter K, daz arßlach *darüber*: den affter K, das arßloch E || **23** sal² *über gestrichenem*: vor *nachgetragen* Z || **24** Nyteri] niteri KE; castorum] castorium KE || **26** eyn² *über der Zeile nachgetragen* Z || **27** postoria] positoria E

149 stümbeln/stümmeln: Form und Gestalt von Worten ungehörig kürzen und verunstalten

150 centaureum/centaurea: Tausendgüldenkraut

151 sal gemmae/sal gemma: Steinsalz, Kristallsalz

152 nitrum: Natronsalz, Soda; Kalisalpeter; (durch Umkristallisation) aus Mineralien gewonnener Stoff agrestis manum plenam semis, et fiat decoctio, yn aqua soluantur lb̄ i, mel commünis ℥ iiii, salniteri ʒ ii, et fiat cristerus. Vnd sal mann ym keyn pürgacie geben, bysz daz dry dage vergangen syn, dan hylffet yn pyllalis coyes[153].

Zü wylen wyrt dem, der den bresten hayt, wehe yn dem heübde, e yn der breste ankomme, vnde czu wylen nach dem, als er den bresten hayt. Vnd czü wylen kommet yn der brest an von vberger kelden vnd czü wylen von reüchen. Vnd ist ysz, daz yn daz wehe ankommet von reüchen hytczig, so salt dü ym daz heübt smeren myt rosen oley vnd eszig oder myt hüszworcze | saffe oder myt wegerich. Vnde [ist], [54ra] daz daz wehe geschee von kelden, so salt ym daz heubt smeren myt dylle oley oder rüten oley oder myt bytter korbesz saffe oder myt oleum castorium oder myt lyne oley. Den, dye den bresten hant, sal yre pürgacio syn myt cristeren. Vnd were ysz, daz sye der brest anqweme myt vbergim eszen, so salt yn machen eyn vomitum. Vnde wan sich der bresten nyddert vnd mynnert, so sal er gen zu dem naturlichen bade.

Hye syent vsz alle dye bresten, dye daz heubt ankommen mogen.

Hye hebet sich an daz ander deyl dysz büchs vnd hayt czehen capittel. Daz erste daz ist der brest von den aügen, daz capittel ist genant apatormia[154], daz ist eyn apostema, daz hytczig vnd füicht ist. Daz andere capittel ist genant vrsacien[155], daz bedüdet kranckeyt, daz kommet nach der apostemen. Daz drytte capittel ist genant zybel[156] vnd bedüdet dye adern, dye yn den aügen synt folle bludes vnd dye aüpraen synt royt vnd ragent | vber sich. Daz vierde capittel ist genant pylus lacrimus[157], daz [54rb] ist, daz dye aügen trenent. Daz fünffte capittel ist der flecke yn den aügen. Daz seheste capittel ist von den, dye da sehen by nacht basz dann ym dage. Daz syebende capittel ist von den haren, dye sich virkerent yn den aüpraen vnd ragent zü berge. Daz acht capittel ist von dem swarczen yn den aügen, wann daz weszet vnd breydet sich. Daz nünde capittel ist von den fysteln, dye da wassent vmbe dye augen. Daz

---

1 soluantur] saluantur ZK, solvantur E || **2** salniteri] sal niteri K, salni teri E; pürgacie] purgacien KE || **3** pyllalis] pillalis KE || **5** als er] dag her E || **8** ist E || **10** korbesz] kurbetz K, kurbis E || **10/11** oder[3] – oley *über der Zeile nachgetragen* ZK, adder mit line ole E || **11** pürgacio] purgacien KE || **16** *am Rand schwarz*: liber secundus et iª pars K || **17** apatormia] apatorma E || **18** daz[1] *danach gestrichen*: ist Z; vrsacien] vrsarcian K, vrsacian E || **20** zybel] zibell E || **21** pylus lacrimus] pilus lacrimus E || **26** fysteln] fisteln K, vistillen E

---

153 pilulae cochiae: Pillen gegen Kopf- und Magenschmerzen, die Rhazes zugeschrieben werden

154 Ophthalmia: Augenentzündung, vgl. das Kapitel *De obtalmia* bei Johannes Jacobi (Bloedner 1926: 13), vgl. auch K fol. 56rb am Rande nachgetragen: ophtalmia

155 Ulceration: Geschwürbildung, vgl. das Kapitel *De ulceratione* bei Johannes Jacobi (Bloedner 1926: 13)

156 vgl. das Kapitel *De zebel* bei Johannes Jacobi (Bloedner 1926: 13)

157 fluxus lacrimarum: „Fluss von Tränen“

czehend capittel ist von dem bresten genant cartikarta[158], vnd ist eyn felle, daz daz angesicht decket myt eyn ander.

Zu dem angesichte gescheen viel bresten, als wir hernach vnderscheyden wollen. Daz yrste capittel ist genant apatormia vnd ist eyn aposteme hytczig vnd fücht, als wir vor geschriben hane, vnd mag woil syn, daz der bresten kommet von den vier colera gemeynlichen. Vnd der bresten wyrt beyde grosz vnd kleyne vnd dye czeychen [54va] synt, als wir sagen werden, lypa cassida, vnd ist der eyter, der czu den | aügen vszget. Vnd dye czeychen synt woil bekannt. Apatormia ist eyn flosze, daz yn den augen ist. Vnd yn anfange des floszes, als er weset, so ist daz flosze wijsz vnd dye augen virbackent vnd virstoppent daz angesicht. Vnd darnach virmynnert sich daz vnd dye aügen trenent fast sere, dann ist ym lycht dar czü zü helffen.

Dye arczenye an de*n* aüge*n* bresten gemeynlich, off daz mann were, daz keyn schade enkomme zu de*n* augen, nach deme menschen, da der brest ist, so sal mann yme machen cristere vnde posteria, daz synt czappen, na gedünck vnd angesichte des meysters. Vnd darnach sal man ym laszen an der heubt adern, zu der syten, da yme dye aügen [we] dün. Sprechent ander meyster, [daz mann yme] an der ander syten solle laszen, vnd ich concorderen nyt myt yme.

Vnd man sal ym machen dysse nachgeschriben pürgacien: Recipe: Florum violarum ℨ i, pr*un*orum dampsinorum[159] xx, ennisi ʒ ii, et fiat decoctio et temperatur [54vb] nocte vna. | Vnd doe in dye decoctio merbelan cytrini[160] ii loyt, tamera indy iii qwensen vnd knede daz dar ynn vnd syhe ez darnach vnd doe dann dar ynn ii loyt cassia fystola vnd mach*e* eynen dranck vnd gyb ym czu dryncken. Vnd darnach nym coleris[161] albi myradi, daz ist eyn salbe, [vnd die salbe] salt du mengen myt fraüwen

1 cartikarta] cartikata KE || **3** *am Rand rot*: Ca^{m} i Z; *am Rand schwarz*: angesicht K || **4** *am Rand schwarz*: ca i^{m} K; apatormia] apostema E; aposteme] apostema E || **7** cassida] daz cassida K, daß cassyada E || **9** er] es KE || **10** virstoppent] virstopphet K, virstopt E; virmynnert] mynnert K || **12** den] dem ZK, den E; aügen] aügem Z, augen KE; mann] *danach fehlt möglicherweise ein Wort* ZKE || **13** den] dem Z, den KE; nach – ist] nach deme daz der brest ist an dem menschen K, danne daß der bresten ist anne dem menschen E || **14** posteria] postoria E || **15** meysters *über gestrichenem*: rychters Z syten] *danach unrichtig*: als Z, als *gestrichen* K, *nicht in* E || **16** yme^{1} *danach unrichtig wiederholt*: dye syten Z; we KE; daz mann yme K, daß man im E || **17** yme] yme ZK, imme E || **19** prunorum] prumorum Z, prünorum *über gestrichenem*: prümorum K, prunorum E || **20** cytrini] citrini E; tamera ZKE; indy] indi E || **21** syhe] hyhe E || **22** fystola] fistola KE; mache] machen Z, mache K, mach E || **23** coleris] coloris E; myradi] miradi E; salbe^{1}] salbe vnd die salbe K, salbe vnd die selbe E

158 Kataract: der Graue Star

159 prunum Damascenum: Pflaumen aus Damacus

160 myrobalanum citrinum

161 collyrium: Augensalbe; pasten- beziehungsweise pulverförmiges Augenheilmittel, auch Augenwasser, vgl. Schmitz (1998: 424)

myllich vnd yn dye augen dün. Der eyter, der vsz den augen get, daz saltü hübslich weschen myt rosen waszer vnd myt fengel waszer.

Vnd were ez, daz er nyt sclaffen mag, so salt dü ym ding machen, daz er sclaffen moge. Vnd dü salt aüch gewarnet syn, daz dü ym uff dye styrne legest dinck, daz da keldet, daz da nyt virstoppet dye locher, da daz hare yn weszet, wye wol daz dye kelden nyt schadet czü den aügen. Der syeche an den aügen sal lygen an eyner stat, dye da fynster ist, vnd sal nyt lygen an dye syten, da ym we ist, vnde sal myt heubt hoe lygen vnd sal daz heübt nyt bynden. Doch magest dü yn legen off daz geader dincke, daz ym de*n* | eyter styllet, als mastikel gemenget myt eyger clare. Aüch lege [55ra] ym eyn plaster uff dye styrren, gemacht myt schelleworczel saffe vnd nachtschede waszer oder saffe vnd daz püluer, daz gemacht ist von dem gelen samen in den rosen. Vnd salt allewegen dye aügen hübslichen weschen myt dem waszer.

Vnd mach ym eyn regel, darnach er leben solle. Er sal nyt me dan waszer vnd broyt eszen, mag daz dye natüre lyden. Vnd sal eszen latig vnd porczel myt eszige vnd mache ym lychte spyse, als gersten vnd yre glychenisse. Vnd mache ym eyn wysz plaster: Also nymm blywysz woil gereben vnd gereden fünff qwensen, dragagant ½ qwensen, opi ½ scruppel, sarkakola[162] ii qwensen. Dye stück rybe alle wolle zu pülüer vnde mache pylloles myt rosenwaszer, als viel du er[163] bedarffs. Eyn ander puluer zü den augen: Nym sarcakole woil erlesen, royt wyraüch, yglichs glych viel, vnde doe daz yn frauwen myllich vber nacht vnd derre ysz darnach vnd mache dar vsz eyn püluer | woil gereden vnd doe dar ynn ewenig aloes vnd menge ysz myt [55rb] rosenwaszer vnd mache eyn plaster vber dye aügen. Eyn bade swamm geleget yn dye decoctien rosen waszer vnd vingrecum, eyn wenig gewermet, düt abe dye schüsse[164] vnd daz wehe yn den aügen.

Daz czweyte capittel ist genant vrsacian, daz kommet nach apostemen yn den aügen. So sal man ym gewonlichen yn dye aügen legen dysse nachgechriben colery:

2 fengel] fenchel K, fenickel E || **4** styrne] *ursprünglich wohl* steyne *zu* styrne *korrigiert* Z, stynen [!] K, augen E || **6** syeche] siech ist E || **8** geader] adder E || **9** den] der Z, den KE; mastikel] mastickel K || **10** schelleworczel] schellelwürtz, *darüber von anderer Hand*: schlehen K, schellwortz E || **11** waszer oder] *nicht in* KE; dem ZKE || **12** salt] *nicht in* E || **13** me] *nicht in* K, anderst E || **17** sarkakola] sarkacola E || **19** sarcakole] c *oben nachgetragen* Z, sarcakole K, sarkacole E; royt] roit K, mit E || **20/21** dar vsz] daz uß K, dar zu E || **23** eyn wenig] modicum E; schüsse *danach gestrichen*: vnd daz wee Z || **25** *am Rand rot*: ii Z, *am Rand schwarz*: Ca ii^{m} K || **26** colery] colyri K, celeri E

162 sarcocolla : persisches Gummi, Sarkokoll-Harz

163 *yr*

164 schusz: heftiger, reiszender oder stechender Schmerz

Recipe: Sarcacolle, armoniaci[165], ana ʒ ½, thüris ℥ i, croci ʒ ii, et fiat püluis. Disz pulüer sal man mengen mit decoctien fenügrecum vnd off die augen legen vnd nach abegang disz brestes, so sal man ym disz nachgeschriben coliri machen: Recipe: Enthimonium, tütij preparata, kathamia[166] argenti, dragante, ana ʒ ½, blūmi adisti, et fiat püluis sübtilissimus et bene triturati[167] et ponitur [in aqua rosaci aut] in aqua plüuie[168] vnde lege daz yn dye aügen.

Vnd were ysz nach dye vrsacio der aügen, daz do qweme eyn wysz flecke yn dye aügen, so ist ym harte czu helffen, doch mag man yme den flecken wole ferben, daz er swarcze wyrt vnd mag ym den flecken woil mynnern. Vnd dysz synt dye arczenye dar vor: Recipe: Syrie, calcis, gummi arabicum, ana ʒ v, antimonium ʒ iii, gallarum ʒ [55va] ii, et fiat püluis | subtilissimus et bene trituratus, aqua brümilorum tum sufficit, et fiant pillales. [Vnd die pilloles] salt dü yn dem schatten derren. Vnd als du yr bruchen wilt, so salt dü sye czudryben yn sclehen waszer vnde yn laüwe dün oder mache yme dye coleri Rasi, als vorgeschriben ist. Dysz vorgeschriben remedium sal gescheen yn abegange des sychtages vnd dysz nachgeschriben sal man vor dün in anefancke des sychtags: Recipe: Sarkakola, armoniaci, ana ʒ ½, thuris[169] ℥ i, crocis[170] ʒ ii, et fiat puluis. Dysse puluer salt du mengen myt decoctien vingrecum vnd do daz yn dye aügen gewonlich. Vnde darnach, so dye sücht abeget, so do myt dem ander[n] püluer, als vorgeschriben stet.

Daz drytte capittel ist czybel yn den aügen vnd geschijt, so dye aügen synt vol blüde adern vnd dye aupraen synt virkeret vnd synt royt vnde gryndecht vnd yn

1/3 Recipe – machen] *unten über die Seitenbreite nachgetragen* Z, Recipe: Sarcocolli armoniaci ana ʒ ½, thuris ℥ i, croci ʒ ii, et fiat puluis. Diß puluer sal man mengen mit decoctien fenugrecum vnd uff die augen legen vnd nach abegang diß brestens sal man yme diß nachgeschriben colyri [*darüber wohl*: vngentum] machen *am Spaltenrand nachgetragen* K, Item Saracocolli armoniaci ana ʒ ½, thuris ℥ i, croci ʒ ii, et fiat puluis. Duß puluer sal man mengen mit decoctien vin grecum vnd uff die augen vnd nach vffgang diß brestens sal man ime duß nachgeschriben vngwentum machen *im Text* E || **4** Enthimonium] anthimonium E; tütij] tutie K, tuturis E; blūmi ZKE; adisti] adusti K, au disti E || **5** ponitur] pone E; in[1] – aut] an aqua rosaci aut K, in aqua rosaci aut E || **7** dye[1]] die K, de E vrsacio] vrsacien E || **8** ferben] ferwen K, werffen E || **9** arczenye] arczenyen K, artzdie E || **10** Syrie] sirie E; arabicum] arabici KE || **11** trituratus] trituratus *über gestrichenem*: termitus [?] ZK; brümilorum] brümülorum K || **12** Vnd[1] – pilloles] vnd die pill- K, vnd die pillolen E; schatten *danach gestrichen*: keren vnd Z; yr] yn Z, yr K, ir E || **13** laüwe] laugwe E || **15** abegange] vff E || **16** Sarkakola] Sarcakola E; ʒ] *korrigiert aus*: ℥ Z || **18** andern] ander Z, andern KE || **20** *am Rand rot*: iii Z, *am Rand schwarz*: Ca iii[m] K; czybel *über gestrichenem*: ....mel Z, zybel K, zybely E

165 sal armoniacum: Salmiak, Salmiaksalz

166 cadmea: Galmei, sowohl der natürliche als der in Schmelzhütten sich bildende, der graue Hüttenrauch

167 triturare: dreschen, zerschlagen

168 aqua pluvialis: Regenwasser

169 tus/thus: olibanum, Weihrauch

170 crocus: Krokus, Safran

düncket, daz er eyn felle yn den aügen habe. Vnd ym ist harte czü helffen. Vnd mache dye colere: | Recipe: Succis affrasia, aqua fenicole, ana ℥ iiii, tuti preparata ʒ [55vb] ii, lapis calminarum[171] ℈ i, aloes cicatrini ʒ i, camphora ℈ i, vitriolum granos quinque, et fiat puluis et fiat coleri vnd lege daz über dye aügen.

Daz vierde capittel ist genant pylus lacrimus, daz ist, daz dye aügen trenent. Dysz ist dye arczenye: Dü salt ym laszen an der heubt adern vnd salt dysz nachgeschriben plaster machen. Vnd were ysz, daz der bresten hytzig were, so salt dü yme daz plaster uff dye styrne legen. Recipe: Lentorum mundatorum, sumack[172], rosarum rubearum, syreas, yglichs glich vil, vnd mache eyn püluer. Vnd von dem puluer mache eyn plaster myt gesottem wyne oder mache ym dysz nachgeschriben puluer: Recipe: Tuti preparatis ʒ quinque, corallis rubei, mirbolanorum citrinorum, aloes cicatrini, ana ʒ i, piperis ℈ ½, et fiant pulueres subtilissimi et bene termiti. Dye vorgeschriben püluer salt dü ym yn dye augen wi*nc*ke*l* legen. Vnde darnach salt dü nemen vngeweschen wolle myt dem sweysze vnd bürne daz püluer dar vsz vnd menge daz puluer myt eyer clare vnd | mache ym eyn plaster off dye aügen vnd off [56ra] den sclaiffe.

Daz fünffte [capittel], daz ist der bresten, als eyn flecke yn de*n* augen wirt. Coliander crüt saffe myt eyer clare yn dye aügen gedan, daz ist gut. Item Recipe: Candi ℥ ii, et fiat püluis et misciantur cum aqua rosacis, et fiat massa. Vnd dar nach nym eyn pfanne gelochert myt cleynen lochern vnde nym darnach aloes cycatrini iii qwensen vnd nym dye vorgeschriben massa vnd lege yn dye vorgeschriben pfannen off dye locher vnd nym eyn kachel folle füres vnd wyrff dye obgenanten aloes cycatrini off dye glute vnd setcze dye pfanne myt den lochern off den raüche, off daz der raüche in den deyche[173] gee. Vsz dem deyge salt dü eyn pülüer machen vnd daz püluer blasen durch eyn kleyn royrgyn in daz aüge, da der flecke ist. Vnde [dem]

---

2 colere] coleri KE; aqua] in aqua E || **3** calminarum] caliminatis E; ℈[1]] *über der Zeile nachgetragen* Z cicatrini] cycatrini K || **4** lege – aügen] et pone super oculos E || **5** *zwischen den Spalten, rot*: iiii Z, *am Rand, schwarz*: Ca iiii^{m} K; ist genant] vocatur E; pylus] pilus KE || **6** heubt] houbt K, caput E || **8** Lentorum mundatorum] Lentarum mundatarum K, Lentorum mundatarum E; rosarum] rosacis K || **9** syreas] sireas E || **11** preparatis] preparatarum E; ʒ quinque] iii quinsing E; quinque] *danach wohl* ccus *gestrichen* ZK; mirbolanorum] myrbolanorum K; citrinorum] cytrinorumK || **12** cicatrini] cycatrini K pulueres subtilissimi] puluer subtilissimus E || **13** winckel] wickeln vnd Z, winckel KE || **14** sweysze] sweyße K, quinsen [?] E; bürne] brenne K, bruwe E || **16** *am Rand sowie zwischen den Spalten rot*: v Z, *am Rand schwarz*: Ca v^{m} K || **17** capittel K, ca. E; den] dem Z, deme K, den E || **18** myt eyer clare] *nicht in* E; gut *über gestrichenem*: gedan Z || **19** Candi] candit K, condit E || **20** nym darnach] cape post hoc E; cycatrini] cicatrini E || **21/22** vnd[1] – nym] et cape de prius dictas massa et pone in prius dicta patella super foramina et cape E || **23** cycatrini] cicatrini E || **24** deyche] doch E || **25** dem KE

---

171 lapis Calaminaris

172 sumac(h): Sumach, Gerberbaum

173 Teig

puluer ist keyn golt glich noch keyn güt gesteyne. Vnd der puluer ist genant panis nabatis. Zü wylen werdent fynsternysse yn den aügen, daz sye werdent fynster vnd [56rb] trube. Vnd geschijt von mancherley | sachen, des ich mich nyt mag bekommern zü erczelen, doch yn alten luden ist des nyt zü helffen.

Daz seste capittel ist genant nocte lüpa[174] vnd ist colegis, daz sye sehent by nacht vnd nyt by dage. Dye galle von eynre geysz[175] ist güt dar czü. Aüch nym dye leber von eyner geysz vnde snyt sye mytten dürch vnd lege yn dye halbe lebber lang peffer vnd stoppe daz czü vnd lege daz yn eynen oben vnd brade daz vnd stoysz dann den peffer yn eyme steyn. Daz puluer menge mit dem saffe, daz vsz der lebbern geet, vnd mach dar vsz eyn plaster vff dye aügen. Vnde aüch eyn fogel genant eyn atczel[176] gebrant *vnd eyn* puluer dar vsz gemacht, ist güt vor alle dye bresten, dye yn den aügen synt, keynen vszgenomen.

Daz syebende capittel ist genant der hare bekarünge yn den aügen[177] vnd stycht eyme in daz gesycht. Ez synt etliche, dye dye hare vszroppent myt den würczeln vnde brennent darnach daz aügen glyt myt eym gulden geschyrre vmbe willen, daz dye [56va] hare numme wassent. Vnd syn etlyche, dye | nemen dry nolden[178], folle syden fademe vnd stechent dürch daz augen glyt vnd czyehent vnde knoppent daz augen glyt czusamen vnd snydent dye aupraen abe vnd heylent sich darnach myt eyme plaster, so wassent dye hare numme yn der maszen, daz sye dye aügen mogen schedigen, wann daz fleysch ist abegegangen. Doch ez ist harte czü dün, man ensege dann vor, wye man doen solte.

---

2 nabatis] nabaris E || **3** mich] *danach unrichtig*: des, *nicht in* KE – *von den Editoren getilgt* || **5** *am Rand rot*: vi Z, *am Rand schwarz*: Ca vi^{m}K; colegis] cologis K || **8** vnd brade daz] *am Rand nachgetragen, wobei* brade *über gestrichenem*: berne Z, *im Text*, brade *über gestrichenem*: brende K, brod E || **9** peffer] *danach gestrichen*: myt der lebbern geet, so man sye brennet vnd menge daz püluer ZK yn – geet *am Rand nachgetragen* Z; eyme] eyme ZK, einen E || **10** dar vsz] *nicht in* KE; atczel] attzel K, atzelle E || **11** vnd eyn] zü Z, vnd eyn K, vnd i E || **13** *am Rand rot*: vii Z, *am Rand schwarz*: Ca vii^{m} K bekarünge] virkerunge K, virbrennen E || **14** daz gesycht] die augen E; vszroppent] vß brennent ader roppent E || **15** daz^{2} *danach unrichtig wiederholt*: daz Z || **17** daz augen glyt^{1}] durch die augen adder durch dz glit der augen E; daz^{2}] die KE || **19** mogen *über gestrichenem*: muszen Z || **20** ensege] seg E

---

174 vgl. das Kapitel *De noctilupa* bei Johannes Jacobi (Bloedner 1926: 13)

175 geiȝ: Ziege

176 atzel: Elster

177 vgl. das Kapitel *De pilis inversis* bei Johannes Jacobi (Bloedner 1926: 13)

178 nôlde/nâdel: Nadel, Nähnadel

Daz acht capittel ist, als daz swarcze yn den aügen[179] weszet vnd breydet sich. So sal mann yme gewonlich geben pylloles cogies. Vnd weres, daz daz geschee von streych wegen, so salt dü nemen bonen mele, camyl blümen vnd menge daz woil czüsamen. Vnde nymm eyn wenig wyns vn*d* *d*er rosen waszer, als vil dü bedarffs, vnd mach eynen deyche vnde lege vbir dye aügen als eyn plaster. Vnd darnach nym bolum armeni[180] woil geryben vnd menge daz myt eyer clare woil gesclagen vnd stryeche da myt vmbe den sclaiffe vnd vmbe dye augen.

Daz nünde capittel ist, als eyn | fystel wyrt yn *den* aügen. Wye woil daz wir [56vb] werden reden von der fysteln myt langer rede, so wollen wir [alhie] ewenig da von reden vnde sagen. Item nym sarkacole, drachen bluyt, grana*th* eppfel, dye da fallent yn der bluyt, synt genant balastias, alün, yglichs ii loyt, spangrüne ½ qwynsen. Dye stücke ryep alle woil vnd rede sye vnd rybe vnd blase daz pülüer dürch eyne feder kyle [in] daz loche der fysteln, bysz daz daz loyche yn allen ortern folle ist. Vnde dann müsz mann erwyden der fysteln loche, weres anders, daz nyt sorge ensy vor daz auge. Vnd so daz loche erwydet ist, so ist yr lycht czü helffen. Vnd wann dye fystel doyt vnd eweg ist, so salt dü sye heylen myt dem plaster.

Vnde weres, daz dye fystel were yn beyden orteren der aügen, so salt dü nemen sclehen wasser vnd salt ysz mengen myt dem vorgeschriben waszer vnd salt daz mensche legen vff den rocken vnd salt eynen oder czwene troppen dün yn dye fystel. Oder mache eyn waszer von dürren rosynen vnd düncke gewonlich eyn düche in daz selbe waszer vnd lege | daz yn dye aügen. [57ra]

Vnd weres, daz daz nyt mochte heylen, so salt dü gen czü dem hant arcze genant cyrologus[181] vnde heysz yn brennen bysz zu grunde der fysteln, wann düt mann nyt also, so kommet der bresten an eyne ander stat. Vnd synt aüch etliche zyrologi, dye snydent dye fysteln bysz zü den naselochern ynn vnd heylent vnd virstoppent darnach der fysteln loche. Vnd virware, als sye also geheylet ist, so get dye fystel

1 *am Rand rot*: viii Z, *am Rand schwarz*: Ca viii^{m} K; sich *danach gestrichen*: nyt Z || **3** camyl] camil E || **4** czüsamen *danach unrichtig wiederholt*: vnd menge daz woil czü samen Z; nymm – waszer] cape modicum de vino et aqua rosarum E; vnd der] vnder ZK, et E || **5** deyche] doch E || **7** vmbe^{2} *danach gestrichen*: den Z; augen *danach gestrichen*: wyt Z || **8** *am Rand rot*: ix Z, *am Rand schwarz*: Ca ix K fystel] fistel K, vistel E; den] dyen Z, den KE || **9** der] den KE; fysteln] fisteln K, vistilen E; alhie KE ewenig] eyn wenyg K, modicum E || **10** reden vnde] *nicht in* KE; sarkacole] sarcakole K, sarca cole E granath] granap Z, granath K, granth E || **12** vnd rybe] *nicht in* KE; rybe] *danach*: daz pülüer Z, *nicht in* KE – *von den Editoren getilgt* || **13** kyle] kengel KE; in KE; fysteln] vistilen E || **14** erwyden] arbeyten E; fysteln] vistilen E || **16** fystel] vistel E; vnd] *danach unrichtig*: ewenig Z, *nicht in* KE || **17** fystel] fistel K, vistel E || **23** cyrologus] cirologos E; fystel] fistel K, vistel E; fysteln] vistilen E || **24** zyrologi] cirologi E || **25** fysteln] vistillen E || **26** fysteln] vistillen E; fystel] vistillen E

179 Es handelt sich um die Pupillenerweiterung, vgl. das Kapitel *De dilatatione pupille* bei Johannes Jacobi (Bloedner 1926: 13)

180 bolus Armenicus: armenische Tonerde, Roter Ocker

181 cirologus: Wundarzt

dürch dye nase vnd werdent ym dye augen trenen, aber des ynhat der cyrologus keyne acht nyt, dann daz mann ym lonet, syeder daz der fysteln loche also gestoppet vnd geheylet ist. Vnd dye erber meyster dün yr wercke getrüwelich, off daz keyne schade darnach komme. Recipe: Bly puluer gebrant vnd gemenget yn rosen waszer, vnd lege yn dye fystel, daz ist zu male gut. Vnd wesche darnach dye fystel myt wyne, dar ynne gesotten sy rosen. Item Recipe: Aloes cycatryni, sarkakola, sangwynis drakonis[182], müra, thüris, balastias, lok[r]ici armeni, ana ʒ ii, symer, daz ist spangrüne, [57rb] ℈ ii, katmia argenti ʒ v, et fiat pülueris. Dysz pulüer | ist güt yn dye selben fysteln.

Daz czehende capittel ist von der kartikata vnd ist, daz eyns wyrt star blynt. Vnd ist, daz czu wilen felt eyn troppe von dem heübt yn dye augen, dann der anefanck dysz bresten ist genant [kartaka. Vnd als der bresten gemacht ist] vnd daz er stareblynt ist, dann hylffet keyne künst. Vnd ist ym aüch numme zü helffen, dann myt eyner gülden nailden daz fel abeczüczehen, doch yn anefanck des bresten sal mann ym daz dün. Nym loreber geschelt v loyt, gummi arabicum ½ loyt vnde stosz daz woil vnd rede ysz auch woil vnd menge daz myt harne eyns jüngen kyndes vnd mache eyn plaster. Eyn starke arczenye vor daz stare: Nym galle von eyner sclangen vnd menge daz myt honige vnd mache eyn plaster yn dye aügen.

Er sal sich aüch hüten vor mynnen vnde vor raüch, dan ysz ist ym schade. Vnde sal myden alle ding, dye dye augen machent trehen, als klobelaüch, czwebeln, virsalczen kese, virsalczen ryntfleysch vnd czorne. Vnd dysz plaster ist ym aüch güt: [57va] Item nym rüten, schelle würcze, ffengel, syremotan[183], yglichs iii loyt, | wysz ingeber, spycknardi, langen peffer, negelin, [aloes cicatrini], yglichs i loyt, tuti erleschet, vnd daz bereyt yn fraüwen myllich, aloes cycatrini iii qwynsen, lobestuckel ½ loyt, rosen honig. Dye stücke, dye zü stoszen synt, sal mann woil zu puluer stoszen vnd daz

1 cyrologus] cirologus E || **2** fysteln] vistillen E; gestoppet] gespoppet Z, gestopphet K, gestupt E || **4** Bly] bli E || **5** fystel¹] vistelle E; fystel²] vistelle E || **6** sy *über der Zeile nachgetragen* Z; rosen] rosen waßer E; cycatryni] cicatrini E; sarkakola] sarcakola KE; sangwynis] sagwis K, sangwis E || **6/7** drakonis] draconis E || **7** müra] mirra E; lokrici] lokici ZK, lakrici E; symer – spangrüne] *unter der letzten Zeile nachgetragen* Z, spangrune *über* symer *nachgetragen* K, *im Text nur* simer E || **8** pülueris] puluis KE; fysteln] vistillen E || **9** *am Rand rot*: x Z, *am Rand schwarz*: Ca x^m K; kartikata] *korrigiert aus*: karkita Z, kartikata K, karticata E || **11** kartaka – ist² K, karticata vnd alß der bresten gemacht ist E || **12** keyne künst] nulla sciencia E || **14** v] v *über gestrichenem*: iiii K, x E || **15** daz woil] daz wol K, bene E || **16** plaster *danach gestrichen*: vnd Z || **18** sal] *über der Zeile nachgetragen* Z, sal *im Text* KE; hüten] *danach* sal *wohl gestrichen* Z, *nicht in* KE || **21** syremotan] siremotan E || **22** spycknardi] spygnardi K, spignardi E; negelin] *danach gestrichen*: holcze von aloes, *über* aloes *nachgetragen und gestrichen*: cicatrini Z, *nach* negelin *gestrichen*: holcz von, *danach*: aloes *und dann über der Zeile nachgetragen*: cicatrini K, *nach* negelin: aloes cicatrini E; yglichs *danach gestrichen*: glich vil Z || **23** cycatrini] cicatrini *korrigiert aus*: citrini E; lobestuckel] *korrigiert aus*: lebestuckel Z, lebstuckel K, liebstickel E; ½] i E || **24** mann] *danach*: mann yme geben vnd Z, *nicht in* KE – *von den Editoren getilgt*

182 sanguis draconis : Drachenblut, dunkelrotes (Gummi-)Harz von Dracaena spec.

183 siler montanum: Berg-Laserkraut, Bergkümmel

czusamen mengen. Vnd salt dye vorgeschriben stücke alle legen yn eynen helme vnde lege daz yn eynen keszel folle [warmen] waszers vnd inphancke daz waszer vsz dem helme vnde doe daz yn dye aügen.

Daz stare fel virwandelt sich yn syme wesen vnd yn farben, wann ysz ist grosze vnd dicke, so virweret ysz daz gesycht, vnde wann daz felle lüter ist, so wyrt daz mensche des schynes geware vo*n* dem füre. Vnde czü wylen in dem wynckel von de*n* aügen gesyeget man dye farbe yn den aügen, als were ysz kalke, vnd daz felle wyrt dicker vnd wirt dye farbe swarcze oder gele vnd dann mag mann sye nyt virdryben. Vnde wann der, [der] da stare blynt ist, myt den aügen wyncket vnd leszet eyn aü*ge* | [57vb] offen oder trenet myt den aügen vnde dye trene gehent wydder yn dye aügen vnd daz ist eyn güt czeuchen. Vnde man mag ym woil helffen vnd man mag ym daz felle nyt myt püluer etczen, dann mann müsz ym helffen durch eynen cyrologum, der ym daz fel abeczyehe myt eyner gulden nolden. Vnd *ee* man yme daz felle also abeczehe, so sol man ym geben pylloles cotie vnd dry dage darnach sal man ym daz felle abeczyehen.

Vnd al*lh*ye hayt daz erste [deyl diß] büche[s] eyn ende, gelobet sy got.

Capittel von den oren

Daz ander deyl dysz büchs hebet an von den oren bresten vnde hayt sechsz capitel. Daz erste capittel ist daz wethum yn den oren, daz kommet czu wylen von hytcze, czu wylen von kelden oder von mancherley sachen. Daz ander capittel ist von dem oren klyngen genant tonitus[184]. Daz drytte capittel ist, daz eyns daüp wirt vnd nyt horet. Daz vierde capittel ist, daz dye oren geswollen synt vnd hart vnde | [58ra] dye percussio[185]. Daz fünffte capittel ist von der pylus hümores vnd von dem blüde. Daz seheste capittel ist von den maden, [die] yn den oren synt, vnd ander ding, daz ynwendig yn den oren ist oder fellet.

1 stücke] *nicht in* E || **2** warmen K, warmeß E || **4/5** wann – dicke] *nicht in* E || **5** virweret] virandert E || **6** von dem] vom dem Z, vom K, vō dem E; den] dem Z, deme K, den E || **7** aügen^{2}] *danach nicht gestrichen*: gesyget mann balde Z, *nicht in* KE – *von den Editoren getilgt* || **9** der^{2} KE; aüge] aüch Z, auge K, aug E || **12** cyrologum] cirologum E || **13** ee] ye Z, ee KE || **14** pylloles] *danach gestrichen*: dages *und am Zeilenende nachgetragen*: cotie [?] Z, cages K, coiges E || **16** allhye] alle hye Z, alhye K, all hie E; erste – büches] erste büche Z, erst deyl diß buchs K, ersteyl diß buchs E; gelobet sy got] dar durch gott gelobet sy amen E || **17** Capittel von den oren] *auf besonderer Zeile rot* Z, van der oren *auf besonderer Zeile schwarz* K || **18** Tractatus 3us ...... *gestrichen, darunter am Rand schwarz*: 2 pars K oren *danach gestrichen*: des Z || **21** eyns] einer E || **23** der] dem E; pylus] pilus KE || **24** die KE || **25** ynwendig] innwendig K, interius E

184 tinnitus: das Klingen der Ohren

185 percussio: Schlagen; heftige, erschütternde Berührung

Daz erste capittel ist: In den oren gescheent vil smerczen vnde mancherley krancheyt in eyme oren oder yn in beyden. Czü wylen geschijt daz wehe von kelten, czu wylen von hytczen, czu wylen von wynde, der yn dye oren fert.

Vnd dye arczenye ist güt dar czü, wann ysz geschijt von wynde oder von kelten: Item mache eynen sack folle weyszen clyen vnd süth dye in wyne vnde lege ysz uff dye oren, als warme er ysz lyden mag. *Oder* nym ol[e]y nardi oder rüten oley vnd lege daz yn dye oren. Vnd were ysz sache, daz daz nyt hülffe, so salt du yn heyszen geen in daz naturlich bath. Oder mache ym eynen wirdigen dampfe, daz ich dicke virsücht hane, vnd ist gut, wann ysz kommet von kelte oder von wynde. Item nym wermüde [58rb] vnde süth | dye yn waszer vnd lege ysz yn eyn kleyn rorlin vnd doe ez dann in daz ore, also daz der damp in daz ore gee. Vnde doe daz dicke, so geneset er sycherlich. Auch lege yme rafani [186] oley in dye oren, daz hylffet sere.

Vnd were yz, daz daz we, daz er yn den oren hette, qweme von hytcze, so salt dü nemen rosen oley vnd eszig vnd menge daz czusamen vnd lege daz yn dye oren vnd düncke eyn wenig baümwolle dar ynne vnd stoppe yme dye oren. Item nym hyrcze marck, vngenodiget[187] ways, bytter mandel oley, wylde karten[188] saffe, yglichs ii loyt, vnd mache dar vsz eyn salbe vnd smere ym dye oren vszwendig vnd inwendig vnd doe daz yn den hytczigen bresten. Item nym eyer clare vnd menge daz myt sabcie oley oder myt papauer oley vnde do daz yn dye oren. Vnd werez aber, daz der breste qweme von kelten, so salt yn reynegen myt pylloles aurei vnd salt yn gewonlich heyszen gebrüchen lore oley in den oren.

1 *am Rand rot*: i Z, *am Rand schwarz*: Ca i K; gescheent *danach nicht gestrichen*: yn den oren geschijt Z; vil – mancherley] manche dolores vnd vielerley K, mancherley dolores vnd voilerley E || **3** dye oren fert] den orn wirt E || **5** sack] *korrigiert aus*: sacke Z, sacke K, sack E; wyne] vino E || **6** Oder] vnd Z, oder K, ader E; oley nardi] olynardi Z, oleynardi K, olei nardi E || **7** oren *danach nicht gestrichen*: daz yn dye Z || **8** wirdigen *danach gestrichen*: drancke oder Z || **10** rorlin *darunter etwas Unleserliches gestrichen* Z || **11** sycherlich] ane felle K, ane zweyfel E || **12** rafani] rafani *am Rand statt gestrichenem*: masam Z, rafani K, rafame E || **13** daz^{3} – hette] *nicht in* E; qweme me *über dem Wort nachgetragen* Z || **15** düncke] druck E; eyn wenig] modicum E; wenig *danach gestrichen*: baüm oley vnd eszig vnd doe ewenig Z; baümwolle] baümwolle, *wobei* wolle *über gestrichenem* oley K, baume olei E || **17** vszwendig vnd inwendig] exterius et interius E || **18** nym] *nach* nym *gestrichen*: lorbeln oley vnd menge daz myt Z, *nach* nym *gestrichen*: lore oley *sowie* daz mit, *dabei* vnd menge *stehen gelassen* K, *nach* nymme: vnd eyer clare mit E; vnd menge daz *über gestrichenem*: oder Z; sabcie] salcie E || **19** oder] vnd E || **19/20** werez – so] *am Rand nachgetragen* Z, vnd *im Text gestrichen, am Rand nachgetragen*: vnd weres daz der breste qweme von kelten so K, wers daz der bresten queme von kelden so E || **20** aurei] auri E || **21** gebrüchen – oren] *nach* oley *über der Zeile nachgetragen*: in den oren Z; gebruchen *gestrichen*, *danach*: lore oley in die oren dun K, lore olei in die orn dhune E

186 raphanus: Rettich
187 ungenoetiget wahs: frisches Bienenwachs
188 Karde, Kardendistel

Daz czweyte capittel [ist], als daz ore clynget, genant tonitus. Vnd daz clyngen | [58va] geschijt an ffebres vnd ane wehe vnd kommet von dem magen. Vnd were ysz, daz daz ore clyngen gewonlichen were in den oren, so sal er dysz nachgeschriben yn dysse oren dün: Item nym oximel gemenget myt decoctien absyntei vnd myt salnytri vnd myt rosen oley vnd eszig vnd mache dar vsz eyn weijche oder eyn czappen in die oren oder [eyn ander dinck. Item] nym marubium[189] saffe vnd menge ysz myt rosen oley vnd mache dar vsz eyn wehiche oder eynen czappen vnd stoysz daz yn dye oren forn. Vnde daz selbe ist auch güt: Rosen honig vnd fraüwen myllich, dye eynen knaben hat.

Vnd were ysz, daz daz wehe von ym selber qweme vnd nyt von dem magen, so sal er daz heubt fegen myt pylloles zymkob̄ [?] eszynolo. Oder sal gewonlichen gebrüchen wysz kommel gesotten yn eszig, hayt er aber nyt wysz kommel, so sal er gebrüchen kaliander[190] gebeyszet yn eszig. Vnd von dem colyander sal er follen eynen sacke vnd den, als warme er lyden mag, off dye oren legen, oder hyrse gesweyszet in eynre pannnen vnd also warme off | [58vb] dye oren legen.

Daz drytte capittel ist, daz eyns daüp wyrt in den oren. Vnd were ysz, daz dye daupbekeyt qweme ane wehe, so salt ym vegen daz heübt myt pylloles coys oder pylloles aüri vnd salt ym machen eyn gorgeln vnd daz sal also gemacht syn: Item nym oximel eyn virteyl von eym phunde vnde sperber samen, peffer, ysop, dost, paley, yglichs ii qwynsen. Vsz den stücken allen mache püluer vnd menge daz vnder daz obgenante oximel vnd mache eyn gergeln, als vorgeschriben steet, daz heübt czü reynegen. Vnd doe yn dye oren bytter mandel oley, [oder] lorebel oley oder balsam oley oder myrredick oley. Dye galle von der craen[191] ist vor allen oren bresten güt. Aüch ist gut, daz mann nympt wermüt vnde eyn wenig enisz vnd süth daz myt waszer. Vnd doe daz also warme in eyne roren vnde stoysz daz yn dye oren, off daz

1 *am Rand rot*: ii Z, *am Rand schwarz*: Ca ii^{m} K; ist KE || **3** dysse] die KE || **4** gemenget *danach gestrichen*: d Z; absyntei] absintei K, absinthei E; salnytri] salnitri K, salmiteri E || **5** dar – czappen] ein meyßel KE || **5/6** in die oren *zwischen den Spalten nachgetragen* Z || **6** oder *über dem gestrichenem*: Item Z; eyn ander dinck Item K, ein ander dinck E || **7** dar – czappen] eyn meyßel K, ein meyßel E || **8** forn] *nicht in* KE; Vnde] Für K, Vor E || **9** hat *über der Zeile nachgetragen* Z || **11** zymkob̄] z. imkrob- [?] E || **13** colyander] coliander K, caliander E || **15** legen] geleget KE || **16** *über der Zeile rot*: iii Z, *am Rand schwarz*: Ca iii K; Vnd were ysz] *nicht in* E || **17** heübt] caput E || **19** phunde] phunde *über gestrichenem*: qwens- Z, punde *über nicht gestrichenem*: qwenß- K, pont E || **20** paley] poley KE || **21** oximel] oximelle E; gergeln] gorgelen E; heübt] hilfft E || **22** oder[1] K, adder E; lorebel] lore KE balsam] balsame E || **23** myrredick] mirretik K, merretick E; der] den KE; güt] *nicht in* K || **24** ist] *danach nicht gestrichen*: mann Z, *nicht in* KE – *von den Editoren getilgt*; eyn wenig] modicum E || **25** also] als so Z, also KE

189 marrubium: Andorn

190 coriandrum: Koriander

191 krâ: Krähe

der dampff hyn inn gee. Aüch salt dü dich hüten, daz der dampff ycht zü hytczig sy, vnd salt aüch dün yn dye oren oleum castorium.

[59ra] Vnd were ysz, daz der syche von naturen | were kalt vnd der bresten aüch kalt were, so salt dü nemen nese würczel, bybergel, bertram, yglichs i qwynsen, vnde süth dye stücke alle yn wyne vnde syhe darnach vnd doe den wyn morgens vnd abents warme in dye oren.

Daz vierde capittel geschijt, als dye oren geswollen synt vnde werdent. Vnde geschijt daz von reüma oder von vbergen sweysz, so salt dü ym syn heübt fegen, als vorgeschriben steet yn dem drytten capittel. Aüch wan der eyter vsz den oren get, so salt dü ym yne dye oren dün rosen oley, dar ynn gesotten semen lapsiole. Vnd do dar ynn dynck, daz do heylet, als puluis thuris. Vnde syhe ysz darnach vnde lege ysz yn dye oren. Zü wylen geschijt daz wehe von der percussio, daz ist von den streychen. So saltü nemen frysche bütter vnde honig vnd fraüwen myllich vnd hüszwürczel saffe vnd rosen oley, yglichs glich vile, vnd menge daz zusammen vnd werme daz vnd düncke wolle dar ynn vnd leg*e* daz yn dye oren.#

Ysz geschijt czü wylen yn den oren eyn hart geswylste, so saltü nemen lynsen
[59rb] vnd dye ynn waszer syeden, | vnd wann sye [gesoden sint], also warme yn honig gemacht vnde gelegen synt. Vnd mache plaster off dye oren, als warme er ysz lyden mag. Oder keuffe yn der apteken eyn plaster, daz genant ist in der apoteken dyakolum[192] daz grosz, [vnd] gemache davon eyn plaster off dye oren.

Daz funffte capittel ist von pylus hümores[193], daz da fellet von deme heübt in dye oren. So salt dü nemen granat baüme saffe gemenget myt calofonia[194] vnd lege daz yn dye oren. Aüch ist güt dar zü wermüt saffe vnde saffe von gallen[195] züsamen gemenget vnd yn dye oren gethan. Aüch ist güt yn dye oren ebich saffe gemenget myt rosen oley, asthambyri gepuluert vnde gesyget durch eyn syden düch vnd daz gesotten yn eszig, bysz daz vierteyl yngesotten synt, bysz daz ysz glich wyrt als

---

2 oren] orne binden E || **4** nese würczel] nyewürtzel K, nie wurtzel E; bybergel] biebergell K, biber gell E; bertram] bertramme E || **5** wyne] vino E || **6** abents] abentz K, sero E || **7** *zwischen den Spalten rot*: iiii Z, *am Rand schwarz*: Ca iiii^{m} K; synt vnde] *nicht in* KE || **8** sweysz] humores KE || **10** gesotten] gesoten sy K || **12** daz^{1} *danach nicht gestrichen*: daz Z; percussio] percüsio K || **15** düncke] druck E lege] legen ZK, lege E || **17** gesoden sint] gesoten K, gesoden sint E || **18** gemacht – synt] legen KE mache *danach wohl unrichtig*: dar off Z, *nicht in* KE || **20** daz *danach gestrichen*: ist Z; vnd KE gemache] mache KE || **21** *am Rand rot*: v Z, *am Rand schwarz*: Ca v^{m} K; pylus] pilus KE || **22** calofonia] colofonia KE || **25** asthambyri] asthambyri *korrigiert aus*: asthambyn Z, astambyri K, astamberum E gesyget] gesebet KE; düch *korrigiert aus*: düche Z || **26** yngesotten synt] ine gesud E

---

192 diachylon/diaquilon: Dyaquilon-Salbe; einfaches u. zusammengesetztes Bleiglättepflaster mit Baumöl; vgl. die Herstellung von *dyaquilon magnum* bei Mesuë (Vaňková/Keil 2005: 91)

193 fluxum humores

194 colophonia: Kolophonium, Griechisches Pech, hellgelbes bis schwarzes Balsamharz

195 galla: Gallapfel, Eichengalle

honig, vnd yn dye oren gethan, daz drücket[196] dye hümores vnd dye oren czu male sere. Vber alle dinck so saltü nyt lasszen, dü salt ym dün disse vorgeschriben arczedie | als ferre, als daz wee nyt czu groß ensy. Auch ist gut, daz man ym mache [59va] den dampf vo*n* wermüt in die oren, als yn dem ersten capittel geschriben steet. Vnd sal nemen enthen smalcze gemenget myt olewürme[197] oley gemenget vnd yn dye oren gethan, ist czu [male] güt.

Vnd were ysz, daz eyter gynge vsz von den oren, so salt yme hanff oley dar ynn dün. Wysz salbe ist auch gut dar czü. Daz geedere von den oren ist von den fünff pare adern, dye oben her abe geent von dem heübte, dar vmbe so müsz man ylen, daz man den orespruncke des bresten heyle von den oren, wye woil daz czü wylen geet vszer den oren blüt ane wehe vnd ane kranckheyt.

Vnd vor daz blut, daz also vsz den oren geet, dye hulffe: Recipe: Calofonia, folia zyderi, syrij, ana ℥ i, et fiat puluis. Vnd daz puluer saltü durch eynen fedder kyle yn dye oren blasen. Auch gallen gepuluert vnd daz durch eynen fedder kyle in dye oren geblasen, ist aüch güt. Auch bolum armeni, | woil gepuluert vnd gereten, gemenget [59vb] yn rosen oley vnd daz gemacht als eyn salbe vnde myt baümwollen wijche[198] oder meyszel yn dye oren geleget, hylffet sere. In dem büche genant Notomia, da gloseret man daz geader, daz von dem geader des heubtes in den menschen komment, vnd sprychet, daz da synt funff pare adern vnder dem ander geader. Daz eyn pare adern geet nydder off dye aüpraen vnd dürch dye adern get dye füchtekeyt czu den aügen vsz dem heubt. Daz ander pare adern geet czu den oren [vnd daüon kompt die fuchtniß vnd eyter in die oren]. Daz drytte par [adern] geet czu der czüngen vnd da dürch geet füchtekeyt yn die czünge. Vnd also bescheydet er yn dem obgenanten büche alle daz geader, daz von den hyrnen czü dem menschen komment, vnd wye dye hyrne spysent den menschen.

---

2 ym] *danach gestrichen*: machen den dampff der oben geschriben stet in dem ersten capittel vnd daz hylffet yn zu male sere ZK, *dafür nachgetragen*: dün disse vorgeschriben arczedie ZK, dune duß vorgeschriben artzdie E || **3/4** Auch – steet] *über der Spalte nachgetragen* Z, *am Innenrand der Seite nachgetragen*: Auch ist ym gut daz man yme mache den dampf in die oren als in dem ersten capittil geschriben steet K, Auch ist ime guit daz man ime mach den dampe in die oren als ine dem ersten ca. geschriben staet *im Text* E || **4** von] vor Z, *nicht in* KE – *Korrektur der Editoren* || **5** sal nemen] *nicht in* KE; olewürme] *danach nicht gestrichen*: myt Z, *nicht in* KE – *von den Editoren getilgt* || **6** male K, mail E || **8** von den[2] *über gestrichenem*: numme dann Z; fünff pare] au par E || **9** heübte] heübde K, caput E vmbe *danach falsch wiederholt und nicht gestrichen*: dar vmbe Z || **10** heyle e *oben nachgetragen* Z || **12** Calofonia] colofonia K || **13** zyderi] zideri E; syrij] syrie K, sirie E; kyle] kengel K, keyl E || **14** kyle] kengel K, keyl E || **15** gereten] gereden E || **16** wijche oder] *nicht in* KE || **17** gloseret] glesert E || **18** daz[2]] *danach nicht gestrichen*: man Z, *nicht in* KE – *von den Editoren getilgt*; von – heubtes] von deme heubt K, von dem hufft E; komment] kompt E || **21/22** vnd – oren K, vnd da von kompt die fuchtniß vnd eiter in den orn E || **22** adern KE

---

196 austrocknet
197 Aalwurm
198 wieche: Faserbündel

Daz sehste capittel ist von den maden vnd wie sye komment yn dye oren vnd von allem dinge, daz yn dye oren fellet. Daz saffe von wermüt ist güt yn dye oren gedan. [60ra] Oder nym saffe von bytter korbysz oder | persbledder[199] saffe oder myncze saffe vnd lege daz yn dye oren, daz dodet alle maden. Es geschijt czü wylen, daz etwas in dye oren fellet, so sal mann daz ore loiche erwyden vnde sal ym geben dincke, daz do yn nesen macht, als vorgeschriben ist yn den smerczen des heubt. Vnd czu wylen geschijt, daz daz wehe virwandelt sich. Auch daz viraldet vnd virhertet ist yn den oren vnde als dann salt dü nemen ydrosimel vnde do daz yn dye oren. Vnd als daz yn den oren geweycht ist, so salt dü dich arbeden, daz daz also her vsz kommet vnde salt nemen eyn wyche oder eyn meyszel vnd düncke daz yn daz ydrosümel vnd walger[200] dye wyche oder meyszel yn dyssem nachgeschriben puluer vnd doe ysz yn dye oren. Item Recipe: Sarkakole, sangwynis draconis, thuris, aloes cycatrini, astambedi symer, ana ʒ ii, et fiat püluis subtilis. Vnd gebruche daz, als vorgeschriben steet.

Vnde were ysz sache, daz eyter vsz den oren gynge, so salt dü den meyszel [60rb] smeren myt rosen oley vnd yme daz in dye oren stoszen. Vnd wann der | brest czijtig ist, so salt dü yn reynegen myt gechyrre, daz dar czu nücz ist. Vnde czu wylen wyrt eyn jücken in den oren, so salt dü nemen rosen oley vnde fenchel saffe vnd ewenig eszyges vnd menge daz czusamen vnd [doe] daz yn dye oren.

Daz drytteyl von dem büche vnd ist eyn deyl von dem andern büche vnd hayt yn ym drü capittel. Vnde sint von allen bresten, dye yn der nasen gescheen. Daz erst capittel ist von dem blude, daz vsz der nasen get, daz ander capittel ist von dem stancke der nasen, daz drytte capittel [ist], als eyme dye nase wünt wyrt enbynnen.

Daz erste capittel ist von dem blüde, daz vsz der nasen geet. So salt ym machen eyn dincke, daz do kolet vnde styllet daz blut, als myt rosenwaszer vnd wegerich waszer. Vnd were ysz sach, daz daz [n]yt hylffet vnd daz blüt nyt styllet, so salt dü eynen meyszel oder eyn weych machen. Vnd [sal] also gemacht sin: Nym eyn kleyne

1 *zwischen den Spalten rot*: vi Z, *am Rand schwarz*: Ca vi[m] K || **3** persbledder] pferzig bletter K, pfersig bleder *danach gestrichen*: bluyt E; oder myncze saffe] *über der Zeile nachgetragen* Z, oder myntz saff *über gestrichenem*: oder K, adder myntz saft E || **6** vorgeschriben ist] prius dictum est E; den – heubt] dolores capitis KE || **7** geschijt – viraldet] geschiet auch daz daz veraldet K, geschit auch daß we das da veraldet E || **8** oren[1]] auris E; salt dü nemen] deß cape E || **10** eyn wyche oder] *nicht in* KE; ydrosümel] ydrosimel KE || **11** dye wyche oder] *nicht in* KE || **12** Sarkakole] Sarcacole E; sangwynis] sangwis KE; cycatrini] cicatrini E || **13** symer] simer E; symer – fiat *am Rand nachgetragen* Z || **17/18** vnd – eszyges] vnd eyn wenig eßigs K, et modicum aicetum E || **18** doe KE || **19** *am Rand rot*: liber alter tercicius [!] Z, *am Rand schwarz*: 3 pars K; eyn] *danach nicht gestrichen*: ander Z, *nicht in* KE – *von den Editoren getilgt* || **22** ist KE || **23** *am Rand rot*: i Z, *am Rand schwarz*: Ca i[m] K || **24/25** vnd wegerich waszer] *nicht in* E || **25** nyt[1]] nit KE || **26** oder eyn weych] *nicht in* KE; sal KE

199 Pfirsichblätter; persicus: Pfirsich
200 walgern: rollen, wälzen

gerte[201] von eyme quiddem baüme oder von eyme appel baüme vnde bewyckel | dye [60va] myt baümwolle vnd mache daz also veste, daz dye wolle nyt yn der nasen virlybe, dann ysz were sorglich. Vnd salt dye gerten also gewyckelt netczen myt rosen waszer vnde sege darnach dar vff bolum armeni wol gepuluert vnd stoysz daz yn dye nasen, so styllet ysz daz blüt.

Daz ander capittel ist von dem stanck der nasen. Der meyster sal woil prüben vnd merken, von welchem glyde der geroche kommet, dann ez kommet czü wylen von dem heübde, czü wylen von dem magen. Vnd were ysz sache, daz yz kommet von dem heübt, so salt ym machen eyn gargesmi[202] von oximel debriticis vnd sal den geroche dürch dye nasen ynsüffen vnd daz gewonlichen gebrüchen kanele[203], negelin vnd czymen roren vnd alle dinck, daz drücket vnd virgaget[204] den [bosen] gesmacke.

Daz drytte capittel ist von den wünden, dye yn den nasen wassent oder kancker. So salt dü machen eyn meysczel oder eyn wyckel von roden | kole torsen[205] vnd salt [60vb] daz yn dysse nachgeschriben salbe duncken vnd daz yn dye nasen dün: Recipe: Oley rosarum ℥ iii, papaueris albi ʒ iii, ordei albi[206] tum sufficit, sücci sollatri[207] ℥ i, satczaüre ℥ i½, plumbüm, advstum bene lote tuti preparati, ana ʒ iii, et fiat vngentum. Vnd were yz, daz dye salbe were czü dicke, so salt dü me rosen oley dar czü dün. Oder eyn ander salbe: Recipe: Lyttergyrum gepuluert vnd gestosczen in eyme blyen gefesze vnde der kolbe sal aüch blyen syne. Vnde salt den lyttergyre stoszen, bysz daz er kommet an dye farbe des blyes. Vnd menge ysz myt rosen oley vnd mache eyn salbe. Oder eyn salbe myt terra sigillata[208] oder bolüm armeni vnd myt rosen oley vnde hüszwürcze saffe züsamen gemenget vnd mach eyn czappen vnde stoysz daz yn dye nasen.

---

2 virlybe] vorliffe E || **6** *am Rand rot*: ii Z, *am Rand schwarz*: Ca ii^{m} K || **9** gargesmi] gargismi KE || **10** kanele] kabebel KE || **11** czymen] czymer Z, zymen KE; bosen K, boßen E || **13** *am Rand rot*: iii Z, *am Rand schwarz*: Ca iii K || **14** oder eyn wyckel] *nicht in* KE || **15** dye] dysse Z, die KE || **16** ʒ iii] *über der Zeile nachgetragen* ZK; sollatri] *darüber nachgetragen*: r nachtschade K, sollatri daß ist nacht schadde E || **16/17** satczaüre] satzaure K, satzaurie E || **17** lote] loti E || **19** Lyttergyrum] lyttergirum K, litergirum E || **20** gefesze] geweisße [?] E; lyttergyre] lyttergyr K, litergeir E || **22** sigillata] sygilata K || **23** czappen] meyßel K, meißel E || **24** nasen] nasen *über gestrichenem*: oren Z, oren *gestrichen, danach*: daz [? - *verwischt*] nase locher K, naß locher *im Text* E

---

201 gerte: Zweig
202 gargarisma: Gurgelmittel, Gurgelwasser
203 cubeba: Kubebenpfeffer, Stiel-Pfeffer, Schwanzpfeffer
204 verjagt
205 torse: Kohlstrunk
206 hordeum/ordeum: Gerste
207 solanum/solatrum: Nachtschatten
208 terra sigillata: Siegelerde

Daz vierde deyl von dem andern büche, daz hayt vier capittel von deme wee der czenen. Daz *erst* capittel ist von dem wehe der czene, daz *ander* capittel ist, als mann [61ra] dye czene vszczüget, daz drytte capittel von wethum | vnd smerczen der czüngen. Daz vierde capittel ist von katharrus vnd kompt yn den mont von reüma.

Daz erste capittel ist von deme wee der czene vnd ist yn manicherley sachen. Daz erste, daz kommet zu wylen myt wee, vnde daz wehe ist an eyner stat, vnd czü wylen auch an czweyerley steden an de*m* münde. Vnd werez sache, daz dye czene synt starck vnd nyt wackeln vnd synt auch nyt füle, so saltü pruben, daz der bresten kommet von kelten, vnde ist genant reüma. So saltu machen eynen sack folle kleynen salczes vnd als warme, er ysz lyden mag, lege ym vszwendig off den backen gegen den schaden. Oder mache ym eyn decoctio von bylsen samen. Vnd sal also gemacht syn: Recipe: Jusquianum pellitri[209], gummi edri, ana ʒ ii, et fiat püluis grosso modo et büli*an*tur cum dyamorum[210], et fiat gargysmi. Oder nym ebich, da*z* vff der erden wesset, daz saffe dar vsz, vnde doe czwene oder dry droppen off den czan, der also wee düt, so styllet daz wee von stunt. Item eyn ander g*a*rgysmus: Nym [61rb] czewnel montanum[211], | coliandri vnd süth dye myt güdem wyne vnde wesche da myt den czan vnd nym hanff vnd düncke yn den wyne vnd lege off den backen, als warme er ysz lyden mag.

Daz ander capittel. Weres, daz dye czene wageten[212] vnd füle syn vnde dünt wehe, so salt dü sy woil reynegen vnd wessen myt der decoctien balastias, als warme er ysz lyden mag. Vnd were ysz sache, daz er nyt mochte lyden daz yn dem munde, so sal mann yme den czan vszczyehen vnde darnach wesschen ym dye lücken myt wyne vnd myt [huß] royszen. Aüch dü salt den czan nyt vszczyehen, dü enkunnes ez

1 *am Rand schwarz, gestrichen*: Tractatus 4tus ... *darunter*: ... pars 4 partes K || **2** erst] ander Z, erst KE; ander] erste Z, ander KE; capittel^{2}] *nicht in* E; ist^{2}] *danach*: oder daz ander Z, *nicht in* KE – *von den Editoren getilgt* || **3** czene] dentes Z; von – smerczen] ist von passiän von K, ist von passien von E *am linken Seitenrand zu Beginn der Seite rot*: 4ta pars, *darunter* 3 partes Z || **5** *am Rand rot*: Ca^{m} i Z, *am Rand schwarz*: Ca i^{m} K; czene] zene K, dentes E; sachen] *nicht in* KE || **7** dem] den Z, dem KE; czene] zene K, dentes E || **8** saltü *danach gestrichen*: nyt Z || **10** vszwendig] uswendick K, exterius E || **13** Oder] oder *über gestrichenem*: Item Z, Item eyn anders K, Item neme ein anderß E; daz] dar Z, daz K, dz E || **15** Item] *danach gestrichen*: nym Z, *nicht in* KE – *von den Editoren getilgt*; gargysmus] gürgysmus Z, gargismus KE || **16** czewnel] qwenel K, quendel E; süth *danach gestrichen*: vnd Z; wyne] vino E || **17** düncke] *danach nicht gestrichen*: vnd düncke Z, *nicht in* KE – *von den Editoren getilgt*; druck E || **19** *am Rand rot*: ii Z, *am Rand schwarz*: Ca ii K; czene] zene K, dentens E || **22** darnach] *danach nicht gestrichen*: vnd darnach Z, *nicht in* KE – *von den Editoren getilgt* || **23** huß royszen] royszen Z, huß roiße K, hüß rosen E

209 hyoscyamus peculiaris
210 diamoron: Maulbeerlatwerge
211 quëndel: wilde Polei, wilder Thymian
212 wagen: wackeln

dann nyt gebeszern, dann ich hane gesehen eynen doctorem, der do starp von eyme czane, der do was vszgeczogen. Vnd was eyn oberczan, dann dye obersten czene drencken sich von den hyrnen. Vnde dye hümores fallent czü *wilen* off daz hercze gehencke vnd wyrt eyn apostema, vnd daz mensche styrbet zü wylen dar vmbe.

Zu wylen geschijt, daz der athüm stincket der czene halben, | so sal man yme [61va] myt dyssem nachgeschriben püluer dye czene weschen vnd daz woil ryben yn der decoctien balastias. Vnd daz püluer sal also gemacht syn: Recipe: Enthiri[213], origani[214]. zytorangia, ana ʒ i, et fiat puluis. Vnd gebrüche daz, als vorgeschriben stet. Vnd were ysz sache, daz man daz loche müste bernen, da der geroche vszkommet, vnde mocht ym keynen andern rait dün, so salt dü koppern ding nemen vnd salt daz glowende machen vnd yne daz loiche legen. Vnd were ysz sache, daz dye byllere geswollen weren, so saltü nemen dye dolden von eym baüme genant yn latine summitate[215] dylantiscalis[216], vnde süth dye yn wasser vnde wesse myt dem waszer dye bylren woil vnd dye czene. Vnd mache püluer von dem lantiscales baüm vnd lege daz pulüer off dye bylren vber alle, da ez geswollen ist. Oder nyme dye rynden von wermüte vnd lege daz off dye bylren.

Daz drytt*e* capittel von der passian lenga[217]. Zu wylen geschijt eyn*e* swacheyt | an [61vb] der czüngen, daz weyche wyrt vnd lijt, als ob dye czunge doyt were. Dann bedarff der meyster zü logen[218], daz der bresten [n]yt sy von dem bresten genant parlasis[219]. Vnd geschijt auch czu wylen, daz eyn apostema wirt an der czungen, daz moysz mann heylen myt deme, do mann postemen myt heylet. Zü wylen geschijt eyn krancheyt an der czüngen genant aschüla, vnd der bresten ist czü male bose.

So sal mann yme also helffen: Item nymm ysop, grane eppel schelaten, salcz, yglichs glich vil, vnd menge czusamen vnd stoysz ysz woil vnd ryp dye czunge da

---

2 obersten] *danach unrichtig*: dye Z, *nicht in* KE – *von den Editoren getilgt* || **3** wilen] willichen Z, wilichen K, wilen E || **5** czene] zene K, dentes E || **6** czene] zene K, dentes E; yn der] in K, mit E || **8** zytorangia] *darüber wohl von anderer Hand nachgetragen*: i. mellissa K, zitorangia E || **11** glowende machen] glowen KE || **12** yn latine] in latine K, ime latino E || **13** dylantiscalis] dilatecalis E || **15** ez geswollen ist] sie geswollen sint E || **17** *am Rand rot*: iii Z, *am Rand schwarz*: Ca iii^m K; drytte] dryttel Z, dritte K, iii E; passian] passien E; lenga] lenga ZK, lengo E; eyne] eynē Z, eyne K, eine E || **18** czunge] zünge K, ligua [!] E || **19** logen *korrigiert aus*: lyegen Z, lügen K, logen E; nyt] nit KE parlasis] parlaß E || **21** postemen] apostemen K, apostema E || **22** aschüla] aschola E || **23** grane] granäth K, granoth E

---

213 anthera: Staubbeutel, Staubkolben, Staubblätter der Rosenblüte
214 origanum: Origanum, Dost
215 summitas: Gipfel, Spitze einer Pflanze
216 lentiscus: Mastixbaum
217 lingua: Zunge
218 lugen: schauen
219 paralysis: Paralyse, Lähmung

myt vnden vnd oben. Oder nym balastias, daz sint grane eppel, dye yn der bluyt[220] gefal*len* synt, vnd stoysz daz czu püluer vnd menge daz myt eyer clare vnd rijp do myt dye czünge. Wann dye czünge weyche ist vnde bleich oder blewet sich, so salt dü nemen yn den munt eyn wurczel gespalden, dye genant ist zü latyn radicis acoris[221]. [62ra] Oder nymm succi acoris myt honige gemenget oder | nacht schede saffe oder dyamoron oder wyn, da inne gesoden sy balastias myt eyme von de*n* obgenanten stücken, vnd mache eyn gorgeln vnd wesche dye czünge.

Daz vierde capittel ist von dem bresten, der da komp[t] yn d*i*e nasen von dem katharro[222]. Zü wylen ist ez genant coraysa vnde ist, wann der brest des flosz kommet dürch dye naselocher selber, dann flüszet yn waszer dürch den mont vnd dürch dye nase vnd nyeset aüch czü male sere vnd trenent yre aügen. Zü wylen ist daz flosz genant basanckus vnde ist, wann daz flosz rynnet von dem heübt zu den backen vnd wyrt syne stymme heysz vnd mag nyt virsclynden dye spyse. Vnd der bresten ist genant katharrus.

Vnd wann der flosz fellet yn dye brost, so kommet yme eyn hoesten. Vnd mag nyt dye spise virsclynden vnd wüllet[223] yme vnde wil sich oben brechen. Vnde hayt zü wylen wehe yn der brüste vnd czu wylen geet ym gele waszer czü der nasen vsz [62rb] myt dem wehe des heubts, zü wylen | gysschet vnde reübczet yme der magen. Vnde daz flosz fellet zu wilen off daz gehencke[224] vnd macht eyn apostema vnde wirt genant pulmo tesaick. Vnd die [den] bresten hant, spyent bluyt. Dye arczenie sal balde vnd gerenge[225] gescheen, wann sye ist sorglich, [vnd] mann moysz arczenye dün zü dem heubt vor daz floysz.

Vnd werez, daz der katharus gewonlichen were in dem menschen, so salt ym daz heübt smeren myt loreben oley vnd myt camil oley oder alkana[226] oley oder dyl oley

---

1 grane] granät K, granath E || **2** gefallen] gefallgen Z, gefallen K, gevallen E || **3** weyche – sich] weich vnd gebleyet ist K, weich vnd bleit ist E || **4** zü latyn] zü latin K, in latino E || **6** dyamoron] diamorion E; den] dem Z, den KE || **8** *am Rand rot*: iiii Z, *am Rand schwarz*: Ca iiii K; kompt KE; die] den Z, die KE; nasen] *über gestrichenem*: munt Z, die nase *über gestrichenem*: den mont K || **9** katharro] catharro E || **10** yn] *nicht in* KE || **12** flosz] *danach*: wynnet oder, *dabei* wynnet *gestrichen,* oder *nicht gestrichen, keynes in* KE – *von den Editoren getilgt*; backen *über gestrichenem*: bylren Z, backen *über gestrichenem*: bilren K, backen E || **13** heysz] heyß K, heyße E || **14** katharrus] catharrus E || **16** wüllet] vollet E || **17** ym] *danach nicht gestrichen*: wehe zü der nasen vsz mit dem wehe oder Z, *nicht in* KE – *von den Editoren getilgt* || **19** wilen *über der Zeile nachgetragen* Z || **20** tesaick] tesaigk K; den KE || **21** vnd[2] KE || **23** katharus] katharrus K, catharrus E || **24** heübt] caput E; loreben] lore KE; camil] camyl K, camill E; oley[2] *danach nicht gestrichen*: vnd myt camil oley Z; alkana *korrigiert aus*: alzana Z

---

220 Blüte
221 acorus: Schwertlilie
222 catarrhus: Schnupfen, Katarrh
223 wüllen: Ekel erregen, Brechreiz verursachen
224 gehänge: Eingeweide
225 geringe: schnell, behend, eilends
226 alcanna: Hennastrauch; Alkanna tinctoria, Schminkwurz

oder ruten oley. Aüch salt dü yn smeren myt dem selben oley dye brüste vnd dye ballen vnder den füszen. Vnd yn anefanck des katharrus salt mann yme off daz heubt legen pix liquida[227] vnd rosen oley. Vnde ist ysz eyn rych mann, salt yme yn dye oren legen balsam oley vnd salt ym eyn nesen machen myt radem[228] mele, dye yn dem korne weschet, vnd wysze nyese worczel vnde bertram. Vnde daz saltü yn eyn duche bynden vnde yn dye naselocher stoszen, off daz er nyese. Vnd weres | [62va] sache, daz er keyne febres hette, so salt dü ym dry gebraden fyen geben myt güdem wyne czu eszen. Vnde salt ym geben eyn syrop, dye do myt honige vnde ysop gemacht ist, oder eyn latwerge, dye do genant ist dyaysopi[229] oder dyayris[230], oder eyn latwerge gemacht myt rode kole saffe vnde honige. Wytder abent so sal er küwen mastikel vnde bolum armeni vnde virsclynden.

Daz drytteil von deme czweyten deyl dysz büchs vnd hayt drü capittel. Daz erste capittel ist von passio ybula[231] oder aba, daz ist daz blat im monde, daz ander capittel ist von asthynancia[232], daz drytte capittel ist von der heysser stymmen.

Daz erste capittel ist von dem blat[233], daz sich czü wylen blewet von dem flosz, daz dar off fellet, vnd ist zü wylen von vberig humores vnd czu wylen wyrt yme da von eyn hoyst | [62vb] vnd czu wylen wyrt yme sere noytlich des bresten halben. Vnd synt etlich, dye da snydent daz, vnd daz ist sorgliche, vnd mann sal mülbere syeden myt honige vnd waszer. Vnd mache yme eyn gürgeln dar vsz oder nym dyamorum[234] oder dyanacüm, daz ist noch beszer, als Galyenus sprycht, vnd also salt dü ysz machen: Nym grüne nosz schelen vnd stosze daz woil vnde menge myt honyge waszer, vnd ist daz beste gargysüm, daz dü macht gemachen. Auch salt dü ym laszen an der heübt

1 oder ruten oley] *am Rand nachgetragen* Z, *über der Zeile nachgetragen* K || **2** katharrus] catharrus E mann *nicht in* KE || **4** balsam] balsame E || **5** bertram] bertrame E || **6** eyn *über der Zeile nachgetragen* Z || **8** wyne] vino E; ysop *über gestrichenem*: syrop *nachgetragen* Z || **9** ist[1] *danach gestrichen*: oder ysop Z; dyaysopi] diaisopi E; dyayris] diairis E || **11** mastikel] mastickel KE || **12** *am Rand rot*: 2^a pars Z, Trac v^{tus} *gestrichen schwarz, darunter*: 2 pars *schwarz* K || **13** ander] *danach gestrichen*: capittel ist von der passio ybula oder aba, daz ist daz blat, *anschließend nicht gestrichen, aber auch unrichtig*: im monde daz ander Z || **14** asthynancia] asthinancia E || **14/15** ist[2] – ist *am Rand nachgetragen* Z || **15** *am Rand rot*: i Z, *am Rand schwarz*: Ca I K || **16** off] vß E; humores *über gestrichenem*: sweysz Z || **17** noytlich] sorglich KE || **19** dyamorum] diamoron E || **20** dyanacüm] dianatum E; Galyenus] galienus KE || **22** gargysüm] gargismi K, gargissmi E

227 pix liquida: flüssiges Pech, Teer; Produkt der trockenen Destillation verschiedener Nadelhölzer
228 raten, ratten: Raden, Agrostema githago L.
229 Ysop-Latwerge
230 diaireos: Latwerge aus Iris
231 uvula: das Zäpfchen im Hals
232 squinantia: Halsentzündung
233 blat: Halszäpfchen/Gaumenzäpfchen
234 diamoron: Maulbeerlatwerge

adern oder vnder der czüngen vnde gyb yme weyche spyse zu dryncken vnd zessen. Eyn swalbe gederret yn eyme oben vnd dye gestoszen czü puluer vnde dye myt ydromel[235] gemenget vnde eyn plaster vszwendig geyn dem bresten geleget, ist sere güt.

Arytiriaka, daz ist eynerley brest an dem blade, vnde dye jüngen kynder synt da myt bresthafftig vnd synt gemacht refāblickes, daz ist, daz yn düncket, daz daz [63ra] blayt | stee [glich] an der gorgeln. Vnd yr stymme ist grob vnd rüche vnd synt hüstig vnd spyhent czü wylen grosz vnflat[236] vnde dicke vnde hant czu wylen lycht febres vnde synt mager. Vnd der brest kommet von der sachen, daz sye wenig füchtekeyt yn dem heübt ha*n*t vnd dürre synt.

Es hant aüch wenig alde meyster an den bresten gedacht. Vnd dye hülffe ist, daz mann ym gebe gersten mit milyche vnde myt honig bereyt zessen vnd mann sal yme czü dryncken geben wyn von suszen [granät] eppel vnd sal y*me* nüchtern eyn gorgeln machen myt dyamoron oder dyanicon oder myt waszer, dar ynn gesotten syn quyddem vnd qwendel. Vnd sal czu dem gorgeln dün als vil wyns als viel wasczers da ist. Vnd weres sache, daz dye febres nyt abegyngen, so salt dü ym daz heubt weschen myt rosen oley vnd eszig, also daz eszig daz fünffte deyl sy von mülsüm[237] mellecratum oder ydromel, da ist cleyne vnderscheyt.

[63rb] Daz czweyte capittel ist von | asthimancia, vnd dye ist czweyerley. Dye eyne ist, daz eyn swylste wyrt yn dem backen vszwendig yn dem halsse, vnd dye ander ist, daz eyn swylste ist yn dem monde vnd daz man den bresten doch nyt ynsehe. Vnd synt etliche, dye da sprechent, dysser bresten sy dryerley, vnd ich sprechen vnd meynen, als auch ware ist, er ist auch nyt dann czweyerley. Vnd der erste ist nyt sürglich vnd kommet myt groszer swylst, vnd hant den mont off vnd mogent nyt reden.

1 weyche] senffte K, sanff E; zu – zessen] *nicht in* KE || **2** oben] offen E || **2/3** ydromel] ydromel *über gestrichenem*: honyge Z, ydromel *über nicht gestrichenem*: honige K, honig E || **3** vszwendig – bresten] *über gestrichenem*: off dye czunge Z, vszwendig gen dem bresten *über nicht gestrichenem*: off die *und gestrichenem*: czunge K, exterius gegen dem bresten E || **4** Arytiriaka] Aritiriaka KE || **5** refāblickes] refāblickes *wobei das* b *gestrichen* K, refalickes E; daz¹] *davor gestrichen*: melickes ZK || **6** blayt] *korrigiert aus*: bloyt Z; glich KE || **7** vnflat] koder KE; dicke] dinck E || **8** füchtekeyt] humores KE || **9** hant] hayt Z, hant KE || **9/10** vnd – hant] *nicht in* E || **10** wenig] modicum E || **11** mit *über der Zeile nachgetragen* Z || **12** geben *danach gestrichen*: wyszen Z; wyn] vinum E; granät K, granoth E yme] yn̄ Z, yn K, im E || **13** dyamoron] diamoron E; dyanicon] dianioton E || **14** wyns] *danach* vnd Z, *nicht in* KE – *von den Editoren getilgt* || **16** sy] *danach gestrichen*: oder zü merken als obgeschriben steet Z, oder zu mircken als obgeschriben steet *gestrichen* K; *mit* sy *endet der Absatz* E || **17** *zwischen den Spalten rot*: ii Z, *am Rand schwarz*: Ca ii K || **18** czweyte capittel] iiii c E || **19** daz] daß ime E vszwendig] ußenwendig vnd K, exterius E || **20** swylste] swilst K, geswer E; ynsehe] yn sehe Z, ensehe K, en sicht E || **23** off] vffen E

235 hydromeli/hydromel: Honigmet, Getränk aus Honig und Wasser

236 koder (E, K): zäher Schleim

237 mulsus: mit Honig zubereitet: Weinmet; Wassermet

Vnd dysser bresten ist also czu heylen: Item nymm funff datteln vnd suyth dye yn waszer vnd doe dar vnder dry leffel folle honiges vnd ewenig dyamoron vnd ewenig dyanicum vnd mache dar vsz eyn gorgeln vnde mache yn dysse nachgeschriben medycine vszwendig. Item nym vyngrecum mel vnd gersten mel, yglichs glich vil, vnd myt ydromel mache eyn [deich] vnd mache yme eyn plaster off dye geswylste.

Der ander breste von asthanancia ist inwendig des monde[s], [daz] mag mann nyt sehen. Vnde dye selbe ist | sorglich. Vnd swellent yn czu wylen der hals vnde der [63va]
mont vnd dann sterbent sye. Vnd dye selben mogent nyt reden [noch ethemen], dann [swerlich]. Vnd dye selben mogent aüch nyt kromp lygen. Zü stünt, als yme also ist, so salt dü yme laszen an den armen vnd vnder der czungen vnd mache yme eyn crystere, als her nach geschriben steet: Item ½ phunt gersten mele vnd salnitri drü qwynsen vnd salt dye syeden yn waszer vnde syhe daz vnde doe dar ynn honig vier loyt, baüm oley ii loyt vnd mache eyn crystere.

Aber Galienus hyesz, dasz mann ym dede dysse nachgeschriben plaster: Recipe: Kynctorum pynsium ʒ iii, papaueris albi ʒ ½, farina ordei[238] tum sufficit, et fiat catfalma vnd lege daz vnder dye gorgel. Item eyn gargysmi: Recipe: Syrie, malorum granatorum agrestium ʒ iiii, mellis ʒ ii, et fiat decoctio, et fiat gargarissmus cum aqua calida, vnd ist zü male güt. Auch ist güt eyn gargysmus myt dyamicum[239]. Oder recipe: Balastias ʒ i, apoxididus, ysopi, ana ʒ ii, et cocentur in aqua | et colantur[240], [63vb]
addatur[241] mellis ʒ ii, et fiat gargysmus. Dyacorium[242] ist ym aüch güt zü geben morgens vnd abents. Vnd darnach nym eyn swalbe gancz myt feddern vnd lege sye yn eynen warmen ofen, bysz daz sye derret, vnd stosz darnach czu pülüer vnd menge daz myt geschümetem honige vnd myt salcze vnde eyns deyls myrren. Vnd mache

---

2 ewenig[1]] eyn wenig K, modicum E; dyamoron] diamoron E || **2/3** ewenig[2]] eyn wenig K, modicum E || **3** dyanicum *davor gestrichen*: dyamoron oder Z; yn] yme K, ime E || **4** medycine] medicyne K, medicinam E; vszwendig] ußewendig K, ab externo E; vyngrecum] vingrecum KE || **5** deich K, deig E || **6** inwendig] innenwendig K, interius E; mondes] monde Z, montze K, modes [!] E; daz K, daß E || **7** Vnd] *danach*: dye selben, *nicht in* KE – *von den Editoren getilgt*; swellent yn czu wylen] zü wilen swillen K, zu wilen swilt E || **8** noch ethemen K, reden noch athummen E || **9** swerlich KE || **10** den] deme K, dem E || **14** hyesz] hieß K, spricht E || **15** Kynctorum] kynckorum K, kinckorum E; pynsium] pinsium E || **16** gargysmi] gargismi KE; Syrie] Sirie E || **17** fiat[2] *danach gestrichen*: decoctio Z gargarissmus] gargismi K || **18** vnd – güt[1]] et est valde bonum E; gargysmus] gargismus K, gargarismus E; dyamicum] diamicum E || **19** apoxididus] apoxodidus E || **20** gargysmus] gargismus K, gargissmus E; Dyacorium] Diacorium E || **21** abents] abentz K, sero E; swalbe] yrundo E || **23** myrren] miren E

---

238 farina hordei: Gerstenmehl

239 Latwerge aus Nussschalen

240 colare: durchseihen

241 addere: beitun

242 Latwerge aus Schwertlilien

eyn salbe vnde smere den hals vnder der gorgeln. Vnd secze eyn ventose, genant zu dütsche eyn coppe, *czuschen* den schuldern vnd darnach bic*ke*.

Vnd wanne der bresten stercket sich vnde düncket yn, daz yme dye aügen vsz deme heubte sollen fallen, vnde mogen nyt lygen, sünder off dem betthe sytczen. Vnd als sye spygent[243], so düncket sye, daz sye sollen sterben. Vnd als mann syehet Sant Anthonyen fur[244] vszen an dem halse, daz ist eyn güt czeüchen, wann daz fure frystet yme den bresten. Dye arczenye: daz man yme lasze vnder der czüngen, vnd der meyster sal yn czu dem dode deylen. Vnde mann sal ym melcratum geben zü [64ra] dryncken vnd sal yme legen off den | hals eyn geschyrre genant aschalpatorum folle baüm oleys.

Auch ist gut, daz mann yme dysz nachgeschriben plaster off den hals lege: Item nym vyngrecum mel vnd lynsath[245] vnd gryesz clygen, yglichs glych vil, vnde süth daz myt wyne vnd als warme, er ysz lyden mag, vnd lege yme off den hals. Item dyacolon ist ym auch güt. Item gallen myt salmoniaco ist auch güt. Item dyamicum ist aüch güt. Vnde also sal mann ysz machen: Nym grüne nosze schalen saffe vnde süth daz, bysz ysz dicke wyrt, vnd doe dar vnder ewenig honyges vnd süth daz vnd mache da myt eyn gargysmus myt senffe vnde honig.

Daz drytte capittel ist von swacheyt der stymmen. D*ie* swacheyt geschijt von rüffen, von hytcze, von kelten vnde febres vnde flosze, der off daz gehencke fellet, oder von kaldem dryncken. Der den bresten hayt, der sal gewonlichen gebrüchen ding, daz da lycht ist, vnde auch lychteclichen dryncken. Vnd sal syeden dylle vnd [64rb] myt dem waszer, wesche daz heubt vnd nym vngeweschen wolle gedüncket | yn

1 secze] mache yme K, mach ime E || **1/2** genant – coppe] *nicht in* KE || **2** coppe] *danach nicht gestrichen*: setczen Z, *nicht in* KE – *von den Editoren getilgt*; czuschen den] czü dütsche den Z, tüschen den K, thwischen die E; vnd darnach bicke] vnd darnach bicken *am Rand nachgetragen* Z, dar nach bicke *oben und am Rand nachgetragen* K, *nicht in* E || **6** Anthonyen] Anthonien K, Anthonius E || **7** frystet] fristet K, frißt E || **8** melcratum] mellecratum E || **9** aschalpatorum] aschalpatarum E || **12** vyngrecum] vingrecum E || **14** dyacolon] dyaculon K, diacolon E; dyamicum] diamitum E || **16** ewenig honyges] eyn wenig honigs K, modicum mellis E || **17** gargysmus] gargismus K, gargissmus E || **18** *zwischen den Spalten rot*: iii Z, *am Rand schwarz*: Ca iii K; Die] der Z, die KE || **20/21** gebrüchen – lychteclichen] *nicht in* E || **21/191,2** dylle – vnde] dylle vnd mit dem wasser wesche daz heubt vngeweschen wolle gedünckt in warmen dylle oley vnd lege yme vnder die zünge oder pillregalicis vnd dydraganti vnd K, dille oley vnd lege ime vnder die zong adder pill- rogalicis vnd auch mit dem dille waßer waschen das houpt vnd geweschen wolle gedruck in warmē dille oley vnd E || **22** waszer] *danach unrichtig*: vnd Z, *nicht in* K, *Textausfall* E – *von den Editoren getilgt*; yn *danach gestrichen*: walle Z

243 speien
244 St.-Antonius-Feuer, Ergotismus
245 lînsât: Leinsamen

warmen dylle oley vnd lege yme daz vnder dye czünge oder driagraganti oder pylloles regalicis vnde mache yme dysse nachgeschriben gargis*m*us: Recipe: Cricorum alborum xii, ysopi recenti[246] manipulum[247] vnam, entiri ʒ ii, et fiat decoctio, et colantur[248] et coliature[249] addatur mellis defumiti ℥ ii, et fiat gargismus. Viel dincke machest dü czu dem bresten dün, aber virware dysz hane ich virsücht vnd ist sere güt.

[Liber II]

Daz ander deyl von dyssem büche hayt an yme drü deyl vnd ist tüssicula[250] [daz erst]. Vnd daz erste deyl hayt sechsz capittel, daz ander ist genant dyomotoyca[251], daz drytte capittel ist tysaica[252], daz vierde capittel ist passio pulmonis[253], daz fünffte ist dasmate[254], dez sehste capittel ist von dem bosem athüm. Vnde wir hane vor geret vo*n* allen passien des heübts, nü wollen wir reden von dem heubt bysz an dye gehencke vnd von der tüssicula, daz kommet obenwendig dyaparma vnde aüch dar nyeden, daz wollen wir myt dem ersten vszlegen.

Dye tüssicula kommet zü wilen, daz sye dürre ist, vnd ist czü wylen fücht, myt [64va] flecma. Vnd zu wilen suffczent sie vnd ziehent zu wilen den athum hertlich, czu wylen kommet yz auch myt blüde. Zu wylen werdent sye thesici[255] vnd da von sterbent

---

1 warmen *danach gestrichen*: wyn vnd Z; oder driagraganti] *am Rand nachgetragen*: driagraganti oder, *wobei nicht eindeutig ist, wohin der Nachtrag gehört, ein Einfügungszeichen steht nach* lege, *ein weiteres nach* oder Z, vnd dyadraganti – *kein Einfügungszeichen im Text, der Nachtrag steht am Seitenrand neben der Zeile, die mit* regalicis *endet* K, *die Worte des Nachtrags nicht in* E || **2** gargismus] garsissius Z, gargismus K, gargissmus E || **3** ysopi] *danach nicht gestrichen*: rosa Z, rosa *gestrichen* K, *nicht in* E – *von den Editoren getilgt*; recenti] rocenti E; manipulum] manipulum *über gestrichenem*: manum plenam Z, manum plenam KE; entiri] entyri K || **5** sere güt] czü male behulffig K, zu mail behullfigk E || **7** *am Rand rot*: 3ª pars et habet 3 partes Z, *am Rand schwarz*: Tractatus vi^tus *gestrichen*, *darunter*: 3 pars et habet 3 ... (*Rest am Blattrand abgeschnitten*) K; ist *danach* trau [?] *gestrichen* Z || **7/8** daz erst K, daß erst E || **8** dyomotoyca] dymotoyca K, dimotoica E || **9** tysaica] tisaica E || **10** dasmate] dasmata E || **11** von¹] vor Z, von KE || **12** dyaparma] diaparma E || **14** *am Rand rot*: Capitulum i Z, *am Rand schwarz*: Ca i K || **15** flecma *danach gestrichen*: vnd czyehen Z; Vnd – sie] *nicht in* KE; Vnd – hertlich *am Rand nachgetragen* Z || **16** kommet yz] *über der Zeile nachgetragen* Z, yz *nicht in* KE; myt] von E; sye] dye Z, sie K, sy E

---

246 recens: frisch
247 manipulus: eine Handvoll
248 colare: durchseihen
249 das Durchgeseihte
250 tussicula: leichter Husten
251 haemoptoe/emoptoica: Blutspeien, Abhusten von Blut aus dem Respirationstrakt
252 phthisis: Schwindsucht
253 pulmo: Lunge
254 asthma: Atemnot, Engbrüstigkeit
255 phthisicus: schwindsüchtig

sye vnsynnig. Dye warheyt ist, daz alle dye, [die] asthimancia habent, hüstent, vnd aüch [alle], dye pyllorici synt, vnd auch dye den bresten hant an dem gehencke vnde brechent sich gewonlich oben.

Der thus[256] humida[257], daz ist der huyst, der do fuycht ist. Dye füchtekeyt kommpt von dem flos des heübts, der dürre huyst kommet von pyllorico vnde get an der pulmo vnd rüret bysz an dyaparma an dem ersten vnd wert nyt dye lengede vnde an dem lesten. Als der huyst zydiget, so wyrt er fucht. Dye arczenye ist: Mann sal yn legen in eyne kammer, dye do heyder *sy* vnd eynen güden gesmacke habe. Vnd were ysz, daz er myt dem hüysten vszwyrfft, so sal mann yme dysse nachgeschriben latt-[64vb] werge machen, der sal er | gebrüchen: Recipe: Semen lyni, lycosti, ana ʒ iii, semen synopis ℈ ii, polei ℈ iiii, corticis pyneis[258] ʒ iiii, amigdalorum[259] torrefactum[260] ʒ i, mel defümiti tum süfficit, et fiat lytügarium[261].

Vnd were ysz sache, daz der obgenant hüste qweme von vberger kelten, so sal man yme machen dysse nachgeschriben latwerge: Recipe: Grana pyperis ℈ iiii, tymi ℈ ii, mellis tum süfficit, et fiat lytuarium. Von der latwergen sal mann ym geben eyn leffel folle. Vnd weres sache, daz er von dem flosze vszspyet myt dem hüsten, so salt dü ym geben oximel myt dyacitonitum[262], daz gewurczet ist, vnd mann sal ym machen pylloles myt gesottem honige vnd dragagant. Vnde dye pylloles sal er vnder dye czünge legen vnd daz saffe insclyngen. Vnde als er sclaffen geet, sal er [in] den mont legen eyn püluer gemacht myt wyraüch vnd myt bolum armeni, yglichs glich vil.

[65ra] Vnde were ysz, daz *d*er hüs*t* qweme czu wylen von füchtekeyt | oder von dürrekeyt, so sal mann yme geben dysse nachgeschriben latwergen vnde yme, so er sclaffen get, eyn leffel folle geben: Recipe: Piperis nigri, rüte radicis, yris, apitimi[263], apinüra ana, yglichs glic*h* vil, et fiat puluis et fiat lituarium cum melle defümiti tum

1 die K, den E; asthimancia] asthmancia K, asthamancia E || **2** alle KE; pyllorici] pillorici KE || **4** Der] Die K, []ye E; humida *danach gestrichen*: meda Z || **5** pyllorico] pilloricis KE || **5/6** an der] in die E || **6** dyaparma] diaparma E; ersten *am Anfang des Wortes* ab *ausradiert* Z || **8** sy] synt Z, sy KE || **9** yme *danach gestrichen*: myt Z; dysse *am Ende des Wortes* m *ausradiert* Z || **10** lyni] lini E lycosti] licosti KE; semen *über gestrichenem*: olium ZK || **11** corticis pyneis] corticis pynorum K, semen corticis pinarum E; torrefactum] torresium E || **14** pyperis] piperis KE; tymi] thimi E || **17** dyacitonitum] dyacytonitum K, dyacitonitu E || **19** in K, inne E || **21** der hüst] er hüstet vnd Z, der hüst K, der huist E || **21/22** von[1] – dürrekeyt] fucht vnd zü wilen durre K, fucht vnd zu wilen durre E || **21** füchtekeyt] *danach gestrichen*: so sal mann ym geben et cetera Z || **22** geben] machen KE || **23** nigri] nigris E; yris *über gestrichenem*: orius [?] ZK, iris E || **23/24** apinüra] apunurra [?] E || **24** glich] glichs Z, glich KE; cum] de E

256 tussis: Husten (franz. toux)
257 humidus: feucht
258 Pinienrinde
259 amygdala amara: Bittermandel
260 torrefacere: dörren, trocknen; rösten
261 electarium/electuarium: Latwerge
262 diacydonicon: Quitten-Latwerge
263 epithymum: Quendelseide, Thymseide

süfficit. Vnd werez sache, daz der huyst qweme myt hytcze vnd ane blüte, so mache yme dysz nachgeschriben gesotten waszer: Recipe: Origanum, ysopi radicis, iris manum plenam vnam, et buliantur cum myllecrato vnde gyb yme daz waszer czü gebrüchen.

Vnd were ysz, daz sye yren athüm [nit] mochten holen, so salt du yn syeden vyngrecum gestoszen myt myllecrato vnde gyb yme daz czü dryncken. Vnde morgens nüchtern saltü yme czessen geben weyche eyer, daz wysz vszgeworffen vnde [gefullet] wydder myt peffer vnde floremantus gepüluert, yglichs glich viel.

Vnd were ysz, daz ysz eyn alte*r* hüste were, so sal mann yne myt dysser nachgeschriben salben smeren vmbe dye brüst vor vnd hynden: [Recipe: Oley rosati, oleum amigdalarum amaris[264], ana ʒ ii, cera tum quantum sufficit, et fiat vngentum liquidum.] Item recipe: Myrre, castorium, garbani, opi, storac, ana | [65rb] glich viel, temperatur cum ydromellis, et fiant pylloles. Vnd dye vorgeschriben pylloles sal mann yme geben nach de*m* nacht ymmeß[265] ii pyllen oder dry, nach geduncke des meysters vnd als ym noyt ist. Dyese nachgeschriben latwerge ist yme auch güt czü geben: Item recipe: castorium, parcei, cardomonie, piperis nig*r*i, ana glich viel, conqwastiantur[266] et mysceantur cum melle dyffümiti. Vnd dysse latwerge ist genant dyaparcion. Dyese nachgeschriben salbe, da mann yn myt smeren sal hynden vnde forne: Item nym rosen oley, bytter mandel oley, yglichs vier loyt, vngenodiget wachs, als viel dü ez bedarffs, vnd mache eyn weyche salbe.

Dysz ist daz ander capittel, d*ie* czeychen von dem bresten, genant dymodoica. Dye czeychen von der selben passio, wann dye passio ist tüschen den ryppen vnde

2 gesotten] *nicht in* E; iris] yris K || **3** myllecrato] mellecrato K, mellicrato E; waszer] wasser K, aqua E || **5** yren – mochten] nit mochten yren atüm K, nit mochten iren athume E || **5/6** vyngrecum] vingrecum E || **6** myllecrato] mellecrato K, mellicrato E || **6/7** Vnde morgens nüchtern] et de mane sobrie E || **7** weyche] dotterweych K, doderwich E || **8** gefullet K, gevult E || **9** alter] alten Z, alt KE; yne] *danach*: smeren Z, *nicht in* KE – *von den Editoren getilgt* || **10** vor vnd hynden] vor vnd hinden K, ante et retro E || **10/12** Recipe – liquidum] *oberhalb der ersten Zeile nachgetragen; zweizeilige Marginalie über der ersten Zeile beginend*:hie beschribet nit [?] d.. [*Rest abgeschnitten*] salbe *am Rand über der ersten Zeile nachgetragen* K, Item nymme oley rosati oleum amigdalarum amarum ana ʒ ii ceratum quantum sufficit et fiat vngentum liquidum E || **12** Item] Item diß ist die salbe E; Myrre] mirre KE storac] *am Wort vorn und hinten radiert* ZK, storac E || **13** ydromellis] ydromell E; pylloles[2]] pillen E || **14** nach[1] – ymmeß] nach der nacht ymeß Z, nach dem nacht ymeß K, de sero post cenam E meysters] magistirs [!] E || **16** parcei] parrei K, parcei [?] E; cardomonie] cardamonie E; nigri] nig- K, nigris E || **17** mysceantur] misceantur KE; dyffümiti] diffümiti K, defumiti E; dyaparcion] diaparcion E; *nach* dyaparcion *nicht gestrichen*: dysz ist Z, *nicht in* KE – *von den Editoren getilgt* || **18** salbe] *danach gestrichen*: ist Z, ist *im Text* KE || **20** salbe] salbe dar auß E || **21** *zwischen den Spalten rot*: ii Z, *am Rand schwarz*: Ca ii K; die] der Z, die KE; genant *am Rand nagetragen* Z; dymodoica] dimotoica E || **22** passio[1]] passian K, passien E; wann dye passio] wann die passio K, *nicht in* E

264 oleum amygdalarum amarum: Mandelöl

265 Nachtimbiss, Abendessen

266 conquassare: zerquentschen

der longen, vnd sye spyent bluyt. Czu wylen fellet daz flosz von dem heübde, czu wylen von dem backen, czu wylen von der gorgeln oder von dem geader oder von der [65va] longen oder von der | broste oder von dem magen. Vnd wann ez kommet von der brüste, so ist der huste [zü male] starck. Vnd daz bluyt, daz er spyet, daz ist dünne vnde clare. Vnd brycht sich oben vnd dye backen synt ym geswollen vnd mag nyt virsclynden dincke, daz ist hytczig. Vnde wann ysz kommet von der gorgeln, so kommet ez myt dem hüsten vnd myt blude vnde myt fleüma vnde alle gemenget myt fleüma. Vnd als mann yn rüret an dye gorgeln, daz doyt ym we. Vnde wann ysz kommet von der longen, so kommet ez myt lutczel hüsten vnd bluyt, vnd daz bluyt ist lüter, dünne vnd schümecht. Wann ysz kommet von der brüste, so ist yme der huyste cleyne vnd die brüst doit ym zü male wehe vnd bricht sich. Vnd wann ysz kommet von dem magen, so brychet er sich oben ane hüst.

Dye arczenie: Mann sal yme geben decoctias ysopi oder capillis Veneris myt [65vb] ydromel. Vnd yn anefancke des sychtages gyb yme tossyssis[267] | myt corallen oder eyn syrop mit bolum armeni gepuluert gar cleyne, vnd daz hylffet czü male sere. Vnd were ysz sache, daz der schade qweme von der kelen, so salt dü nemen vszwendig eynen bade swamp kalt gedüncket yn salcz waszer, vnd gyb yme ewenig zü dryncken. Syropus martilorum[268] aüch ist güt, dar czü drüben kern gepüluert myt rosen honige.

Vnd were ysz, das der schaden qweme von der longen, so saltü yme geben czü dryncken wegerich saffe oder des [wegerich] waszers gebrant [oder] ypoxididus[269] saffe gemenget myt gumnmi arabici vnd myt decoctio de rabi. Bolum armeni gemenget myt myrren geplestert vszwendig vnd inwendig zü dryncken geben ist güt. Vnd off dye ryppen lege eyn wolle geduncket yn rosen oley myt eszig. Vnd daz sal alles kalt syn. Oder stosze gummi arabicum kleyne vnd lege daz yn vnczidig baüm oley [66ra] vnd nym dysz nachgeschriben puluer. Vnd als dü dye syt in obgeschriben maszen |

1 longen] lunge *gestrichen, danach*: pulmo K, pulmo E; vnd] et K || **2** geader] graden E || **3** longen] pulmo selber KE; broste] brüst selber K, brost selber E || **4** so – starck *über der Zeile nachgetragen* Z zü male K, zu mail E || **7** fleüma] flecma E; vnde alle] *nicht in* KE || **7/8** myt fleüma[2]] *nicht in* KE || **8** an – gorgeln] *nicht in* E; we] we ane der gargelen E || **9** longen] pulmo KE || **11** vnd bricht sich] *über der Zeile nachgetragen* ZK || **13** decoctias] decocciam K, die coccien E; oder] *über gestrichenem*: vnd ZK || **14** ydromel] ydromell E; tossyssis] trossisis K, trossisos E || **16** vszwendig] ußwendig K, exterius E || **17** vnd gyb yme ewenig] vnd gib yme eyn wenig K, et da sibi modicum E || **20** longen] pulmon K, pulmo E || **21** des wegerich waszers] des waszers Z, wegerich wasser K, wegerich waßer E || **21/22** gebrant – saffe] *nicht in* E || **21** oder[2]] K, *Textausfall* E || **22** decoctio] decoccien E; de rabi] derabi *darüber von anderer Hand*: eycheln K, derabi daß sint echeln [!] *im Text* E || **23** vszwendig vnd inwendig] *wobei* vnd inwendig *über der Zeile nachgetragen* Z, vßwendig vnd innenwendig K, exterius et interius E || **24** eszig] eßig K, accetum E || **25** kleyne] paruum E

267 trochiscus/trociscus: Pille, Pastille

268 murtus/myrtus : Myrte, Myrtenbaum

269 hypocistis: Hypozist; eine Schmarotzerpflanze auf der Cistusstaude, deren Saft in der Arznei gebraucht wurde gesmeret hayst, so wyrff dar off daz püluer. Recipe: Amiroli gallarum, rosarum, semen plantaginis[270], merti sicci[271], aloes arrirabrum ana, et fiat püluis. Dye kerne von den agres woil gereyneget vnd an der [andern] obgenanten samen stat geleget, ist güt.

Vnd were ysz sache, daz dar vsz schaden qwemen von dem magen oder von dem buche, so salt du yme geben czü dryncken wegerich waszer myt dyssem nachgeschriben püluer: Recipe: Terra sigilata, bolum armeni, arriralorum, dyagragante ana, et fiat püluis. Vnd als er daz gedruncken hayt, salt dü yme smeren den büche vnd den magen myt quytdem oley vnde daz obgenant püluer dar off *l*egen. Vnd er sal sich hüten vor schreye vnde vo*r* czorne vnd vor fraüwen vnde vor sürer spisen, vor raüch vnd vor alle bedrüppenisse.

Es mag woil gescheen, daz daz bluyt, daz er vszspyet, zü [wilen] kommet von andern glyddern. Vnd als daz bluyt dünne vnde lüter ist vnd von streychen kommet, daz er yn der brüste hayt, dann were ysz eyn bose czeüchen. Vnd | er sa*l* weyche [66rb] vnde nyt herte sytczen vnde er sal yme laszen [vnd salt yme zessen geben conserua synopi vnd ym zessen] geben füsze vnde heübt von eyme czykelen vnd jünge ferkeln [fuße] yn eynre galrey[272]. Vnd gyb ym do czüessen gesotte*n* quytdem in wegerich waszer oder myt wyne oder myt jünge honre broe.

Vnd weres sache, daz du yme laszen wylt, so saltu yme laszen lange nach deme anefanck syner süchten. Vnde daz loche sal kleyne vnde enge gemacht werden. Vnd als daz bluyt sprynget, so salt dü daz loche stoppen vnd aber laszen geen vnde aber stoppen, bysz daz er genüg gelaszen hayt.

Daz drytte capittel ist von thesaica. Dye czeüchen davon machestu nyt wol erkennen, wan der bresten anekommet myt febres vnd huysten vnde mancherley kranckh[e]yt, vnde synt folle füles blüdes vnd yr lyep ist mager vnde swache. Vnde kommet daz meysteyl von vbergem flosze vnde ander sache, *die die* longen bresthafftig macht. Der anefancke | des bresten kommet an eyn mensche, daz xv jare [66va]

2 plantaginis] plangtrangis E; arrirabrum] arriraliorum K || **3** agres] *darüber von anderer Hand*: vnzydig druben K, agres daß sint vnzidigen druben *im Text* E; andern] ander K, andern E || **5/6** oder – buche] *über der Zeile nachgetragen* ZK || **7** sigilata] sigillata E || **9** legen] segen ZK, legen E || **10** vor[2]] vorn Z, *nicht in* KE || **12** wilen KE || **14** sal] salle Z, sal KE || **15** er sal] heyß K, heiß E || **15/16** vnd – zessen] vnd salt ime zu geben essen conserua sinopi vnd im zu essen E || **17** fuße K, voiß E; czüessen *das erste* e *oben nachgetragen* Z; gesotten] gesottem Z, gesoten K, gesodden E || **18** waszer] *danach*: geben Z, *nicht in* KE – *von den Editoren getilgt* || **20** anefanck] *danach*: syner anfenack Z, *nicht in* KE – *von den Editoren getilgt* || **21** sprynget] geet K, geit E || **23** *zwischen den Spalten rot*: iii Z, *am Rand schwarz*: Ca iii K; davon] dauon K, die do von sin E; nyt] *nicht in* E || **25** kranckheyt] kranckeyt KE || **26** die die longen] von der longen Z, die die pulmo KE

270 plantago: Wegerich

271 getrocknete Myrte

272 galreide: zu Gallert erstarrte eingedickte Fleisch-, Knochenbrühe alt ist, vnd weret, bysz daz er xxxv jare alt ist. Vnde were ysz sache, daz mann yne nyt heylet bynnen eyme jare, so müszent sye sterben.

Daz czeüchen des bresten: Nymm syne spyhe vnd wirff dye yn eyne schüszel folle wasczers. Fellet sye zü gründe, so sterbent sye. Oder nym die spye vnde wyrff [die] off eyne glüt kolen. Ist ysz, daz ez styncket, so ist ysz eyn bose czeüchen.

Dye hülff dar vor: Mann sal yme geben dya ysopi vnd dya yris myt conserua rosen [vnd conserua] synpiti vnde bolum armeni morgens vnd abents. Vnd als sich dye febres an ym beswert, so salt du ym geben esels mylliche oder geysze myllich oder fraüwen myllich morgens fro vnd czwo vren off den dag. Darnach salt syn plegen [mit jungen honren], myt jüngen ferkeln füsze vnde czykeln füsze vnd kraniche vnd jünge hüner eyer. Vnd salt ym geben dya yris oder dya ysopi vnde salt [66vb] yn legen an eyne fynster stat. Dye arczenye | czu heylen scheydünge den bresten der longen: Recipe: Cynamonie, antiri, accacie, myrra, crocei, aschynanti, olybani, balastias, brancka vrsyna[273], bolum armeni, gummi arabici, opium, jüsquiani ana, misceantur et conficiantur cum melle defümiti tum süfficit. Vnd gyb yme [daß] des morgens vnde abents, als viel dich düncket noyt syn. Cassia ligna[274] drucket czu male sere dyssen bresten, vnde salt yme eyn plaster machen off daz heubt myt nastoracis[275] vnd duben crut. Vnd daz heubt sal geschoren syn myt eyme scharsach[276]. Auch salt yn hüden, daz er nyt fast hytczig sy vber dye masze.

---

1 xxxv] *über gestrichenem*: vierczig Z, xxxv KE || **2** heylet bynnen] hilfft by E || **3** czeüchen] zeychen K, signum E || **5** die E; kolen] *nicht in* KE; bose czeüchen] bose zeychen K, malum signum E || **6** dar] *danach nicht gestrichen*: dar Z, *nicht in* KE – *von den Editoren getilgt*; dya ysopi] diaisopi E; dya yris] diayris E || **7** rosen *über der Zeile nachgetragen* Z, *nicht in* E; vnd conserua K; synpiti] sinpiti E morgens vnd abents] *über der Zeile nachgetragen* ZK, morgens vnd sero E || **8** febres] febris E; esels mylliche] esels milche K, lac aczniorum daß ist esels milch E || **9** myllich *danach gestrichen*: oder yme Z; morgens *danach gestrichen*: geben Z; vnd] *über der Zeile nachgetragen* Z, *nicht in* KE; czwo – dag] bis in die E; Darnach] *über gestrichenem*: vnde Z, vnd *im Text* KE || **10** mit jungen honren K, mit iongen honern E; vnde czykeln] vnd czyckeln K, et iuuenis geyßen E || **11** kraniche] i *im Wort nachgetragen* Z, kranche KE; Vnd – ysopi] *unter der letzten Zeile nachgetragen* Z, vnd sal yme geben dya iris oder dya isopi *über der ersten Zeile nachgetragen* K, vnd salt im geben dia adder dyaysopi E; dya yris] dya iris K, dia E; dya ysopi] dya isopi K, diaysopi E || **12** scheydünge] *über der Zeile nachgetragen* ZK, schadong E; den bresten] des brestens E || **12/13** der longen] pulmonis KE || **13** Cynamonie] cinamonie E; myrra] mirra E; aschynanti] aschinanti E; olybani] olibani E || **14** brancka vrsyna] brangfursyna E; opium] apium E; jüsquiani] jusquiami E || **15** daß E || **15/16** des morgens vnde abents] des morgens vnd abentz K, de mane et sero E || **16** Cassia] Cassio E; ligna] lingna K || **17** plaster] puluer E heubt] caput E || **18** duben] druben E || **18/19** scharsach] schere meßer E || **19** fast hytczig] zü fast hitzig K, zu hitzig E

---

273 branca ursina: Bärenklaue, Bärenklau

274 casia/cassia lignea: Holzkassie

275 nasturcium/nasturtium: eine Art Kresse; Brunnenkresse

276 scharsach: Schermesser

Daz vierde capittel ist von dem bresten, der do genant ist anpyma[277]. Vnd der selbe bresten komme*t* von apostemen pülmonis, vnde dye apostema machet eyter czussen dye ryppe vnde der longen. Vnde als dye apostema vszgeet, so geet daz eyter dürch den münt vsz vnde kommet aüch der eyter yn dye brüste vnde vmbe sich | vnd [67ra] aüch vmbe dye leber. Daz vnderscheyt, wann dye apostema kommet von der lebbern, so kommet der eyter dürch den mont gemyschet myt blüde vnd hayt hytcze myt dem hüsten. Vnde wann mann dye spye wyrfft off eyn glüte, so styncket sye, vnde wann dye apostema kommet von der pulmo, daz ist dye longe, so ist der eyter wysz vnd schümecht vnd myt wenigem hüsten vnde ane wee. Vnd wann mann wyrfft dye spye off dye glüt, so styncket ez nyt, als ferre daz der bresten nyt komme von dem bresten tesacke[278]. Vnde werez, daz dye apostema qweme von der brüste, so hat er wee do selbst, so spyent sye lutczel vnd bekotczent sich vnde synt feste yn dem lybe vnde yr antlytcze ist geswollen.

Daz vnderschijt vnder empyma *vnd* thesaick: [Die thesayck] synt, den kom*mt* der eyter nyt balde, dann sye werdent syn vor gewar, vnd dye, daz empyma hant, den brycht der eyter stümplich[279] ane vnde hant febres vnde czede[r]nt v*n*czijtlich. Vnde wann ez kommet von der brüst, so brycht der | eyter czü wylen dürch daz gederme [67rb] vnde czu wylen dürch dye blase.

Dye arczenie von der empyma, dann sye lenget sich zu wylen, [vnderwilen] korcz*et* sye sich aüch. Vnde in anefancke des brestens sal mann yme laszen an den armen in der syten, da der bresten ist, vnde mann sal yme laszen ane der lebbern adern oder in der medyana. Vnd als dye ader geet, so salt dü sye myt fynger virstoppen vnde wydder laszen blüden, bysz er syn genüg hayt. Vnd weres, daz dye empyma qweme von der lebern, so salt ym geben zü dryncken decoctio von dylle vnde [salt sie also machen: Nym dille vnd] süth daz myt waszer vnd menge dar yn

---

1 *kein Absatz, zwei Zeilen höher zwischen den Spalten rot*: iiii Z, *am Rand schwarz*: Ca iiii K; anpyma] empima E || **2** kommet] kommen Z, kompt KE || **3** der longen] pulmo KE || **5** vmbe] an K, in E vnderscheyt] vnd geschicht E || **8** daz ist dye longe] *nicht in* KE || **11** tesacke] tesaick K, tesaic E || **11/12** so – selbst] *über der Zeile nachgetragen* Z, so hait er we da selbs *über der Zeile nachgetragen* K, *im Text* E || **14** vnder *über der Zeile nachgetragen* Z; empyma] ampyma K, anpima E; vnd] vnd *falsch gestrichen, darüber* die Z, vnd KE; thesaick] tesayck K, tesaick E; Die thesayck K, Die tesaic E den *über der Zeile nachgetragen* Z; kommt] komment Z, kompt KE; der *davor gestrichen*: dann Z || **15** empyma] ampima E || **16** brycht *korrigiert aus*: brucht Z; czedernt] zyderent K, ziddernt E vnczijtlich] vndczijtlich *über gestrichenem*: ane maysze Z, vnczijtlich *über gestrichenem*: ane maiße K, vnd zytlich *im Text* E || **17** von] *nicht in* E; wylen *danach gestrichen*: dürch dye derme, *danach nicht gestrichen*: vnde czu wylen Z || **19** empyma] anpima E; lenget] legent E; vnderwilen K || **20** korczet] korczent Z, korczet K, kurtzent E || **22** in] an E; medyana] mediana KE || **23** virstoppen] stoppen E || **24** empyma] empima E || **25** salt – vnd[1] K, salt sie also machen Item nymme dille vnd E

---

277 empyema: Eiterbrust
278 phthisis
279 plötzlich

dysz nachgeschriben ding: Recipe: Radicis yris ℥ ii, mirre ℥ ½, dragagntis temperato yn zappo[280] ʒ v, mellis defümiti ʒ iii, et misceantur yn aqua decoctis supradicta vnd mache yme eyn plaster vber dye leber. Recipe: Oley camamille ℔ i, appopinacis[281], galbani, semen vrtice, baccalauri, semen lyni, thuris, radicis vismalüe, folium [67va] abrütani[282] | nitri, ana ℥ i, et fiat puluis subtilissimus. Vnd laisz daz appopinacis vnd galbani vor eynen dag vnd nacht weichen in oximel, cera tum süfficit, et fiat emplastrum. Vnd lege daz plaster off eyn düche vnd lege daz off dye leber. Auch wan daz plaster gesodden ist, so sal man erst galbanum vnd appopinacis dar in dün vnd sal nyt syeden.

Vnd were yz sache, daz dye empima qweme von der longen, so salt dü yme machen dysz nachgeschriben latwerge vnd yme morgens nüchtern eyn leffel folle geben: Recipe: Gummi arabici, dragagante, ana ℥ i, temperate yn aqua, pynorum[283] geschilten vnd gebraden ℥ ii, semen lyni ℥ ½, crocis ʒ i, mel defümiti tum sufficit, et fiat lytuarium. Vnd gyb yme, als vorgeschriben stet. Vnd mann sal yme gewonlichen geben geysz mylliche, dye da frysche gemolken sy, vnde sal yme czü dryncken geben tysane[284], daz gesotten ist myt ysop vnde fygen. Vnde mache yme eyn mellecrat, vnde sal also gemacht syn: Item nymm qwendel, ysop, rode dost, yglichs glich viel, [67vb] vnde süth daz vnde stosz vnd syhe ysz vnde darnach doe dar ynn daz | drytteyl honiges.

Auch sal er nyt baden in virsalczen waszer vnde sal keynerley gemüse eszen vnd sal sich hüten vor raüch vnd vor staube vnde sal legen off dye brüste gegen der

1 yris] iris E; mirre] mürre K; dragagntis] dragagant KE || **2** zappo] zappo, *darüber*: gesotten win K, zappa daß ist gesoden win E; ʒ[2]] ℥ KE || **3** appopinacis] apopinacis E || **4** galbani] *am Rand nachgetragen* Z, *über der Zeile nachgetragen* K, *im Text* E; vrtice] vertice E; lyni] lini E || **5** nitri] interi E; fiat *über der Zeile nachgetragen* Z || **5/6** Vnd – oximel *über der Spalte nachgetragen* Z, vnd laiß das appopinacis vnd galbani ~~vnd laiß ez weichen eynen dag vnd uben~~ vor eynen dag vnd nacht weichen in oximel *am Rand nachgetragen* K, vnd laiß daz apopinacis vnd galbani vor einen dag vnd nacht weichen et oximell *im Text* E || **6** vor] von Z, vor KE || **7** emplastrum] ein plaster E; vnd lege] et pone E daz[2]] *nicht in* E || **7/9** Auch – syeden] *am Rand nachgetragen* Z, Auch wan das plaster gesotten ist so sal man erste daz apopinacis vnd galbani dar inne dun *am Rand nachgetragen* K, auch wann daz plaster gesodden ist, so sal man erst das apopinacis vnd galbani dar vur dar in dhune *im Text* E || **10** empima] empyma K; longen] pulmo KE || **11** nachgeschriben *danach gestrichen*: plaster oder Z; yme morgens nüchtern] sibi de mane sobrie E || **12** yn] in E; pynorum] pinorum E || **13** geschilten vnd gebraden] *am Rand nachgetragen* Z, geschelet vnd gebraden *über der Zeile nachgetragen* K, geschelt vnd gebradden *im Text* E; lyni] lini E; defümiti *danach gestrichen*: mel Z || **14** lytuarium] lituarium K, littuarium E || **15** geben[2] *über der Zeile nachgetragen* Z || **16** tysane] tisane E || **21** raüch *danach gestrichen*: vnd vor raüche Z || **21/199,1** der longen] die pulmo K, der pulmo E

280 in gesottenem Wein

281 opopanax: Opopanax, gelbliches Gummi-Harz

282 abrotonum/abrotanum: Stabwurz; Artemisia abrotanum L.

283 Pinienkerne

284 ptisana

longen wolle geduncket yn dylle oley. Vnd salt yme machen eyn seckelin gefullet myt gebrantem salcze vnde off dye ryppe gegen den schaden salt yme machen eyn seckelyn folle gewermeter clyen also drücken oder eyn koppern flesche folle warmen waszers. Vnd were ysz, daz *weder* eyter noch nüst dar vsz gynge, so salt dü in der decoctio vorgeschriben me dün, als vengrecum, lynsamen vnde abrütanum.

Vnd weres sache, daz do eyter gyng dürch den mont vsz, so salt dü yme dryncken geben oximel vnd yme czessen geben geschelte bonen gesotten myt thysa waszer. Vnde wann sich der brest nyedert, so salt dü yme czessen geben czickeln fleysch vnd swynen füß vnd oren [vnd sal mann yme zessen geben] mangolt, bynetsche[285] vnde boretsche. Vnde als er daz geszen hayt, so gyb yme zessen | süsz granath [68ra] eppfel. Vnde salt yme auch czessen geben rade mel vnde gyb yme czü dryncken wyn gemenget myt waszer. Vnde salt yme alle morgens nüchtern geben gesotten czwebeln myt mellecrat, eyn leffel folle, off daz sye fegeten den eyter von deme eympyma.

Vnd an der stat, da der bresten ist, kommet zu wylen eyn apostema. Vnde wann dye apostema kommet yn dye longe, so ist ez genant pyrpomonia. Vnde dye passio ist bose vnd scharff. Vnde wann dye longe ist gebrochen, so mag sye nyt wydder hafften, vnde der syeche wyrfft eyter vnd geschijt, daz von dem brüche kommet viel blütes. Vnde yre stymme ist nyeder vnde swache vnd yre backen royt vnde dye augen wijsz vnde hant wethüm in der brüste gegen der lyncken syten, vnd der wethüm czüget bysz off dye asel. Vnde hayt scharff febres vnd der athum ist yme ylig vnde hüstet steteclich vnde swechelich vnde | mag nyt lygen off den rücke vnd wendet sich [68rb] vnde keret sich. Vnd were ysz sache, daz der syche nyt spyet eyter noch hüstet, so ist [er] vber xiiii dage genesen. Spyet er aber eyter vnde hüstet, so ist yz sorglich.

Vnd dysz ist dye hülffe: Nym camillen oley vnde nymm wyne, glich viel, vnd wermüt vnd düncke dar yn wolle geczeyset. Nach dem, als sie gedüncket ist in daz vorgeschriben vnde lege yme daz als eyn plaster off dye lyncken syte dry dage

1 oley *über der Zeile nachgetragen* Z || **4** weder] ysz Z, weder K, wider E || **4/5** decoctio] decocien E || **5** vengrecum] vingrecum E; lynsamen] linsamen E; abrütanum] obrutanum E || **7** thysa] tisa E || **9** vnd[3] – geben] sal mann yme zessen geben K, vnd sal man im zu eßßen geben E || **10** boretsche *aus* bone *korrigiert* Z; zessen] zu E || **11** eppfel] poma E; dryncken *danach gestrichen*: geben rade mele *und nicht gestrichen*: vnd gyb yme czu dryncken Z; dryncken wyn] drincken wyn K, bibere vinum E || **12** myt waszer] mit wasser K, cum aqua E; nüchtern geben] sobrie dare E || **13** sye *danach gestrichen*: sagen vnde Z; eympyma] empima E || **15** longe] pulmo KE; pyrpomonia] pirpomonia E || **16** longe] pulmo KE || **18** royt] roit vnd roit E || **19** vnde *danach gestrichen*: d Z; wethüm[1]] dolores KE; wethüm[2]] dolor KE || **20** asel] asselen E || **21** steteclich vnde swechelich] stetlich *über gestrichenem*: swechlich K, stedlich E; vnde[1] *über gestrichenem*: swerlich oder Z; lygen *danach gestrichen*: vnd aüch nyt lyden mag Z || **23** er[1] K || **25** wolle *danach gestrichen*: dye vn Z || **25/26** Nach – vorgeschriben] *am Rand nachgetragen, statt gestrichenem*: vnd vnde gekammet sy Z, Nach dem als sie geduncket ist in daz vorgeschriben *am Rand nachgetragen, statt gestrichenem*: wol die vngekemmet sin K, Na dem als sie gedruckt ist in daz vurg- *im Text* E

285 Spinat

lancke. Vnd darnach salt dü nemem ysop, abrotanum, dürre fyen, vnd svyt dye myt waszer vnd wesche da myt dye brüst vnd dye stat, dye ym wehe düt. Vnd salt nyt lange also weschen. Vnde salt yme machen eyn mellecrat, vnd daz sal er dryncken, als dicke er dryncken wil. Vnd also sal yz gemacht syn: Item nym qwenel, ysop, capillis Veneris, yglichs dry hantfolle, vnd süth daz yn waszer. Vnde syhe vnde lege [68va] yn daz waszer vi | loyt czokers vnd iiii loyt honiges vnde lüter daz vnd gyb ym czü dryncken. Vnd als er sclaffen get, so salt dü yme geben dya yris vnd gewonlichen gyb yme pynnorum bereyt myt honige. Vnde salt syn plegen myt weychen eyern vnde haber kern vnde [junge] ho*nr*e brüe vnd mandel myllich. Item nym dragagant vnd weyche daz yn gesotten wyne vber nacht vnd menge daz myt geschumetem honige oder rosen honige, daz do geschüment ist, als viel dü syn bedarffs. Vnde gyb yme alle morgens nüchtern eyn leffel folle.

Alle dye, dye apostemen habent off der pulmo, daz ist dye longe, sollent keynen luter dranck dryncken dann ewenig, vnde sollent yr antlytcze nyt hytczen. Vnd Allexander hayt küchelin gemacht genant trosisis, daz myr woil gefellet vnde duncket mich güt syn, vnd als swere als eyn pennig czü drynken geben in oximel. Vnd [68vb] also sal ez gemacht syn: Recipe: Enysi | ʒ ii, sulf*u*ris viui[286] ℥ i, armoniacis, castori, negula[287], ana ʒ ii½, et fiat puluis, et fiat trossisis cum oximel et pondus duorum granorum. Vnde gyb yme, als vorgeschriben stet. Vnd ist mogelich vnd güt, daz er sytzet off syme bette vnd nyt enlege. Vnde mann sal yme geben geyscze myllich myt symmel broyt vnde sal yn hüten, daz er nyt ydel wyn dryncke vngemyschet.

Daz fünffte capittel ist von dem bresten genant asma, daz ist, daz ym dye gorgel ist virstoppet an dem orsprünge, da der athüm vszgeet. Vnd wann sye athement, so athement sye swerlich vnd dünt eynen lüt als eyn pyff, wann alle, dye do krancke synt myt dem bresten, doet dye longen wee, [von sachen, daz daz geader von der

---

1 ysop] ysope E; svyt v *oben nachgetragen* Z || **4** qwenel] quennele E; ysop] ysope E || **5** yglichs *danach gestrichen*: glich vil oder Z; hantfolle *danach gestrichen*: yglichs Z; lege] *danach* daz Z, *nicht in* KE – *von den Editoren getilgt* || **6** honiges] mellis E || **7** dya yris] dia iris E || **8** pynnorum] pinoria [?] E || **9** junge K, jonge E; honre] horne Z, horn K, honer E; dragagant] dragagante E || **10** gesotten] warmē E; geschumetem *über gestrichenem*: gesottem Z || **11** oder rosen honige *zwischen den Spalten nachgetragen* Z; daz – ist] *nicht in* KE; ist *danach nicht gestrichen*: oder rosen honige Z || **13** daz ist dye longe] *nicht in* KE; keynen *über der Zeile nachgetragen* Z || **14** ewenig] eyn wenig K, valde modicum E || **15** trosisis] trosis E || **17** syn *über der Zeile nachgetragen* Z; Enysi] enisi E; sulfuris] sulfaris Z, sulfuris K, sulphuris E; armoniacis] armonacis E || **18** negula] *darüber*: rade K; oximel] oximelle E || **18/19** et pondus duorum granorum *am Rand nachgetragen* ZK, ad pondus grannorum duorum *im Text* E || **20** geyscze y *oben nachgetragen* Z || **21** wyn] vinum E || **22** *zwischen den Spalten rot*: v Z, *am Rand schwarz*: Ca v K || **25** doet *danach gestrichen*: daz Z; dye longen] daz pülmo K, daß pulmo E || **25/201,1** von[1] – pulmo K, von sachen das daz geodder von der pulmo E

---

286 sulphur vivum: gediegener Schwefel, Naturschwefel
287 nigella (?): Kornrade

pulmo] dye ist vol materien flecmatice, vnde sye mogent nyt lygen vnde steent off recht. Vnd dysser bresten kommet daz meysteyl yn alden luden.

Dye arczenye ist iz, daz mann yme nyt gelaszen mag. So salt ym eyn regel geben, wye er eszen vnd dryncken sal. Vnd salt yme gewonlichen czü dryncken geben eyn myllecratum, vnd daz sal also gemacht | syn: Item nymm ysop, dost, blae lylyen [69ra] würczeln, wysz myncze, wermüt frysche, yglichs glich viel, vnde stosze dye stücke alle vnde süyth dye myt waszer vnde syhe daz dann vnd do dar yne ses loyt honiges vnd mache eyne mellecratum iii phünt. Daz püluer von abrütani ist auch güt, gegeben mit oximel. Item disz nachgeschriben waszer sal mann yme czü dryncken geben alle morgens nüchtern, vnd sal also gemacht syn: Recipe: Castorium ʒ ii, vüorum passorum[288] mundorum ℥ ½, venigreci ℥ i½, coquantur in aqua. Vnde gyb yme, als vorgeschriben steet.

Vnde sal mann yme gewonlich czessen geben senff [gemengt] myt oximel. Vnd er sal sich nyt vben. Vnde ist güt, daz mann yn [yn] eyne ander loff[t] leyt. Auch ist yme güt gyra pygra, oximel yshyliticum ist yme aüch güt. Vnde synt etliche, dye da sprechent, daz eyns wolffs lebber gepüluert vnde myt | wyne ynnegegebenm ist yme aüch [69rb] güt. Aüch ist yme güt eyns fosse longe. Item nymm ysencrüt saffe, balsam saffe, hagedorn saff, yglichs glich viel, vnd menge czusammen vnde gyb yme alle morgen eynen leffel folle, daz ist yme czü male güt vnde hylffet zü male sere.

Daz sehste capittel ist von dem bresten genant ortomia[289], vnd ist aüch von deme bresten yn der longen. Vnde als sye ath*em*ent, so kyrrent sye nyt als dye myt deme neest geschriben bresten, vnde yne düncket doch, daz er wolde ers*ty*cken. Vnd syne stymme ist swache vnde nydder von dyssem bresten. Vnde synt vil alde lude, dye an dyssem bresten sterbent. Vnd wer dyssen bresten hayt, deme besweret sych syn bres-

---

1 dye ist] sint KE; flecmatice] flecmatica KE || **1/2** off recht] vff rechtig E || **3** iz] *über der Zeile nachgetragen* Z, ez *über der Zeile nachgetragen* K; geben] machen KE; *nach* geben: vnd Z, *nicht in* KE – *von den Editoren getilgt* || **4** wye] wie K, was E || **5** myllecratum] mellecratum K, mellicratum E; nymm] cape E || **6** myncze] myntz E; glich viel] eyn hantfol K, ein hant volle E || **7** vnd *über der Zeile nachgetragen* Z || **9** mit oximel *über der Zeile nachgetragen* Z; disz *zwischen den Spalten nachgetragen* Z nachgeschriben nach *am Rand nachgetragen* Z || **10/11** vüorum passorum] vuorum passorum, *darüber*: rosynen K, vuorum passorum daß sint rasinen E || **11** venigreci] vingreci E || **13** gemengt KE oximel] oximell E || **14** güt] *danach falsch wiederholt*: yme senff myt oximel gybt ~~vnd er sal sich~~ vnde er sal sich nyt vben vnd ist gut daz mann Z, *nicht in* KE; lofft *danach gestrichen*: vnd er sal sich Z || **15** oximel] *nicht in* E; yn^{2} K, an E; lofft] lufft E; pygra] pigra E; oximel] oximell E; yshyliticum] ishiliticum E || **18** hagedorn] hagendorn E || **19** vnde – sere] vnd hilfft yn sere K, et iuuat eum maxime E || **20** *zwischen den Spalten rot*: vi Z, *am Rand schwarz*: Ca vi K; ortomia] ortonia E || **21** longen] pulmo KE; athement] athamant Z, athament K, athement E || **22** düncket] *danach*: daz en doch Z, *nicht in* KE – *von den Editoren getilgt*; erstycken] erstrycken Z, ersticken K, hersticken E

---

288 virga pastoris: Karde

289 vgl. das Kapitel *De malo anhelitu* bei Johannes Jacobi (Bloedner 1926: 14); anholitus: erschwertes, starkes Atemholen, Kurzatmigkeit ten, wann sye wanent an eyner stat, dye do fücht vnd kalt ist. Der gebrest geschijt aüch me in dem wynter dann yne deme sommer. Vnd geschijt aüch den werckelüden, [69va] dye | da wyrkent myt mittal, von dem raüch vnd gesmacke des metals. Aüch geschijt der breste gerne yn fraüwen, dye yr czijt nyt habent, vnd dye wendent vnd kerent sich an yrem bette raüche halber vnde hant manicherley gedechtenysse vnd sorge melancholye halber.

Vnd yr büche ist harte vnde lyde[n]t grosze hytcze vmbe dye brüst vnd duncket sie, daz *yn* dye augen wollent vsz dem heubt fallen vnd dye müter [vnd blase] ist yn gebledet oder blewet sich. Vnd synt dürstig vnd dye naselocher jücke[n]t sye vnde nyesent vnd habent hüsten vnd spyhent materie schümecht vnd mogent nyt sclaffen. Vnd sye sterbent zü wylen stümplingen yn dem bresten vnd czü wylen nach dem bresten, so fegent sye sich an dem lybe. Vnd allen fraüwen, den daz geschijt, vnd daz du gewar wyrdest, als obgeschriben steet, so sal mann yre glydder alle gemechelych ryben.

[69vb] Vnd weres, daz du prübest, daz sye wolden ersticken des halben, | so saltu sye heyszen zü stünt laszen vnde salt sye ryben geyn der longen myt dylle oley vnd vengrecum, daz gesotten ist myt wyne. Vnd were ysz sache, daz der bresten geschee auch yn manne oder fraüwen, so sal mann yne koppe seczen czussen dye schuldern eyn male nach dem vierzigistem dage, als der bresten anfenget, vnde sal dar yn haüwen vnd fegen myt gyra pygra galiane. Vnde gyb yme crysteren, dar in gedan sy colocontynda oder wermüte vnd gulden crüt genant centhaürea. Vnd salt yme gewonlichen geben zü dryncken e*yn* decoctio ysopi vnd dost vnde marrübium vnde dar vsz gemacht eyn mellecrat. Vnde er sal hoe lygen vnde mann sal yme czessen geben dost gesotten in bytter mandel myllich. Vnd nach deme accidant mag mann yn füren in dye lüfft oder off daz waszer vnd morgens nüchtern so sal mann ym geben eyn [70ra] leffel folle oder czwene oximel ysthaliticum[290] vnde er sal dryncken | wijszen wyn vnde junc fleysche eszen.

Vnde mann sal yn hüden vor raüche, staub, wynt vnd czorne. Vnde mann sal yme geben czessen svsz grana[t] eppel. Vnd gyb yme czessen geschopete fysche, dye

1 wanent] wonent E || **3** wyrkent] werckent E || **4** gerne] *nicht in* KE; wendent] weynent E; kerent] kruchtzent E || **6** melancholye] melancolien K, mancolien E || **7** lydent K, leiden E || **8** sie] *über gestrichenem*: yn Z, sie KE; yn[1]] ym Z, yn K, ine E; vnd blase K, vnd die bloß E || **9** gebledet oder blewet sich] gebleyt K, gebleuuet E; jückent] jügket K, iuckent E || **10** materie] matery E || **13** gemechelych] mechtlich KE || **16** longen] pulmonis KE || **17** vengrecum] vin grecum E; wyne] vino E || **18** manne] mannen E; koppe] ventosen K, ventosien E || **19** vierzigistem] *korrigiert aus*: vierczehen Z, viertzigisten K, xiiii E; anfenget] anfyncke K, anfingk E || **20** gyra pygra galiane] gyra pigra galliane K, gira pigra galliane E || **21** colocontynda] colocontinda E; oder] *über gestrichenem*: vnd ZK, adder E; vnd] oder *über gestrichenem*: vnd K, adder E; gulden crüt genant] *nicht in* KE; centhaürea] zentthauri E || **22** eyn] et Z, eyn K, eine E || **23** sal[2]] *nicht in* E || **24** nach deme] den E; accidant *danach gestrichen*: mag Z || **26** czwene] zwene fol K, ii vol E; oximel *am Rand nachgetragen* Z || **28** sal[1]] *nicht in* K; wynt] *nicht in* E; sal[2]] *nicht in* K || **29** granat] granät K, granath E

290 oxymel scillae/squilliticum: Meerzwiebelessig, Meerzwiebelsauerhonig yn der felschen wassent. Vnd gyb yme gewonlichen czessen eyn latwerge genant dyambra. Vnd were ysz sache, daz sye ryche weren, so salt yne fyn golt geben in wyne oder yn latwergen. Vnde weres sache, daz dysser nachgeschriben dranck ist ym auch güt: Recipe: Alant saff, swerteln würczeln saff, ysop saff. Vnd doe dye saff züsamen vnde lasze sich setczen vnde nymm da von czwelff loyt vnd suth daz myt ii phunt mellicrato. Vnd salt yn fegen myt *ag*aricis in eyn cultura[291] gedan. Vnd salt sye hüden, daz sye nyt flüszig werden. Eyn voys lünge gepülüert myt swerteln würczelen vnd daz myt czocker gemenget ist yme güt.

Magen

Daz ander deyl von dyssem büch daz ist von dem wethum des magens vnd hat xx capittel. | Daz erste capittel ist von dem wehe des magens, daz ander capittel ist [70rb]
von dem bresten genant asmonia[292] vnd daz ist swacheyt des magen. Daz drytte capittel ist genant lypotomia[293] vnd ist, wann vberig geblude kommet yn den magen. Daz vierde capittel ist ynsorcio[294] von dem magen vnd yn düncket, waz er yn den dermen vnd yn dem büche haben, *sulle* vszbrechen. Daz fünffte capittel ist genant dyaria[295], daz sehest capittel ist genant platoria[296], daz syebende capittel ist genant apostema, dye yn deme magen komment, vnd dye apostema ist genant pleümon[297]. Daz achte capittel ist von der hertekeyt, daz da wyrt von der apostemen im magen vnd ist genant assikylirosays[298]. Daz nunde capittel ist genant von den wynden, dye yn dem magen synt, daz czehende capittel ist von dem flosze, daz do kommet in den magen, daz eylffte capittel ist von der boser complexien des magens, daz | xii capittel [70va]
ist genant von dem lüde, daz vsz dem magen kommet. Daz drüczehende capittel ist

---

1 felschen] felßen K, velschen E || **2** dyambra] diambra E || **3** wyne] vino E; latwergen *danach gestrichen*: genant dyambra Z; Vnde – daz] *nicht in* KE – *von den Editoren getilgt* || **5/6** ii phunt *über der Zeile nachgetragen* Z || **5/6** ii phunt mellicrato] iii ponden mellecrato E, ii phunt mellecrato Z || **6** agaricis] algaricis Z, agaricis K, agoricis E; gedan] gatdani [!] E || **9** Magen *am Zeilenende, rot* Z || **10** *am Rand, schwarz, gestrichen*: Tractatus ... [mus], *darunter schwarz*: 2 pars K; dem wethum des magens] passione stomachi KE || **11** *am Rand rot*: i Z || **13** lypotomia] lipotomia E || **14** ynsorcio von dem magen] insorcio de stomacho KE; er] sie K, he E || **15** sulle] sullen Z, sulle K, solle E || **16** dyaria] diaria E || **16/17** ist genant apostema] ist von den apostemen K, genant ist von dem apostema E || **17** dye[1]] *nicht in* E; komment] kompt E || **18** apostemen] apostema E; magen *danach gestrichen*: vnde ist genant Z || **19** assikylirosays] assikili rosais E; genant[2]] *nicht in* KE || **22** genant] *nicht in* KE

---

291 colatura: das Durchgeseihte

292 vgl. das Kapitel *De asmama, que dicitur debilitas* bei bei Johannes Jacobi (Bloedner 1926: 14); debilitas: Lebensschwäche

293 lippothomia

294 vgl. das Kapitel *De subversione* bei Johannes Jacobi (Bloedner 1926: 14)

295 diarrhoea: Durchfall

296 vgl. das Kapitel *De plectoria* bei Johannes Jacobi (Bloedner 1926: 14)

297 phlegmon

298 sclerosis: Sklerose, allgemein „Verhärtung“

genant von der vnlüste, daz geschijt in dem magen, daz er nyt esczen mag. Daz viercze[n]de capittel ist von dem slycken des magen vnde ist genant osyrmia[299]. Daz fünffczehende capittel ist von der hytcze vnd bronde des magen. Das xvi capittel ist von dem reubczende des mag*en*. Daz xvii capittel ist von dem kalden sweysz des magen. Daz achtzehende von deme orseracio[300] des magen vnde bedüdet alle nüwe wonden [die blüt geben, dann sint genant wünden,] vnde wann sye eyter geben, so ist ysz genant orseracio. Daz nünczehende capittel ist genant sperley[301] des magen. Daz xx capittel ist genant balmei[302] vnd ist, als eyn mensche hytczige hungerig ist vnd hüngert zü male sere vnde als balde, als er yszet vnde balde oder als wenig er ist czü stünt geszen hat, so ist er balde sayt.

Von dem magen

[70vb] Daz erste capittel ist, wye der magen ist eyn orsprünge, daz der lyep krancke wyrt von sachen, wann dye spyse nyt woil gedauwet wyrt in dem magen, so machet ysz bose bloyt vnd der lyep kommet yn krancheyt. Vnd darvmbe sal sich der meyster flyszen vnde arbeten gegen den bresten des magens, vnde wyr wollen daz virsorgen vnde wollen noch czwey capittel dar czu dün, vnd yglich capittel wyrt genant myt dem namen accident.

Daz erste capittel ist we des magen. Vnd czü wylen, wann ysz kommet von dem magen, so doet yme daz heubt wehe. Vnd dye arczenye dar vor ist von dogende vnd macht vnde ist nyt [von] naturlicher craftt. Aüch so ist daz meystel der arczenyen dysz büchs von dogende vnde nyt natürlichen. Also ist auch dye hülff des bresten des heübts, daz von dem magen kommet. Dye hyrnen von eym habyche geleget off
[71ra] daz | heübt, daz ist sere güt. Item esels bluyt gemenget myt eyns crüt saffe genant malmikolaris colyonis vnde ryp da myt daz heübt. Item eyn swalben nyst geweychet myt eszyge vnde off daz heubet geleget, ist zu male güt. Vnde were yz, daz daz wehe

1 genant] *nicht in* KE || **2** vierczende] viertzende K, xiiii E; osyrmia] osirmia E || **3** bronde] brenden K, brend E || **4** magen] magende Z, magen K, magens E || **5** orseracio] oserocia E || **6** die – wünden K, die blod gebent dies sint genannt wonden E; wann] quam E || **7** orseracio] oseracio E || **8** balmei] balmey K, bolmei E; eyn mensche] eyns daz K, daß E || **9** hüngert] hungert K, ine hongert E || **9/10** er¹ – sayt] geyßet wie lutzel daz er geyßet er ist von stünt ~~fayt~~ saet K, her geisßt wie modicum daß her isset er ist von stunt satt E || **11** Von dem magen *eigene Zeile, rot* Z || **12** 70vb] *über der Spalte, rot*: i Z, *am Rand, schwarz*: Ca i K; ist¹] ist we des magens E; wye] *nicht in* E || **15** den] die K, dem E; bresten] r *über der Zeile nachgetragen* ZK || **17** accident] accidant KE || **19** magen] *danach*: do so dot vnd kommet ysz von dem magen Z, *nicht in* KE – *von den Editoren getilgt* || **20** von KE || **21** nyt] *nicht in* E || **22** daz – kommet] *nicht in* E || **24** malmikolaris colyonis] malmicolaris colionis K, malnicolarum colionis E myt] *danach Textverlust* K

299 oxyregmia: saueres Aufstoßen aus dem Magen
300 vgl. das Kapitel *De sudore frigido* bei Johannes Jacobi (Bloedner 1926: 14); sudor: Schweiß
301 paralisis
302 bulismus/bolismus: Bulimie

des heübts were starke von sachen, daz colera vnde fleüma, daz yn dem magen ist, sich nyt gesegen mag, wedder vnden vnd oben, vnd er mag aüch nyt reden dann swechelichen.

Vnd ist yn der maszen, daz er keyne arczenie lyden noch smacken mag, dann ist yme güt, daz mann yme allerley mache off daz heübt vnd off den magen salben vnd plaster, dye yme daz virdryben daz fleüma. Vnd nymm dann wolle woil geczeüset vnde geweschen vnde düncke daz in oley masticis vnde lege yme daz off den magen vnde bynde yme dye wolle schone vnd reyne. Auch nym dattel vnd eppel vnd suth daz myt güden wyne vnd syhe darnach vnd menge darnach daz vnder oleum nardüm vnd düncke dye wolle dar yne vnde lege yme daz off den magen.

Vnde | wylt du yn sterker vnd krefftig machen, so lege dar czü aloes vnd mastikel [71rb] gepüluert oder eyn ander des glichen. Nym gebete broyt vnde weych yme daz yn wyne vnde nym dar nach daz broyt vsz deme wyne vnd knede yme dar yne wermüt saffe vnde lege yme daz dann off eyn doche vnde off den magen. Vnd were ysz sache, daz er dann febres hette, so salt yme geben eyn serop rosaci myt decoctien api[303] oder decoctio cemini[304] vnd darnach vber dry dage so salt du yme geben decoctien absynti. Vnd were ysz sache, daz der bresten alt were, so salt dü yme geben gyrapygra galliane, zü fegen den bresten. Vnd were ysz sache, daz er key*ne* febres hette, so salt dü yn smeren den magen myt baümoley, dar yn gesotten sy vengrecum vnd loreber, vnde salt yme czessen geben gebehet broyt gedüncket yn gudem wyne.

Daz ander capittel ist von der swacheyt des magen | vnd ist in der kryscher [71va] sprach genant asmonia. Vnd den bresten salt du erkennen, wan der krancke der ist vnwillig zu eszen vnd czü dryncken vnd alle syn glydder synt ym swere nach eszens vnd dye aügen synt yme fynster vnd virlyesent czü wylen yr gesycht vnd heyssent czessen. Vnde so sye ewenig geszen hant, so mogent sye nyt me.

Vnd were ysz sach, daz daz wethum qweme von kelten wegen, so salt dü yme gewonlich czessen geben honig geschümet off kolen ane raüche. Vnde were ysz sache, daz er hette eynen vszlaüffe, so mache yme dysz nachgeschriben plaster:

---

1 fleüma] flecma E || **6** fleüma] flecma E || **8** schone] *nicht in* E; eppel] poma E || **9** wyne] vino E || **11** krefftig] krefftiger E; lege] doe E; mastikel] mastickel E || **13** wyne[1]] vino E; vnde – wyne[2]] *nicht in* E; daz *danach gestrichen*: güt Z; yme dar] iß E || **14** yme *danach gestrichen*: daz off eyn doche, *danach nicht gestrichen*: vnd lege yme Z; doche] duch E; vnde[2]] vnd lege das E || **15** yme *danach nicht gestrichen*: yme Z || **16** decoctio] decoccien E; cemini] cimini E; decoctien] decoccione E || **17** absynti] absintii E || **18** gyrapygra] gira pigra E; keyne] keynen Z, keine E || **19** yn[1]] im E; vengrecum] vingrecum E || **20** yn gudem wyne] in bono vino E || **21** *am Rand rot*: ii Z || **22** der[2]] *nicht in* E || **24** virlyesent] v-rleschent E; heyssent] heischent zu wilen E || **25** ewenig] modicum E || **27** geschümet] schumpe [?] E

---

303 apium: Eppich
304 ciminum: Kümmel

Recipe: Nassitoracis[305] semen, eppi, ziminum, masticis, absyntium, ana ʒ ii, rosarum ʒ i½, cytomorum bulitorum quinque. Dye stücke alle bynt yn eyn düche vnde lasz weychen yn virnem wyne[306] czwene gancze dage. Vnde doe ysz dann dar vsz vnd süth ysz, bysz ysz halb virsüt oder yngesuth vnd düncke dann dar yne wolle, [die
[71vb] wole] geweschen vnde | geczeyset ist, vnde lege yme daz off den magen. Vnde mache yme dysse nachgeschriben arczenye: Item nym aloes, mastikel, yglichs i loyt, wermüt dolden ½ loyt. Dye stück stosze wole vnd menge daz myt rosen oley, ist, daz er febres hayt.

Vnd were ysz sache, daz er keyne febres hette, so salt dü daz mengen myt oleum nardüm vnde salt daz legen off wolle geczeyset oder vff eyn düche vnd bynt yme daz off den magen, als der dag offbrycht vnd so ist der mage ledig. Vnde nymm darnach yn der drytten stunde, so er eszen sal, vnd do daz plaster her abe. Vnd salt daz dün dry dage nach eynander vnde salt yme geben czu dryncken oximel. Zü allen swacheyden des magen nym eychen baüm mosze vnd suth daz yn güdem wyne vnd dryncke den wyne, daz ist czu male güt.

Daz drytte capittel ist von der lypotomia in dem magen. Vnd geschijt von
[72ra] vbergem geblüde oder von bresten des blüdes oder von vszlaüffe oder von vberger | colera, daz yn dem magen ist.

Dye hulff: Dü salt yme geben zü ryechen alle dincke, daz do wole smackent, als myncze, lygnum aloes, qwenel, poley, wermüt. Vnde mache yme dincke, daz er nyese, wann daz nyesen hylfft yne sere woil vnd drybet yme dye hümores vsz dem magen.

Vnd were sache, daz der da von nyt geneset, so salt dü yme machen ding, daz er vszwerffe vnd kütcze, wann der bresten yn ankommet colera halben. Vnd salt yme machen dyssen nachgeschriben drancke: Item nym rode rosen i loyt, gesotten quiddem iiii loyt, qwenel, ysop, wermüt, yglichs glich viel ii loyt. Vnd dye stücke salt dü alle woil stüszen vnde süth dye in waszer vnd syge ysz vnde do dar yne vi loyt honiges vnd mache eynen drancke von dry phünden. Vnde gyb yme alle morgens nüchtern ½ krüsen vnde gyb yme czü dryncken vnd darnach gyra pygra galliane.
[72rb] Vnde lege yme off den magen gebeyt broyt geduncket yn wyne vnde | püluer off daz

1 Nassitoracis] nassiatoracis E; ziminum] cimium E; absyntium] absintheum E; ii] iii E || **2** cytomorum] citomorum E || **3** wyne] vino E || **4** ysz halb] habe E; virsüt *über gestrichenem*: virlust Z; oder yngesuth] *nicht in* E || **4/5** die wole E || **5** Vnde] adder E || **6** arczenye] *nicht in* E || **10** nardüm] nardini E; geczeyset] die gezeyset ist E || **11** vnd – ledig] wanne dan der magen ist ledigk E || **13** oximel] oximelle E || **15** wyne] vinum E || **16** *zwischen den Spalten rot*: iii Z; von der lypotomia] lipotomia genant E || **17** vberger] *nicht in* E || **19** yme *danach gestrichen*: nüst Z; ryechen e *über dem Wort nachgetragen* Z; wole *danach gestrichen*: daz Z || **20** lygnum] lignum E; poley] polei E || **21** hylfft – vnd] *nicht in* E || **23** vszwerffe vnd] *nicht in* E; wann] *Wiederbeginn von* K || **25** glich viel] *nicht in* KE || **28** krüsen] krußelii E; czü dryncken vnd] *nicht in* KE; gyra pygra] gyra pigra K, gira pigra E || **29** püluer] *danach*: daz, *nicht in* KE – *von den Editoren getilgt*

305 nasturcium/nasturtium: eine Art Kresse; Brunnenkresse

306 Wein aus dem vorigen Jahr (vërn: im vorigen Jahr)

broyt aloes eyn loyt vnd als warme er ysz lyden mag, lege yme daz off den magen. Oder mache yme eyn plaster myt mastikel off den magen.

Daz vierde capittel ist genant sorcio des magen vnd ist, daz er oben brycht alles, daz er gyszet, vnd düncket yn glich, daz dye longe vnd leber vnde alles, daz yn yme ist, solle von yme gan. Vnde daz geschijt kelden halb. Vnd dye Kryeschen nennent den bresten antropa.

Dye hülffe: Nymm oleum nardüm iiii loyt vnde sal leüwe sin vnde duncke daz vnder wolle woil geczeyset vnde gewessen vnd daz lege yme off den magen. Oder nym camillen oley vnd smere ym den magen vnde sege dar off mastikel woil gestoszen. Oder nymm weyszen mel woil gereden vnde züdryb daz mit eyer clare vnd mache yme vff eyn doche eyn plaster off den magen. Vnd darnach gyb ym rosen honig zü dryncken.

Vnd were ysz sache, daz er da von nyt genese, so salt dü nemen wermüt saffe gemenget myt granat | eppel wyne oder saffe. Vnd dye granat eppel sollent czydig syn. [72va] Vnd gyb yme czü dryncken, daz ist yme czü male güt. Aüch gyb yme hart eyer vnde broyt, daz czwernet gebacken ist, vnd pyonis vnd pastücas gebraden eyn wyle vor eszen, ist yme güt. Vnd gyb yme gewonlichen dyese nachgeschriben latwerge: Recipe: Corticis cytrini conditi ℥ iii, lignum aloes, cynamonie[307], ana ʒ ii, coliandris perpeant [?] ʒ i, müsti vini ℈ ½, czockers albi $\overline{\text{lb}}$ i, syropum rosaci tum süfficit, et fiat lytuarium barbalis. Vnd als er sclaffen geet, so sal mann yme geben eyn stück, daz er yn dem munde halde vnd sal daz virsclynden, so ez züget.

Daz fünffte capittel ist genant dyaria, vnd dye Kryeschen nennent es kathadropa. Vnd daz geschijt von vbergem eszen vnd drincken vnd zü wylen von swacheyt der complexien vnd natüren.

Vnd were ysz sache, daz der bresten qweme von vbyrgem eszen vnd dryncken vnd | ynhette keyn febres, so sal mann yn den magen stercken, so sal mann yne aüch [72vb] den smeren myt oley masticis oder qwyddem oley, yglichs glich viel. Vnd czü nacht, so er sclaffen get, so lege yme eyn fedder küssen off den magen. Vnde salt yme geben

1 mag] *nicht in* KE – *von den Editoren getilgt* || **2** mastikel] mastickel KE || **3** *am Rand rot*: iiii Z, *am Rand schwarz*: Ca iiii K || **7** nardüm] nardini KE || **8/9** *am Rand nachgetragen* Z || **9** off] vnder E mastikel] mastickel KE || **11** yme *danach gestrichen*: dar Z; doche] duche E, duch E || **14** wyne] wyn K, vinum E; sollent] sollent wol K, sollen wole E || **15** gyb yme[2]] sint yme güt K, sint ime guit E || **16** czwernet] biß E; pyonis] pionis E; pastücas] pastukas E || **18** Corticis cytrini] cordicis citrini E; cynamonie] cinamonie E; coliandris] coliander E || **19** müsti] musti, *darüber von anderer Hand*: besem [?] K || **20** lytuarium] lituarium KE; barbalis] barbatis *korrigiert zu*: barbalis *oder umgekehrt* Z, barbalis KE || **21** züget] vergeit E || **22** *am Rand rot*: v Z, *am Rand schwarz*: Ca v K; dyaria] diaria E || **23** vnd drincken] *nicht in* KE || **25** vnd dryncken] *nicht in* KE || **26** yn] ime E || **26/27** so[2] – den] vnd KE || **27** masticis] mastici E; oder *über gestrichenem*: vnd Z || **28** off den] vff vnder dem E

307 cinnamomum: Zimt; Pulver von der Zimt-Rinde

czessen vnd czü dryncken stomaticum confortatiuum[308] oder dyagalangi[309]. Vnd mann sal syn plegen myt spysen, dye yne sterken, als velthünre gebraden vnde jünge cappen. Vnde nach dem ymes sal mann yme geben eyn stücke von der latwergen hernach geschriben: Item nym quiddem iii loyt, eszig ii loyt vnde menge daz czusamen vnd suyth ysz, bysz daz yz dicke wyrt. Vnd do dar nach dar in dysse nachgeschriben würcze: Item nymm lancke peffer, wijsz ingeber, yglichs iii qwynsen, eppe samen eyn qwynsen vnd stoysz dye stücke woil vnd menge vnder dye vorgeschriben latewerge.

Daz sehste capittel ist wee y*n* dem magen mit geblewe vnd geschijt von bosen [73ra] vnnatürlichen spysen | vnde dye Kryeschen nennent den bresten platoria vnde yn geschijt, daz sye sich oben brechent vnde vszlaüffent myt groszem vnmacht vnde swacheyt. Vnd der bresten geschijt czü wilen aüch von rouen vnde vnczydigem wyne vnd aüch von kaldem waszer.

Vnd Galianus sprycht, mann sol yme also helffen: Recipe: Radicis corticis arboris cyconie[310] $\overline{\text{lb}}$ i, merti manus plenas ii. Vnd dye stücke salt dü woil syeden in wyne, bysz daz daz halp deyl yngesüte vnd syge ysz nyt vnd doe dar yne i½ phünt honigis vnd lasze daz syeden, byt daz ysz dicke wyrt. Da von so salt dü ym geben morgens nüchtern i güden leffel fol, dry morgen na eynander. Vnd dye arczenye ist güt vor allen vszlaüff. Aüch ist ym güt balastias gesoten in wyne vnd gyb yme den wyne zu dryncken.

Daz syebende capittel ist von den apostemen des magen vnde ist genant pleümünt benerig. Vnd ist der magen *ge*blewet vnd der mont dürre vnd dürstig ist [73rb] vnde | wendet sich hyne vnd herre vnd mag nyt sclaffen vnd dye glydder, hende vnde

---

1 vnd czü dryncken] *nicht in* KE; oder dyagalangi *über der Zeile nachgetragen* Z; dyagalangi] diagolongi E || **2** velthünre] repphonre K, reppehoner E || **3** cappen] kappen KE; ymes *über der Zeile nachgetragen* Z || **4** geschriben] *danach*: stet Z, *nicht in* KE – *von den Editoren getilgt* || **5** dar^{2} *über der Zeile nachgetragen* Z || **5/6** nachgeschriben *danach gestrichen*: salbe vnd Z || **6** würcze] würtz K, wurtzel E; ingeber] ingwer E; eppe] eppich KE || **6/7** eppe – qwynsen *über der Zeile nachgetragen* Z || **9** *zwischen den Spalten rot*: vi Z, *am Rand schwarz*: Ca vi K; yn] yme Z, in KE; dem – geblewe *über der Zeile nachgetragen* Z; geblewe] gebleuwe K, gebloid, *am Rande von anderer Hand*: von geblud im magen E; bosen *danach gestrichen*: vnde Z || **10** vnnatürlichen vn *und* lichen *über der Zeile nachgetragen* Z; spysen] *davor gestrichen*: lichen hytcze oder von boser Z || **11** groszem] großer KE || **12** rouen] seygerni rouen K, segeren [?] *der erste Buchstabe unleserlich* rouen E || **14** Galianus] Galienus E; corticis] cordicis E || **15** cyconie] ciconie E || **16** syge ysz nyt] nit syhe iß E || **19** wyne] vino E || **21** *zwischen den Spalten rot*: vii Z, *am Rand schwarz*: Ca vii K; den] der E || **22** pleümünt benerig] pleumont benerig K, plemiront [?] benerig E; geblewet] sich blewet Z, gebleuwet KE; ist^{2}] *nicht in* KE || **23/209,1** hende vnde füsz] hende vnd füße K, manus et pedes E

---

308 Magen stärkendes Mittel
309 diagalanga: Galgant-Latwerge
310 Schale/Borke der Quittenbaumwurzel

füsz, synt yme kalt. Vnde wann dye apostemen synt yne deme boden des magen, so mag er nyt daüwen noch dye spyse yne deme magen ly*den* vnd der mage doet yme sere wee.

Dye arczenye: Nym oley vici[311] svnderlich [oder] gemenget myt gersten mele vnde mache yme eyn plaster off den magen. Oder nymm lynsat[312], vyngrecum, yglich glich viel, vnde suyth daz myt güdem wyne vnd mache eyn plaster off den magen, als warm er ysz lyden mag. Oder nym wermüt dolden czwo hantfol vnde swynen smalcze, als viel dü ysz bedarffs, vnd mache dar vsz eyn plaster off magen münt. Oder nym qwytden, fygen, dattel vnde süyt dye myt gudem wyne vnd gyb yme daz czessen vnd mache aüch eyn plaster da von off den magen mont. Vnd gyb yme aüch czü dryncken waszer, da wermüt ynegesotten ist. Dye ander arczenye, dye do czü horet, wollen wyr schriben | in dem capittel, daz da saget von den apostemen des magen. [73va] Vnde salt syn plegen myt senffter spysen vnde salt ym heyszen lasczen yn der medyana aderen.

Daz echt capittel ist von der hertekeyt, dye yn deme magen ist. Vnd daz geschijt nach den apostemen, dye yne deme magen gewest synt, vnd daz mag man erkennen myt gryffen.

Vnd dye hülff ist, daz mann yme eyn plaster mache off den magen. Item nymm gersten m*e*le, lynsamen, vengrecum, brosamen von wyszem brode, wermüt blüde, lorebel blüde, yglichs glich viel, vnde süth daz myt wyne vnde mache yme eyn plaster off den magen mont. Vnd were ysz, daz der bresten alt were, so salt yme dysz nachgeschriben plaster off den magen machen vnd salt yme daz lasczen lygen, bysz daz ez selber her abe ryset. Recipe: Armoniaci, thuris, ana ʒ ii, daz menge mit kolesaff vnd mache eyn plaster, als vorgeschriben steet. Oder nymm kommel, lorebel, qwendel gederrert, wermüt blüde, yglychs vier loyt, wachs, als viel dü syn

---

1 apostemen] apostema E; des *danach wiederholt und nicht gestrichen*: des Z || **2** daüwen] *danach wohl unrichtig*: vnde Z, vnd *gestrichen* K, *nicht in* E – *von den Editoren getilgt*; lyden] lyt Z, lyden K, lidden E || **4** oder K, adder E; vnde *danach nicht gestrichen*: vnd Z || **5** lynsat] linesath E; vyngrecum] vyngrecum *korrigiert aus*: vengrecum Z, vengrecum K, vingrecum E || **6/8** als – magen] *nicht in* E || **9** wyne] vino E || **11** dryncken] *danach*: geben, *wobei ursprünglich* waszer geben *geschrieben und die zu verändernde Wortfolge durch Kleinbuchstaben* b, a *angedeutet*. geben *ist falsch und ist zu tilgen, in* KE *kommt es nicht vor.* || **12** apostemen] apostema E || **13** senffter] senfften KE || **14** medyana] mediana KE || **15** *am Rand rot*: viii Z, *am Rand schwarz*: Ca viii Z || **19** mele] male Z, mel KE lynsamen] linsamen E; vengrecum] *korrigiert aus*: vyngrecum Z, vengrecum K, vingrecum E || **20** lorebel] loreber K, lorber E; wyne] vinum E || **23** her abe ryset] abe gait E || **23/24** Recipe – vorgeschriben] *unter der Spalte nachgetragen* Z, *in der unteren Ecke der Seite nachgetragen* K || **24** steet] *nicht in* KE kommel] komel KE || **25** lorebel] loreber K, lorber E; qwendel] qwenel K

---

311 oleum de vittelo ovorum: Eidotteröl

312 Leinsamen

[73vb] bedarffs, vnde mache eyn plaster dar vsz. | Natterwürczeln gemenget myt wermüt saff ist auch güt.

Daz[313] nünde capittel ist, als czu wylen geschijt hertekeyt in dem magen. Vnd daz kommet von dem wynde, als sich dye crafft des magen vnd sich der wynt den magen offblewet. Vnd dye Kryschen nennent den bresten astholorosias. Vnd daz ist boser dann dye ander vorgeschriben hertekeyt. Vnd dysz synt dye czeüchen: Sye mogent dye spyse nyt sclynden vnd mogent sich nyt bücken vnd sye lygent off dem rücke vnd ynmogent off keyner syten aüch lygen, dann [wann sie] off der syten [ligent oder off recht steent so] lydent sye grosze pyne[314], vnd yr büch ist hart vnd lydent grosze pyne vnd wee in dem magen.

Dye hülff dar czu: Item nymm dürre fygen, nytry vnd menge daz czusamen vnd mache eyn plaster off den magen. Oder nym castorium, mastickel, astoracis[315], yglichs ii loyt, oley nardi iii loyt, wachs, als viel mann bedarff, vnd mache eyn plas- [74ra] ter | off eyn düche glycher wyse als eyn schylt vnde lege off den magen. Oder nym wermüt, approdilis[316] genant goltwurcze, mastickel, dye stücke süt yn oley vnd duncke dar yne wolle wol geczeüset vnd lege off den magen oder mache eyn latwerge, vnd dye sal also gemacht syn: Nym eppel vnd lege dye yn laüwen eynen ganczen dag. Vnde süth dye darnach vnde nym von den eppeln eyn phünt vnde stoysz dye woil. Vnd nymm wysz engeber zwey loyt, peffers i qwynsen vnd daz woil züstoysz zü püluer vnd doe vnder dye eppel. Vnd menge daz myt czocker oder honige, als viel er ysz bedarff, vnd mache als eyn latwerge vnd gyb yme alle morgens nüchtern czessen eyn leffel folle.

Oder nymm quitdem woil gesotten yn wyne vnd dye geschelt vszwendig vnd innewendig. Vnd mache eyn latwerge myt honig oder czocker vnd menge dar vnder

1 Natterwürczeln] naterworczel K, natur wortzlen E || **3** *zwischen den Spalten rot*: ix Z, *am Rand schwarz*: Ca ix K; magen *danach am Innenrand, gestrichen, kaum lesbar*: dē winde... sich d... di Z || **4** kommet *danach gestrichen*: von eszen vnde von dryncken vnde Z || **5** offblewet] offbleüwent K, vffbleuwet E || **6** ander] *nicht in* E; czeüchen] signa E || **8** wann sie] wann K, wan sie E || **8/9** ligent – so] vff der sitten ligent ader vffrecht stent so E || **9** lydent[1] *korrigiert aus*: lygent Z; pyne[1]] pine E || **9/10** pyne vnd[2]] *nicht in* E || **11** nytry] nyteri K, niteri E || **11/12** vnd[2] – magen] *über der Zeile nachgetragen* Z, vnd mach eyn plaster uff den magen *am Rand nachgetragen* K, *im Text* E || **12** mastickel] *korrigiert aus*: mastikel Z, mastickel KE || **13** wachs] wasßrs E || **15** goltwurcze *über gestrichenem*: holcze *und nicht gestrichenem*: würcze Z; mastickel] *korrigiert aus*: mastikel Z, mastickel KE || **16** oder *über gestrichenem*: vnd Z || **17** laüwen] lauge E || **19** engeber] ingber KE || **20** eppel] poma E || **20/21** er ysz bedarff] sie es bedarff K, du iß bedarffst E || **22** eyn leffel folle] *über gestrichenem*: geben Z, eyn leffel voll *am Rand nachgetragen* K, i leffel vol E || **23** yn wyne] in wyne K, in vino E

313 Das neunte Kapitel bei Hesse behandelt wieder die Sklerose (Verhärtung), vgl. das achte Kapitel (*De sklirosi)* bei Johannes Jacobi (Bloedner 1926: 14).

314 pîne: großer leiblicher Schmerz

315 storax

316 asphodelus/affodilus: Affodill; Goldwurz

kommel vnd gyb yme czessen. Oder nym peterlyn, massiodonyen samen, peffer, iglichs i loyt, | wijsz ingeber zwey loyt, poley vier loyt vnde mache daz czu püluer [74rb] vnd menge daz myt honig vnd gyb yme czessen. [Oder gib yme] eyn oximel Allexander vnde also ist [es] gemacht: Item nym wylde latich, in latyn genant schargola[317], eyn phünt vnde lege dye inne weyche yn czwey phünt eszyges vnd süth darnach, bysz ysz yn halb gesotten ist, vnde syge ysz darnach. In daz gemecht doe eyn halp phunt honiges vnde lasz ysz wydder syeten, bysz es begynnet dicke werden. Vnd dar vnder menge dysz nachgeschriben puluer: Recipe: Satis visagara[318], myrre, yris, ana ʒ i, et fiat püluis vnde menge vnder daz vorgeschriben oximel. Vnde des ersten dags gyb yme ii loyt zü dryncken vnde des andern dages darnach vier loyt vnd des iii dages vi loyt vnde des vierden dags acht loyt, also salt dü ysz alle dags meren, bysz er genyszet. Vnde Allexander sprychet, daz ist virsücht vnd proberet.

Daz czehende capittel ist | von deme flosz, daz yn den magen kommet von [74va] wynden, daz der mage geswollen ist. Vnde dye Kryeschen nennent yn namthosaym[319]. Vnd mann mag yne myt tasten erkennen vnde nach eszen vnd er gyszet alleczijt vnd daz doyet yme czü male wehe vnde brychet sich oben. Vnde als sye zü stüle geent, so fartczent sye stedelich.

Vnd dye hülffe: Gyb yn czu dryncken oximel gemenget myt waszer, dar yn gesotten ist decoctien von dylle, vnde darnach setcze koppe off den magen ane schreffen vnde heysze yn lasczen an der mediane. Oder nym dylle samen, wylde bastenach samen, yglichs ii loyt, wermüt ii loyt, bybergel ½ loyt, dye stocke stoysz czusamen. Vnde were ysz, daz der mensche febres hette, so gyb yme eyn leffel folle myt warmen waszer, vnd hayt er nyt ffebres, so gyb yme myt warmen wyne. Vnd

1 kommel] komel K, kommell E; peterlyn] peterlin K, petrlen E; massiodonyen] massiodonien KE peffer] piper E || **2** iglichs *über der Zeile nachgetragen* Z; ingeber] ingber K, ingwer E || **3** myt *danach gestrichen*: pülüer oder Z; Oder gib yme K, ader gib E || **3/4** eyn oximel Allexander] eine oximelle allexandrini E || **4** es K, iß E || **5** inne] *nicht in* K, in E; phünt[2] *danach gestrichen*: waszers oder Z || **6** gemecht *korrigiert aus*: gemechtz Z || **8** visagara] visagora E; myrre] mirre K, merre E; yris] iris E || **10** ii] iii E || **13** *zwischen den Spalten rot*: x Z, *am Rand schwarz*: Ca x K || **14** wynden] *über gestrichenem*: koppe setczen Z, ventositates KE; daz] *davor*: vnd, *nicht in* KE – *von den Editoren getilgt* || **14/15** namthosaym] nāthosaym Z, namthosaym K, manthosmā E || **15** gyszet] gyst K, geit E || **18** oximel] oximelle E; waszer] *nicht in* E || **19** setcze koppe] mache ventosen K, mache ventosien E || **20** heysze yn lasczen] fac eum minuere E; mediane] medianen K, median E || **21** bastenach] pastenach K, pesthenach E; bybergel] bibergel K, bibergellum E || **23** warmen[1]] wermod E; myt[2]] *nicht in* E

317 scariola

318 staphis agria/stafisagria: Lauswurz, Läusekraut, Scharfer Rittersporn

319 vgl. das neunte Kapitel bei Johannes Jacobi: *De pneumatesie* (Bloedner 1926: 14); pneumatosis: übermäßige Windblähung, Darmwinde

[74vb] sprycht Mesüel[320], daz dye latwerge, | dye myt quyddem gemacht ist vnd gewürczet, brenget lüst zessen vnd drybet ventositates vsz dem magen.

Zü wylen geschijt eyn bresten des halben, daz eynes swyllet vnd ist genant tympenidio[321] vnd mag nyt woil heylen. So sal mann yme syne glydder woil ryben vnde mann sal yme dincke machen, daz er sich oben brychet vnde mann sal yme nyt geben, waz virsalczen ist. Vnd plege syn myt jüngen hünern vnd myt jüngen fogelin, gebraten konnigelin, wylde swyne, jünge hasen vnd senffe vnde enys, sal wyszen wyne dryncken vnde salt ym den magen smeren myt wermüt oley. Aüch mache yme dysse nachgeschriben decoctio: Item nymm poley nept vnd süth daz yn waszer vnd doe dar vnder peffer, eppich samen, yglichs ½ loyt, vnd stoysz daz czü pülüer vnd doe dar yn honig eyn leffel folle vnde lege vnder dye vorgeschriben decoctio vnde gyb yme czu dryncken. Vnde mann sal yme gewonlichen czessen geben dyanisüm.

[75ra] Vnde were yz | sache, daz er wehe hette ime magen, so salt dü yme off den magen legen dysz nachgeschriben plaster: Recipe: Astoracis florum, absyntei, aloes, masticis, ana ℥ ii, et mysceantur et ponatur super stomachum. Aüch kommel gerollet in eyner phannen vnde daz gedan yn syropus rosaci ist sere güt.

Daz elffte capittel ist, daz zü wylen kommet reüma in dem magen. Vnd ist da by bekant, daz der magen münt ist yme swache vnde syn munt ist yme fücht vnd spyet sere vnd dye spyse styncket yn dem magen vnde dye czyene vnd gleffe synt [yme slymig].

Dye hülff ist also: Nymm rode rosen vnd derre daz myt dyamorum vnde mache yme eyn gargysmus vnde menge daz vnder ewenig wyns oder waszers oder oximel

---

1 Mesüel] messauel E; gewürczet] gewürczelt Z, gewurczet K, gewurtzt E || **4** tympenidio] tȳpenidio Z, tympenidis K, timpend̄ E || **5** sal²] *nicht in* K, sol E; nyt] *nicht in* KE || **6** waz *über gestrichenem*: waszer Z; myt¹ – vnd] *nicht in* KE || **7** konnigelin] konigellin K, kranglin E; vnde enys *am Rand nachgetragen* Z; enys] eniß KE || **8** wyne] wyn K, vinum E || **10** peffer] piper E || **11** eyn leffel folle] *über der Zeile nachgetragen* Z, eyn leffel vol *über der Zeile nachgetragen* K; vnder] vnd E || **12** dyanisüm] dianisum E || **14/15** florum – mysceantur] florum, absintei, aloes, masticis ana ℥ ii et misceantur K, ana ℥ ii et fiat plorum absinthei aloes, masticis et misceantur E || **15** kommel] kummel K, kommelle E; gerollet] geroret E || **17** *am Rand rot*: xi Z, *am Rand schwarz*: Ca xi K; daz *über der Zeile nachgetragen* Z; wylen *danach gestrichen*: vnde Z; kommet *danach gestrichen*: von Z || **19** sere] alle wege vnd wullet yme K, alle weg vnd vollet im E || **19/20** yme slymig K, ime slimig E || **21** dyamorum] diamorum E || **22** gargysmus] gargismus KE; ewenig wyns] eyn wenig wyns K, modicum vinum E || **22/213,1** oder¹ – oder¹] wel aqua vel oximel vel E

---

320 Mesuë: Mit dem Namen Mesuë werden zwei Ärzte, Angehörige einer syrisch-christlichen Ärztefamilie bezeichnet: Vater Abū Yūhannā Māsawaih und sein Sohn Abū Zakariyā Yūhannā' (um 777–857). Als Pseudo-Mesuë wird der Autor (13. Jh.) des *Grabadins*, eines Antidotariums mit Pharmakopöe-Charakter, bezeichnet, der seinen Namen verschwieg und sich selbst Mesuë filius nannte. Sein Antidotarium gehörte im Spätmittellater und in der frühen Neuzeit zu den grundlegenden Nachschlagewerken der Apotheker. Zur deutschen Übersetzung vgl. Vaňková/Keil (2005).

321 tympanites: Tympanie, eine Art der Wassersucht, bei der der Unterleib so gespannt und angeschwollen ist, dass er, wenn man darauf schlägt, den Ton einer Trommel gibt.

oder rosen honig gemenget myt waszer oder granat wyne oder quyddem gesotten myt waszer, vnde da myt sal er synen münt wessen. Aüch ist güt, daz mann yme gybt bo*l*um armeni gepülüert myt wyraüch | vnd yn den münt geleg*et*. [75rb]

Daz czwülffte capittel ist, daz czü wylen geschijt yn dem magen, so balde ist dye conplexien gemyschet myt kalter materien, vnd ist yme kalt vnd wehe in alle syne*m* lybe vnd brycht sych oben vnd geschijt yme daz flecma halben. Vnde czü wylen hat er bose kalde conplexien vnde materie yme magen von sachen, daz kalt waszer dryncket, als er hytczig ist gewest.

Vnde were ysz, daz der bresten were myt materien im magen, so sal mann *ne*men dille vnd bybergel gesotten myt waszer vnd honige, vnde gyb yme czü dryncken. Item radicis veniculi ʒ iii, yris ʒ ½, ysopi ʒ ii, conquassiant[ur], et fiat püluis. Vnd dye pülüer salt dü syeden yn eyme waszer off eyme senfften füre vnde menge dar vnder eszig vnd lasze ysz syeden, bysz der eszig halben yngesüth, vnd do dar yne eyn halp phünt honiges dar vnder vnd lasze ysz wyeder syeten, bysz daz der eszig gare vszgesüth. Vnde gyb | [yme] des zu dryncken alle morgen nüchtern i leffel folle. [75va]

Vnde were ysz sache, daz dye büse conplexio ime magen were ane materien vnd were daz gescheen von kaldem waszer, so salt dü nemen wermüt vnd mache yme eyn seckelin off den magen. Vnde nymm peffer iii qwynsyn vnd dylle samen eyn qwynsyn vnde stosz daz züsamen zu püluer vnde gyb yme dar czü dryncken in warmen wyne.

Daz xiii capittel ist, daz dye stymme ist nyeder [von] swacheyt des magen. Vnd machstu erkennen, daz daz nyt von swacheyt des magen ist, so saltu ym machen eyn vomitum vnd eyn sanffte pürgacien. Vnd gyb yme senffte dinck als dryakels vnd tormantilla[322] wurczel vnde lege yme off den magen wermüt ge*wermet*. Vnd czu wylen geschijt ysz yne dem magen würme halben. Der wyn, der do gesotten ist myt hasel würczel, daz macht yn oben brechen ane fele.

---

1 waszer] aqua E; oder[3]] vel E || **3** bolum] bonum Z, bolüm KE; geleget] gelegent Z, geleget KE || **4** *am Rand rot*: xii Z, *am Rand schwarz*: Ca xii K || **4/5** so – materien] so kaltde conplexio gemischt mit kalter materien K, kald conplexio gemischet kalder materien E || **5** synem] synen Z, syme K, sinem E || **7** conplexien] conplexio KE; daz] daß her E || **9** nemen] nyemen Z, nemen KE || **10** bybergel] bibergell K, bibergeil E || **11** veniculi] feniculi E; yris] iris E; conquassiantur KE || **12** waszer] aqua E || **13** halp] *nicht in* KE || **14** syeten] sieten K, siden E; gare *über gestrichenem*: balde Z || **15** yme K, im E || **16** büse] boß E; conplexio] conplexien E || **18** peffer] piper E || **21** *am Rand rot*: xiii Z, *am Rand schwarz*: Ca xiii K; nyeder] *danach ursprünglich* vnde swache – vnde *gestrichen*, swache *zu* swacheyt *korrigiert* Z; *danach*: vnde swache *gestrichen* K, nyeder *nicht in* E; von KE || **21/22** swacheyt – ist] *über der Zeile und am Rand nachgetragen* Z, von swacheyt des magen vnd mages erkennen daß daz nit von swacheyt des magen i[st] *am Rand nachgetragen, Restliches abgeschnitten* K, *im Text* E || **22** von *danach nicht gestrichen*: von Z || **23** vomitum] vomiter K; dryakels] driakels KE || **24** yme] *danach*: daz, *nicht in* KE – *von den Editoren getilgt*; gewermet] gemenget Z, gewermet KE

---

322 tormentilla: Potentilla, Fingerkraut

Daz xiiii capittel ist, als yme magen geschijt vnwillen vnde virsmacheyt der [75vb] spysen. Vnde dye Kryechen nennent den | bresten yctaricia[323]. Vnd kommet myt febres vnd myt der gele süchte, daz yne dem magen ist. Vnd were ysz sache, daz er ane febres were, so ist der bresten bose vnde mag kommen czu viel bose*n* bresten vnd ist gemacht von reüchen, dye dürch den mont vszgeent. Vnd dye hülff, wye mann sin plegen sal: Man sal yn legen yn eyner kammern, dye do heyder ist, vnd gyb yme rychen alle ding, daz do guden geroche hait vnd gib ym zü dryncken oximel oder wermüt gesotten myt wyne, als meyster Arnolt von der Nüwe stat[324] geschriben hayt von syme wyne. Vnde mann sal yme czvessen geben senffte spyse, dye ewenig scharff syn. Vnde gyb ym czessen eyn latwerge von quyddem vnde myt würczen gemacht, genant dyasytoniton[325] speciebus. Vnd gyb ym czvessen gebete broyt in wyne vnde gyb ym klobelaüch gesotten vnde sal weberen. Vnd mann sal yne sweyszbaden vnde off den magen eyn plaster legen. Vnd daz sal also gemacht syn: [76ra] Nym mastickel, balastias vnd menge daz myt eyer | clare vnd mache dar vsz eyn plaster. Oder nymm mastikel gepüluert vnde gyb yme zü dryncken in süszen granat eppeln. Oder nym lignum aloes, cabebel, yglichs i loyt, vnd stoysz dye zü puluer vnde nymm eyn quitdem gesotten in wyne vnd snyt daz zü stücken vnd sege daz püluer dar off vnde gyb ym daz czvesse*n* nach mytta[g].

Daz fünfzehende capittel ist genant yn kryessche sprach ocidimia[326]. Vnde kommet zü wylen in den magen eyn reubczen vnd geschijt von boser degestien oder von boser spysen vnd von vberig fleüma oder von spysen, dye anegefangen hayt zü styncken. Dye hülff ist, daz mann yme mache eyn fomitum oder eyne kotczes myt deme samen von eyme crüde genant semen adrypicis, oder myrretig würczel oder

1 *am Rand rot*: xiiii Z, *am Rand schwarz*: Ca xiiii K || **2** spysen] spyffen Z, spysen K, spißen E yctaricia] yctoria [?] E || **4** bosen] bosem Z, bosen K, eime boßem E || **6** sal^{2}] *nicht in* K; eyner] eyne K, eine E || **7** rychen – zü *am Rand nachgetragen* Z; daz – hait] die guten geroche hant K, die einen gutten geroch hant E || **8** Nüwe] nawe E; stat] *über der Zeile nachgetragen* Z, *nicht in* KE || **9** czvessen v *oben nachgetragen* Z || **9/10** senffte – syn] senffte ~~vnd~~ spyse dye ewenig scharff syn Z, senffe vnd spijse die eyn wenig scharff sin K, sanfft vnd modicum scharffer spißen E || **11** dyasytoniton] dyasytoniten, *wobei* s *gestrichen* K, diasitoniton E; czvessen v *oben nachgetragen* Z, zesssen K, zu eßen E || **14** mastickel c *oben nachgetragen* Z || **15** mastikel] mastickel K || **17** sege] sewe E || **18** czvessen nach myttag] *ursprünglich*: czessens, v *oben nachgetragen*, nach mytta Z, nach eßens K, nach dem esßen E || **19** *am Rand rot*: xv Z, *am Rand schwarz*: Ca xv K; ocidimia] occidimia E || **20** degestien] digestiän K, digestien E || **22** fomitum] fomiter K, vomitum E; oder – kotczes] *nicht in* KE || **23** adrypicis] adripicis KE; myrretig] mirretick K, mit redich E

323 icteritia: Gelbsucht, Ikterus; bei Johannes Jacobi wird *fastidio* (Anorexie) behandelt (Bloedner 1926. 14)

324 Arnald von Villanova (†1311), berühmter katalanischer Arzt, dessen Werk mehr als 40 Titel umfasst, daneben wurden ihm noch zahlreiche Schriften zugeschrieben. Sein *Liber de vinis*, das in Afrika entstand, wurde 1358 ins Hebräische übersetzt, vgl. Keil (2005: 100).

325 diacydonicon

326 oxyregmia

hasel würczel gesotten in waszer. Vnd dryncke daz vnde vbe sich vnd stoysz dar nach eyn fedder in oley geduncket in den hals, so brycht er sich.

Daz seszende capittel ist, ez geschijt | zü wylen, daz sich der mensche oben [76rb] brycht von kalter sachen wegen oder daz der mage fol fleüma ist oder colera rübea vnde der mage mag nyt behalden, dann als balde sye geszen hant, so brechent sye sich oben vnde nement abe vnd yr lyep ist mager.

Dye hülff ist: Er wyrt wenig eszen vnd dryncken vnd daz dü yn dye spyse behalten. Vnde sal yme geben decoctio absyntei myt granat eppel saffe vnde myt rosen honige. Vnd mache ym off den magen eyn plaster myt mastickel vnd lapidanum[327] vnd rosen. Vnd mann sal ym geben eyn crystere vnde yme czessen gebn dyasiminum [et] dyagalangi vnde mann sal ym den magen smeren myt baüm crist oley oder myt paütipilon oley oder oley nardi. Eyn plaster vor dye bosen degestio: Recipe: Balsami, picis[328], ana ʒ i, cera noua, rasina, ana ℥ ½, olybani ʒ v, turbantina ʒ i, zynamonie, calamus aromaticis, spycanardi, ana ʒ ½, et fiat serotum[329] super cineres calidi et ponatur super stomachum. | [76va]

Vnd were ysz sache, als er sich brycht, daz er sich nyt wylle styllen, so salt dyese nachgeschriben pülüer yme geben: In decoctio menta oder myt wyne, ist, daz er keyne febres hette, vnd gyb yme daz czü dryncken, als er sclaffen geet vnd des morgens froe. Vnd also sal daz püluer gemacht sin: Item nym dylle samen iii qwynsen, wijsz peffer i loyt, kommel iii qwinsen. Dye stücke stoysz alle [zü puluer vnd menge] czusammen. Vnde gebrüche daz, als vorgeschriben steet. Vnde mache yme eyn plaster off den magen mont. Vnd also sal mann daz plaster machen: Item nym wermüt, gersten mele, gestoszen negelin, dye menge myt kaldem waszer vnde mache eyn plaster off den magen mont. Czymmer roren vnde czymmacke vnde myncze gepüluert vnde züsamen gemenget vnde yn granat saffe yme geben, daz ist sere güt.

1 gesotten] *danach*: oder habe dye Z, *nicht in* KE – *von den Editoren getilgt*; waszer] *danach*: gesotten Z, *nicht in* KE – *von den Editoren getilgt* || **3** *am Rand schwarz*: xvi Z, *am Rand schwarz*: Ca xvi K || **6** ist] wirt KE || **7** wyrt] sal KE; dryncken vnd daz dü] sal eßen dincke daz yn K, sol esßen dinck daß im E dü *über der Zeile nachgetragen* Z; spyse *danach gestrichen*: düt Z, düt *im Text* K, doet *im Text* E || **8** absyntei] absintei K, absinthei E || **9** lapidanum] lapdanum K, lapdonum E || **10** dyasiminum] dyasyminum K, diasiminum E || **11** et KE; dyagalangi] diagalongi E; crist] crafft E || **12** paütipilon] pantipilon KE; degestio] digestio K, digestien E || **13** rasina] rosino E; olybani] olibani K, allibani E; zynamonie] cinamonio E || **14** spycanardi] spicanardi K, spiconardi E; cineres] crines E || **17** yme geben] *nicht in* E || **19** samen iii] vnd gebruchs als vurgeschriben stait vnd deß sol sin iii E || **20** peffer] piper E kommel iii qwinsen *am Rand nachgetragen* Z; alle] *nicht in* K; zü puluer vnd menge K, zu puluer vnd meng sie E || **21** Vnde[1] – steet] *nicht in* E; daz *danach wiederholt und nicht gestrichen*: czu samen vnd gebrüche daz Z || **22** Vnd – machen] Et debet emplastrum sic fieri E || **24** Czymmer] zymmen KE czymmacke] zymmack KE

327 ? ladanum: Harz, das aus verschiedenen Arten von Zistrosen gewonnen wird

328 pix (navalis): (Schiffs)pech

329 ceratum/cerotum: Wachssalbe, Wachspflaster

Daz xvii capittel ist, zü wylen kommet von magen mont reuche dürch den mont [76vb] vnde wyrt yme des der hals | vnd der mont dürre vnde bytter. Dann ist yme güt, zü geben kürbysz myt eszig. Vnde mache ym dysse nachgeschriben pilloles vnd gyb yme dye pylloles in warmen waszer. Vnde sal also gemacht syn: Nymm mastickel gereben ½ loyt, grüne myncze i qwynsen, dye stosze vnd menge dye czüsamen vnde myt wegerich saffe mache pylloles, als viel dü syn bedarffs, vnde gyb yme, als vorgeschriben stet. Oder gyb yme dyagragant frygidum[330] myt syropus rosacis.

Daz[331] achtczehende capittel ist, daz czu wylen geschijt, daz der magen brennet oder febres hayt. So salt dü ym machen dysz nachgeschriben etc.: Item nym grune eppe czwo hantfol vnd mache eyn decoctio vnd gyb yme myt oximel. Oder mache yme dysse nachgeschriben pylloles vnde, als er sclaffen geet, salt du yme eyn pyllole vnder dye czünge legen. Vnd also sal sye gemacht syn: Item nym dragagante ge- [77ra] weycht yn waszer vnd korbesz samen vnde stoysz vnd menge | daz myt dem vorgeschriben dragagante vnde mache pylloles als grosze als eyn bone vnde doe, als vorgeschriben steet. Oder mach yme dysse nachgeschriben decoctio: Recipe: Mel rosaci, bütyrum recens[332], ana ℥ ½, anarum passarum mundatarum ℥ ½, conqwasseantur et mysceantur, et fiat decoctio yn aqüa. Vnd darnach nymm dysse nachgeschriben püluer [vnd menge vnder die vorgeschriben decoccio. Vnd daz puluer] sal also gemacht syn: Item nym korbeszsamen, kalyander, pappel samen, yglichs glich viel, vnde mache püluer dar vsz vnd menge mit der vorgeschriben decoccio vnd gyb ym, als obgeschriben stet, eyn leffel fol zü nacht, als er sclaffen geet. Vnde were ysz sache, daz er febres hette, so salt dü yme dysse nachgeschriben puluer machen vnd myt wegerich waszer kleyne küchelin [machen vnd yme geben eyn kuchelin] ge-

1 *am Rand rot*: xvii Z, *am Rand schwarz*: Ca xvii K || **4** pylloles] *nicht in* KE; sal *über der Zeile nachgetragen* Z; sal also] also sollent sie K, alßo solen sie E; mastickel] c *oben nachgetragen* Z, mastickel K, masticel E || **5** gereben] gereden E || **6** myt] *nicht in* E; syn] sin K, ir E || **7** stet *danach gestrichen*: J Z Oder *korrigiert aus*: Joder Z; dyagragant] dragagant E; frygidum] frigidum KE || **8** *zwischen den Spalten rot*: xviii Z, *am Rand schwarz*: Ca xviii K || **9** etc] *nicht in* KE || **10** eppe *über der Zeile nachgetragen* Z; hantfol] *danach*: eppe Z, *nicht in* KE – *von den Editoren getilgt*; mache² *danach falsch wiederholt, nicht gestrichen*: oder mache Z || **11** pylloles] pillulum E; du *über der Zeile nachgetragen* Z pyllole] pill- E || **12** sal] salen E; dragagante] dragante K, dragagant E || **13** samen *über der Zeile nachgetragen* Z, *am Rand nachgetragen* K, *im Text* E || **14** dragagante] dragagant E; pylloles] pillum E || **16** bütyrum] bütirum K, butirum E; recens] recenti E; anarum] vnarum [?] E || **16/17** conqwasseantur] conquasseantur KE || **17** mysceantur] misceantur KE || **17/18** nachgeschriben] *nicht in* KE || **18** vnd – puluer K, vnd meng vnder die vurgeschriben decoccio vnd daß puluer E || **19** kalyander] kaliander KE || **20** mache *danach gestrichen*: dar vsz Z || **20/21** vnd¹ – ym *über der Zeile und zwischen den Spalten nachgetragen* Z || **23** machen – kuchelin K, dar vß machen vnd ime geben i kochlin E

330 frigidus: kalt

331 vgl. das Kapitel sechzehn bei Johannes Jacobi (Bloedner 1926: 14): *De ardore stomachi*; ardor: Brand

332 butyrum: Butter

menget myt wegerich waszer. Vnd also sal mann dye küchelin *machen*: Item nymm mastikel ii loyt, dürre myncze i loit, enisz fünff qwynsyn. Dye stücke salt dü alle woil czüsammen ryben vnd menge daz myt wegerich waszer, als viel dü syn bedarffs. Vnd mache dar vsz kochelyn als swere als eyn halp qwynsyn. | [77rb] Vnde gebrüche daz, als vorgeschriben steet. Vnd daz brennen, [daz] in dem magen ist, daz magestü erkennen myt tasten off den magen. Vnd dü salt dye hant letczen dar off legen, vnd als sye sich fast oben brechent, vnde daz wehe starcke ist.

Daz xix capittel ist, daz czü wylen kommet in den magen zü viel fleüma vnd wirt der mage glat vnd daz swecht dye dygestio vnd hayt auch keyn lost. So salt dü nemen fenchel würczel schelen viii loyt, dye salt dü syeden myt eszige vnde darnach sygen. Vnd in dye cültüra doe acht loyt honiges vnde laysz daz [witder] syeden myt fure ane raüche vnd lasze ysz syeden, bysz daz der eszig vszgesotten ist. Vnde gyb yme des vier morgen czü drincken myt warmen waszer vnd gybe yme zü dryncken oder czessen quitden latwerge gewürczt oder stomaticum confortatum gewürczt.

Daz xx capittel ist, daz czu wylen geschijt in dem magen gyst[333] vnd gewen. | [77va] Vnd geschijt von vberig eszen vnde drincken oder von hüngers oder von [uberig] kelten oder von vberig hytcze. Ist ysz, daz es kommet von vberger kelten, so salt dü yn erhytczen, vnd kommet ez von hytczen, so saltu yn kolen, vnde kommet [iß] von oberigem eszen, so saltü yn erhungern, vnd kommet ez von vbergem hunger, so saltü ym zu eszen geben. Vnde weres sache, daz der bresten qweme von vberger spysen in dem magen vnd er kann sin nyt ledig werden, so salt dü ym dysz nachgeschriben puluer machen vnd geben in warmen waszer. Item nym peffer iii qwynsen, bybergel i

---

1 machen] gemacht syn Z, machen KE || **2** mastikel] mastickel KE; loit *über der Zeile nachgetragen* Z || **3** czüsammen] czü puluer K, zu puluer E || **4** mache – kochelyn] mache kuchlin K, kochlin soltu machen E || **5** daz² KE || **6** letczen] letze KE || **7** starcke] ersterkt E || **8** *zwischen den Spalten rot*: xix Z, *am Rand schwarz*: Ca xix K || **9** dygestio] digestio KE || **10** schelen] schelote K, schelete E || **11** in] *danach*: yn Z, *nicht in* KE – *von den Editoren getilgt*; witder K, wider E || **13** drincken] bibere E || **13/14** zü – czessen] darnach K, dar nae E || **14** gewürczt²] *nicht in* K || **15** *zwischen den Spalten rot*: xx Z, *am Rand schwarz*: Ca xx K; gewen] gelben E || **16** drincken] bibere E; hüngers] hünger K, honger E; uberig K, ober E || **17** vberig *danach gestrichen*: kelten *und nicht gestrichen*: oder Z; es] er Z, es K, *nicht in* E || **18** kolen] klulen K, kelten E; iß E || **19/20** vnd – geben] *am Rand nachgetragen* Z, vnd kompt ez vō hunger so saltu yme zu eßen geben K, vnd kompt iß vō honger so soltu yme zu esßen geben || **21** vnd – werden] vnd er kan sin nit ledig werden K, vnd enkonde der nit liden adder ledig werden E || **22** machen] *nicht in* E; waszer] *danach gestrichen*: vnd were daz ez qweme von vberig kolera, so salt du yme machen dysz nachgeschriben Z, vnd weres daz es qweme von uberig colera, so salt dü yme machen diß nachgeschriben *gestrichen* K, *nicht in* E; peffer] piper E; bybergel] biebergel K, bibergel E

---

333 gist: Gischt, Gärung

qwynsen vnd dysz mache als czü puluer vnd gyb yme dysz in warmen waszer. Vnd werez, daz ez qweme von colera vnd von reubczen in dem magen, so mache ym eyn vomitum mit warmen waszer vnd disz nachgeschriben lege ym [uff] den magen: Item nymm nachtschede saff, wermüt saffe, yglichs iiii loyt, gersten mele vi loyt, mastikel [77vb] i loyt, royt | rosen ii loyt. Dye stücke stosze züsammen zü pülüer vnde menge daz myt dem vorgeschriben saffe vnde mache yme eyn plaster off den magen, als vorgeschriben stet.

Her nach sint fünff capittel von des magen bresten wegen vnd synt nyt von der czale der czwencziger.

Daz erste capittel ist, daz czu wylen an dem magen monde wyrt eyn kalt sweysz vnd daz bedüdet lengerunge der kranckeheyt. Wann ysz also geschijt, so salt du nemen honig gewürczet zwey deyl vnd eyn deyl agres[334] vnde yme czü dryncken geben. Oder nym gummi drygagant vnd lasz weychen in lauwen waszer. Vsz deme waszer salt yme den magen weschen vnd off dye stat, da dü ynne geweschen hayst, salt dü yme dysz nachgeschriben püluer segen. Vnd also sal daz püluer gemacht syn: Item nymm rode myrre, mastikel, drachen bluyt, aloes, yglichs glich viel, vnde doe, als [78ra] vorgeschriben stet. Vnd weres, daz der mensche keyne febres hayt, so salt | du yme gewonlichen geben senff samen in warmen waszer vnd dyagalangi vnde stomaticum confortatiuum vnd dyantyrion paparian.

Daz ander capittel ist, es kommet czu wylen eyn apostema in den magen vnd dysz synt dye czeuchen: Ez kommet yne ane myt groszem wehe vnd febres vnde mogent dye spyse nyt virsclynden vnd hant wehe bysz off dye asel. Vnde dye hülffe ist: Mann sal yn lasczen vnde salt nemen hartenaüwe wermüt, mastikel vnd salt dye

---

1 waszer] *danach gestrichen*: vnde mache yme dysz nachgeschriben plaster Z, vnd mache yme diß nachgeschriben plaster *gestrichen* K, *nicht in* E || **1/3** Vnd – magen] *unter der Spalte nachgetragen* Z, vnd weres, daß ez qweme von colera vnd den reubczen in dem magen, so mag yme ~~yr~~ eyn vomitum mit warmē waßer vnd diß nachgeschriben plaster uff den magen *am Rand nachgetragen* K, *im Text* E || **2** von[2]] ein E || **3** lege ym uff] plaster uff K, puluer vf E || **4** nachtschede] nachschade K, nachtschadde E; saff] *davor gestrichen*: waszer oder Z; mastikel] mastickel KE || **5** rosen *danach gestrichen*: waszer Z; loyt[2] *danach gestrichen*: oder rosen Z; züsammen] *nicht in* KE || **8** *am Rand schwarz*: Quinque alia capitula K; wegen] *nicht in* KE || **9** czwencziger] zwentziger K, xx vurgeschriben E || **10** capittel] *nicht in* E || **12** agres] agras KE || **13** gummi *am Rand nachgetragen* Z; drygagant] dragagant KE; lauwen *über gestrichenem*: leinen Z || **14** hayst *danach falsch wiederholt und nicht gestrichen*: vnd off dye stat, da du ynne gewaschen hayst Z || **15** püluer[2]] plaster E || **16** myrre] mirre KE; mastikel] mastickel KE || **17** stet *am Rand nachgetragen* Z; der *über gestrichenem*: daz Z || **18** dyagalangi] diagolangi E || **19** dyantyrion] dyantirion K, diantirion KE; paparian] paperiän K, paperian E || **21** czeuchen] zeychen K, signa E || **23** lasczen *danach gestrichen*: vnd salt yn laszen Z; hartenaüwe] hartzenaüwe E; mastikel] mastickel K

---

334 agresta: Brühe aus unreifen Weintrauben, Träubelmost syeden myt baümoley vnd smere den magen do myt. Vnd nymm darnach harte eyer dotter vnde lege das off vngeweschen wolle vnd mache yme eyn plaster off den magen vnde salt yme dye glydder ryben. Vnd dye syrop von wermüt ist yme güt zü dryncken geben mit warmem waszer. Vnd were yz sache, daz sye eyter dürch den mont vszwerffent vnd der eyter qweme von dem magen, so salt dü yme geben ydromel myt decoctio wermüt vnd salt yme | den magen smeren myt oleum masticis. [78rb] Vnd salt yme den magen aber smeren myt quitdem samen saffe vnde sege dar vber dürre rosen puluer vnd salt syeden pappel blüt in gütem wyne vnd von dem wyne sal mann yme geben zü dryncken morgens vnd abents.

Daz drytte capittel ist, daz zu wylen kommet vrsacio yn den magen, glycher wyse als eyn kancker, vnde dye glydder by dem magen lydent grosz noyt vnde wethüm vnd ye me, wann sye dye spyse virsclyndent vnd spüent eyter myt dem bluyd gemenget. So salt dü yn plegen myt senffter spysen, bereyt myt geysz mylliche oder amiglüng, ist amidum[335]. Vnde er sal dryncken wyn gesotten mit dragagant vnd tysana[336] myt süsz granat saffe vnd decoctio myt durren fyen. Geysz myllich yn nüchtern geben, ist yme güt. Aüch ist yme gut gummi arabicum geweycht in mellecrato vnde yme czu drincken geben. Auch nym dragagant geweycht yn gesotten wyne, saffran, myrre, yglychs | i qwynsen, in ydromel geleget vnd gesotten, gesegen [78va] vnde yme czu dryncken geben ist sere güt. Aüch rade mele gemenget myt honige vnd granat eppel saff ist yne czu male güt. Balastias vnd quytdem züsamen gestoszen, off den magen geleget als eyn plaster, ist sere güt. Dyagalangi vnd stomaticum confortatum vnd dyantician pauperian helffent zü male sere zü dem kalten magen.

Daz vierde capittel ist von dem sperlasis. Daz geschijt yn deme magen, vnd brechent sich czü stünt oben, als balde sye geszen hant. Vnd der mage ist yne swache vnde folent keynen gesmacke ane der spysen [vnd yn wüllet] vnd [vn]werdigent dye spyse. Dyssen bresten ist hart zü helffen, wann sye sterbent stumplingen dysz [bresten] halb. Vnd ist güt, daz mann sterket den menschen myt eym oximel vnd

---

1 baümoley] baume olei E; smere] smeren E; do *über der Zeile nachgetragen* Z || **2** dotter] dottern Z, dotter K, doder E || **4** mit warmem waszer *über der Zeile nachgetragen* Z; waszer] aqua E || **7** salt – smeren] *nicht in* KE; sege *wohl aus* segent *korrigiert* Z; dar vber] daruber K, dar vff E || **8** rosen *danach gestrichen*: waszer oder Z; puluer] blumen E; vnd[1]] *davor*: dar vber, *nicht in* KE – *von den Editoren getilgt* || **10** vrsacio] vrsacia E || **12** virsclyndent] slindent E || **13** myt[1]] *nicht in* E || **14** amiglüng] amiglaü K, amiglan *oder* amiglau E; dragagant] dragagante E || **15** tysana] tisana E; decoctio – fyen] decoccio mit durren fien K, mit durren figen sol die coccio sin E || **16** nüchtern] sobrie E; arabicum] arabicis E || **17** dragagant] dragagante E || **18** myrre] mirre KE; ydromel] ydromelle E || **19** rade] rode E || **21** Dyagalangi] diagalongi E || **22** dyantician] diantician E || **25** vnd yn wüllet K, vnd in wullet E vnwerdigent K, vnwirdigent E || **26** helffen] heilen E || **27** bresten KE; oximel] oximell E

---

335 amylum/amidum: Stärkemehl aus Weizen

336 ptisana: Gerstentrank, Gerstengrütze

peffer, daz feget daz flecma, da der bresten von kommet. Vnd daz oximel sal sin bereyt myt yschitalaci vnde lang peffer vnd senff.

[78vb] Daz fünffte capittel ist genant bolisüm[337] vnd bedüdet, daz sye gelüste zü eszen, vnde als sye begynnent czessen, so mogent von stünt numme. Vnd der bresten kommet von kalter conplexien vnde ysz kommet czü wylen myt materien vnd czu wylen ane materien. Vnd den bresten erkennet mann, daz sye fallent yne amacht vnde alle yre glydder lyegent yne vnde synt kalt vber alle yren lyep vnde czyedern yn deme magen vnd redent swechelich vnde der lyep spyset sich wenig vnde sye eszent viel vnde sadent sye nyt. Vnde wann mann yne nyt balde ynhylffet, so komme[n]t sye ane eyne grosze ķelden vnde werdent also swache, daz sye kvmme athüm[en] mogent. Vnd daz meysteil geschijt yne den lüden, dye do geent, vnde wann mann yne gybt dye spyse vnd sie doch nyt starcke werdent, daz ist aüch eyn czeüchen des doyts. Dye hülff ist, daz mann ym gebe dincke, daz do woil smecket, vnd mann [sol] yne dye styrne weschen myt rosen waszer. Vnd mann yme geben sal dyptanum[338] [79ra] extribü myt eyner decoctio i qwynsen oder | gyra pygra galliane. Vnde mache yme eyn vomitum vnde gyb yme czvessen güt spyse, dye da woil rüchent, vnde gyb yme jünge honre, fasant, rephonre etc. yn anefancke yrs eszen, Deo gracias.

Nv wollen wir anefahen daz drytteil von dyssem büche, vnd daz hat syeben deyl.

Daz erste ist von wehe yn der lebberen, daz ander ist von apostemen yn der lebberen, daz drytte ist von hertekeyt der lebberen, dye da geschijt von apostemen, daz vierde ist klorisis der lebbern, daz fünffte ist von den apostemen, von waz materien sye syn in der lebberen, daz seheste ist, wann dye apostema ist gebrochen, daz syebende ist plerisis yn der lebberen. In dyssem deyl dysz büchs vnde yn dyssem capittel wollen wir nyt reden von ydropisis vnd von leprosis, wye woil daz sye

1 oximel] oximell E || **2** yschitalaci] ischitaloci E; peffer] piper E; vnd *danach gestrichen*: sal auch nemen Z; senff] sinabum E || **3** bolisüm] bolisam E || **5** von] *nicht in* E; conplexien] conplexio K || **7** kalt] frig- E || **8** der – sich] der liep spyset sich K, die liebe spiße sy E || **9** sadent] sadet K, ensait E; komment] komment K, koment E || **10** kelden] kelde K, keld E; athümen] athemen K, athummen E || **12** vnd *danach gestrichen*: ist Z; sie *über der Zeile nachgetragen* Z || **12/13** czeüchen des doyts] zeichen des doitz K, signum mortis E || **13** sol E || **14** sal] *nicht in* KE; dyptanum] diptanum K, diptanne E || **15** extribü] ex tribu E; gyra pygra] gyra pigra K, gira pigra E || **16** czvessen v *oben nachgetragen* Z || **18** *am Rand schwarz*: C logis [?] Z, *zwischen den Spalten schwarz nach einigen gestrichenen Buchstaben*: pars 3 K; syeben *danach gestrichen*: eyde [?] vnd Z; deyl *danach gestrichen*: des büchs Z || **20** lebberen[1]] *danach*: dye do geschijt von apostemen yn der lebberen *steht richtig etwas später im Text wie in* KE, *hier deshalb getilgt* Z || **21** klorisis] kloris E || **23** plerisis] r *oben nachgetragen* Z, plerisis K, pleriß E || **24** capittel *danach falsch widerholt und nicht gestrichen*: vnd deyl dysz büchs vnd yn dissem capittel Z

337 Bulimie

338 dictamnus: Dipta; Diptamdost, Kretischer Dost

gescheent von bresten der lebbern, dann wyr wollen ane | eym sundern deyl vnde d*a* von reden wir dann yn dem vierden deyle. [79rb]

Daz erste capittel ist, daz yn der rechter sythen geschijt eyn wehe vnder den kleynen ryppen gegen der lebbern. Vnd da hat er eyn grosze cloppen vnd wehe von sachen des geaders von der lebbern, dye da hangent. Vnd czü wylen czüget sich dye lebber vber sich von groszem wehe vnde der harn wyrt royt vnde yr antlicze blalecht vnd hant geblecze yn der lebbern. Vnd als daz geschijt von boser dygestien grober spysen vnde sclymiger oder von sachen ander groszer kranckeheyt yn der lebbern, oder daz er dryncket kalt waszer, wann er müde vnd virarbet ist, vnde nach mynnen.

Dye hülffe in anefancke dysz bresten: So sal mann yme laszen an dem lyncken arme czü der mylcze aderen. Vnde were ysz sache, daz ysz nyt | hylfft, so sal mann [79va] yme laszen zu dem rechten armen zü der lebbern. Vnde mann sal yme zu drincken geben dysz nachgeschriben decoctio: Item nymm eppich dost *endiuia* vnde hyrcze czünge, iglichs glich viel, vnde stosze ysz vnd sut daz in eyme waszer vnd gyb yme daz zü dryncken myt eyme oximel. Vnd gyb yme darnach dysz nachgeschriben pürgacio: Item nym reübarbarum gut ii loyt, spicnardi i loyt, melaü samen gereyniget ½ loyt vnd ryp die stücke alle vnde menge züsammen in endiuien waszer vnd yn ½ loyt wyns.

Vnd stant morgens off, als der dag offgeet, vnd nym syropus violaci ii loyt vnd czudrybe daz vnder eynander vnde gyb ym czü dryncken. Oder gyb ym eyn crystere vnd vszwendig mache yme eyn plaster off dye lebber, als her nachgeschriben steet: Item nymm wysz wachs vnde stosze daz woil in eym steyn vnd düncke daz in rosen waszer vnd in rosen oley vnd granat eppfel wyn vnde | mache eyn plaster off dye [79vb] lebber, als vorgeschriben stet. In allen arczenyen zu der lebbern hüte dich, daz dü nyt pappeln dar czu dün wollest oder eschamonium[339]. Dysz nachgeschriben küchelin synt ym güt, ym eyn küchelin czü geben myt tysana oder kalt wasser oder indiuien[340] waszer. Item nym granat eppel samen woil gestoszen iiii loyt, adermenien saff ii loyt, campfer als ii weysz korner swere. Dye stücke mach zu eyme deyche myt syrop rasaci vnd mache küchelin, eyns als swere als eyn qwynsen, vnd gyb yme zü,

1 da] dan Z, da KE || **2** dann] *nicht in* KE || **3** *zwischen den Spalten rot*: i Z, *am Rand schwarz*: Ca i K || **5** geaders] gradiß E; hangent] hanget K, hangkt E || **6** blalecht *das zweite* l *oben nachgetragen* Z || **7** dygestien] digestien KE || **11/12** arme – rechten] *nicht in* E || **11** aderen *danach gestrichen*: vnde were ysz sache daz ysz nyt hülffet, so sal mann ym lasczen an dem lyncken *darüber*: rechten armen czü der milcze *darüber*: lebbern adern Z || **13** decoctio] decoccien E; endiuia] in dubia Z, indubia, *darüber*: endiuia K, indübia E || **16** spicnardi] spicanardi KE; loyt[2]] *danach*: i, *nicht in* KE – *von den Editoren getilgt* || **17** endiuien] indiuien KE; waszer] aqua E || **19** offgeet] hergeit E || **21** vszwendig] ußwendig K, exterius E || **26** oder[2] *danach gestrichen*: yn düben *darüber nachgetragen, jedoch eine Zeile höher*: indiuien Z || **27** adermenien] ader menien ZE || **28** campfer] kampfer E || **29** rasaci] rosati E; zü] *nicht in* KE

339 scammonia/scammonea: Purgierwinde, Purgierkraut

340 endivia: Endivie

als vorgeschriben stet. Vnde mann sal syn plegen myt lychter spyse vnd woil gesotten, vnde er sal nyt vberig eszen. Vnd darnach sal mann yme geben decoctio wermüt myt vierley kalten samen vnde myt honige oder zocker woil gelütert. Von dem oresspronge dyeser süchten wollen wir me reden in dyssem nachgeschriben capittel.

Daz ander ist daz capittel von den apostemen der lebberen. Vnde daz mag mann [80ra] erkennen mit tasten off dye leber, wann sye lydent grosz noyt vnd | wehe vnder den ryppen in der lyncker syten, vnd daz wee geet bysz off dye aseln. Vnde yr harn ist glich als bluyt vnd hant vnwillen czessen vnd ire farbe ist bla*lecht* vnd sint czü male hytczig vnd sie lydent czü wylen grosz kelden vnd czü wylen grosz hytcze vnd yr stülgancke ist rodelecht, [als weres weschät von fleische].

Dy*e* [hülffe] yst, daz mann yn anefancke des bresten lascze an dem lyncken armen czü der mediana. Vnde salt darnach nemen vingrecum vnde suth daz czwyrnet nach eyn[ander] vnd czü dem drytten male salt dü ysz syhen vnde wyeder syeden daz waszer. Vnd gyb yme daz waszer zü dryncken myt eyme ydromel. Vnd als der bresten sterket sich, so salt du yme heyszen laszen in der lebbern adern. Vnd darnach mache yme dysz nachgeschriben plaster vnd lege yme daz off dye lebber: Item nym eppich samen, wijsz magesat samen, yglichs ii loyt, dye stücke stosz woil vnd menge daz myt baümoley vnd an dye men*g*unge duncke wolle geczeyset wolle vnd [80rb] lege dye off dye lebber. Vnde | so ysz gedrücknet, so netcze ysz wyeder vnd doe daz yn*e* dry dage lenge vnd nach dem drytten dage salt yme dysz nachgeschriben plaster machen vnde daz legen off dye lebber: Item nym datteln vnd gersten mele vnd fygen gesotten in eszige, dye stück süt wyeder myt waszer vnd stosze sye dar nach woil czüsamen vnde menge daz myt ewenig honiges vnd lege yme daz off dye lebber.

Vnd weres sache, daz er veste were vnd nyt zu stüle mocht geen, so sal mann yme eyn crystere geben, als dye vorgeschriben synt von der lebbern. Vnd dysz nachgeschriben puluer gyb ym czü dryncken myt eym oximel debriticis. Vnde also sal mann daz puluer machen: Item nym bytter mandeln v qwynsen, kommel i qwynsen, eppe samen ½ qwynsen, dye stücke stosze alle vnd mache eyn pülüer dar

---

3 vierley] viererley E || **6** *zwischen den Spalten rot*: ii Z, *am Rand schwarz* Ca ii K; ist daz capittel] capittel ist K, 2 ca[pittel] ist E || **7** lydent] lydet K, liddet E || **8** lyncker] lincker *gestrichen, am Rand* rechten K, lincken E || **9** blalecht] blae... *Ende des Wortes wegen Korrekturen unklar* Z, blalecht KE || **11** als – fleische K, alsß weres weschat von vleisch E || **12** Dye] Dyet Z, Die K, Die h. E || **13** czwyrnet] zwerent K, bis E || **14** eynander] nach eyn ZK, nae enander E || **15** waszer[2] *danach falsch widerholt und nicht gestrichen*: vnd gyb yme daz waszer Z || **18** magesat] magsath E || **19** mengunge] meynunge Z, mengunge K, menong E; wolle geczeyset wolle] wol geczeyset wolle K, wolle wol gezeyset E; wolle[2] *über der Zeile nachgetragen* Z || **20/21** doe – dry] doe dar yne dry Z, doe dry K, das due iii E || **21** lenge] *nicht in* KE || **24** ewenig] eyn wenig K, modicum E || **25** nyt] *danach nicht gestrichen*: vnd Z, *nicht in* KE – *von den Editoren getilgt*; sal] *nicht in* K || **27** oximel] oximell E || **28** kommel] komel KE || **29** eppe] eppich E; ½] i E; pülüer] plaster E vsz. Vnd gebrüche daz, als vorgeschriben stet. Vnd werez, daz er febres hette, so sal man ym geben tryasandali[341] oder melün vnd allerley kalten samen. Auch indiuia, hyrcze czünge yme gegeben myt granat eppel wyne ist ym güt.

Daz drytte capittel ist von der | hertekeyt, dye geschijt in der lebbern. Vnd daz [80va] magest dü erkennen, wann du off dye lebber rurrest myt der hant vnd doet yme nyt wehe vnd brychet sich oben. Vnd were ysz sache, daz der breste lange weret, so kommet ysz in ydropisis.

Dye hülff yn deme anefancke: Nym centaürea, goltwurcze genant apodilis[342], id est ce[n]tum caput, retich, yglichs glich viel, züstoszen süt yn wyne vnd oley, eyns als viel als des andern, vnd düncke dar yne wolle [vnd drucken dar nach die wolle] vnde lege daz off dye lebern. Vnd daz sal er dün fünff dage vnde darnach sal er dysz nachgeschriben plaster machen vnd off dye lebber legen: Item nym fygen gedüncket yn lauwen vnd eszig, dar ynne gesotten ist wermüt ii loyt, dye laüwe vnd aüch der esczig sal auch czwey loyt sin vnd salnitri ½ [qwynsen], senff iii qwynsen. Dye stücke stosze all*e* züsamen vnde süth dye in waschs vnde yn hünre smalcze, yglich viel, vnd als viel dü es bedarff[s] vnd mache dar vsz eyn weyche plaster vnd lege daz off dye lebber. Vnde gyb | yme eyn syrop von wermüt vnd salt yn hüden vor derpen [80vb] broede vnde vor kaltem dryncken oder vor dyngen, dye do kalt synt.

Vnd were ysz sache, daz dye hertekeyt, dye yn der lebbern ist, als grosze ist, daz er der arczenyen nyt gewar inwyrt, do mann yme dar off mecht, daz ist hart, wann dye lebber ist dick vnde czart vnd mag nyt lyden starcke arczenie vnd dar vmbe, daz er begynnet czu swellen vnd yn ydropysis fallen, so ist ym hart vnd vbel zü helffen.

Vnd were ysz sache, daz dye hertekeyt qweme mylcze halber, so geschijt czü wylen, daz er geneset, dann das mylcze ist starker dann dye lebber, dye arczenie czu lyden. Dann salt du nemen florum absyntei, seminis apii, spici indici[343], mirbolano-

---

1/2 Vnd² – samen] *unter der Spalte nachgetragen* Z, vnd weres daz er febris hette so sal man yme geben tˀasandali oder melon vnd allerley kalten samen *am Rand nachgetragen* K, *im Text* E || **2** trya-sandali] tˀasandali K, cassand ali E; melün] melon K, meloti E || **4** *am Rand schwarz*: ca iii K || **5** rur-rest *über gestrichenem*: ruwest Z || **7** ydropisis] ydropicis KE || **8** centaürea] centuria E; apodilis] apolid- E || **9** centum KE; retich] redich E || **10** vnd² – wolle² K, vnd drug dar na die wolle E || **11** daz¹] *nicht in* KE || **13** lauwen] laüge E; eszig] *danach*: vnd Z, *nicht in* KE – *von den Editoren getilgt*; laüwe] lauge E || **14** salnitri] sal nitri K, sal niteri E; qwynsen¹ K, quiñ E; senff iii *über der Zeile nachgetragen* Z || **15** stosze alle] rip wol K, rybe wol E; alle] alles Z; waschs] wachs K, waßer E || **16** bedarffs K, bedarffst E || **17** salt *danach falsch widerholt und nicht gestrichen*: vnd salt Z; derpen] derben K, debem E || **20** do] die KE || **22** ydropysis] ydropisis KE || **25** absyntei] absintei K, absinthei E; seminis – indici *am Rand nachgetragen* Z, *unter der Spalte nachgetragen* K

---

341 trias sandali/triasandali: ein Sirup, der die drei Arten von Sandelholz (s. albus, s. citrinus, s. rubeus) enthält

342 asphodelus/affodilus

343 Indische Narde

rum, spicenardi, gallen, saffran, mastickel vnd mastikel oley vnd dylle oley vnde eyn troppe sal armoniag vnd reern marg. Vnd zülasz daz vnder eynander off eyn ledder, als Galienus gesprochen hayt. Vnd darnach mache yme dysse nachgeschriben [81ra] püluer vnde gyb ym myt waszer | vnd were, daz er febres hayt. Vnd hayt er nyt febres, so gyb yme myt oximel. Vnde also sal daz pülüer gemacht sin: Item nym encian, enisz, dylle samen, yglichs ii loyt, vyngrecum i loyt, dye stücke mache zü puluer. Vnd gebrüche daz, als vorgeschriben steet. Vnd mache yme eyn regel, wye er sich halten sal. Alle ding, dye do kalt vnde susz synt, [sint] yme bosze. In der hertekeyt des mylcze so salt yme geben syrop gemacht myt danne zappff schelat, genant zü latyn pynorum. Auch salt dü von schelat püluer machen vnd gyb ym myt eym oximel oder mache yme von dem selben püluer eyn latwerge myt czocker.

Daz vierde capittel ist von dem bresten genant asklarosis[344]. Vnd ist der selbe breste, als wir haben vor geret in dem capittel empima, daz dye asklarosis ist gemacht von anefancke eyner apostemen vnd dye hertekeyt ist numme do vnd ist da [81rb] asklarosis. Vnd dye asklarosis kommet | zu wilen von hertekeyt der lebbern ane apostemen, vnde er prubet keyn wehe.

Dye hulffe: Nymm dar czü wermüt, ibis würczeln, vengrecum, yglichs i vierlinge, rüte, centaurea, yglichs eyn loyt. Dye stücke salt dü alle czüqwetschen vnd daz yn wasszer syeden. Vnd salt eyn bade swamp netczen yn daz waszer vnde off dye lebber legen. Vnd mache yme dysz nachgeschriben plaster vnd lege yme daz off dye lebber dry tage: Item nymm weyszen mel woil gereden, wermüt, yglichs ii loyt, lorebere, kommel, yglichs iii qwynsen, dattel, figen, yglichs ii loyt. Dye fygen salt dü yn wyne legen eynen ganczen dag vnd dye ander stücke salt dü czu püluer machen vnd daz czüsamen mengen vnd virwirket in honige, als viel sin bedarffs. Vnd mache eyn plaster off dye lebber, als vorgeschriben steet, vnde gyb yme eyn decoctio myt peterlyn gemacht, dylle vnd eppich würczel vnd crüt vnd doe dar yn honig, als viel dü syn bedarffs, vnd mache dar vsz eyn syrop.

---

1 spicenardi] spicanardi E; saffran] saffrain E; mastickel] c *oben nachgetragen* Z, mastikel K, mastick E; mastikel] mastickel K, mastick E || **2** armoniag] almoniag KE || **4** waszer] *danach*: vnd Z, ist *am Rand nachgetragen*, vnd *am Anfang der folgenden Zeile gestrichen* K; febres[1]] febris K; Vnd – febres[2]] *nicht in* E; febres[2]] febris K; *nach* febres: hait Z, *nicht in* K || **6** vyngrecum] *korrigiert aus*: vengrecum Z, vengrecum K, vingrecum E || **8** susz synt] die sint E; sint K || **9** so] *nicht in* KE || **10** pynorum] pinorum E; oximel] oximell E || **12** *zwischen den Spalten rot*: iiii Z, *am Rand schwarz*: Ca iiii K || **17** ibis] ybis KE vengrecum] vingrecum E; vierlinge] virlonge E || **18** rüte] ruta E || **19** salt *danach gestrichen*: daz Z eyn bade swamp *am Rand nachgetragen* Z; vnde *danach gestrichen*: salt eyn bade swamp off, *wobei* off *falsch gestrichen* Z; dye *danach gestrichen*: lebber Z || **21** lorebere] lober E || **22** kommel] komel KE dattel] datteln E || **23** daz] *nicht in* KE || **25** eyn] in KE || **26** peterlyn] peterlin K, perlin *oder* perlini E dar yn] dar vnder E

---

344 vgl. das Kapitel *De scleria epatis* bei Johannes Jacobi (Bloedner 1926: 14)

Daz fünffte | capittel ist, welche[r] mensche dye aposteme hat oder kommet yn [81va] dye lebber, daz magest dü prüben, wann dü dar off tastes vnd aüch myt angesicht der aügen. Daz wee der lebern ist vnder den kleynen ryppen. Vnd yre farbe ist bla[l]echt vnd czü wylen geet yn eyter myt dem harne vnd czu wylen dürch den stüle gancke, zu [wilen] brechent si*e* oben swarcze bluyt vnde grob vnde sterbent czu wylen an dyssem bresten. Vnd werez, daz dysser bresten sich nyt czydiget zü eyter innwendig xxv dagen, so komment sye an dye krancheyt genant askolorosis.

Dye hülffe nym dar czü: Item nymm gersten mele ½ phunt, fygen gemenget vnd geweschen in laüwen ℥ iii, honig, als viel dü sin bedarffs, vnde stosze czusamen vnd mache eyn plaster off dye lebber. Vnd gyb yme zü dryncken geysz mylliche oder esel myllich vnde salt nemen rode kole, dye noch nyt geplanczet sin, vnd sal eszen fysche, dye do schoppen hant, vnd jüncke fleysche vnd olyuen virsalczen vnde | [81vb] caprici geweycht yn eszige. In anefancke des sychtags so sal mann yme laszen. Vnde mache yme eyn senffte vnde eyn lycht regel, wye mann syn plegen sal.

Daz seheste capittel ist, als der eyter von den apostemen ist gebrochen. Vnd daz magest dü erkennen an syme stüle gang, dann ist der stüle gang royt vnde bluytfare vnd daz wehe mynnert sich. Vnd als dü dye hant legest off dye lebber, so doyt sye yme noch wehe. Vnd yr antlycze ist ewenig rodelecht vnde ist ewenig geblewet vnde sye nement abe vnde werdent mager vnde myt dem harne geet wysz materia. Vnd werdent zü wylen ydropicis, daz yn nyt zü helffen ist. Aüch geschijt woil ane dem bresten, daz sye fallent yn eynen bresten genant dissenteria, daz kommet von der lebberen, vnde ist, als dye materia von der lebbern fellet yn daz gederme. Vor ware, von dem bresten, der kommet an dye lebber, als dye materia ist ane apostemen, wollen wyr nü redden.

Dye hülff zü dem | bresten: *Dü salt* yme geben dincke, daz da offent daz geader [82ra] vnd de*n* orsprunck dar vmbe, daz dye materia feget sich dürch den harn. Vnd gib ym czü dryncken geysz myllich, dar yn gesotten sy wermüt vnd peterlin, massidonici samen. Oder nym gyttüre[345] [id est rade] samen in wyne gesotten vnd stosze daz woil

1 *am Rand rot*: v Z, *am Rand schwarz*: Ca v K; welcher – kommet] welche apostemen die kompt K, welch apostema die kompt E || **2** myt *danach gestrichen*: ane Z || **4** blalecht KE || **5** wilen E; sie] sich ZK, sie E || **6** werez daz *am Rand nachgetragen* Z, weres das *am Rand nachgetragen* K || **7** askolorosis] asklorosis K, asklarosis E || **8** nym dar czü Item] *nicht in* KE || **9** laüwen] laugen E || **10** esel] esels E || **15** *zwischen den Spalten rot*: vi Z, *am Rand schwarz*: Ca vi K || **16** gang[2] *korrigiert aus*: gange Z || **18** ewenig[1]] eyn wenig K, modicum E; ewenig[2]] eyn wenig K, modicum E; geblewet] gebleüt K, gebluet E || **19** materia] materig E || **20** ydropicis] ydropisis E; woil] wol K, zu wilen E || **21** dissenteria] dyssenteria K || **22** materia] materie K; von] *davor*: sprychet Z, *nicht in* KE – *von den Editoren getilgt* fellet] *danach*: ysz Z, *nicht in* KE – *von den Editoren getilgt* || **23** apostemen] apostema E || **25** bresten] *danach*: der kommet an dye lebber als der brest ist, so *nicht in* KE – *von den Editoren getilgt*; Dü salt] salt dü Z, du salt KE || **26** den[1]] der Z, den KE; orsprunck *das erste* r *oben nachgetragen* Z; feget] fege KE || **28** id est rade *über* gytture K, gerture id est rode *im Text* E

345 git: Kornrade

vnd menge daz myt oley vnd lege off dye lebber, dann czydiget sich dye apostema vnd brycht. Vnd als der eyter geet durch den münt vnde geet nyt vnden hin, so nym rade mele ii loyt, pynorum frysche gebraden iiii loyt, saffran i loyt, dragagant in wyne geweycht ii loyt. Dye stucke stosze vnd menge czüsamen vnd virwirke es in honige, als viel dü sin bedarffs, vnd mache eyn plaster off dye leber. Item nym vengrecum gesotten myt ysop vnde myt yris wurczel vnde gyb yme czü dryncken myt ydromel.

Vnd wann sye eyter werffent dürch den münt vnde werffent den selben eyter off [82rb] eyn glüt vnd styncket er, so ist ysz eyn bose | czeüchen. So salt dü nemen rade mele gemenget myt honige vnd gyb yme alle morgens nüchtern i leffel folle. Dye geysz mylliche ist yme güt, wann sye frysche ist. Vnde wann der eyter ist wysz, dann prubent sye lützel. Were ysz an der lebberen, so salt dü yne machen dysz nachgeschriben plaster off dye lebber: Item nym rode myrre ii loyt, kommel vier loyt, roit wyrau*ch*, saffran, yglichs ½ loyt. Dye stücke stosze alle woil czu püluer vnd menge züsammen vnde virwyrke daz yne honige woil geschümet, als viel dü sin bedarffs, vnd mache eyn plaster, als vorgeschriben. Vnd sal yme geben czessen gersten. Vnde gyb yme alle morgens nüchtern dysz nachgeschriben latwerge: Recipe: Zymini, aceti, zynciberis albi, ana ℥ ½, pyperis, semen lyni ʒ iii, mellis diffümiti tum sufficit, et fiat conditis. Vnde gyb yme, als vorgeschriben steet. Vnd salt yn hüden vor baden vnd vor dryncken vnd vor kalt waszer, vor allerley obesz.

[82va] Vnde were ysz, daz dye apostemen weren gebrochen | vnd gyenge[n] vsz czwyssen hüde vnd fleysch, daz mann yme vszlasze myt eym scharsach, so saltü yne weschen myt salcze waszer, dar yn gesotten ist centaürea vnd camillen würczelen vnde bytter kürbesz würczeln vnd dar nach salt dü yme eyn plaster dar vber machen. Vnd daz plaster sal also gemacht syn: Item nym gersten mele, salcz, duben myst, fygen gesotten myt wyne. Dye stucke stosze alle woil czüsamen vnd mache eyn plaster off dye lebber. Vnd wan du sehest, daz der bresten woil czydiget ist, so salt du yn vszlaszen vnde mache ym daz loche nyt grosz. Auch salt dü dich hüden, daz du den eyter zü eyme male [nit zu male] vszdrückes. Vnde darnach, als der eyter vsz ist, so salt yme dye wunden weschen myt rosen honig [vnd nym dann] treffornacum[346]

2 vnden *über der Zeile nachgetragen* Z || **3** pynorum] pinorum E; saffran] safram *oder* safrani E || **6** vengrecum] vingrecum E; yris] iris E || **13** plaster] pia uē [?] E; myrre] mirre KE; kommel *danach gestrichen*: vnd Z; kommel Z] komel KE; roit *über der Zeile nachgetragen* Z || **14** wyrauch] wyrauchs Z, wirauch K, wirach E; saffran] saffram E || **16** mache] fac E; gersten] gresten E || **18** zynciberis] zinciberis E; pyperis] piperis KE; lyni] lini KE || **20** vnd vor] *nicht in* KE; kalt waszer] aqua frigida E || **21** gyengen] giengen K, gingen E || **22** scharsach] scharliß E || **23** waszer] aqua E || **24** dar vber machen] machen vnd dar vf legen E || **27** czydiget ist *zwischen den Spalten nachgetragen* Z || **29** nit zu male K, nit mael E || **30** myt rosen *unrichtig gestrichen* Z; honig *über gestrichenem* oley *nachgetragen* Z; vnd nym dann K, vnd nym danne E; treffornacum] trefformacum K || **30/227,1** treffornacum – oley *am Rand nachgetragen* Z

346 ungentum tria farmacum: das Drei-Arzneimittel-Pflaster nach Mesuë, vgl. Vaňková/Keil (2005: 89–90)

gemenget mit rosen oley vnd mache eyn plaster da myt. Vnd were ysz sache, daz der eyter were woil gereyneget, so salt dü myt honige nyt wyrken, vnde wann dye wünde myt gelem fleysche [beweset], so salt dü nemen | dyaparma vnde dar off werffen. [82vb] Vnde wann yz gar geheylet ist, so salt dü yme geben dryakels oder myterdatum[347] vnd gyb yne pynnorum latwerge vnde gyb yme gewürczet wyne.

Vnd wann dye apostemen sich selbest brychet, so ist dye wonde grosz vnd wyt. So hyesz Galienus, daz mann yme zü dryncken gebe waszer, dar yn gesotten ist wermüt vnd daz mann yme mache eyn plaster off dye wünde. Vnd daz plaster sal also gemacht syn: Recipe: Picis, cere, ana l̅b̅ ½, mana, thuris, astoracis, ana ℥ i, olinardi[348] ℥ iii, et fiat emplastrum. Vnd lege daz off dye wünde. Darnach salt ym czu dryncken geben eyn decoctio, vnde sye sal also gemacht syn: Recipe: Florum malüarum buliantur in [a]qua. Vnd yn der decoctio sal er dysse nachgeschriben latwerge haben vnd der dryncken als grosz als eyn hasel nosze morgens vnd abents. Vnde dye latwerge sal also gemacht syn: Recipe: Myrra, pyperis albi, aschora caliniti[349], semen eppi, ana ℥ ½, mel diffümiti | tum süfficit, et fiat conditis. [83ra]

Daz vii capittel ist genant plorisais[350] vnd bedudet eynen bresten, der yn den ryppen vnd yn den syten ist. Vnd dysz synt dye czeuchen, wann yn ankommen scharp febres vnd hait daz we yn den syten vnd yn den ryppen vnd zü wylen komment dye dolores bysz off dye assel. Vnd sye hant eynen hüsten vnd spyent bluyt vnd daz flecma vnd dye ist gele. Vnd mogent nyt sclaffen off der syten gegen deme bresten. Vnde wann ysz ist eyn apostema, daz nyt warhafftig ist vnd kommet von wynde vnd nyt von eyter, also mogent sye nyt lygen, dann off der syten, dye yme wehe düt. Vnd wilt dü daz prüben, so salt dü fragen den [siechen], ob er y[ch]t gesclagen ist gewesen oder gefallen, so heylet ysz sich lychteclichen, dann wan ez yne ankommet von kelden oder von reyma, so heylet ysz sich nit als lychteclich. Vnd wann ez kommet von der lebern oder von der brüst in anefanck des bresten, ist ysz

2 nyt *nicht in* E || **3** gelem] geylem K; beweset K, beweßt E; dyaparma] diaparma E || **4** myterdatum] miterdatum KE || **5** pynnorum] pynorum K, pinorum E || **7** hyesz] hieß K, heischet E; gebe] geben Z, gebe KE || **9** mana] maria E || **11** Florum] floris E || **12** aqua KE || **13** haben vnd der] *nicht in* KE || **14** Myrra] mirra KE; pyperis] piperis K, peperis E; aschora] astora KE || **14/15** caliniti] calamiti E || **16** *zwischen den Spalten rot*: vii Z, *am Rand schwarz*: Ca vii Z; vii *oben rot nachgetragen* Z, siebente *über gestrichenem*: fünffte K, 7 E || **17** czeuchen] zeychen K, signa E; yn[2]] eum E || **18** scharp febres] scharff febres K, Febres die da scharffe sint E || **19** dye[2] *danach gestrichen*: dolores vnde off dye Z || **20** vnd dye] *nicht in* KE – *von den Editoren getilgt*; gele] geil E || **22** nyt[1]] *nicht in* E || **23** siechen KE; ycht] yt Z, icht KE || **24** ist] sy E; lychteclichen] lichtlicher KE || **25** reyma] reuma E; nit als *über der Zeile nachgetragen* Z || **26** kommet] ankompt KE

347 mithridatium: Antidot; Medikament aus dem *Antidotarium Nicolai*

348 Nardenöl

349 storax/styrax calamita

350 pleurisis

sorglich, [vnd sint sie sorglich,] so kommet der brest von der lyncken syten der [83rb] mylcze halber. |

Vnd weres, daz yn aschanancia[351] anqweme, daz ist, daz sye yn dem sclünde hant apostemen, vnd daz kommet yme yn anefanck myt reüma. Vnd were ysz sache, daz sye virstopp*et* weren stülganges vnd harnes halber vnde dye spyhe ist von mancherley farben, so ist yz doytliche. Vnd der brest kommet czü wylen von vberger fülle. Aüch kommet ysz zü wylen von vberig mynnen oder fallen. Daz wethüm meret sich zu wylen vnde weret lange vnd yre antlycze synt royt vnd yr*e* augen als bloyt vnd yre glydder synt kalt vnd der puls ylig vnd rysche. Vnd süffczet hertlich vnd brychet sic*h* oben vnd mogen nyt sclaffen. Vnd yre spye ist nyt dün vnd spyent czü wylen grob dincke vnd spyhent zü wylen materien gemyschet myt bloede vnd czu wylen grün oder gele.

Dye hülff yne anefancke des bresten: So sal mann yn legen yn eyn hüsz, daz [83va] heyder ist, dry dage vnd sal yn hüten myt eszen | vnd myt dryncken. Vnd mann sal yme geben zü drincken gersten waszer. Vnd yn der stat, da daz wethüm ist, so sal mann legen woil geduncket in oley camille warme. Vnd vor dem drytten dage so sal mann ym nyt laszen vnd nach dem drytten dage so sal man ym laszen gegen der syten, dye ym wehe düt. Ist ez, daz er nyt eyn vszlauff hat vnd mag der laszerie, so sal mann ym geben lycht spyse vnd brosem von deme broyde, daz do geweycht ist yn warmen waszer oder yn gersten waszer vnd off den bresten salt yme legen eyn geschyrre fol warmen waszers. Vnd were ysz sache, daz sye stetlich den vszlaüff hetten, so salt yme eyn crystere machen. Vnd daz sal also gemacht sin: Recipe: Sücci armiglosse[352] ℥ iii, accacia ℥ i, oley olyuarum orptciri, daz ist oley olyüen, daz vnczidig ist, ℥ i, succi cytümorum ℥ ½, et fiat crist*ir*um. Vnd daz crystere salt ym geben lauwe. Vnd yn deme [cristere] concorderen alle dye alden meyster dar vmbe, daz der vszlaüffe swecht czü male sere.

[83vb] Vnd wan der büche ist | hart vnd mag nyt czu stüle gen, so salt dü yme machen eyn crystere melopicatiua nach gedüncke des arczes. Vnd salt ym zü dryncken geben eyn thysana gemenget myt capillis Veneris. Vnd were ysz, daz dye dolores geent bysz

1 vnd – sorglich^{2} KE || **3** aschanancia] aschynancia K, aschimancia E || **5** virstoppet] virstoppent Z, virstoppet K, virstoppt E; vnd *danach gestrichen*: nyt Z; spyhe] spie K, spiße E || **7** mynnen] mynnent vel lardirne [?] E || **8** yre^{2}] yren Z, yre K, ir E || **10** sich] siche Z, sich KE; nyt^{2}] *nicht in* E || **11** grob] groß E || **12** gele] geil E || **14** sal^{2}] *nicht in* K || **16** woil] wolle KE; camille] camamille KE || **16/17** so – dage] *nicht in* E || **17** vnd – laszen^{2} *am Rand nachgetragen* Z || **18** düt] ist E; eyn] *nicht in* KE; mag *danach gestrichen*: vnde mag Z || **18/19** mag – sal] nach der laßerie sal K, nae der laßerie sol E || **19** vnd – broyde] brosem broit K, brossame broit E || **20** yn gersten waszer] gerste K, gersten E || **23** orptciri] orpcini K, orporcini E || **24** cytümorum] cicimorum E; cristirum] cristinum Z, cristirum K, cristirmo E || **25** lauwe *über der Zeile nachgetragen* Z; cristere K, cristier E || **27** wan *über der Zeile nachgetragen* Z; ist] *danach gestrichen*: auch Z || **28** melopicatiua] melopicalma E || **29** thysana] tisana E; capillis] cappillis E

351 squinantia: Halsentzündung, Bräune

352 arnoglossa: Plantago, Wegerich

off dye asel, so salt yme laszen an der heübt adern. Vnd ist ysz, daz ez nyt off dye achsel geet, so salt dü ym laszen an der medyanen. Vnd were ysz sache, daz daz wehe were nyedenwendig den ryppen, so salt dü yme laszen an der lebbern adern. In anefanck des sychtags salt yme laszen yn der adern, als wir oben hane geseyt, yn der syten gegen dem bresten, vnd vier dag darnach so salt dü ym laszen yn der syten, da der bresten ist. Auch synt me czeüchen. Wanne daz stechen sterket sich in der syten, so salt dü yme eyn plaster machen von capillis Veneris. Vnd were ysz sache, daz daz wehe sterket sich aber me, so salt dü yme laszen zu der syten, da daz wehe ist. Vnde dar vmbe ist güt, capillis Veneris zu virsüchen, daz wehe mynnert oder wyset, waz mann dün sal zü dem sychen.

Hye ist ein ende des andern deyls dysz büchs, Deo laus et gloria. [84ra]

[Liber III]

Nv wollen wir anfahen daz drytteil disz büchs, vnd daz hait ses capittel, die synt genant tractus. Daz erste capittel ist von dem bresten, der do gescheen mag in dem milcze, vnd von den apostemen, die do werdent an dem milcze. Daz ander capittel ist von dem blewen vnd hertekeyt, daz in dem mylcze geschijt.

Daz erste ist, daz noch der lebbern vnd noch dem magen folget daz mylcze. Vnd zu wilen kommet eyn breste in daz milcze, daz geblewet vnd hart ist. Ist yz, daz apostemen werdent an dem mylcze, so heylet ez nyt vnd sunderlich, wan der bresten alt ist vnd der sieche do myt. Dem ist sin antlytze virandert in der farben, swarcze oder esche farbe, vnd wan er leüffet, so mag er nyt athemen. Vnd wan der bresten viraldet an dem menschen, so fallent sye in ydropiciam, daz küme heylet. dy hulff ist, daz man nemen sal alle morgens nüchtern oximel ischiliticum dry leffel foll vnd daz drincken.

Oder nym wilde rosebaüm würczel oder oximel ischiliticum vnd ewenig waszers vnd suth daz zusamen vnd gyb ym alle morgens nüchtern. Vnd mache ym dysz nachgeschriben plaster: Item nym caparici[353] iiii loyt, grosze | fule canele[354], senffe, kleyne [84rb] gamandern, yglichs ii loyt, waschs i phunt, beches gesotten yn eyner phannen myt

2 geet *über der Zeile nachgetragen* Z; medyanen] medianen K, median E || **6** czeüchen] zeichen K, signa E || **7** capillis] cappillis E || **9** capillis] cappillis E; zu virsüchen] *nicht in* E || **11** Deo] Sit Deo E || **16** geschijt] *danach*: Item ein m. dudet milcz E || **17** *am Rand schwarz*: Ca i K || **18** ist] *nicht in* E || **20** virandert] verwiddert E || **22** heylet] geheilt E || **23** nüchtern] sobrie E; ischiliticum] ischiliticum *gestrichen, am Rand von anderer Hand*: sqiliticum K || **25** ischiliticum] *darunter von anderer Hand*: squ. K; ewenig waszers] eyn wenig wassers K, modicum aque E || **27** fule canele] vulecanele E || **28** gamandern] gemandern E; waschs] waches K, waßer E; beches] beschsch E

353 capparis: Kapernstrauch, Gemeiner Kaper

354 cannelle (franz.): Zimt

baüm oley, gummi armoniacorum, yglichs ½ phünt. Dye stücke salt dü alle virwirken myt oley thamarici vnd mache da von eyn plaster vnd lege off daz milcze vnd gyb ym alle morgens nüchtern disz nachgeschriben vomiter. Vnd man sal yn also machen: Nym myrretig vnd senff, yglichs glich viel, vnd weyche daz vber nacht in oximel vnd nym do von vnd menge in warmen waszer vnd gyb ym zu drincken, so wirt sich oben brechen. Vnd sint etliche, die in daz vomiter legen holder schelat. Vnde salt ym laszen an der mylcze adern.

Auch sint etliche meyster, die machent vnd bürnent dry blatern off daz mylcze. Aber vor ware, ez ist weger, daz man ym doe disz nachgeschriben latwerge, vnd gyb ym alle morgens nüchtern i leffel folle. Vnd also sal sie gemacht sin: Recipe: Aschariola[355] bulita in aqua, seminis lapaci[356] agrestis, camidrius[357], radicis caparicis, ana ʒ i, mellis diffümiti tum sufficit, et fiat conditis. Vnd were ez, daz er hette dolores in dem mylcze myt hertekeyt ane brüche, so sint sie gewar groszer dolores nyeden-
[84va] wendig der syten, da der bresten inne ist. | Vnd düncket yn glich, daz die syte wil ym entphallen.

Vnd czu wilen geet er zü stüle oder brychet sich oben materie swarcze vnd sin büche ist geswollen bysz off die hagendrüse, vnd yr vszgancke ist glich als geyszbonen. Vnd daz geschijt zü dem meysten nach dem, als sie kalden drancke gedrüncken hant oder nach febres qwartanas, vnd sie bludent dürch die nasen. Dye decoctio capericis ist ym güt gedruncken. Vnd darnach mache eyn plaster off daz mylcze, daz do weychet, vnd gyb ym zü drincken asfetida myt eyme oximel. Aber ich sprechen dir vorware, ez styncket zü male sere, vnd mache ein plaster off daz mylcze.

Vnd also sal ez gemacht sin: Item nym alün, eyn wenig harcze gelütert iii loyt, w*a*chs ii loyt, baüm oley i loyt vnd menge czüsamen vnd spreyde ym off eyn duche vnd lege ym off daz mylcze. Oder nym schelat von peterlin würczel vnd pfrümben vnd linden schelayt thamaricis, yglichs czwo hantfolle. Die stücke stosze alle vnd mache eyn plaster off daz mylcze. Oder mache ym disse nachgeschriben salben vnd
[84vb] smere yn | do myt off daz milcze. Vnd also sal sye gemacht sin: Item nym dyeltey ½ phunt, persich kerne oley, bytter mandel oley, yglichs vi loyt. Dye stücke sal man alle

1 armoniacorum] armoniacis KE || **2** thamarici] thamerici E || **3** vomiter] vomitum E || **4** myrretig] mirretig K, mirre redich E || **5** oximel] oximelle E || **6** vomiter] vomitum E; holder] holleuter E; schelat] scheln E || **8** blatern] blatdern E || **11** camidrius] camidrius camipdius KE || **13** sie *über der Zeile nachgetragen* Z; gewar] vurn var E || **13/14** nyedenwendig] nydenwendig K, inwindich E || **14** bresten *unter der Zeile nachgetragen* Z || **16** materie swarcze] *nicht in* E; vnd *danach gestrichen*: ir Z; sin] ir KE || **17** hagendrüse] hagedrüse K, hang droße E || **19** qwartanas] quartanas KE || **20** capericis] capricis E || **23** alün] alune E; eyn wenig] modicum E || **24** wachs] waschs Z, wachs K, waßrs E || **24/25** eyn – off *über der Zeile nachgetragen* Z || **25** schelat] schelen E; pfrümben] pfremben K, bremen E || **26** linden *danach gestrichen*: vnd Z; schelayt] schelen E; thamaricis] thamoricis E || **28** sal sye] *nicht in* E; dyeltey] dieltey K

355 scariola: Wilder Lattich
356 lappa: Klette
357 camadreos: Gamander

woil ryben in eyme morsel steyne vnd menge dar vnder viii loyt schelait cappricis woil gepuluert vnd mache glich als eyn salbe vnd smere ym off dem mylcze vnd mache ym darnach eyn seckelin [mit diesen nachgeschriben stucken. Vnd also sal daz gemacht sin: Item nym thamerici blüte vnd lege die in eyn seckelin] vnd süth daz seckelin in eszige [vnd], als warm er ez lyden mag, lege ym off daz mylcze. Nach dem er gesmeret ist vnd als daz mylcze da von erhytzet ist, so salt dü daz seckelin abedün vnd weschen.

Vnd smere ez dornach mit disser vorgeschriben salben vnd lege ym eyn warm düche dar off. Oder mache ym disse nachgeschriben salbe vnd lege sye ym off daz mylcze. Vnd also sal sye gemacht sin: Item nym armoniacum vnd myrre vnd aloes, yglich glich vijl, vnd lasz daz weichen in eszige eynen ganczen dag vnd zudrybe ysz darnach myt rode kole saffe vnd lege daz in eyme duch off die mylcze vnd laisze ez stene, bysz ysz selber fellet.

Das ander capittel ist von dem swellen vnd hertekeyt, daz geschijt in dem mylcze. | Die hülffe: Nym schelait von der capricis, thamericis vnd hirtze zünge, glich {K 86rb}
viel, gesoten. | Vnd lege daz off die leber, als warm er liden mag, daz ist sere güt. Vnd {K 86va}
gib yme zü drincken melecrät. Auch zü wilen dunckt yn, daz yme daz milcze ist gebleuwet vnd auch hart. So salt du es wissen, daz es sint virborgen wynde, daz yme also daz milcze we vnd hart machet. So ist yme güt, daz mann yme daz milcze wesche mit decoccio sambuci[358] vnd absintei, daz in wyne, wasser vnd eßige gesoten sy vnd daz darvnder eyn wenig allün vnd, als warm er lyden mag, wesche yme daz milcze. Auch ist güt kriede geweicht in eßige vnd off daz milcze leüwe geleget, als daz Galienus sprichet.

Daz ander deyl diß dritten deyles ist von deme wethüm des buchs vnd der derme vnd dar in sint seben capittel. Daz erst capittel ist dolores ventris, daz ander capittel ist alica passio[359], daz dritte capittel ist dissenteria, daz vierde capittel ist linteria[360],

1 loyt *danach gestrichen*: cap Z; cappricis] capricis E || **3/4** mit – seckelin] mit dusßen nageschriben stucken vnd sol daß also gemacht sin: Item n. thamerici blud vnd lege die in ein seckelin E || **4/5** daz seckelin] den saccum E || **5** vnd E || **6** erhytzet ist] hitziget E; abedün] vf dhune E || **8** vorgeschriben] nageschriben E || **10** armoniacum] armoniackum KE; myrre] mirre K, mirrre E || **14** *am Rand schwarz*: Ca ii K || **14/15** mylcze *Danach fehlt ein Blatt in Z. Der herangezogene Ersatztext ist der Hs. K entnommen.* || **17** ist] *danach gestrichen*: yme K, im *im Text* E || **18** daz yme] da in E || **19** machet] machen E || **20** absintei] absinthei E; eßige] in acceto E || **21** sy] ist E; eyn wenig] modicum E; allün] alune E || **22** kriede] *über gestrichenem*: wynstern K, kreite E; leüwe] leud E || **24** *am Rand schwarz*: 2 K dritten] *danach gestrichen*: büchs K || **25** dolores] dolor E || **26** daz dritte capittel ist] Tertium est E daz vierde capittel ist] Quartum est E

358 sambucus: Holunder

359 passio iliaca: Ileus, Darmgicht

360 lienteria: die Magenruhr, eine Art des Durchfalls, wobei die Speise unverdaut ausgeschieden wird daz funffte capittel ist von den wurmen, daz seßte capittel ist colica passio, daz sebende ist von deme we, daz geschiet in deme affter darme, daz in heydenischer sprach genant ist almacher[361].

Daz erst capittel.

{K 86vb} Mancherley wethüm kompt in den buche: krymmen, | swellen, pastemen vnd brüche, daz die derme sint gebrochen vnd blodent. Zü wilen geschiet daz wethüm des buchs mit swellen vnd kalt sweyß in den gledrn vnd mogen nit slaffen, vnd der pulse ist spete vnd trege. Vnd der brest kompt zü wilen von kelden oder von vnnaturlicher spysen oder von würmen, als wir her nach daüon werden sprechen.

Die hülffe ist es, daz [wann] der brest ankompt von vnnaturlicher spysen oder drencken, so salt dü yme machen eyn vomiter mit warmen wasser, saltze vnd oley, so wirt er sich brechen. Vnd weres, daz der schaden yn ankompt von kelten, so salt yme geben dinck, daz yn hitze vßwendig vnd innenwendig, vnd salt yme riben die glieder.

[Z 85ra] Spricht Galienus, daz eyn gebuer hatte zü eyme male we im | buche kelten halb vnde asze knobelauch vnd drancke starken wyn dar off vnd genasz. Dye koppe gesaczt off den büch ane schreffen synt aüch güt. Auch salt yn geben in yrer spysen enysz vnd kommel, vnd daz meysteil wydder nacht.

Vnd were ysz sache, daz sye hetten brüche vnd dye derme geschürpet weren, so ist yr stulganck bludig, so salt dü ym geben weych eyer, so salt du yme geben dysse nachgeschriben latwerge: Item nymm danne czappen gereyneget, genant czu latyn pynorum mundatorum, frysche butter, gersten mele, gesotten züsamen als eyn latwerge. Auch nym lynsen vnd suth daz in wegerich waszer vnd gyb yme czü dryncken. Vnde granat eppel, sperwen vnde nespeln synt yme gut geszen, daz waszer, dar yne gesotten *sint* quitdem, ist ym gut czü dryncken. Vnd salt ym den büche vszwendig smeren myt oley masticis vnd martili oley[362] vnd quytdem oley, yglichs
[85rb] glych viel. Auch ist yme gut, daz mann nymmet fünff datteln geweycht in wyne vnd | eyn quytdem vnd czwene eppel vnd brosemen broyts vnd süth daz alles myt eynan-

---

1 daz[1] – wurmen] quintum est colica passio E; daz[2] – passio] Sextum est de vermibus ventris E || **4** *am Rand schwarz*: Ca i K || **7** nit] *nicht in* E || **10** wann *von den Editoren eingefügt* || **11** drencken] drincken E; vomiter] vomitum E; mit] *nicht in* E || **13** vßwendig vnd innenwendig] interius et exterius E || **15** buche *Wiederbeginn des Textes* Z || **16** asze] asze *korrigiert aus*: ysze Z, aße K, aß E; drancke] drancke *korrigiert aus*: dryncke Z, drancke K, dranck E; koppe] ventüsen K, ventosien E || **18** enysz] eniß KE; kommel] kümel K, komel E || **20** stulganck – geben[1] *am Rand nachgetragen* Z; so[2]] vnd K || **22** pynorum] pinorum E || **23/24** dryncken] zessen K, eßen E || **24** Vnde] *nicht in* KE; nespeln] neßblem E || **25** sint] ist Z, ist *gestrichen, danach*: sint K, sint E; quitdem] *davor nicht gestrichen*: vnd Z, *nicht in* KE – *von den Editoren getilgt* || **26** vszwendig] ußwendig K, exterius E || **28** eppel] eppfel K, poma E; broyts] broit KE

---

361 Es handelt sich um das Kapitel *De passionibus ani*, vgl. Bloedner (1926: 14)

362 oleum myrtinum: Myrtenöl

der als eyn latwerge. Vnde gyb ym czu esszen dry oder vier worbe des dags [daz sterket zü male sere] vnd gib ym zu drincken druben kern waszer, wegebreyt waszer, wann daz ist sere starcke.

Aüch dysse nachgeschriben küchelin synt yme gut. Vnde also sollent sye gemacht sin: Recipe: Semen plantaginis[363] ℥ i, florum tribuli ʒ i, conqwassiantur cum succis cytüniorum, et fiat trocisis. Aüch gyb ym syli[364] samen myt wyne oder slehen saffe vnd gyb ym czu dryncken geysz myllich, dar yne gelesen oder erleschen stale. Vnd salt du dich hüden, daz dü ym nyt gebest myllich, [ist es, daz er hitzig ist, als Galienus gesprochen hait,] dann daz ist sere gyfftig den, dye do hytczig synt. Vnd darnach sollent sye eszen vierne granat eppel [vnd man sal yn den buch] weschen von dem nabel vnden vsz myt waszer, dar yn gesotten ist wege wyse.

Daz ander capittel.

Were ez, daz der vszlaüff hayt myt swellen vnde myt wee vnd hertekeyt myt swellen, so salt dü yn huden vnde lüwen, daz der breste nyt kommet von dem mylcze oder von der lebbern, wand czü wylen wyset, daz der | breste kommet von der leb- [85va]
bern halp vnd ym ist wehe als eyn halp mand, wann yn ist wehe vnd der büche ist yne geswollen. Vnd daz magest dü erkennen myt tasten off den magen, obe ysz kommet von dem mylcze oder lebbern.

Dye hülffe ist: Synt sye geblewet yn dem magen, so salt dü dün dye hülffe, dye obgeschriben stet von dem geblewe des magen. Vnd were ysz sache, daz sye hant brüche yn den dermen, so magest du erkennen, daz sye sich oben brechen, waz vnden von yne gen salt oder geet ez vnden von yn. So salt ym gewonlich geben eyer dotter weyche myt junger hünern brüwe vnd salt yn smeren gegen dem bresten myt rosen oley. Vnd were ysz, daz ym der büche ist hart vnd gespannen als seyten, daz geschijt zü wylen von wynden, so salt dü yme den büche ryben myt warmen waszer

1 czu *danach gestrichen*: dryncken Z || **1/2** esszen – waszer[1] *am Rand nachgetragen* Z || **1** worbe] stunt K, stont E || **1/2** daz – sere K, sterckt in zu male vast E || **2** druben – waszer[2]] wegebreyt wasser vnd druben kerne wasser K, wege breid waßer vnd druben kerne waßer E || **3** wann *korrigiert aus*: wannd Z, wand K, wanne E; sere starcke] vast starck E || **6** cytüniorum] citumorum E; trocisis] crociß E; syli] sili E; wyne] vino E || **7** gelesen oder] *nicht in* KE || **8** ym] *danach*: dye mylcze Z, *nicht in* KE – *von den Editoren getilgt*; gebest] *danach*: oder Z, *nicht in* KE – *von den Editoren getilgt* || **8/9** ist[1] – hait K, ist is das her hitizg ist als Galienus gesprochen hait E || **9** dann – gyfftig] daz die milche ist virgifftig K, das die milich ist virgifft E || **10** vnd – buch K, vnd man sol in den buch E; weschen] *danach*: den Z, *nicht in* KE – *von den Editoren getilgt* || **11** waszer] aqua E; wege wyse] wege wise K, wegewijße E || **12** *am Rand rot*: ii Z, *am Rand schwarz*: Ca ii K || **14** vnde] vnd K, von E; lüwen] lowen E || **16** wehe vnd] *nicht in* KE || **19** ist] *nicht in* E || **21** brüche] bruch E || **22** oder – yn *am Rand nachgetragen* Z || **23** hünern] hünre K, horn E; brüwe] bereid E || **24** ist – gespannen] icht hart were vnd gespannet E

363 plantago: Wegerich, Wegebreit
364 psyllion/psyllium: Flohsamen, Flohsamenkraut

vnd oley vnd holler bletter vnd salt yme czvessen geben enysz vnd sal sich ergen nach dem eszen.

[85vb] Vnd were ysz sach, daz der vszlaüff geschee von vnnatürliche[r] | spyse vnd dryncken oder von vberige[r] fülle, zü wylen sterbent sye da von. Vnd daz meysteil geschijt yn deme wynter vnd daz meyste in jüngen lüden. Vnd czu wylen geschijt der vszlauffe lang vnd ist swarcze oder grüne oder bludig. Vnd geent nachts czwernet czü stüle vnd czü wylen yn dem dage vnd yn der nacht czwerent vnd hant grosz krymmen in dem büche vnd wethum vnd geent myt groszen noden zü stüle vnd myt arbeyt vnd mogent nyt sclaffen vnd lydent groszen dürst vnd yr büche brennet als eyn füre vnd hant lüst zü eszen vnd mogent [doch] nyt daüwen. Vnd y*r* antlicze ist blawe vnd hant czu wylen febres vnd czu wylen ist yn der büche geswollen vnd dye füsze. So salt du lowen, daz dü den vszlaüff balde stilles, daz er nyt falle in febres des vszlauffs halb.

Vnd werez, daz sye wehe haben ime büche, so salt dü nemen rosen oley vnd wyn züsamen gemenget vnd gewermet vnd duncke dar yne wolle vnd lege daz also [86ra] warme off den büche. Vnd were ysz, daz ysz | ane wee were, so salt du yme den büche smeren myt oley landiscali[365] oder quitdem oder sclehen saffe oder vnczidigen olyueten oley. Vnd were ysz, daz der bresten were ane flecma, so salt dü yn eyn plaster machen. Vnd daz sal also gemacht sin: Nym vingrecum vnd lynsat vnd gersten mele vnd virwirke daz vnder eyn vnd mache eyn plaster, als warme er ysz lyden mag. Vnde mache ym kuchelin vnd gyb ym dye yn warmen wyne oder waszer.

Vnd were ysz sache, daz du virsüches, daz er febres gewonne, so salt dü vnder dye küchelin dün basilie dye grosz oder kyrbel vnd gyb ym dye küchelyn yn hünre broe. Vnd also sal mann dye küchelin machen: Nym wegerich samen vnde drüben kerne, yglichs glich viel, vnd virwirke daz myt quiddem saffe vnd mache küchelin dar vsz. Vnd gebrüche, als vorgeschriben steet. Yn der selben maszen virwirke dye

1 holler] holder K, holander E; czvessen v *oben nachgetragen* Z || **1/2** geben – eszen] geben eniß vnd nach deme eßen sal er sich ergene K, eniß geben vnd nae dem esßen sol er sich hergeen E || **1** enysz] *danach gestrichen*: vnd salt ym czessen geben darnach enysz Z; enysz Z] eniß KE || **2** nach dem eszen *über der Zeile nachgetragen* Z || **3** vnnatürlicher] vnnaturlich K, vnnaturlicher E || **4** dryncken] drencken K; vberiger] oberiger K, obriger E || **5** geschijt[1]] *nicht in* E; geschijt[2]] wert K, wirt E || **6** lang] lange K, vnd wert lang E; grüne oder bludig] graue adder rodich E; czwernet] zwerent K, bis E || **10** mogent *danach gestrichen*: sclaffen vnd yr büche ist hytczig als eyn fure vnd hant lüste czessen vnd mogent nyt *sowie am Rand einige Worte nachgetragen und gestrichen, unleserlich* Z; doch KE; yr] yre Z, ire K, ir E || **12** vszlaüff] vszlaüffs Z, üßlaüff K, ausß lauff E; balde stilles *statt gestrichenem*: halb *am Rand nachgetragen* Z || **12/14** daz[2] – werez *unter der Spalte nachgetragen* Z || **14** wyn] vinum E || **17** landiscali oder quitdem] *zwischen den Spalten und am Rand nachgetragen* Z, lantiscali oder qwitden K, lantiscali adder qwedeme E; vnczidigen] vnczidiger K || **18** flecma] flegma E || **19** plaster] *nicht in* E; vingrecum] vengrecum K; lynsat] linesait E || **20** vnder eyn] vnder enander E || **22** virsüches] virsorges KE; gewonne] gewynne K, gewond E || **23** basilie] basilg E; kyrbel] kirbel K, kerbel E || **24** Nym] Recipe E

365 lentiscus: Mastixbaum; Mastixharz

basilie, als vorgeschriben steet. Vnd hüde yn vor kaldem waszer zu dryncken, vor arbeyt vnd vor czorne.

Vnd in abegancke des bresten so sal er gene in dye ba[t]stobe. Vnd | gyb yme eyn [86rb] syrop von quitdem vnd granat eppel saff vnd gyb ym czessen lynsen, dye do czwerent gesotten syn yn eszige, vnd eyer gesotten in eszig, vnd sal [nit dann] dye dotter eszen. Vnd gyb yme geysze myllich, dar yne gesotten stale geleschet sy, vnd gyb ym nespel vnd sperwen. Vnd were ysz, daz yn dem stüle gang gewynnet wee vnd schründen, so salt yme machen eyn crystere, daz fest mache. Vnde were ysz, daz ysz [von dem üßlauff] qweme eyn ander bresten, der do genant ist dyaria sympli polis dye hümores, so geet von yme eyter, der do gescheyden ist von eyn. Vnd were ysz, daz der bresten virlenget sych, so fellet ysz yn desenteria, dar vmbe ist nyt zu virczehen vnd sal sorgen dar vmb hane. Vnde sye sollent arbeyten vnd darnach rüwen vnd salt nyt dryncken ding, daz laxeret. Auch sollent sye in keyn ba[t]stobe geen vnd sollent dryncken wyn, der hart vnd rüch ist. Vnd man sal yne den buche vnd magen smeren myt oleo masticis oder quytdem oley. Vnd were ysz, daz dü anesehest in dem stüle gang | vberig hümores, so salt dü dye fegen myt reynbarbara, daz gebrant ist, [86va] vnd daz recept wil ich yn dyssen nachgeschriben capittel schriben, wye ysz sin sal.

Daz drytte capittel ist passio dyssenteria, vnd daz selbe kommet zu wylen an nach passio dyaeria. [Vnd die passio] redet von mancherley sachen, dye do gescheent yn dem büche wee, want sye sint czweyerley in deme darme wee. Daz eyn wehe ist yn den dermen, dye da synt obenwendig des nabels, vnd daz ander wee ist yn den dermen nyewendig des nabels yn den groszen dermen. Vnd wann der brest kommet yn dye obgenanten cleyn derme, so hat er groszen dorst vnde vnwillen vnd der stule ganck ist myt blüde gemeste.

Dye hülffe dar vor ist: Dü salt geben spyse, dye yn feste macht, vnd sal dryncken eyn decoctio, dar ynn gesotten sy quytdem, myrre vnd holder. Vnd sal drynken granat wyne oder vnczidig sclehen saffe oder gummi arabici oder dragagant oder carden

1 basilie] basilige E || **3** batstobe K, badde stobe E || **5** czwerent] zwerent K, bis E; eyer] eyger K, oua E in eszig *über der Zeile nachgetragen* Z; sal *über der Zeile nachgetragen* Z; nit dann K, nit dan E; dye] den KE || **6** gesotten] *nicht in* E; stale] *davor*: sy Z, *nicht in* KE – *von den Editoren getilgt*; geleschet] virleschen KE || **7** nespel] nesplin E || **8** ysz[2]] *nicht in* KE || **9** von dem üßlauff K, von dem ausß lauff E dyaria] diaria E; sympli] simpli KE || **10** eyn] einander E || **11** desenteria] dissenteria KE || **11/12** virczehen] vircziehen K, virzihen E || **12** sal *danach falsch wiederholt und nicht gestrichen*: dar vmbe ist nyt zu virzyhen vnd sal Z; sorgen] sorge K, sorg E || **13/14** in – sollent *am Rand nachgetragen* Z || **13** batstobe] bait K, bat E || **14** wyn] vinum E || **15** oleo] oleum KE || **16** reynbarbara] reubarba K, reubarbar E || **17** yn] *nicht in* E; schriben] *nicht in* E || **18** *am Rand rot*: iii Z, *am Rand schwarz*: C iii K; dyssenteria] dissenteria KE || **18/19** an nach] na an E || **19** dyaeria] *über der Zeile nachgetragen* Z, dyaeria *im Text* KE; Vnd die passio KE || **20** wee[2]] *danach wiederholt*: wee Z, *nicht in* KE – *von den Editoren getilgt* || **23** obgenanten cleyn] oberst KE; cleyn *über der Zeile nachgetragen* Z || **24** gemeste] gemist K, gemischt E || **25** feste *danach gestrichen*: hest Z; sal] *nicht in* E || **26** myrre] mirre KE; holder] holander E; drynken] *korrigiert aus*: dryngen Z, dringen K, drincken E || **27** vnczidig] *am Rand nachgetragen* Z, vnzidig *über der Zeile nachgetragen* K, *nicht in* E

[86vb] blümen myt eyner | syrope martilis vnde sal eszen lynsen vnd spernen nespeln oder alden kese, der nyt gesalczen sy, vnd broyt, daz czwyrnet gebacken sy, vnd quytdem, [die] gebraden syn, vnd auch gesotten in wyne vnd milge, dye gebottert sy. Aüch nymm gummi arabicum geweycht in waszer, vnd sollent vier loyt gestoszen syn, vnd smere myt dem waszer von dem nabel vber sich vnd sege dan dar off dysz nachgeschriben puluer. Vnd ysz sal also gemacht sin: Item nym accacia vnd balastias, yglichs glich viel, vnd stosze daz zusamen vnd mache daz puluer. Vnd yn abegang des bresten so magest dü ym geben dryakels.

Vnd wanne dye dyssenteria ist yn dem groszen darme nyedenwenig dem nabel, so hant sye dolores nyeden in dem büche vnd vmbe den nabel vnd yn den lenden bysz an dye nyeren. Vnd der vszgancke ist folle blüdes vnd ist swarcze als geysz bonen vnd klotzecht vnd daz bluyt, daz mytgeet, ist swarcz vnd royt, vnd czü wylen [87ra] geet aüch myt swarcze colera vnd stinckt zu male sere. Vnd den | sychen duncket alle czijt, daz er zü stüle wolle geen, vnd als balde er von dem stüle kommet, so geluste yn des stulganges wydder. Vnd lydet grosze wehe yn den knehen vnd ist bleyche vnd ist mager. Vnd als sich der brest hat gefeget, so geet clare bluyt dar vsz, vnde geent myt groszer noyt zü stule, vnd als es geschijt ist, so ist ym lycht. Vnd wan dye materie stincket, so geent sye myt groszer arbeyt zü stule vnd lydet grosz dolores vmb daz gemycht vnd hynden an dem sclosz. Dye hülffe zu allen den, dye da lydent daz wee dyssenteria, so sal mann nemen rosen oley warme vnd düncke wolle dar ynn vnd lege dye wolle ane alle dye ende, da er daz wehe hayt, so styllet daz wehe. Vnd mache yme eyn plaster myt vingrecum vnd weyszen mele, myt oximel gesotten, vnd lege yme daz selbe plaster an alle dye ande, da er daz wehe hayt.

Aüch mache ym dysz nachgeschriben crystere: Item nym gebraten gallen, myrre, dragagant vnd czudrybe daz in eyner decoctio vyngrecum vnd semen lyni vnd ami- [87rb] dum vnd mache | eyn crystere vnd gyb yme daz leüwe. Vnd darnach nymm fünff dateln vnd balastias vnd quitdem vnd alün, yglichs glich viel ii loyt, dye sal mann woil stoszen. Vnd salt nemen honig vnd wyn als viel, als dü syn bedarffs, vnd süth ysz, bysz ysz hart dycke wyrt, vnd mache yme eyn plaster.

1 spernen] sperwen E || **2** gesalczen] *Korrekturen im Wort* Z, gesaltzt *Korrekturen im Wort* K, gesalczen E; czwyrnet] zwerent K, bis E || **2/3** vnd^{2} – syn] *nicht in* E || **3** die K, *Textausfall* E; milge] milche K, lac E; gebottert] buttert E || **4** arabicum] arabicis E || **5** smere *danach gestrichen*: den magen Z || **6** nym] *danach gestrichen*: nafsia [?], accacia *am Rand nachgetragen* Z, acacia *über gestrichenem*: acassia K accacia] acacia K, acacias E || **7** daz^{1}] *danach*: yn Z, *nicht in* KE – *von den Editoren getilgt* || **8** bresten] *statt gestrichenem*: salt *am Rand nachgetragen*: so magest dü Z, man salt *gestrichen, darüber*: mag man K; so magest dü] mag man KE || **9** dyssenteria] dissenteria KE; dem groszen darme] deme großen darme K, den großen dermen E || **12** vnd klotzecht] vnd klotzicht *gestrichen* K, vnd klotzig E || **15** wehe] wethume E; knehen] knyen K, knien E || **17** es] er Z, es K, iß E || **18** lydet] lidet K, lident E || **19** allen den] alle den K, wilen die E || **20** dyssenteria] dissenteria KE || **22** vingrecum] vengrecum K || **24** gebraten *am Rand nachgetragen, am Anfang der Zeile gestrichen*: dysz Z; myrre] mirre KE || **25** dragagant] dragagante E; vyngrecum] vingrecum E; lyni] lini KE || **26** gyb] *nicht in* E; leüwe] lauwe E || **27** alün] alune E || **28** wyn] vinum E || **29** hart] gerat K, gerade E; wyrt] werden K, wirt E eyn plaster] emplastrum E

Oder nymm gallen, balastias, myrren, rosen, reben vnd dülden, yglichs glich viel ii loyt, vnde do daz in eynen sack vnd suth daz mit fryschem [suren] win vnd lege den sacke off den bresten. Item nym granat eppel schelat, gummi arabici, ypoxididus saff, yglichs i qwynsen, acacia[366] i½ loyt. Dye stucke sal man woil stoszen vnd menge myt decoctio myrre oder quytdem saffe vnd mache kochelin darvsz vnd salt dye kochelin zuryben myt wegerich waszer. Vnd gyb yme [als] eyn crystere vnd plege sin myt wilden fleiße vnd hude yn vor allem fleiß, daz sin weyde in wasser hait, oder düben. Vnde salt sin plegen myt obes, daz fest macht, vnd sal sich hüden vor allem andern obitz vnd vor aller crüt spyse vnd sal man yme vnden dampf machen, die yne feste machen.

Vnd were ysz, daz dye dyssenteria qweme obenwendig des nabels, so ist der vszgancke vnd kommet myt | eyme blude. Vnde wann der brest anekommet der lebbern [87va] halb, so ist der vszgancke klütczigt als fleysche vnd czu wylen geet alleyn lüter bluyt dar vsz vnd zu wylen bluyt als fleysch. Vnd wann ysz also ist, so ist yme wee in dem magen vnd gelust yne, oben zü brechen, vnd yme wullet vnd hayt keyne lüst czü eszen. Vnd synt czu wylen hytczig vnd süffczent swerlich vnd mogent nyt sclaffen vnd wendent yren lyep hye vnd do hyn vnd rumpelt yn yme lybe ane grosz wee vnd mogent nit nytczen. Vnd yre czünge ist rüche vnd durre vnd yn synt dye glydder kalt. Vnd weres, daz dye dyssenteria kommet obenwendig des nabels, so geet dye materie vom stülgancke vor vnd darnach daz bluyt.

Vnd wann dye dyssenteria ist nyedenwendig des nabels, so ist yz wyeder syns, daz bluyt vor vnd dye materie nach. Vnd wann sye ist obenwendig, so ist dye materie gemenget myt blüde vnd darnach schabat der derme. Dann magestü | prüben, daz [87vb] dye derme synt geschediget vnd gewondet vnd der vszgancke sty[n]cket czü male sere vnd ist czu wylen geschaffen als gehack[t]es fleysch. Vnd wann ysz kommet nyedenwendig des nabels, so ist daz wee vmbe den bodem der derme, vmbe dye lenden vnd vmbe dye nyeren. Vnde von dem bresten sterbent vil lüde, wan ysz ist hart czü heylen vnd kumerlich. Vnd wann es kommet von oben abe, so sal man yme helffen myt dryncken vnde syropen, dye da stoppfen, vnd aüch myt latwergen. Vnd wann ysz kommet nyedenwendig des nabels, so sal mann yme helffen myt crysteren

1 myrren] mirren KE; vnd dülden] dulden K, dille E || **2** do – vnd[2] *am Rand nachgetragen* Z; suren K, sure E || **3** ypoxididus] ydroxididus E || **4** acacia] acassia K, accasia E; i½] iį *über der Zeile nachgetragen* Z, iį *korrigiert aus*: ii K, iį E || **5** myrre] mirre KE || **6** zuryben] zü driben KE; wegerich *danach gestrichen*: saff oder Z; yme *danach gestrichen*: eyn Z; als KE || **7** wilden *danach gestrichen*: waszer Z fleiße] fleysche K, vleisch E || **7/8** fleiße – düben *am Rand nachgetragen* Z || **7** vor] mit E; fleiß] fleische KE; hait] *nicht in* E || **9/10** vnd[2] – machen] *am Rand nachgetragen* ZK, vnd sol man im ein dampf machen der in vest macht *im Text* E || **11** dye *korrigiert aus*: der Z, die KE; dyssenteria] dissenteria KE || **13** klütczigt] klutzigt K, blodich E || **17** rumpelt] rummelt K, rumbelt E || **18** nit *über der Zeile nachgetragen* Z; nytczen] netzen KE || **19** dyssenteria] dissenteria KE || **21** dyssenteria] dissenteria KE || **22** materie[1]] materia E; materie[2]] materia E || **23** schabat der] geschabent sich die E || **24** styncket] stinckt KE || **25** gehacktes] gehackt KE || **29** dryncken] drencken K, drincken E

366 acacia: Akazie

vnd puluer vnd myt salben vnd badern vnd plaster. Dyacorallis ist ym güt vnd syropus martilis ist yme auch gut vnd quytdem syrop vnd yr saff ist ym aüch gut. Vnde mann sal yme machen eyn plaster myt quytdem saff vnd ypoxididus vnd acacia vnd gallen, hüsz wurcze vnd wegerich, myt rosen oley bereidt [oder martilis oley].

Vnd sal dryncken harten ruwen wyn gemenget myt decoctio dattel gebraden vnd [88ra] drüben kerne vnd qwitdem kerne vnd sperwen vnd mertin | Dye milc*h*e, dar inne stale geleschet ist, yst ym güt. Vnd mann sal yn [spysen] myt gesotten lynsen vnd fleysch, daz do daüwelich ist, vnd sal gesotten syn myt czysternen waszer oder regen wasser. Vnd sal eszen eyger dotter wych. Vnd man sal yme geben gegen den abent pillen, die da feste machen. Vnd hayt er keyne febres, so saltü *yme* geben myt wyne oder myt wegerich *saff*. Oder gyb ym wegerich samen gestoszen yn eym [weychen] eye oder nym pymmiscze gebrant vnde granat eppel schele gestoszen czu puluer, yglichs glich viel. Vnd menge daz czusamen vnd gyb ym czu dryncken eyn leffel folle yn regen waszer, ist ez, daz sye hytczig synt. Vnd hant sye nyt hytcz*e*, so gyb ym ysz myt wyne.

Vnd were yz, daz sich dye hülffe sümet vnd nyt heylet, so fellet er an eynen andern bresten, der genant ist lynteria[367], vnd sterbent da von. Vnd daz salt dü ym dün: *Dü salt yme geben* eyn cristere myt geysz myllich, dar ynn stale erleschet ist, vnd myt eyner decoctio von klyen vnd gyb ym acassia gestoszen myt eyer dotter. Vnd were [88rb] ysz, daz der schade | sich sümet, so salt ym daz dün, daz her nachgeschriben steet: Item nym wermüt, lorebletter, balastias, gallen, nachtschede, karten würczel, yglichs glich viel, vnd stosz daz vnd süt daz myt regen waszer vnd stelle yz also hytczig vnder den hyndersten, daz der raüch yn den lyep g*ee*.

Vnd were ysz sache, daz sye hüsten vnd spyent bluyt, so salt dü yn geben wegerich saffe vnd quytdem saffe. Vnd ist ysz, daz der vszlaüff styllet vnd dye nature woil gedaüwet ist, daz ist eyn eyn güt czeüchen, so salt ym geben rosen honig myt waszer gemenget, also daz des waszers me dann des honiges sy. Vnd daz sal er dryncken syeben dage. Vnd gyb ym darnach dysser nachgeschriben latwerge alle morgens eyn leffel folle nüchtern. Item nym yris würczel myt den wyszen blümen ysop vnd stosze

1 plaster] plastern E || **1/2** vnd^{5} – vnd^{1} *am Rand nachgetragen* Z || **4** bereidt *über der Zeile nachgetragen* Z; oder martilis oley *wobei* oder *über gestrichenem*: vnd K, adder martilis oley E || **5** ruwen *über der Zeile nachgetragen* Z; wyn] vinum E || **6** qwitdem kerne vnd *am Rand nachgetragen* Z; mertin] *danach gestrichen*: dye Z; mertin Z] merten K, nieren E; milche] milcze Z, milche KE || **7** stale] stat E spysen K, spisen E || **8** do] *nicht in* KE || **9** wasser *über der Zeile nachgetragen* Z || **9/10** Vnd^{2} – machen] *am Rand nachgetragen* Z, *über der Spalte nachgetragen* K, *im Text* E || **10** yme] yn̄ Z, yme K, ime E || **11** saff] samen oder saff, *wobei* oder saff *unrichtig gestrichen* Z, saffe K, safft E; weychen K, weichen E || **12** pymmiscze] pymtze K, binntze E || **14** hytcze] hytczig Z, hitze KE || **17** lynteria] linteria KE || **18** Dü salt yme geben] vnd gyb ym Z, dü salt yme geben K, Du salt im geben E || **19** acassia] accassia E || **21** nachtschede] nachtschät K, nacht schadde E || **23** gee] *korrigiert aus*: geet Z, geet K, gee E || **26** czeüchen] zeychen K, signum E || **27** waszers] aquas E || **28** dage] dag lang E || **29** yris] iris E

367 lienteria

dye czu puluer, yglichs glich viel, vnd menge daz myt geschümetem honige. Vnd gebrüche daz, als vorgeschriben steet. Oder gyb yme dya ysopi alle morgens.

Vnd weres, daz dye dyssenteria qweme von der würme wegen, dye | dye derme [88va] geschurpet hant vnd geent myt blüde, so salt ym dysz nachgeschriben bat machen vnd yn dar ynn baden bysz an den nabel. Vnd salt yne alle dags czwerent baden, morgens dry stünde vnd abents czwo. Vnd daz [bat] sal also gemacht syn: Item nym hylffen beynen gebrant, sümack, bolum armeni, accacia, hyrcze horn gebrant, cressen samen, eyne lebber von eyme wydder gepulüert. Vnd nym von den stückem allen glich viel vnd süt daz yn eyner decoccio von wegewyse vnd bade yn, als vorgeschriben steet. Vnd wann er vszgeet, so nym eyn düche vnd netcze daz yn dem obgeschriben wasser vnd sclage daz vmbe off den büche vnd von dem nabel bysz off daz gemycht.

Daz vierde capittel ist, als wir von dem vszlaüff geret han, von der dyssenteria, daz sye fellet zu dem bresten genant lynteria. Vnd dysz synt dye czeuchen, daz dye sychen da myt brechent dye spyse oben vsz, yn der maszen, als sye gessen hant, vngedaüwet. Vnd yr harn ist rowe vnde vngeuerwet | vnd hant eyn grosz gerummel [88vb] yne dem lybe.

Vnd dye hulff dar vor ist: Yn anefancke des bresten so salt du yme geben decoctio palipodium, daz an den eychen baümen weschet, off daz daz es den magen vege vnde erwesche, vnde darnach salt yme naturlich gewurczte spyse geben. Vnde mann sal ym den magen ryben vnd darnach smeren myt dyssen nachgeschriben salben morgens vnd abentz: Item nym oleum masticis vnde oleum nardi vnd rüten oley, eyns als viel als des andern, vnd doe dar vnder royt wachs erleschet yn rosen waszer, als viel dü syn bedarfft, vnd mache eyn weyche salbe vnd smere, als vorgeschriben steet. Vnd salt yme gewonlich czessen geben dyaciminum[368] vnd alle dye dynge, dye oben yn der dyssenteria geschriben sint ym gut vnd helffent yne. Auch ist ym güt vnd helffent yne dyagalangi vnd stomaticum confortatum.

Vnd were ysz, daz yn eyn drucken anqweme, daz er wande, czu stüle gane, vnd geet doch nüst von yme vnd lydet grosze noyt, so salt du yme eyn decoctio machen

1 honige] honig iglichs glich voil E || **2** dya ysopi] diaysopi E || **3** dyssenteria] dissenteria KE; würme] vermis E || **4** geschurpet] geschurpen E || **6** morgens *danach gestrichen*: den dag Z; bat] bät K, bat E || **7** hylffen beynen] helffen beyn K, helffen beyne E; accacia] accassia KE || **9** decoccio] decoccien E || **11** vmbe off] vmbe *über gestrichenem*: off K, vff E || **13** *am Rand* Capitulum iiii^{m} Z, *am Rand schwarz*: Ca iiii K; dyssenteria] dissenteria KE || **14** lynteria] linteria E; czeuchen] czeychen K, signa E || **16** rowe] roit E; vngeuerwet] vngewewet E || **19** palipodium] polipodium KE || **20** vege *über der Zeile nachgetragen* Z; naturlich] natürlich vnd KE || **22** salben *danach gestrichen*: smeren Z; morgens vnd abentz] mane et sero E || **22/23** rüten oley] oleum rutine E || **23** wachs] aqua E; erleschet] erweschet Z || **24** bedarfft] bedarffes K, bedarffs E || **25** dyaciminum] dyasyminum K, dyasiminum E || **26** yn der] in der K, von E; dyssenteria] dissenteria KE; sint – yne] *nicht in* E || **27** vnd helffent yne] *nicht in* K; dyagalangi] diagalangi E; vnd^{2}] et E || **29** decoctio ZK, decoccien E; machen] *nicht in* KE

368 diaciminum: Kümmel-Latwerge

[89ra] mit fen grecum | vnd dar yn sal er sytczen dry dage nach eyn ander morgens vnd abentz. Vnd darnach salt dü ym eyn decoctio machen myt spytcze pappel genant lappaci acuta. Vnde darnach salt ym dysse nachgeschriben pylloles machen vnd [die pillen] sollent sin als eyn [kleyne] hasel nosze. Vnd als dicke yn düncket, daz er zü stüle gen solle, so sal er eyn pylloles in den hyndersten stoszen. Vnd also sollent sye gemacht syn: Item nym wysz wyrauche, opiduaci, yglichs glich viel, vnd stosze daz czu püluer daz woil vnd due dar vnder als x weyszen korner swere saffran woil gestoszen vnd myt oley mandragola vnd mache eyn deyche vnd mache pylloles vnd doe, als vorgeschriben steet.

Daz fünffte capittel ist von den würmen, dye yn dem büche wassent, vnd dye synt dryerley. Eyn deyl sint lancke, eyn deyl breyt, eyn deyl synt [kugelicht] korcze vnd breyt vnde synt [glich] als korbesz samen. Dye küchelecht vnd lancke synt genant in latyn lumbaricis[369]. Zü wylen fyndet mann etzliche worme, dye sint vier elen [89rb] lancke, vnde wann dye von dem menschen | geent, so wyrt der mensche mager vnd hayt vnlüst zü eszen vnd wil sich oben brechen vnd syn antlicze ist blawe vnd daz hercze swechet yne sere zu wylen vnd clappert myt den czyenen vnd schryent czu wylen ym sclaffe vnd jückent dye naselocher vnd ir puls ist dünne. Dye worme, dye korcze vnd breyt synt, dye geent zü wylen dürch den stülgancke.

Vnd wann der mensche hayt viel würme kuchelicht, so wendet sich der mensche vnd rympet sich vnd komment czu wylen yn den bresten frenesis, daz ist, daz sye rasen, czu wylen fallent sie yn den bresten, der da heysczet lyttergyr, zu wylen yne den bresten apopilicia[370], daz ist der fallen sychtag der würme halb, oder yn apylancia.

1 mit – grecum] *am Rand nachgetragen* Z, mit vyngrecum K, mit vingrecum E; grecum] *danach gestrichen*: vnd dar yn- setczen vyngrecum heysz machen Z; vnd[1]] *davor*: heißen machen K, heißhen machen E; sal er] *am Rand nachgetragen* Z, *über der Zeile nachgetragen* K, sol er *im Text* E; ander] *über der Zeile nachgetragen* ZK, *nicht in* E || **2** dü *über der Zeile nachgetragen* Z || **3** pylloles] salb E machen] *danach*: also Z, *nicht in* KE – *von den Editoren getilgt* || **3/4** die pillen KE || **4** kleyne K, cleine E; dicke *über der Zeile nachgetragen* Z || **6/7** daz czu püluer daz] vnd puluer die KE || **7** saffran] saffram *oder* saffrani E || **9** *sowohl am Rand als auch zwischen den Spalten rot*: v Z, *am Rand schwarz*: Ca v K || **11** kugelicht K, kochelecht E || **12** synt[1]] *danach*: vnde Z, *nicht in* KE – *von den Editoren getilgt*; glich KE; küchelecht] kugelicht K || **13** latyn] latine K, latino E; vier elen] vierley E || **15** vnlüst vn *über der Zeile nachgetragen* Z || **16** yne] yme K, im E; sere] *nicht in* KE; clappert] witzert K, wiltzert E || **17** jückent] juckent in E || **18** stülgancke *danach gestrichen*: vnde wee Z || **19** kuchelicht] kugelicht K, kochlicht E; wendet] windet E || **20** komment] komen E || **21** fallent sie *über gestrichenem*: werdent Z; bresten *danach gestrichen*: apostemen oder Z; der da *über der Zeile nachgetragen* Z; lyttergyr] littergir K, littergeir E || **22** apopilicia] apopilancia KE; yn] *danach*: in Z, *nicht in* KE – *von den Editoren getilgt*; apylancia] apilancia KE

369 lumbricus: Wurm, Spulwurm
370 Epilepsie

Vnd dysz synt dye czeychen, wan dye gesunde lude wollent fallent in den vorgeschriben bresten, so doet yn daz heubt wee, vnd wanne sye wollent rosen werden, so komment sye yn hytcze vnd febres vor, vnd wann sye wollent fallen in lyttergyr, so synt sye auch hytczig vnd hant scharff febres vnd lygent off deme | rücke vnd yr [89va] anegesicht ist eschefarbe. Vnd dye da fallen wollent in dye fallende sücht, so geent sye, als sye vnsynnig vnd fallen wollen, vnde der mont schümet yne vnd haynt ander czeüchen von dem egenanten bresten, als vorgeschriben steet.

Vnd dye der wurme halb syche synt, [den ist wirß], so sye nüchtern synt, dann süst. Vnd dye worme geent czu wylen dürch den mont [uß] vnd dye selben stechent sere. Vnd dye selben komment vor boser spysen, dye do susze ist, als eppel vnd obetz, vnd von warmen broede, daz do derff vnd vngebacken ist, vnd dar an sterbent viel jünger kynde der worme halben.

Dye hulff: Nym vickebonen[371] genant faba lupinorum[372] eyn virduncke zu mele gestoszen, dürre wermüt geryben ii loyt vnd czüdryb daz vnder eyn ander myt pfersig bleder saffe vnd mache eyn plaster vber den büche vnd gyb yme czesen bytter mandel[n] myt honige oder myt nastoracis saffe oder myt myrretig oder myt mülber[n] oder myt dyamorum. Oder gyb yme gebrant rehe horn gebrant myt oximel | eyn leffel [89vb] folle vnd sme*re* ym den rucke myt rehorn marke vnd daz drybet dye worme myt dogent. Vnd smere yme auch den nabel vnd mache yme eyn plaster off den büche myt grüne wermüt oder myt grüne pferssig bletter. Oder gyb yme czu dryncken pferssig kern gestoszen yn warmen waszer oder yn wyne, auch gyb yme dye selben kerne zessen nün morgen noch eyn ander. Oder stosze dye selben kerne vnd mache ym eyn plaster off den nabel oder wasche ym den büche myt [decoctio centaurea oder gib yme] centaurea myt honig.

Vnd were ysz, daz dye würme genydden vszgeen, so salt du yme czü dryncken geben salcze waszer oder gyb yme zü dryncken decoctio von myncze, so rüment dye worme alle [eweg]. Oder mache eyn plaster myt wermüde vnd faba lapynorum broyt, daz gebewet ist vnd gedüncket yn eszig, vnd eyn crüt genant abrütanum. Auch fabe

1 czeychen] zeichen K, signa E || **2** so – wee] *nicht in* E || **2/3** vnd – vor] vnd wanne sie wollent rasen werden, so komment yn hitze vnd febres vor K, so komen in hitz vnd febres vor vnd wenent sie wollen rosen werden E || **3** lyttergyr] littergir K, litergir E || **5** ist] *nicht in* E || **6** vnsynnig *danach gestrichen*: synt Z || **7** czeüchen] zeichen K, signa E; als vorgeschriben steet] *nicht in* E || **8** den ist wirß KE || **9** uß K, vß E || **9/10** vnd – sere] *nicht in* KE || **13** vickebonen] vickbonen K, wick bonen E || **15/16** mandeln E || **16** myrretig] mirretige K, mirredich E; mülbern E || **18** smere] smerent Z, smeret K, smire E || **21** yn wyne] in wyne K, in vino E || **22** nün] nüne K, ix E || **23/24** decoctio – yme K, decorcis [?] centaurea ader gibe ime E || **25** genydden] geneden K, nidden E || **26** dryncken] *danach*: myt eyner Z, *nicht in* KE – *von den Editoren getilgt* || **27** eweg] dage *gestrichen, darüber gestrichen*: eweg Z, eweg K, wegen E; Oder] *davor*: myt eyner decoctio, *wobei nur* decoctio *gestrichen* Z, *nicht in* KE – *von den Editoren getilgt*; lapynorum] lapinorum K, lupinorum E; broyt] vnd broit E || **28** gebewet] gebeyget K; vnd² – abrütanum] *nicht in* E || **1/2** fabe lapinorum] faba lupinorum E

371 Feigbohne, d. h, Wolfsbohne

372 faba lupinorum: Wolfsbohne

lapinorum gestoszen zu püluer vnd geduncket in waszer ist güt. Oder er neme worme samen yn eyme weychen eye oder in honige.

[90ra] Vnd were ysz, daz dye | worme weren im büche nyedenwendig des nabels, so saltü yme czappen machen [mit] spitcze pappel vnd myt eyns styeren gallen vnd myt vngewessen wollen. Vnd stosze daz yn den afftern, daz dodet den wurme. Aüch ist gut eyn czappe gemacht myt wermüt puluer vnd honig. Aüch eyn czappe gemacht myt myrren dodet den wurm, auch driakels ingenommen ist güt, die worme czu virdryben, sye sin vnden vnd oben.

Vnd were ysz sache, daz er hette dye grosze worme, die zü virdryben, salt ym geben zu dryncken dysse nachgeschriben pulüer eyn ℈ oder ½ qwynsen, nach des sychen natüre myne oder me, myt honige oder myt wyne nüchtern. Vnd dysz puluer [sal] also gemacht syn: Recipe: Dyagridi ℈ iiii, polipodi, colocontyndi, ana ℈ i, nitri ℈ ii, et fiat puluis. Aüch semen tysilius gedruncken myt wyne oder myt wasser ist güt, sye czü virdryben.

Daz sehste capittel ist colica passio. Vnd daz ist eyn krymmen vnd kommet yn eynen darme genant cülüm[373], vnd der darm hayt nyt dann eyn loche vnd daz lyt [90rb] vnder dem mylcze. Von dürrekeyt vnd kelten des mylcze | so vberweschet der darme, daz dye spyse ynemag nyt dar yne noch aüch her vsz. Vnd dye, die passio hant, [sint fol] ventositates vnd wann sye czü stule geent von vbergem drücken, so geet bluyt von yne. Vnde hant czu wylen grosze wehe bysz an den nabel vnd krymmet sere vnd sye düncket, daz yr derme sollen zubrechen. Vnd yr stulgancke ist zü wylen als geysz bonen vnd hant auch ventositates vnd yn grüselt zu wylen kelten halb vnd yr büche ist geswollen vnd hart.

Auch sal der arcze war nemen, daz der brest icht komme von den nyeren, vnd kommet ysz da von, so harnent sye bluyt vnd den rysen steyn. Vnd kommet ysz von colica passio, so ist do der czeüchen keyns. Vnd were ysz, daz die colica passio qweme des mylczen halb, so ist yn wehe yn der lyncken syten vnd daz mylcze ist ym

---

2 in] mit KE || **4** mit KE; pappel] pappell K, papelen E || **5** afftern] hindern E; den wurme] den würm K, die vermes E || **7** myrren] mirren K, merren E; auch – worme *am Rand nachgetragen* Z || **9** die *über der Zeile nachgetragen* Z || **11** nüchtern] sobrie E || **12** sal K, sol E; syn *danach falsch wiederholt*: gemacht syn Z; Dyagridi] diagridi E; colocontyndi] colocontindi K, colocundindi E || **13** tysilius] tisilius E gedruncken r *oben nachgetragen* Z || **15** *zwischen den Spalten rot*: vi Z, *am Rand schwarz*: Ca vi K krymmen *am Rand statt gestrichenem*: passio *nachgetragen* Z; vnd *danach gestrichen*: daz Z || **17** mylcze[2]] *danach wiederholt und nicht gestrichen*: vnd kelten des mylcze Z; vberweschet] uber weßet K, vberwest E; der] *davor*: daz Z, *nicht in* KE – *von den Editoren getilgt* || **18** hant] *nicht in* E || **19/20** sint fol K, sint volle E || **20** krymmet] crymmet K, krimment E || **21** derme sollen] gederme sulle K, gederme solle E; wylen] *nicht in* E || **24** war nemen] vor nemen E || **25** von[2]] *nicht in* E || **26** keyns] nullum E; passio[2] *danach gestrichen*: so ist daz der czeüchen keyns vnd; *am Rand nachgetragen und gestrichen*: qweme des milcze halb so ist yne wee in der lincken Z || **27** qweme] *danach*: ysz Z, *nicht in* KE – *von den Editoren getilgt*

---

373 colon: Grimmdarm

geswollen vnd auch dye lyncke syte. Auch so machstü woil erkennen daz wee colica vor dem wehe des mylcze, dann colica ist an dem büche | hynden vnd forn, wann der [90va] derme culum, daz ist eyn cromp darme, vnd nyt sclechte, vnd wo sich der darme hyn crumpet, da ist daz wee.

Vnde der brest mag ankommen von boser spysen, von kalden drancke, als snee waszer vnd daz gefroren ist vnd von mynnen vnd von kelten vnd von ventositates, dye do yn dem darme virborgen synt.

Dye hulff: Mann sal machen off den nabel eyn plaster oder do dye dolores synt. Vnd daz plaster sal also gemacht syn: Item nym comyt, bybergel, sperber samen, steyn salcze. Dye stücke stosze alle czusamen vnde menge myt honige, als viel dü syn bedarffs, vnd mache ym plaster, als warme er ysz lyden mag vnd setcze ym ventosen off den büche ane schreffen. Vnde mache ym dyss nachgeschriben salbe vnd smere yne do myt: Item nym lorebeln oley, cypressen nosse, als viel du syn bedarffs, vnd süt daz myt oley vnd waszer.

Vnd were ysz sache, daz er febres hayt, so düe dar yn wysz masem oley. | Aüch [90vb] heysz yn sytczen in eyn decoctio, vnd sye sal also gemacht syn: Item nym dryerley bappel, blancka vrsina, marcürialis, dylle, yglichs dry hantfolle, camille czwo hantfolle, royt rosen eyn hant folle. Dye stucke salt du alle syeden in waszer vnd setcze yn dar yn, als vorgeschriben steet. Vnd salt nemen grosz klyen vnd warme dye yn wyne vnd lege ym daz off den büche, als warme er ysz lyden mag, vnde wickel yne darnach yn eyn lylach[374], daz warm ist, vnd sal rüwen. Vnd mach ym dye crystere: Recipe: Ruta manum plenam vnam, castorium, putri, ana ℥ ½, et buliantur in aqua, saluantur, et fiat crysterium, addatur mellis ℥ ii, oley oliuarum ℥ i½, salcz ℥ ii. Vnde salt yn smeren czüssen dem hyndersten vnd dye glorien myt dysser nachgeschriben salben: Item nym oley colicontindi, lorebel oley, castorium oley vnd menge daz czusamen vnd smere, als vorgeschriben stet. Vnd mache ym dysz nachgeschriben ydromel vnd gyb ym zü dryncken alle morgens nüchtern eyn halb crüse folle warme. Vnd also sal ysz gemacht sin: | Item nym wyszen peffer, spycenardi, bertram, [91ra] peterlyn samen, yglichs ii loyt, vnd stosze daz woil vnd süt daz yn czwey phünt waszers vnd lasze ysz also lange syeden, bysz daz eyn phünt blybet vnd syge ez vnd

1 erkennen *danach gestrichen*: daz Z || **2** vor] von E || **3** culum] colum E || **5** drancke] druncken E || **6** ist *danach gestrichen*: von Z; vnd[2] – von[2] *oben und am Rand nachgetragen* Z; vnd von kelten] *nicht in* KE || **9** comyt] comit KE; bybergel] biebergeyl K, bibergelle E || **12/13** ventosen] ventüsen K || **12** ane *danach gestrichen*: .... vnd an Z || **13** lorebeln] lore KE; cypressen] cipreßen E; als – bedarffs] als viel dü sin bedarffs K, inquantum indigebis E || **15** masem] magsamen E || **16** decoctio] decoccien E || **17** bappel] pappel K, papel E; marcürialis] marcülialis Z, marcürialis KE || **19** yn[1] *nicht in* E || **21** dye] diß nachgeschriben K, dißse nachgeschriben E || **22** putri] pritri [?] KE || **23** saluantur] et saluantur E; crysterium] cristerium KE || **24** dye] den K, der E || **25** nym] *nicht in* K; colicontindi] colocondindi E; lorebel] lore KE || **27** ydromel] ydromelle E; nüchtern] sobrie E || **28** wyszen peffer] wißen pfeffer K, album piper E; spycenardi] spicenardi K, spicanardi E || **29** peterlyn] peterlin KE phünt] pünt K, ponden E || **30** syeden] *nicht in* E; phünt] pünt K, pont E; blybet] virlibet E

374 lîlach/lîlachen: Betttuch

doe dar yne ses loyt honiges vnd lasz ysz also lange syeden, bysz daz eyn phünt blybet. Vnde gebrüche, als vorgeschriben steet. Oder gyb ym alle morgens nüchtern ½ qwynsin dryakels myt decoctio radici apii.

Vnd were ysz, daz er da myt nyt wolte heylen, so mache ym eyn wycke vnd duncke yn dysse nachgeschriben salbe vnd stosze ym daz zü dem afftern ynne vnd smere yn vmbe daz loche. Recipe: Olei rute ℥ iii, radicis juncti puluerizati ℥ i, cera alba quantum sufficit, et fi*a*t vngentum liquidum. Oder mache yme dysse nachgeschriben salbe vnd duncke eyn wicke dar ynn vnd stosze ym yn den afftern. Vnd salt dü des nyt viel gebrüchen, dann yn den noden, wan ez schediget daz gederme. Vnd also sal dye salbe gemacht syn: Recipe: Opii, dyagridi[375], ana ℥ ½, alliborum nygrorum ℥ ii, cassiantur et ponatur in lac mulierum et calefac in cyneribus calidis, et fiat [91rb] ad modum | vngenti. Vnd gebrüche daz, als vorgeschriben steet.

Vnd salt yn gewonlich baden in salcze waszer oder y*n* eyme naturlichen bade. Vnd salt yn spysen myt lychter spyse als collis vnd eyer dotter. Vnd mache ym dysz nachgeschriben luter drancke vnd gyb ym daz yn eyme sweysz bade zü dryncken eyn crüse folle. Vnd der drancke *sal* [also] gemacht sin: Recipe: Seminis petrosilini, serpolum[376], seminis vrtice, merti, cassia ligni, spycinardi, anthos[377], *ermüla* campana[378], zyminum, ana ʒ i, zynciber[379], sambuci, *bitonicis*, orygani, ana ℥ i, pyperis nygri ℥ ii, casseantur, *et fiat puluis*. Et fiat claretum[380] cum vino albo et optimo l̅b̅ iii, addatur mellis ℥ iii. Vnd gebrüche daz, als vorgeschriben steet.

1 doe] *nicht in* E; ses *danach gestrichen*: phunt Z; phünt] pont E || **2** blybet] blibet K, virlibet E || **3** decoctio radici] *wobei* radici *über der Zeile nachgetragen* Z, decoctio radici *am Rand nachgetragen* K, decoctien radici *im Text* E; apii *nicht in* K || **4** da] *Wort unleserlich* Z, da K, do E; wycke] wiecke K, wocke E || **6** loche] *danach gestrichen*: vnd were yz, daz ez da von nyt styllet vnde geet nyt zü stule Z, *danach gestrichen*: vnd weres daz es daüon nit stillet vnde geet nyt zü stule K || **7/8** Recipe – liquidum *unter der Spalte nachgetragen* Z, *unter den Spalten nachgetragen* K, *im Text* E || **6** cera] ceream E || **7** quantum] tutum quantum K, tum quantum E; fiat] fiet Z, fiat KE; liquidum] laquidum K || **8** eyn wicke dar ynn] eyne wiecke dar in K, modicum intus E || **10** Opii] apii E || **11/12** nygrorum] nigrorum KE || **11** ponatur] ponantur E; calefac] calefiat E; cyneribus] cineribus E || **13** yn²] ym Z, in KE || **15** nachgeschriben *danach gestrichen*: plaster oder Z; gyb] *nicht in* KE || **16** sal] woil Z, sal K, sol E; also K, azo E || **17/18** Seminis – serpolum *am Rand nachgetragen* Z || **17** vrtice] vrtici E; spycinardi] spicinardi K, spicanardi E; ermüla] *undeutlich* Z, *Wortgestalt anhand von* KE || **18** zyminum] ziminum E; zynciber] zinziber E; bitonicis] *undeutlich* Z, *Wortgestalt anhand von* KE; orygani] origani KE || **19/245,1** pyperis nygri] piperis nigri KE || **19** et fiat puluis] *undeutlich* Z, et fiat puluis KE; l̅b̅ *danach gestrichen*: phunt [?] *undeutlich* Z

375 diagrydion/diagridium: getrockneter und puverisierter Purgierwindensaft

376 serpyllum: Quendel, Feldthymian

377 anthos: Rosmarin

378 enula campana: Wurzel des Echten Alants

379 zingiber: Ingwer

380 claretum: ein guter Rotwein, der so lange mit Gewürzen und Honig gemischt und gerührt wurde, bis er klar geworden war.

Vnd mache yme *üßwen*dig eyn plaster vnd lege ym da*r*, da er daz crymmen hayt. Vnd also sal ysz gemacht sin: Item nym vingrecum mel iiii loyt, lebendig swebel, kumit, yglichs ii loyt, mere fygen gereyniget iiii loyt. Vnd stosz dye stücke myt costi oley vnd mache yme eyn plaster, wo yme wehe ist, als vorgeschriben | steet. [91va]

Vnd salt ym [breyde] ventosen seczen off den büche ane schreffen. Vnd salt ym aüch eyn bat machen myt waszer, dar ynn gesotten *sint* dysz nachgeschriben crüter: Item nym wermüt, dolden von wermüt, zypres, qwenel, lorebletter, yglichs glich viel, vnd mache vnd süt eyn bat, als obgeschriben steet. Auch eyn crystere gemacht myt wolffs drecke, da yn ist nüst als gut off ertrich vor den bresten.

Vnd weres, daz der bresthafftig were vnd febres hette vnd hytczig were, so salt du yme geben dinge, dye *do* hytczig syn vnd doch nit als hytczig als dye vorgeschriben dynge. Vnd gyb ym gewonlichen czu gebrüchen vyngrecum vnde enten smalcz vnd dylle oley vnd enisz, fengel samen vnd kommel. Vnde ist auch gut, daz man ym eyn crystere mach*e* nach geduncke des meysters.

Zü wylen geschijt, daz der sychen der mage geswollen ist vnd auch der darme genant cülon, dan der brest da von kommet, daz crymmet. Aüch zü wylen lydet daz mensche grosze wee ventositates halb von | sachen von dem wynde, der vmbe den [91vb] myttag in dem menschen ersteet, oder sachen halb des wyndes aquilo. Vnd zu wylen gescheent ventositates durch den harne oder neben der blasen, daz yr orspruncke virstoppet ist. Vnd duncket den meyster czu wylen vnd wenet, daz [daz] kremmen, daz der mensche hayt, sy colera, vnd ist doch nyt anders dan virstoppet dye ventositates.

Ylica passio, vnd dye Kryeschen nennent etorcio des darms, vnd der darme *ist krümp*, vnd dar vmb ist der brest genant ylica passio vnd kommet von rowen hümores vnd dye synt kalt. Vnd der brest kommet zu wylen von sachen, daz eyns swemme geszen hayt vnd hant grosze dolores, [grosser] dann dye da hant colica passio. Vnd wer yn gebe crystere, dye blybet by yme vnd brychet sich oben, fleüma vnd anders nyt. Vnd dysser brest geschijt czu wylen an frauwen von sachen passio matricis. Vnd dye den bresten hant, brechent czu wylen den drecke oben vsz, vnd yre czunge ist swarcz. Dye hulffe ist glicher wyse, als wir oben gesaget hane off colica passio, vnd dye crystere | synt ym nyt güt. Vnd mann sal yn smeren myt dysser [92ra]

---

1 üßwendig] *Anfang des Wortes undeutlich* Z, üßwendig K, außwendich E; dar] daz Z, dar KE || **2** vingrecum] vengrecum K || **5** breyde K, breid E; ventosen seczen] setzen breyde ventosen K, setzen breid ventosien E; schreffen] scherffen E || **6** sint] ist Z, sint K, sy E || **7** zypres] zipreßen E; qwenel] *korrigiert aus*: czwenel Z, qwenel K, qwendelen E || **10** were[1] – hette] da mit hette febres K, hette febres da mide E || **11** do] *undeutlich* Z, *nicht in* K, do E; nit als] *undeutlich* Z, nit als KE || **12** vyngrecum] vingrecum E || **13** fengel] fenchel K, fenckel E || **14** mache] machen Z, mache K, mach E || **15** der[1]] der *korrigiert zu* dem *oder umgekehrt* K, dem E || **16** cülon] culun E; daz[1]] des K, daß E || **18** aquilo] aquilonis E || **20** daz[2] K, daß E || **23** Ylica] []lica E; etorcio] ethorcia E; des darms] *undeutlich* Z, des darms K, des darmis E || **25/26** ist krümp] *undeutlich* Z, ist krümp K, ist crumpe E || **24** rowen] ruwen E || **26** hayt *danach gestrichen*: vnd hant Z; grosser K, großer E || **28/246,1** colica passio] colicam passionem E || **27** fleüma] flecma E || **28** wylen] *nicht in* E || **31** vnd] ane KE nachgeschriben salben, da ym wee ist. Vnde dye salbe sal also gemacht sin: Item nym colocontyndes also gancz vnd süt vnd romische kole saffe vnd smere yn da myt, als vorgeschriben ist.

Daz syebende capittel ist von dem bresten, daz do kommet im ars. Es kommet zu wylen yn den afftern geswylste, dye do kleyne sint als eyn hasel nosze oder als eyn erbesze vnd *virswil*let zu wyllen, daz der affter virstoppet ist. So salt ym machen eyn fümus[381] also: Item nym lynsath vnd vyngrecum vnde sut dye yn waszer vnd secze yn off den dampff vnde nym darnach eynen bade swamp vnd dunck dar ynn yn dye selbe decoctio vnd stosze ym in den afftern vnd smere yn myt dysser nachgeschriben salben. Vnd sal also [sie] gemacht syn: Item nym pferssig kerne eyn loyt vnd stosz dye yn eym steyne vnd nym rosen oley eyn loyt, wyszen wyne i loit vnd zudrybe
[92rb] darnach in dye vorgeschriben perssig kerne vnd mache | eyn salbe vnd smere da myt dye geswylste ym arse.

Vnd were ysz sache, daz dye geswylste grosze were vnd yme sere wee düt, so salt du nemen eyn dotter von eyme eyge, daz hart gebraten ist, vnd stosze daz myt rosen oley. Vnd mache dann [dar] vsz eyn salbe vnd duncke dar ynne wolle vnd stosze daz yn den afftern vnd off daz geswylste, so styllet ez daz wee. Aüch salt dü wyszen, daz alles, daz du off dye vickewarcze leges, daz sal warm syn. Vnd were ysz sache, daz dye vickewarcze erhytczet würde vnd d*a* von vszgeet, so salt nemen tutei i loit, daz b*ereyt* ist, vnd ryp daz vnde menge das myt rosen oley, als viel dü sin bedarffs, vnd lege yme daz off den bresten. Vnd were ysz sache, daz dye vicwarcze *eyte*rt, so salt dü yn reynegen myt honige vnd *tresformacum* vnd darnach salt yn heylen myt tottey bereyt vnd gewesscht, gestoszen vnd gemenget myt wegerich saffe.

Vnd were ysz, daz dye vicwarcze ist virv*is*telt [sich], so salt dü dye vicwarcze
[92va] abesnyden myt eym roszhare | bysz an daz gederme vnd salt dye fystel allewege offen laszen vnd auch heylen, als ich dich wysen sal, wann der schaden yn der afftern, in des mannes glits vnd aüch in der frauwen schemd ist bose zu heylen, wann dye lüde

1 da] *danach*: ynne Z, *nicht in* KE – *von den Editoren getilgt*; salbe] *nicht in* E || **2** colocontyndes] colocontindes K, colocondindes E || **4** *zwischen den Spalten rot*: Ars, vii Z; *am Rand schwarz*: Ca vii K || **5** den] dem K, der E; geswylste] geswilste K, geswelle E || **6** virswillet] *Anfang des Wortes undeutlich* Z, virswillet K, virschwilt E || **7** lynsath] lynsäth K, line sait E; vyngrecum] vingrecum E; waszer] aqua E; *nach* waszer *gestrichen*: vingrecum vnd süt dye yn waszer Z || **10** sal also] also sol K, also sal E; sie KE; pferssig *danach gestrichen*: crüt oder Z || **11** i loit *über der Zeile nachgetragen* Z || **12** darnach in dye] dar in die K, da inne die E || **14** geswylste] swilste K, geswille E; düt] dede E || **15** hart *über der Zeile nachgetragen* Z || **16** dar[1] E || **17** daz geswylste] die swilst K, das geswolst E || **19** da von] dan von Z, dauon K, da von E; tutei] tutey E; i loit] *über der Zeile nachgetragen* Z, *über der Zeile nachgetragen, jedoch erst nach* ist K, *im Text nach* ist E || **20** das] *nicht in* KE; rosen *danach gestrichen*: waszer Z || **21** eytert] *undeutlich* Z, eytert KE || **22** tresformacum] *undeutlich* Z, tresformacum K, tresformatum E; tottey] totti K, toti E || **24** virvistelt] virvirstelt Z, virfistelt K, vervistelt E; sich KE || **25** roszhare] scharyßen E; offen] auß E || **27** mannes *danach gestrichen*: namen des Z

381 fumus: Dampf, Brodem

schament sich, vnd der meyster syehet auch nyt gerne dar. Dye hülff ist dar vor, daz mann sal den bresten reynigen myt rosen honige vnd myt decoctio *alliborum nigrorum*, daz ist nyesz*ewurtz, vnd dar* nach salt dü *reynigen* dye stat, da der bresten ist, myt granat wyne *vnd decoccio* von den bremen *dulden*. Vnd darnach wirff dar *off* dysz nachgeschriben puluer: Item nym bremen dulden vnd balastias vnd wegerich samen vnd sut daz myt gudem wyne vnd wesse da myt den ars oder, do dye vicwarcze ist, vnd darnach vnd zu wylen wyrff dar off dysz nachgeschriben puluer: Item nym balastias vnd wegerich samen, royt wyraüch, yglichs glich viel, vnd mache eyn | [92vb] pülüer. Vnd gebrüche, als vorgeschriben ist.

Vnd zu wylen geschijt, daz yn dem affter darme wyrt gerürt sperley, daz ist der sclag, vnd der mensche merket des nyt. Vnd daz ist eyn czeüchen, daz der mensche geet allezijt zü stül vnd mag sin nyt beheben [?]. Dye hülffe ist: Dü salt den menschen setczen in ey[n] bat, daz fest macht, als yn alun waszer, vnd salt yn smeren myt der salben, als geschriben ist in dem bresten von sperley. Vnd salt y*m* smeren dye lenden vnd gegen den nyeren myt dysser nachgeschriben salben morgens vnde abents. Item nym oley nardi vnd oley costi vnd lorebel oley, foychs smalcze, yglychs glych viel, vnd menge zusamen vnd da myt smere. Vnd dye salbe ist zü male güt yn sperley vnd yn dyssem bresten vnd wo sye ist rorende. Auch ist güt darzu salbey gestoszen myt wyne. Zu wylen synt yme auch cryster gut.

Vnd zu wilen kommet in den affter spasmus[382], vnd wan daz also ankompt, so sal man ez heylen als spasmum. Dye vicwarczen synt genant amorides[383]. Der bresten kommet in der funffter ader, da myt | [93ra] der affter darme ist geheft. Vnde dye vicwarcze synt rünt als ander warczen vnd synt bose. Vnd ysz synt ander vycwarczel glych als mülbere, vnd wye sye synt, so geet [zü wilen] bluyt dar vsz vnd czu wylen keyn bluyt, zü wylen synt sye ynwendig dem lybe vnd czü wylen vszwendig. Vnd synt etliche amorides, daz kommet eyns zu allen vier wochen vnd zu wylen eyns yme jare.

6/7 alliborum nigrorum] *undeutlich* Z, alliborum nigrorum KE || **3** nyeszewurtz vnd dar] *undeutlich* Z, nyeswurtz vnd darnach K, nießewurtz vnd dar nae E; reynigen] *undeutlich* Z, reynigen K, reinigen E || **4** vnd decoccio] *undeutlich* Z, von decoccio KE; dulden] *undeutlich* Z, dulden KE; off] nach Z, off K, vff E || **8** samen] *nicht in* E || **9** pülüer *danach gestrichen*: vnd mache eyn pülüer Z || **10** sperley] speley E || **11** eyn czeüchen] eyn zeichen K, vnum signum E || **12** beheben] *undeutlich* Z, beheben K, gesehen E || **13** eyn K, ein E; macht] gemacht E || **14** geschriben] obengschriben E; ym] yn ZK, im E || **15** morgens vnde abents] morgens vnd abentz K, mane et sero E || **16** lorebel] lore KE || **18** rorende] rürende K, rurendich E; darzu salbey *über gestrichenem*: vnd Z || **24/25** Vnd – spasmum] *unter der Spalte nachgetragen* Z, vnd zu wilen kompt in den affter spasmus, vnd wan daz also ankompt, so sal ~~sal~~ man ez heylen als spasmum *unter den Spalten nachgetragen* K, *im Text* E || **20** affter] affter darme E || **21** ez *danach gestrichen*: heilige Z; spasmum] spasmus E || **22** funffter] fünffter K, vunfft E || **24** zü wilen KE || **25** ynwendig – vszwendig] innewendig dem libe vnd zu wilen ußwendig K, interius in corpore et aliquando exterius E

---

382 spasmus: Krampf, Zuckung

383 haemorrhoides: Hämorrhoide

Vnd *weres* daz des bluyts ist viel ane ende, so salt ym daz bluyt styllen. Vnd dye czeuchen synt an dem menschen, daz sine crafft swache wyrt vnd sine varbe virwandelt sich. So saltü nemen wegerich saffe vnd bolum armeni woil gepüluert vnd myt dyssem vorgeschriben saffe gemenget. Vnd mache ym eyn plaster off amoryades, als warme er ysz lyden mag. Vnd mache posteria vnd duncke daz in daz vorgeschriben dincke vnd stosze yn den afftern. Vnd werez, daz der mentsche hette wee in dem affter der vycwarcze halben, ym daz wee zü styllen, so saltü nemen eyn eys
[93rb] dotter, lyne samen mel vnd menge daz zusamen myt eym eys dotter vnd | lyne samen mel vnd mache eyn plaster dar off, so styllet ez. Vnd weres sache, daz dü woldest dye vicwarcze vszlaszen, so salt dü nemen eyn düche vnde düncke daz yn vien baüm myllich vnd lege dar vber. Oder lasz ysz vsz myt eyme fletüm.

Her nach so fulget daz drytte capittel von dem drytteil dysz büchs, vnde synt der nyere bresten, vnd hayt vier capittel. [Daz erst capittel] ist von der swylste des nyeren, daz ander capittel ist, als eyn bluyt harnet, daz drytte capittel ist von dem steyne, daz vierde capittel ist, als sye nyt *mogent* den harn behalden vnde neczet stedeclich.

Von den nyeren

Daz erste capittel der bresten der nyeren ist bosz vnd ergert sich sere. Vnd kommet zü wylen swylste an eyme nyeren alleyn vnd zu wylen an b*ey*den nyeren. Vnd wann dye geswylste ist grosz, so ist grosze sorge des doitz, vnd wann sye synt
[93va] virstoppet | am harne vnde stülgancke, so sterbent sye stumplingen. Vnde wan sye haben apostemen yn den nyeren vnde dye czeüchen synt bekant, daz der mensche hayt vnlüst vnd wil sich vmmer dar brechen vnd suffczet swerliche. Vnd wan dye aposteme ist gebrochen, so mynnert sich daz wehee vnd der eyter geet myt dem harn vsz, vnd seychet bluyt stedeclichs vnd mag den seyche nyt behalten. Vnd der eyter virstoppet czü wylen den harn vnd mogent nyt netczen vnd geent swerlich zü stüle, wann dye derme lygent by den nyeren.

Aüch komment zü wylen steyn in dye nyeren vnd *zu wilen* grosz grynde. Vnd *wann* dye grynde lange *virlib*ent in d*e*n nyeren, so wyrt do selbest eyn steyne. Vnd

1 weres] *undeutlich* Z, weres K, wers E || **2** czeuchen] zeichen K, signa E || **4** amoryades] amoriades K, amorides E || **10/11** Vnd – der *am Rand nachgetragen* Z || **7** der *danach gestrichen*: der Z || **8** eym] dem KE || **12/13** vnd[2] – mel] *nicht in* KE || **10** vien] vyen K, figen E || **11** fletüm] flyetüm K, flitum E || **12** *am Rand schwarz*: 3 K || **13** Daz erst capittel K, das erst ca[pittel] E; swylste] swellen E || **14** eyn] eyns K, einer E || **15** mogent] *undeutlich* Z, mogent KE || **17** Von den nyeren] *eigene Zeile, am Rand und zwischen den Spalten rot*: i, *am Rand schwarz im roten Rahmen*: von den nyeren Z, *am Rand schwarz*: Ca i K || **19** beyden] byeden Z, beden K, beid E || **20** geswylste] swilst K, swolst E || **22** czeüchen] zeichen K, signa E || **24** aposteme] apostema E; gebrochen *am Rand schwarz im roten Rahmen*: boße Z || **26** stüle] *danach*: vnd Z, *nicht in* KE – *von den Editoren getilgt* || **28** zu wilen] *undeutlich* Z, *zu wilen* KE; grynde] gryene K, grene E || **29** wann] *undeutlich* Z, wann K, was E; dye grynde] daz gryne K, das grene E; virlibent] *Anfang des Wortes undeutlich* Z, virlibet K, virlibt E; den] dye Z, den KE der steyn ist von mancherley gestalt, er synt etliche eckecht myt dryen oder vier ecken, zü wylen ist er rünt vnd glat vnd sint czü wylen rüche vnd schüpecht. Vnd dye steyne synt nyt | gewassen yn der rüden, dan sye wassent yn der blasen oder yn [93vb] den nyeren, aber virware, war sye komment zü wylen yn dye rüde[384] vnd geent aüch zü wylen myt der naturen vsz, als er myt fraüwen zu schaffen hayt. Vnd als der mensche viraldet da myt, so hüde er sich, daz er yn nyt syn lebe*tage* habe. Vnde sye lydent grosze wee in den nyeren vnd auch yn den syten vnd früszt an den nyeren. Vnde yr harn ist folle kleynen gryndes vnd der steyne fellet zü weylen yn dye blase.

Dye hulff zu der swylst in den nyeren: Nym vngeweschen woil vnd düncke daz in warme baum oley vnd lege yme daz off daz wee vnd salt ym laszen vnder dem enckel. Vnd salt yme geben eyn gemeyn crystere vnd salt ym machen eyn plaster von florum anthos[385] vnd sambucis. Vnd smere ym dye stat, da ym wee ist, myt dinck, daz da weychet. Vnde mache seckelyn vnd fulle | myt dyssem nachgeschriben dinge: [94ra] Item nym linsait, vin grecum, gersten mele, yglichs glich viel, vnd süt dye seckelyn in waszer, dar ynn gesotten ist pappeln würczel, vnd als warme er lyden mag, lege ym off den schaden. Vnd hüde yn vor kaldem wasser vnd kalten dingen zü dryncken vnd sal yme geben dinck, daz den harn drybet. Vnde were ysz, daz eyn posteme in den nyeren vnd daz postema gewonne eyter vnd geet vsz, so salt dü ym machen eyn plaster, daz yme daz wee abenympt. Vnd salt ym gewonlichen czessen geben ding, die dauwelich sint vnd gewonlich. Vnd mach yme eyn culture[386] mit mirta, der grune sy, vnd betonie vnd gib yme zu drincken mylche vnd mere druben. Vnd Galienus sprychet, daz wegerich wasser gedruncken myt syropus, capillis Veneris oder myt saxifraga[387] wasser.

Daz ander capittel ist, wan der harn bluydecht ist von schült, daz eyn ader ist gebrochen yn den nyeren, so geet daz bluyt frysselich vnde fast. Vnd zu wylen

---

4 rüde] rode K, ruden E || **6** lebetage] *Ende des Wortes undeutlich* Z, lebetage K, leptdaig E || **7** vnd[1] – nyeren[2]] *nicht in* E; nyeren[2] *danach falsch wiederholt und teilweise gestrichen*: vnd auch yn den syten ~~vnd früsz yn an dye nyeren vnd aüch yn den syten~~ Z || **8** gryndes] gryens K, grießes E || **9** der swylst] der swilste K, dem geswille E; woil] wol K, wolle E || **13** fulle] vulle den E || **14** linsait *über der Zeile nachgetragen* Z; vin grecum] vyn grecum K; dye] die K, das E || **15** pappeln] papelen E; warme] *nicht in* E || **20/21** vnd sal yme *über der Zeile nachgetragen* Z || **17** posteme] postema K, apostema E || **18** postema] apostema E || **23/25** ding – drincken] *am Rand nachgetragen* Z, ding die dauwelich sint vnd gewonlich vnd mach yme eyn colature mit myrta die grune sy vnd betonia vnd gib yme zu drincken *unter den Spalten nachgetragen* K, ding die da dauwelich sint milch vnd mere druben vnd mach ime eine colatu [!] mit mirra die da grone sint vnd lietonia [!] vnd gib ime zu drincken *im Text* E || **22** wasser] *nicht in* E || **23** wasser] aqua E || **24** *zwischen den Spalten rot*: ii Z, *am Rand schwarz*: Ca ii K

---

384 Penis

385 Rosmarinblüten

386 colatura: die durchgeseihte Flüssigkeit, Filtrat, das Durchpassierte

387 saxifraga: Steinbrech

swytczet dye ader bluyt in dye blase vnd geet daz bluyt myt dem harn. Vnd daz geschijt von vbergem mynnen oder vberig müdekeyt da von. Vnd were ysz, daz daz [94rb] bluyt | geet fast vsz myt dem harn, so salt yme dysz nachgeschriben plaster machen off dye nyeren. Vnd also sal ysz gemacht syn: Item nym royt wyrauch, royt myrre, yglichs ii loyt, vnd stosze sye woil vnd menge daz myt eszyge vnd mache yme eyn plaster, als vorgeschriben steet. Vnd salt yme zü dryncken geben dyacorallum myt wegerich wasser oder gib yme wegerich wasser mit melunen samen vnd portülacü.

Daz drytte capittel ist, als zu wylen wyrt eyn steyn in den nyeren. So gyb ym alle morgens zü dryncken eyn leffel folle lytum *tripüm*[388] myt steyne breche *wurczel* waszer oder eppe wasszer. Vnd were ysz, daz ym dye stat *der nyeren* dede wee, so saltü yme machen diß nachgeschriben plaster off die neyern: Recipe: Centaürea, sambucus, cyperus roman[?], cuscüta, ana manum plenam unam et casseantur, et fiat catfalma super dolores lumbi.

Vnd mache ym dysz nachgeschriben crystere: Item nym dysse vier gemeyne crütere vnd süt dye yn wasser vnd syge daz vnd doe dar ynn castorium oley vnd [94va] baüm oley, | yglichs ii loyt, vnd mache eyn cristere. Daz bocks bluyt bereyt, als wir werden sagen in dem ende dysz capittels, daz ist zü male gut vnd ist keyn beszers vor den steyn. Sprycht der meyster: 'Ich wil reden myt korczen worten von dem steyn, der do weschet yn der blasen vnd yn der nyeren.' Daz dincke, daz do ferre ist von den nyeren, macht aller meyst den steyn, daz synt dye spysen, dye do bose bluyt mache[n], als fyrne[389] alte bonen, hart fyrne kese, ryntfleysche, derb broyt, waszer fogel vnd vngeschuppet fysche, nüwe wyn, trübe wyn vnd weyche waszer. Vnd dye *dincke*, dye daz mynste *schedelich* synt vnd ferr von den nyeren vnd maget *den steyn*, daz ist dye spyse, dye *vnd*auwelich *ist*, vnde myt vberigem eszen vnd dryncken vnd vberig hümores von swacheyt der lebbern. Dye dincke, dye nach by den nyeren synt [94vb] vnd mache[n] aüch den steyn, daz synt dye spyse, dye do lycht synt | czu daüwen

4 myrre] mirre KE || **7** wasser[1]] *danach gestrichen*: myt melun samen, *am Rand nachgetragen*: oder gib yme wegerich wasser mit melunen samen vnd portülacü Z; vnd portülacü] *nicht in* KE || **8** *zwischen den Spalten rot*: iii Z, *am Rand schwarz*: Ca iii K || **9** lytum] litum KE; tripüm] *undeutlich* Z, tripüm K, tripum E; wurczel] *undeutlich* Z, wurczel KE; *nach* wurczel *gestrichen*: saffe oder Z || **10** waszer] aqua E; der nyeren] *undeutlich* Z, der nyeren K, der niren E || **14/15** dede – neyern *am Rand nachgetragen* Z || **12** roman] *nicht ganz deutlich* Z, romani KE || **13** catfalma] *undeutlich* Z, catfalma KE || **19/20** vnd baüm oley] *nicht in* E || **16** wir *über der Zeile nachgetragen* Z || **17** vor *korrigiert aus*: von Z || **18** reden – worten] mit kurtzen reden K, mit korczen reden E || **19** der[3]] den KE || **20** bose] grob KE || **21** machen K, magen E || **22** wyn[2]] *nicht in* KE || **23** dincke] *undeutlich* Z, dincke K, ding E mynste] meist E; schedelich] *undeutlich* Z, schedelich K, schedlich E; maget] macht KE; den steyn] *undeutlich* Z, den steyn K, den stein E || **24** vndauwelich] vnd dauwelich ZK, vndaugelich E; ist[2]] synt Z, ist KE || **2/3** vnde – von] oberich eßen vnd oberich hümores von K, obrige esßen vnd obrige humores vnd E || **26** machen K, machent E

388 lithothrypon: Latwerge aus dem *Antidotarium Nicolai*

389 virne: alt

vnde synt fyscosi, daz ist sclymig, als grosz fleüma vnd grob bluyt. Vnd daz dincke, daz den steyn macht, daz ist dye vberge hytcze, dye yn den nyeren ist oder yn der blasen ist, dye becket daz fleüma oder grob bluyt züsamen vnd macht den steyn. Vnd als daz geedere in den nyeren vnd in der blasen synt enge vnde der nyeren oder blasen hytcze zuget dye grobe materii an sich vnd blybet yn dem ge*adre* vnd wyrt zu eyme steyne.

Vnd der brest ist eyn erbe wee. Vnd als daz kynt glychet vater vnd müder an dem antlitcze, also glycht es aüch an den nyeren. Dye czeuchen von dyssem bresten, daz ist wee in den nyeren vnd synt virstoppet, der stulgancke vnd der harn vnd mogent nyt harnen vnd lustet sich oben zu brechen vnd hant eyn gedrenge vnd hant we vorne ober dem gemecht vnde yn den lenden vnd sye duncket, daz sye haben ey*ne* swere last in den nyeren. Vnd wann yr harn ist dicke vnd geet myt grynde vnde der harn wyrt stümplyngen dünne | vnd lydet grosze wee, dye nyeren vnde l*en*den, daz [95ra] ist eyn czeüchen, daz der steyn ist gemacht. Vnd were ysz, daz der harne, als er gestanden hayt, wirt dicke myt viel gryene[390], daz ist eyn czeüchen, daz der steyne vsz wil. Vnd lydent zü wylen grosze kelten yn den gloryen vnde yn den nyeren vnd in den lenden. Zu wilen wirt der steyn in alten vnd feisten luden von sachen der swacheyt der naturen. Magern luden vnd jüngen, den wesset der steyn daz meisteil yn der blasen.

Der steyn von de*n* nyeren vnd der yn der blasen wehysset, [ist vnderscheyt, wann der stein von den nyeren ist sere kleyne vnd roit vnd nit fäst härt, dann die in der blasen waßent] dye synt grosz vnd hart vnd werdent wysz vnd dye synt mancherley. Dye eyn synt lancke, dye ander synt korcze, dye andern myt dryen ecken, dye andern myt vier ecken. Vnd czü wylen kommet daz wee da von zü stunden [vnd] dan czü eyner ander czijt, zu wylen rüwet er vnd ist aüch swach. Dye czeuchen, wann der steyn yn der blasen ist, synt, daz dye rode wyrt hart gespannen, vnd der syeche rybet alleczijt dye rüde vnd den büche | vnd lydet grosze noyt vnd wee yn dem flecken, der [95rb]

1 fyscosi] fiscosi K, viscosi E; fleüma] flecgma E || **2** ist[1]] macht E || **3** ist] *nicht in* KE; dye] *nicht in* E || **4** als *über der Zeile nachgetragen* Z || **5** geadre] *Ende des Wortes undeutlich* Z, geadre K, geader E || **8** Dye czeuchen] Die zeichen K, Signa hujus stis [?] E || **10** vnd[1] – brechen] *am Rand nachgetragen* Z, *über der Zeile und am Rand nachgetragen* K, *im Text* E || **11** vorne *über der Zeile nachgetragen* Z eyne] eynē Z, eyne K, eine E || **12** grynde] griene K, grene E || **13** lenden] lyden Z, lenden KE || **14** eyn czeüchen] eyn zeichen K, vnum signum E || **15** hayt *danach gestrichen*: vnd Z; eyn czeüchen] eyn zeichen K, vnum signum E; steyne] steyn K, lapis E || **17** Zu – luden *am Rand nachgetragen* Z; feisten] wisut [?] E || **18** daz meisteil] *über der Zeile nachgetragen* Z, das meiste deyl *über der Zeile nachgetragen* K, daz meysteyl *im Text* E || **20** den] der Z, den KE || **24/26** ist – waßent] ist ein vnderscheit want der steine von den nieren ist sere cleine vnd roit vnd nit vast hart dan die in der blasent [!] wassent E || **22** dye[1]] *nicht in* K || **26/252,1** mancherley *danach nicht gestrichen*: dye eyne synt mancherley Z || **23** lancke – korcze] lancke die ander kürtz K, kortz die andern lang E || **24** vnd KE || **25** aüch] er K, her E; Dye czeuchen] Die zeichen K, Signa sunt E || **26** synt] *nicht in* E || **27** flecken] plectern E

390 grien/grîn: Sand, Kies; Nieren- und Blasenstein

ist züssen dem arsze vnde den glorien, vnd zu wylen geet yn dem afftern darme vsz vnd gelust yn stedeclich zu netczen vnd czu stule geen. Vnd der harne ist dünne vnd bleyche vnd zü wylen geet myt dem harne als stückelyn fleyschs vnd czu wylen bluyt.

Dye hülffe darvor ist, daz man hude den sychen vor grober spysen. Vnd sal nyt vil off den nyeren lygen, daz ist off dem rucke lygen, vnd sal sin gürtel nyt zu breyt noch zü smale syn vnd sal nyt faste ryden vnd sal sich hüden vor den frauwen vnd sal sich aüch gewenen, daz er sich oben breche vor eszens oder eyn stünde darnach. Vnd sal gewonlic*h* czwerent im mande pürgacien nemen, dye dye nyeren fegen. Viranderunge der lufft ist yme güt, dye obünge vor eszens vnd rowe dar nach ist ym güt. Syn regemen sal lycht syn vnd von güder degestyen, dye crystere synt ym beszer [95va] dann dye pürgacien, auch saltu yme keyne purgacie geben, ist, ym doe dann | sere *noit*. Vnd salt ym geben crystere, dye da weychent, wann dye kranckheyt sterket sich.

Vnd man sal yme eyn bat machen myt suszem waszer [vnd mann sol in dem wasser] syeten pappeln, paritarea[391], camillen, crete maryna[392], yglich glich vil. Vnde sal nyt lange baden, vnde gyb ym [im] bade zu dryncken bopicen waszer vnd kamylle blümen waszer, yglichs glich vil iii loyt. Vnd als er vszgeet von dem bade, sal man ym geben zü dryncken nüwe dryakels oder buckes[393] bluyt gepuluert, vnd wo geschriben steet von eyme bucke, daz ist eyn wytder.

Auch ist güt, daz man neme creta marina i½ qwynsen vnde puluer daz vnd gyb yme ½ qwynsen yn warmen wyne zu dryncken. Vnde sal yn myt dysser nachgeschriben salben smeren dye nyeren, dye lenden vnd forne den büche. Vnd dye salbe sal also gemacht syn: Recipe: Oleum storpean[394], oley thysman, müstelum, vyngreci, ana ℥ ½, cera tum süfficit, et fiat vngentum. Auch salt dü den krancken heyszen [95vb] stene off eyme füsze alleyne vnd darnach | off den andern fusze zu dickem male. Vnd were ysz sache, daz dü ym geben woltes eyne pürgacio, so salt du ym geben cassia

1 ist *am Zeilenende nachgetragen* Z; züssen *davor gestrichen*: erste Z || **9** gewonlich] gewonliche Z, gewonlich KE; czwerent] zwerent K, bis E || **10** lufft] lust E || **11** regemen] regiment E; degestyen] digestiän K, digestien E || **12** auch – purgacie *unter der Spalte nachgetragen* Z; ist ym doe dann] es doe yne dann K, iß doe dann ime E || **13** noit] güt Z, noit KE || **14** waszer] aqua E || **19/20** vnd – wasser] man in dem wasser K, man sol in dem aqua E || **15** syeten] *danach*: myt, *nicht in* KE – *von den Editoren getilgt*; pappeln] pappel E; paritarea] *über gestrichenem*: puteria Z, priteria *darüber von anderer Hand*: hymmel wurcze K, priteria daz ist hemel wurtz *im Text* E; crete maryna] crete marina KE || **16** im K, ine dem E; kamylle] camille K, cammillen E || **17** glich vil] *nicht in* KE || **18** dryncken *danach gestrichen*: geben Z || **20** i½] ii E || **21** myt *danach gestrichen*: myt Z || **23** Recipe *danach gestrichen*: o Z; storpean] sthorpean *oder* schorpean K, sthorpean E; thysman] sthismani KE müstelum] muscelini K, müstelini E; vyngreci] vingreci E || **24** dü *danach gestrichen*: d Z || **26** pürgacio] purgacie E || **4/5** cassia fystola] cassia fistola K, cassia vistola E

391 parietaria (herba): Glaskraut

392 creta marina: Meerfenchel

393 Bock

394 oleum scorpionum: Skorpionöl

fystola myt susze mandel oley vnd mellaü samen oder bynnetsch saff myt peterlyn vnd susze mandel oley. Vnd darnach salt dü yme geben starke purgacio, dye den steyn brechent.

Vnd were ysz sache, daz der steyn vszgeet an bluyt, so ysz eyn güt czeychen, vnd were ysz sache, daz [daz] bluyt vszgeet ane steyn, so ist ysz eyn bose czeychen. Vnd were ysz sache, daz daz bluit geet czü *viel* von ym, so salt dü ym laszen vnd salt ym zü dryncken geben wegerich waszer myt mellün samen vnd eyn deyl bübycen wasszer, vnd ist dar vmbe, daz ez pürgere dye nyeren vnd styllet daz bluyt.

Vnd were ysz, daz steyne weren in dem halse der roden oder mytten dynne vnd der syche mag nyt netczen, so salt du dye rode baden myt decoctio pappeln vnd salt yn myt eyme sereniga yn dye ruden schüdden dysz nachgeschriben oley, als warme er ysz lyden mag: Item oleum violarum, oleum schorpionis, yglichs ii loyt, | vnd [96ra] schüde warme dürch daz sereniga in dye roden. Vnd weres, daz der steyn forn yn der roden were, so salt dü daz loche erwyden myt eyme fletum. Aüch salt dü wyszen, wann der harn ist folle grynnes, so prübe, ob der steyn gebrochen sy oder nyt. Nym den harn vnd schüde yn oben abe vnd lasze den grynne im boden des geschirs vnd lasze ez drücken werden vnd nym dan den gryene vnde ryep yn czüssen den fyngern. Ist ysz, daz er zü pulüer wyrt, so ist der steyn gebrochen. Vnd were ysz, daz der grynt nyt zübryche, so ist ysz eyn bose czeüchen, vnd der steyne ist nit gebrochen.

Dye arczedye, dye da hylffet zu brechen den steyn, dye synt hernach geschriben. Dye erste ist von des wydders blüyde, w*ie* man daz machen sol: Item nym eynen wydder, der vier oder funff jare alt ist vnd der nit ist vßgesnitten, vnd behalt den vnd gyb yme dysse nachgeschriben kruter zessen vnd keyne andern dry gancze mande lang: Item bethonia dye brüne, steynbreche, fenchel, peterlin, dye dülden | von [96rb] steynbreche, mere hyrssen oder [ander] cruter, dye des glichs synt. Vnde nach den dryn manden, so sal mann abedün den wytder vnd schütde daz erste lüter bluyt eweg vnd behalt daz ander swarcze bluyt in eyme reyne geschyrre. Vnd lasze daz derren im schåͤden vnd nyt yn der sonnen vnd mache dann dar vsz kleyn küchelin. Vnd lasz ysz wydder dürre werden vnd stosze dann dye küchelyn zü puluer vnd gyb yme daz pulüer myt gudem wyne zu dryncken oder myt wasser, daz den steyn breche.

Von dem steyn

---

1 mellaü] melaen *oder* melaeu E; bynnetsch] benitsch E; peterlyn] peterlin KE || **2** purgacio] purgacien E || **4** czeychen] zeichen K, signum E || **5** daz[2] KE; *zwischen den Spalten rot*: bluyt, *am Rand schwarz*: bluyt Z; eyn *danach gestrichen*: güt Z || **6** czü viel] czü wylen Z, zü viel K, zu voil E || **7** bübycen] bubicen KE || **10** decoctio] decoccien E || **14** fletum] flyetum K, flitum E || **15** prübe] merck E || **17** gryene *das erste* e *oben nachgetragen* Z || **18** daz[2] *über der Zeile nachgetragen* Z; der[2]] *danach*: der, *nicht in* KE – *von den Editoren getilgt* || **21** wie] wee Z, wie KE || **22** vnd[1] – vßgesnitten] *am Rand nachgetragen* Z, vnd vngescastreret *am Rand nachgetragen* K, vnd vngecastert *im Text* E || **24** bethonia] bethania E || **25** hyrssen] herßen KE; ander KE || **27** reyne] *nicht in* E || **28** im *statt gestrichenem*: an Z; im schåͤden] *korrigiert aus*: ane schåͤden Z, im scheden K, in dem schedden E; kleyn] *nicht in* E || **29** *am Rand schwarz im roten Rahmen*: bluyt Z || **30** dryncken] drincken K, biben E

Auch ist ym güt nater czünge, den steyn czü brechen, oder myrretig wasser. Eyn fogel, heyszet wasser stelcze oder eyn bache stercze, gebrant zü puluer vnd zu dryncken geben oder daz fleysche gesotten vnd czessen geben hylfft zü male sere an dyssem bresten. Vnd eyn hase, der ym meye gefangen ist vnde also lebendig yn eynen haffen gestoszen vnde den zü pulüer gebrant, ist sere güt. Eyn scorpio gebrant [96va] zü pulüer ist auch güt. Auch eyn bade swamp gepüluert | ist aüch güt dar czü. Aüch lapis iüdiaca[395] gepüluert ist güt dar zü. Eyer schale, da dye jünge honigen synt vszgebrodet, gepuluert, ist güt dar czü. Vnd alle dysse obgeschriben dynge sint alle gut, den steyn zu brechen.

Eyn plaster, daz daz wee virdrybet vnde mynnert daz wee von dem steyne, daz sal also gemacht sin: Recipe: Krycorum dattilorum, pynnorum, ouarum passarum mundatorum, ana ℥ i, bysz malüe, seminis vrticis, seminis lini, ana ℥ ½, butiri recentis ana tum sufficit, et fiat emplastrum super dolores. Vnd smere ym die rüde myt dysser nachgeschriben salben vnd salt yme die rude woil riben mit der hant vnd smeren myt dysser nachgeschriben salben: Recipe: Oleum schorpeon, oleum mandalorum dulcium, kungel[396] smalcz, ana ℥ ii, cera alba tum sufficit, et fiat vngentum liquidum. Vnd smere, als vorgeschriben stet, da dye dolores synt von dem steyn, vnd ryp daz sere.

Vnd man sal ym seckelyn machen off daz wee myt crutern, dye do steyn machent [96vb] vnd brechent vnd | dye den steyn dryben vsz der blasen. Vnd alle morgen sal mann yme geben dysse nachgeschriben latwerge. Vnd dye selbe latwerge sal mann yme zü dryncken geben myt peterlin würczeln wasser. Vnd dye latwerge sal also gemacht [sin]: Recipe: Fobaldryana[397], meü[398], seminis petrosilini, massidonicis[399], bytonicis[400], papaueris albi, ana ℥ ½, et fiat püluis myxtum cum melle diffümiti, carteris semis. Vnd gyb yme daz zü dryncken, als vorgeschriben stet.

1 Auch *danach am Rest der Zeile rot*: von dem steyn *sowie am Rand schwarz im roten Rahmen*: von dem steyn Z; Auch – brechen] *nicht in* E; myrretig] mirretig K, mirredich E || **2** oder] i. e. K, das ist E || **5** den] *nicht in* KE || **7** lapis] lamp E; iüdiaca] indiaca K, iudaica E; honigen] hüngin K, honkelen E || **8** czü] *danach nicht gestrichen*: Eyer schalen etc. Z, *nicht in* KE – *von den Editoren getilgt*; dynge] dinge K, stucke E || **11** Krycorum] kricorum KE; pynnorum] pinnorum E; ouarum] *korrigiert wohl aus*: buarum Z, aüarum K, auarum E || **12** bysz] biß KE || **14** vnd¹ – hant *am Rand nachgetragen* Z; vnd² *danach ein unleserliches Wort gestrichen* Z || **15** schorpeon] schorpion E || **21/22** mandalorum] amandalorum K, amandalarum E || **16** kungel] küngel, *darüber*: i. e. kaningen K, kongel E || **19** crutern *über gestrichenem*: andern Z || **25/26** machent vnd] *nicht in* KE || **23** sin KE; Fobaldryana] fobaldriana KE; meü] *über nicht gestrichenem*: mey ZK, mey E; massidonicis] massiadonicis E || **1/2** bytonicis] biconicis E || **24** myxtum] mixtum KE; carteris] carterium E

395 lapis judaicus, Judenstein

396 kungel: Kaninchen

397 Phubaldrian: Valerina, Mariamagdalenenkraut

398 meum: Bärwurz

399 malum cydonium: Quitte, Quittenapfel

400 vettonica: (Echte) Betonie, Heilziest, Heilbatunge

Auch vor den selben bresten, den steyn zübrechen vnd zu verdriben, dyese nachgeschriben latwerge als grosz als eyn kesten[401] abents, so er sclaffen geet, vnd morgens, als er offstet, myt decoctio saxifraga zu dryncken. Vnd dye latwerge sal also gemacht sin: Item nym rode kole, dye nyt wydder geplanczet vnde geseczet sin gewest, vnd brenne daz zu püluer vnd bachstercze es[che] vorgeschriben, [eyger schalen esche, da die hünckeln üß sin gebruwet, iglicher vorgeschriben] esse dry qwynsen, peffer, wilde bastenaü[402], zu latyn genant dabicis[403], yglichs eyn qwynsen, nessel samen, gummi arabici, mere hyrssen, corpobalsami, sylobalsami, yglichs | [97ra] ½ halb [!] qwynsen, vierley samen, dye do kalt sint, yglichs eyn loyt, scorpyan puluer Э i, bockes bluyt i loyt. Dye stück salt dü alle conficieren myt eym vierdüncke vngeschümet honiges vnd gyb yme, als vorgeschriben steet.

Auch dysz nachgeschriben oley ist ym güt, daz mann ym dye lenden smere oder dürch eyn sereniga in dye rude gedan. Vnd daz sal also gemacht syn: Item nym holewurcz, dye do runt sy, dye heyszet aristologia rotünda, encian, cyperus corticis, radicis capricis, yglychs ii loyt. Dye stucke stosze alle züsamen zü puluer vnde lege sye alle an i phunt bytter mandel oley vnde lege daz oley acht gancze dage in dye sonne. Vnd syge es darnach vnd lege vier schorpian dar yn vnde virstoppe daz geschyrre, da daz oley in ist, woil, vnd lasze es an der sonnen stene czwenczig dage vnd syge daz oley darnach. Vnd gebrüche, als vorgeschriben steet.

Item also sal mann daz puluer von dem schorpyan also machen: | [97rb] Item nym schorpian, als viel du wilt, vnde lege dye yn eynen nüwen gelasürt hauen vnd virstoppe den hauen woil vnd lege den hauen in eynen ofen, der nyt zü hytczig ist noch zu kalt, vnd lasze also derren. Vnde dar ynne lygen sal fünff stünden oder eyn wenig me, vnd nym darnach den scorpian vnd ryp zü pulüer vnde halt zu der noyt.

Der steyn in der blasen

---

1 den[2]] *danach nicht gestrichen*: den, *nicht in* KE – *von den Editoren getilgt* || **4** wydder] *nicht in* E || **5** brenne] bro E; daz] die E; püluer] esche K, eschen E; vnd[2]] *nicht in* K; bachstercze] beckstertze K, bach stertzt; esche] esche KE || **8/9** eyger – vorgeschriben K, eyer schalen esche die hankelen vß sint gebroet iglicher vurgeschriben E || **6** esse] esche K, eschen E || **7** wilde *danach gestrichen*: postemen Z; bastenaü] pastenau KE; latyn] latin K, latini E || **8** hyrssen] hyrsen K, herßen E; corpobalsami] carpobalsami E; sylobalsami] silobalsami K, alobalsami E || **14** holewurcz] holwurtz K, holtz wurtz E; aristologia *korrigiert aus*: dologia ZK; rotünda] rotonda E; cyperus corticis] ciperus cordicis E || **15** stosze – puluer] salt dü alle zü puluer machen K, saltu alle zu puluer machen E || **16** oley[2]] *nicht in* E || **20** puluer *darüber nachgetragen und gestrichen*: scorpian Z; puluer von dem schorpyan] schorpian puluer K, scorpian puluer E; also[2]] *nicht in* KE || **23** sal] *nicht in* KE || **2/3** eyn wenig me] modicum E || **24** noyt *danach und auf der folgenden Zeile*: Der steyn in der blasen *rot; am Rand schwarz im roten Rahmen*: der steyn in der blasen Z

---

401 kesten: Kastanie
402 Wilder Pastinak
403 daucum

Vnd were ysz, daz der steyn were in der blasen vnd als hart vnd grosz, daz er nyt her vsz mag von drencken oder anders, das den steyn brichet, so sal yn snyden eyn cyrologus vnde der snyt sal zu der lyncken syten syn vnde er sal yn wydder heylen, als syn recht ist, vnd daz dye netcze aüch dürch dye rode gee als vor. Dysse nachgeschriben latwerge ist güt vor allen steyn vnd gryene, den [steyn] zu brechen vnd zü virdryben. Vnd dysse nachgeschriben stücke machstü dem menschen eyns besünder [97va] yngeben oder alle züsamen, | nach des meysters beduncke vnd des sychen noyt. Vnd dysz synt dye stucke: Recipe: Lytum trypum, *a*fflium trumpus, dyaiustinum amagagum, lytuarium düxi, apprana, carticum, yglichs glich oder nach gedüncke vnd mache eyn latwerge dar vsz. Vnd dye vorgeschriben stocke alleyn oder geme*n*get salt dü ym geben myt decoctio saxifraga. Aüch eyn steyn gefünden yn eyns alten hanen füsz ist güt zü dryncken geben myt decoctio saxifraga den, dye den steyn hant.

Dye steyne, dye mann fyndet yn eyme jungen ferkeln, daz do sügen ist, blasen, synt güt vor den steyn zu brechen. Dye decoctio fünff fynger würczel ist güt zü geben dem menschen, daz den steyn oder gryene hayt, morgens nüchtern oder wan daz mensche vsz dem bade geet. Auch alle, dye den steyn oder gryene haben, sollent sich halten, daz sye woil zü stule geen vnd sal gewonlich sanffte baden [vnd dieten] vnde sich hüten vor aller spysen, dye do sclymig synt oder ventositates brengent.

[97vb] Daz vierde capittel ist von dem | bresten genant dyabitis. Vnd netczet bluyt vnd hant brechen an den nyeren vnd lydent we, wan sye harnent. Vnd geschijt daz meysteyl an den frauwen. Vnd alle dye, dye bresten habent, hant groszen dorst vnd müszent stedeclichen dryncken. Vnde der brest geschijt von vberge müdekeyt vnd geschijt czü wylen nach dyabitis, daz da fellet yn eynen bresten genant ydrobicia[404]. Vnd dye den bresten hant, yr antlicz ist geswollen vnd dryncke[n]t sere vnd eszent wenig vnde mogent nyt sclaffen, so wann sye sclaffent, so lydent sye grosz angst vnd bose treume. Dye hulffe ist, daz man ym machet plaster, yn zü külen, vnd man müsz

2 von – brichet] *am Rand nachgetragen* ZK, von drincken adder anderst daß den stein brecht *im Text* E; sal *darüber nachgetragen und gestrichen*: dü Z || **4** daz *danach gestrichen, teilweise unleserlich*: dyenet ...... den munt gee der ... vnd Z; als[2] *danach gestrichen*: vorgeschriben steet Z; vor *am Rand nachgetragen* Z || **5** gryene *über gestrichenem*: begyn Z; den] *falsch gestrichen* Z, den KE; steyn[2] K, stein E || **6** virdryben *danach gestrichen*: vnd dysse nachgeschriben stucke Z || **8** Lytum trypum] litum tripum KE; afflium] afflium *unrichtig korrigiert zu*: fflium Z, afflium KE; dyaiustinum] diaiustinum E || **9** düxi] dux E; carticum] corticum E || **10** alleyn oder *über der Zeile nachgetragen* Z; gemenget] gemeyget Z, gemengt K, gemeyn E || **11** steyn *danach gestrichen*: Auch Z || **12** myt – den[1]] *nicht in* E saxifraga] *danach*: mit Z, *nicht in* K, *Textausfall* E – *von den Editoren getilgt* || **13** eyme] eyns K, eines E; do sügen] eyn sugin K, ein sugin *erst nach* blaßen E; ist] *danach*: dye Z, *nicht in* KE – *von den Editoren getilgt* || **14** vor] *nicht in* E; brechen] brechten E; Dye – geben] *nicht in* E || **17** vnd dieten KE || **19** *am Rand rot*: iiii Z, *am Rand schwarz*: Ca iiii K; dyabitis] diabitis E || **20** brechen] gebrech E || **23** dyabitis] diabitis E || **24** dryncke[n]t] drinckent KE || **25** wenig] modicum E; so[1]] vnd KE; grosz] *nicht in* KE || **26** bose] broß [!] E

404 hydropisis: Wassersucht

yme geben dyncke, daz yme sterke den magen vnd auch dye lebber. Vnd salt yme geben dycken wyn gemenget myt mangolt wasser, vnde mann sal ym geben dryakels. Vnd daz meyste deyl der hülff ist, daz man ym dye nyeren sterke vszwendig vnd den magen vnd leber vszwendig vnd ynwendig.

blase

Hernach wollen wyr | reden von der arczedyen der blasen vnd daz wollen wyr reden myt der kurczede vnd daz wollen wyr hernach erfollen. Doch er genesent lützel an dem egenanten bresten, wann der bresten ist hart von sachen, daz sye dryncken den wyn zu kalt yn dem sommer. [98ra]

Von der blasen

Hye hebet an daz vierde deyl von dem drytten deyl dysz büchs vnd ist von dem bresten der blasen vnd hayt sehs capittel. Daz erste ist von der swylste vnd dolores, dye do gescheen an der blasen, daz ander capittel ist von den wonden, dye do geschen yn der blasen, daz drytte capittel ist von dem grynde, der in der blasen wassen mag, daz vierde capittel ist von dem hare, daz in der blasen weszet, vnd netczet myt vnwillen, daz fünffte capittel ist von dem jücken, daz in der blasen geschijt, vnd mogent nyt harnen, daz sehste capittel ist von der sorocia vrina, daz ist, daz sye zu wylen netczent vnd zü wylen mogent sye nyt netczen, | vnd von dem dyabitis, als vor geret ist. [98rb]

In der blasen gescheent mancherley gebresten. Zü wylen geschijt ysz oben an dem gemychte, daz sye synt geblewet vnd geswollen, vnde mogent nyt lyden, daz man yn hart dar off rore. Vnd netczet swerlich vnd ist vest im lybe vnd hant febres vnd brechent sich oben vnd hant dolores yn den glorien vnde hayt we yn dem afftern vnde lydent groszen dorst. Vnd dye rüde ist yn geswollen vnd ist geswollen oben, da daz waszer vszgeet an der roden, vnd mogent nyt sclaffen.

Dye hulff ist: Item nym lyne samen, vyngrecum, yglichs glich viel, vnde süt dye in rosen oley vnd menge dar vnder eyn wenig honiges vnd mache eyn plaster oben an daz gemycht vnde heysz yn laszen. Vnd hülffe yn daz nyt zü stünt, so ist ysz ym doch güt. Vnd mache ym eyn gemeyne crystere.

Vnd were ysz sache, daz er dolores hette, so salt dü yn smeren myt rosen oley, als warme er ysz lyden mag. Oder mache ym dysse nachgeschriben salbe vnd smere yn

---

2 dycken] dicken K, dingk E || **4** vszwendig vnd ynwendig] vßwendig vnd innenwendig K, exterius et interius E || **5** blase] *am Zeilenende, rot* Z, *am Rand, etwas höher, schwarz*: blasen K || **6** daz] waz K, was E || **7** er] her E || **10** Von der blasen *besondere Zeile, rot*; *am Rand schwarz im roten Rahmen*: blasen Z || **14** in der *über der Zeile nachgetragen* Z || **16** vnwillen *danach gestrichen*: steteclichen Z || **17** sye zu] *nicht in* E || **18** dyabitis] diabitis E || **22** rore] rüre K, grieff ader rore E || **23** vnd[1] – dolores] *nicht in* E || **26** lyne samen] lyn samen K, linsamen E; vyngrecum] vyn grecum K, vingrecum E || **27** eyn wenig] modicum E || **6/9** yn – smere] *unter der Spalte nachgetragen* Z da mit: Item nym mereherß, pappeln samen, iglichs ½ loit, mandel, welsche vnd haselnuße, iglichs ii loit. Die stucke stoiß alle woil mit geschümpten honige, als vil [98va] dü sin bedarfft, vnd mach eyn salbe vnd smere. | Vnd were ysz, daz daz wee stercket sich, vnd sye nyt mogent harnen, so salt dü nemen eyn bade swamp vnde yn d[i]e decoctio [camille mit viel saltze oder decoccio] pryteria[405]. Vnd were ysz sache, daz eyns gebrochen were, so salt du ym machen dyncke, daz den harn drybet, vnd da myt mynnert sich daz wee vnd geet myt dem harne eyter vnd bluyt.

Daz erste capittel kommet yn dye blase vnderwylen bluyt von sachen, daz yn der blasen ist gebrochen eyn apostema, des halb geet daz bluyt vsz, oder von vbergem mynnen. Vnd wan man leget dye arczedye off dye rode, die dar zu horet, so get daz bluyt myt dem harn. Dye hülffe: Nym eynen bade swamp vnd duncke yn rosen oley oder nym wol geduncket in warmen wyn vnd düncke darnach in rosen oley vnd lege off den bresten. Vnd salt ym heyszen laszen yn der lebber adern.

Vnd ist, daz ez nyt hylffet, so virweret ez doch. Vnd salt yme gewonlich zu drin- [98vb] cken geben wegerich wasser oder mache ym dysz nachgeschriben | plaster vnd lege yme, als warme er ysz lyden mag, oben daz gemycht. Vnd alle dye arczedyen, da von wyr oben gesaget hane von dem steyne, der in den nyeren weschet, synt yme gut zu der sücht, ob dyrs füget zu dün. Vnd also sal daz plaster gemacht syn: Recipe: Oley cytüniorum ℥ iii, acacia, ypoxitidus semen, arünglossa, boli armenici ana ℥ iii, mysceantur, et fiat catfalma super dolores. Zu wylen kommet wee yn dye blasen flecma halb oder ander materie, daz der harn nyt von ym mag kommen. Vnd alle, dye den bresten haben, sollent rüwen vnde sich nyt virmogen dar vmbe, daz sich der brest nyt beswere. Vnd off daz gemycht salt dü legen den bade swamp gedüncket yn decoctio pryteria oder wolle gedüncket yn warme wyn vnd yn rosen oley. Oder gyb ym zü drincken myrretig wasser oder dincke, daz den harne drybe.

Daz ander capittel ist von den wonden, dye do gescheen yn der blasen von [99ra] sachen, daz dye postemen gebrochen synt | oder ander ding. Dye hülff ist: Nym dylle oley czwey loyt vnd daz wysze von eym eye, mastikel gepüluert iii loyt. Dye stücke salt dü alle woil stoszen vnd menge daz myt dem vorgeschriben oley vnd daz wysze von eyme eye vnd duncke dar ynn wolle vnd mache eyn plaster obwendig daz

1 mereherß] merehyrse K, mere hirsen E; pappeln] papil K, pappel E; welsche] welsch K, welgk E vnd] *nicht in* KE || **4** sich *über der Zeile nachgetragen* Z; die KE || **5** camille – decoccio K, camillen mit voil saltz adder decoccien E; pryteria] priteria K, priterio E || **6** *am Rand rot*: harn Z || **8** *am Rand rot*: i Z, *am Rand schwarz*: Ca i K || **10** die *über der Zeile nachgetragen* Z || **11** bluyt] *nicht in* E || **14** ist] ist es K, ist iß E; gewonlich *über der Zeile nachgetragen* Z || **17** nyeren *danach gestrichen*: ist vnd Z || **19** cytüniorum] cituniorum E; ypoxitidus] ypoxididus E; arünglossa] arnüglossa K, arnuglossa *oder* arunglossa E; armenici] armeni E || **25/26** mysceantur] misceantur KE || **22** virmogen] virmodigen E || **24** decoctio] decoccien E; pryteria] priteria E || **25** myrretig] merredich E || **26** *zwischen den Spalten rot*: ii Z, *am Rand schwarz*: Ca ii K || **27** postemen] apostema E || **28** loyt[2]] *nicht in* E || **29** woil] *nicht in* E || **30** daz] des E

405 parietaria

gemecht. Vnde nym warme geysz millich vnd schudde durch dye seringa yn dye blase vnde nym balaustias woil gestosczen vnde gemenget myt rosen oley vnde mache eyn plaster off den smerczen. Auch ist güt, daz mann yme dürch eyn sereniga wegebreyt wasser myt bolum armeni woil gereben oder decoctio galles vnd ypoxitidus [vnd] schellewürcze vnd schüdde durch dye syreniga in dye blasen. Vnd alles, daz wir hane hye gesaget, daz ist, wann myt dem harn geet nyt anders dann bluyt, wan der eyter reyneget sich myt dem harne, vnd der harne reyniget dye wünden oder reyneget sich rosen oley vnd wegerich waszer durch eyn syreniga.

Daz drytte capittel ist, daz zu wylen werdent | grynt vnd rüben yn der blasen. [99rb] Vnd dye czeuchen synt, wann du sehest den harn, vnd er dann ist als fysse schuppen oder als klyen, vnd hant eyn jücken vnd wee vmbe daz gemycht, vnd dye rode wyrt an dem manne hart vnd an den fraüwen wyrt eyn jücken vnd we inwendig des gemychtes. Dye hulffe: Sye sollent dryncken geysz millich vnd semen melaü gereyneget vnd mandel vnd sollent gebrüchen alle ding, dye offent dye roren vnd vszgancke des wassers. Vnd schudde durch dye sereniga warme geysz mylliche, vnd yre spyse sal sin gerste, ammilün, bynnetsche, boreysch, mangolt. Vnd dye fysche, dye er eszen sal, sollent geschüppet syn vnd syn fleysch sal sin rehern, czykel oder kalpfleysche. Vnd mann sal yn hüden vor czorne, ruffen, geschreye.

Vnde czü wylen wyrt oben in dem harne ges*eh*en glich als fysche schüppen oder klyen, daz ist eyn czeüchen, daz der steyn ist dicke yn der blasen. So salt dü syn plegen myt süszen dingen, als bastenach, | daz ist morich, vnd myt den suszen vorge- [99va] schriben crüdern vnd myt weychen eygern, gersten, geysz mylliche, off daz sye nyt kommen in ethicam[406]. Vnd dye hülffe ist, daz mann ym eyn latwerge mache, als hernach geschriben steet. Vnd dye latwerge gyb czwo stünden off den dag vnd gyb ym frysche gesysz myllich *vnd salt yn gewonlich baden. Vnd also sal die latwerge gemacht sin*: Item Recipe: Semen eppi, semen melan, cukurbiti, pynnorum mundato-

1 seringa] seremiga E || **2** balaustias] u *oben nachgetragen* Z, balastias KE || **3** den smerczen] die dolores KE; sereniga] seremiga E || **8/9** wegebreyt] wegrich E || **5** vnd[1] K; syreniga] seremiga || **6** wann] *danach*: mann Z, *nicht in* KE – *von den Editoren getilgt* || **8** syreniga] seremiga E || **9** *zwischen den Spalten rot*: iii Z, *am Rand schwarz*: Ca iii K || **10** czeuchen] zeichen K, signa E || **17/18** wyrt[2] – gemychtes] *nicht in* E || **13** melaü] mellau KE || **14** roren *danach gestrichen*: vnd Z || **15** sereniga] seremiga E || **16** ammilün] amilū E; bynnetsche] benitsch E; boreysch] boretsch K || **19** gesehen] gescheen Z, gesehen K, geshen E || **20** czeüchen] zeychen K, signum E || **24** steet *danach falsch wiederholt und nicht gestrichen*: Vnd dye latwerge mache als her nach geschriben stet Z || **1/2** salt – sin] gyb yme eyn latwerge gemacht sin vnd salt yn gewonlichen baden Z, vnd salt yn gewonlich baden vnd also sal die latwerge gemacht sin K, vnd salt im gewonlichen baden vnd alzo sol die latwerge gemacht sin E || **26** Item] *nicht in* KE; melan] mellaü K, mellau E; pynnorum] pinnorum E

406 hectica: hektisches Fieber (febris hectica); Schwindsucht rum recentis, cosilius, ana ℥ i, mellis diffumiti tum sufficit, et fiat conditis. Alles, daz wir vorgeschriben han, ist gut, daz wehe zü styllen.

Daz vierde capittel ist von dem hare, daz von den nyeren kommet yn dye blasen. Vnde dye selben hant wee vmbe daz gemycht vnd sint beswert vmbe dye glorien. Dye [99vb] hulffe dar vor ist, daz mann yme mache dyssen nachgeschriben drancke vnd | yme czu dryncken gebe morgens vnd abents. Vnd also sal ez gemacht syn: Recipe: Anarum passarum ℥ i, seminis epi ʒ vi, piperis albi grana xx, büliantur in oximel una parte et düabus partibus aque. Vnd gebrüche, als vorgeschriben ist.

Zu wylen geschijt, daz dye den bresten haben, daz sye sich in dem sclaffe benetczent vnwillens sich vnd mogent den harne nyt behalten, vnd ysz tropczet stedeclich. Dye hulff ist, daz man *yme mache* dysz nachgeschriben salben vnd yn da myt smere. Vnd man sal ym geben eyn syrope, dye nyt woil gesotten sy, vnd mann sal ym vszwendig plaster machen, dye den harne styllen, vnd salt yn hüden vor vbergem drincken. Dysz ist dye vorgenante salba, da mann yn myt smeren sal: Item nym olynardi, oli masticis, yglychs glich viel, vnd menge züsamen. Vnd gebrüche, als vorgeschriben steet. Daz vorgeschriben syrop, daz er gebrüchen sal, daz sal also [100ra] gemacht syn: Nym myrre, daz myttelts yn den | wylden rosen vnde rosen, auch honig vnd süth daz züsamen vnd lasz nyt follen syeden. Vnde gebrüche daz, als vorgeschriben steet.

Zu wylen geschijt yn der blasen eyne ander passio. Vnd dye passio ist, daz der syeche nyt woil mag harnen vnd hayt angst vnd wee, so er netczet vnd yn dem bodem des harnes fellet glich als gemalen kryde vnde grynt. Vnd lydent grosz wee yn den nyeren vnd hant fule materie in der roden von sachen, daz der syeche hayt [alczijt] dye rüde in der hant vnd rybet sye. Vnd daz geschijt alles von boser degestyen vnd daz er dryncket drübe wasser. Vnd were ysz sache, daz sich daz erlenget an dem menschen, so wyrt ysz zü eyme großen steyne. Dye hülff dar vor ist, als wir vor gesaget hane von dem grynne vnd auch von dem steyne.

Daz fünffte capittel ist von dem jücken, daz da geschijt in der blasen vnd grynt vnde cratzen vnd dye fulheyt, dye da weschet yn dem sacke von der glorien. Vnd zu

---

1 cosilius] cosilius *oder* cesilius *oder tosilius oder* tesilius Z, cesilius *oder* tesilius K, cessilius *oder* tessilius E || **3** *am Rand rot*: iiii Z, *am Rand schwarz*: Ca iiii K || **5** dar vor] *nicht in* KE || **7** epi] eppi E; ʒ] *Gewichtsangabe nicht eindeutig* Z, ʒ KE || **8** aque] aq̄ ZK, aque E || **10** vnwillens sich] *nicht in* E || **11** yme mache] nemen sal vnd geben sal ym K, mach E; nachgeschriben *danach gestrichen*: püluer vnd Z; smere] smeren Z, smere K, smire E || **13** vszwendig] ußwendig K, exterius E || **14** salba] salbe E || **15** olynardi] olinardi K, olei nardi E; oli] oleum E || **16** vorgeschriben[2] *danach gestrichen*: sardoche Z || **17** myrre] mirre KE; myttelts] mittels K, mitels E || **21** nyt *darüber nachgetragen und gestrichen*: mag Z; dem] *danach*: der harne vnd, *wobei nur* harn *gestrichen* Z, *nicht in* KE – *von den Editoren getilgt* || **22** wee] dolores KE || **24** alczijt K, alle zeyt E || **25** degestyen] digestien KE || **26** großen] *über der Zeile nachgetragen* ZK, *im Text* E || **27** als wir] *nicht in* E || **28** *zwischen den Spalten rot*: v Z, *am Rand schwarz*: Ca v K wylen mogent sye wole harnen vnd zu wilen nit. Vnd wan sie ligent off dem rucke, so mogent sie woil harnen. Vnd | synt zü wilen stücke als blut yn dem harn*e*. Vnd dye [100rb] glorien vnd dye rode syn ym zü wylen kalt, vnd dann ma*cht* sych der steyn yn der blasen vnd mogent nyt harnen.

Dye hulff ist, daz mann yn anefancke aller dynge yme daz wee virdrybet, vnd da myt: Nym grosze klyen vnd mache kleyne seckelyn vnd süth dye myt wasser vnd drück daz wasser vsz vnd lege ysz off daz gemycht vnd off dye nyeren, zu eym male hynden, zum andern male vor, vnde smere yn myt dysser nachgeschriben salben: Item nym wysz magesat, suysz mandel oley, yglichs glych viel, vnd yn dye oley sal mann dün syeden eyn sclangen huyt. Vnd smere da myt, als vorgeschriben steet. Vnde gyb ym czess*en* melan, daz gereyneget ist, vnd gyb ym zü dryncken eyn decoctio radicis saxifraga vnd radicis eppi. Vnd salt yn setczen yn eyn bat von decoctio priterea, salt ym geben eyn crystere gemacht myt oley, dar ynn | gesotten [sy] [100va] vyngrecum vnde dylle.

Vnd weres ysz sache, daz dye steyne qwemen yn dye blasen, so moysz dü yme von dyssen dryen eyns dün, daz mann yme suget dye röde oder snydet oder virsencket den steyn myt eyner sereniga in den grünt der blasen. Vnd gyb ym eyn crystere, daz da weychet den steyn, vnde gyb ym zu dryncken dyncke, daz dye rore offnet vnd brychet den steyn, als dysse hernachgeschriben recept. Vnd daz salt du yme geben nach gedüncke vnd morgens nüchtern. Vnde setcze yn darnach yn eyn bat vnd plege sin, als her nachgeschriben steet. Vnd der syrop sal also gemacht syn, als hernach geschriben stet: Recipe: Semen negola[407], semen petrosilini, massidoicis, mey semen, ana ʒ i, büliantur in oximel vnd gyb ym, als vorgesaget ist.

Vnd als er in dem vorgenanten bade sytczet, so salt dü ym eyn leffel vol dysser nachgeschriben latwerge geben. Vnd dye latwerge salt dü | yn eyme blyen geschyrre [100vb] halten vnd salt ym zü eyme yglichen male als swere geben als eyn qwynsen in decoctio von wasser, daz drybet vnd brycht den steyn vnd offent den vsganck des waszers. Vnd dye latwerge sal also gemacht syn: Recipe: Bethonici, petrosilini, fobalderiana, meü, dabici, aszari, acori, ana ʒ i, saxifraga ʒ ½, piperis longi ʒ i, lapis repertus in

3/4 vnd – harnen *unter der Spalte nachgetragen* Z || **2** wilen *über der Zeile nachgetragen* Z; blut *über der Zeile nachgetragen* Z; harne] harnen Z, harne KE || **3** macht] mag Z, macht KE || **10** dün] *nicht in* KE || **11** Vnde – ist] *nicht in* E; czessen] czessenen Z, zessen K, *nicht in* E; melan] semen mellan K, *nicht in* E || **12** radicis[1]] *danach*: eppi Z, *nicht in* KE – *von den Editoren getilgt*; saxifraga] saxifragis E || **13** priterea] pryteria K, priteria E; sy KE || **14** vyngrecum] vingrecum E || **15** yme *danach nicht gestrichen*: yme Z || **16** röde] *Korrektur im Wort* Z, rode K, rude E || **18/19** oder[2] – steyn *danach falsch wiederholt und nicht gestrichen*: oder virsencket den steyn Z || **17** sereniga] seremiga E || **22** als – stet] *nicht in* KE; negola] g *über der Zeile nachgetragen* Z, negola, *darüber*: rade mel K, nigola id est rade mel *im Text* E || **23** mey *darüber*: meü Z || **24** eyn leffel vol *über der Zeile nachgetragen* Z || **25** geben] *nicht in* E || **26** in] *danach gestrichen*: eyn Z, *nicht in* KE – *von den Editoren getilgt* || **27** von *nach gestrichenem*: in Z || **28** Bethonici] betonici KE; fobalderiana] fobaldriana E || **29** meü *über der Zeile nachgetragen* ZK, *nicht in* E; aszari] aßari KE; acori] acari K; lapis] lamp E

407 nigella: Kornrade

visica porcelli ℥ ½, et fiat püluis, preparatur cum melle dyffümiti et ponatur ad vas blumbium. Vnd gebrüche daz, als vorgeschriben steet. Aüch als er yn eym bade sytczet, so gyb yme eyn leffel fol zymen roren vnd x weysz korner swere eppe samen.

Daz seheste capittel ist, daz yn der blasen ist eyn brest, der do genant ist dyssoria[408]. Vnd der brest ist, daz er czü wylen woil harnet vnd czu wylen nyt. Vnd daz geschijt von kelten oder von sachen, daz er hayt eynen groszen steyn. Vnd were ysz sache, daz der harn geet von dem menschen myt tropfen, so ist der brest genant [101ra] strangoria[409]. Vnd were[s], | daz er zü male nyt mochte seychen, so hysz er dyssoria, vnd der bresten ist sorglich. So salt yn zum ersten heysczen laszen, vnd hylfft yn daz nyt, so schat ez ym auch nyt. Zü wylen geschijt reüma yn der blasen hümores halb oder, daz er kalt waszer gedruncken hayt, vnde von jücken, daz er dye rüde vnd dye glorien geryben hayt. Dye hülffe dar vor: Mann sal yme eyn bat machen vnd yn dem bade sal man ym geben zü dryncken dyssen nachgeschriben drancke vnd auch morgens vnde abents des selben drancks: milge warme als swere als vier loyt, alle mals. Vnde sal also gemacht sin: Recipe: Bytonici ℥ ii, pyperis albi ʒ ½, oximel dybritici l̄b̄ ½, buliantur et colantur. Dyabytis, als oben gesaget ist, daz eyn brest sy, daz man bluyt necz vnde aüch zü wylen, als balde sye gedruncken hant, so müssent sye netczen, vnd der brest ist bose. Vnde dye hulffe ist, daz man yn smeret vmbe dye [101rb] nyeren myt rosen oley vnd ym den magen sterke vszwendig | vnd inwendig. Vnd nym gederret kommel vnd gyb ym zu dryncken myt ydromel vnd gyb ysz ym aüch yn syner spysen. Vnd salt yn smeren oben dem gemycht vnd zussen den glorien vnd dem affteren myt oleum nardi vnd mastici vnd salt ym gewonlichen czessen geben crebes, vnde sal dryncken geysz myllich, dar yn stale erleschet ist.

Hye hebet an daz fünffte deyl des drytten deyls dysz büchs. Vnd daz ist von de*m* bresten, der gescheen mag in der roden, vnd ysz hayt vier capittel. Daz erste ist von dem bresten genant gymoria, daz ander capittel ist passio der roden, daz drytte

---

1 visica] vesica KE || **2** blumbium] plumbium E || **3** swere] *danach*: vnd Z, *nicht in* KE – *von den Editoren getilgt* || **4** *zwischen den Spalten rot*: vi Z, *am Rand schwarz*: Ca vi K; brest] gebrest E || **6/7** dyssoria] dissoria KE || **7** genant] *nicht in* E || **8** weres] K, w E; seychen] harnen E; dyssoria] dissoria KE || **12** dar vor] *nicht in* KE; sal *danach gestrichen*: nemen vnd salt Z || **13** geben] *nicht in* E || **14** milge *korrigiert aus*: milcze Z, milche K, milch E || **15** Bytonici] Bitonici E; pyperis] piperis KE albi ʒ ½] ʒ ʃ *über der Zeile nachgetragen* Z, albi ℥ ȷ *im Text* KE; ½ *danach gestrichen*: vnd sal also gemacht sin ȷ Z || **16** dybritici] dibritici E; Dyabytis] Diabitis KE || **18** brest *korrigiert aus*: bresten Z || **19** vszwendig – inwendig] ußwendig vnd innewendig K, exterius et interius E || **20** kommel] kummel K, komel E || **24** *am Rand schwarz*: 5 K; dem] den Z, deme K, dem E

---

408 dysuria: erschwerte oder schmerzhafte Blasenentleerung

409 stranguria: Strangurie, (schmerzhafte) Harnverhaltung, Harnwinde, meist verbunden mit Harnzwang capittel ist praepücio der roden, daz vierde capittel ist, daz sye nyt mogent lyden daz mynnen.

Daz erste capittel ist genant gymoria[410]. Vnd dye passio ist, daz dye nature get vsz ane sache. Vnd daz geschijt in fraüwen vnd auch in mannen, aber dye frauwen prübent des nyt | [vnd meynent], daz geschee der müter halb, vnde synt da von nit [101va] früchtbar. Vnd der harne ist czüssen royt vnd donne vnd ez geet zu wilen mit gryene. Vnd hant keynen lüst myt mynnen oder vnküsheyt vnd sint mude vnd sye wollen eben [liegen] vnd werdent mager vnd sterbe[n]t zü dem lesten des bresten halb von sachen, daz sye virswyhent oder nyt achte nement des bresten. Vnd daz geschijt alles arbeyt halb oder oberig kelte halben vnd hant nyedenwendig in dem gemechte *we*, wann dye orsache ist von vbergem mynnen oder sperley halben oder, daz yne der harn virstoppet *ist* vnd mogent nyt netczen, oder von wynden.

Dye hülff ist zu den mannen, daz mann neme wolle gedüncket yn warmen rosen oley vnd lege züssen den arsz vnd dye glorien vnd an daz gemycht. Vnd synt etliche meyster, dye machent blatern off der blasen von sachen, daz dye materie eynen anderen weg gee. Vnde | man sal yn hüden vor czorne, trüren, arbeyt vnd ruffen. Vnd [101vb] mache ym dysz nachgeschriben plaster vnd lege yme daz off daz gemechte vnd an dye egenanten stede. Vnd daz [plaster] sal also gemacht syn: Recipe: Summitates agnicaüstum ℥ ii, buliantur in oleo cytriniorum tum süfficit vnd mache eyn plaster. Vnde weres, daz der bresten qweme von vberig kelten, so sal mann nemen castorium ½ qwynsen, vnd gyb yme zü dryncken in oximel. Oder mache ym dysse nachgeschriben salbe vnd smere yme daz gemechte vnd an dem vorgeschriben ende. Item nym oleum castorium, als viel dü wilt, vnd dü dar in waszer, als vil dü wilt, vnd mache eyn vngentum liquidum. Vnde gebrüche, als vorgeschriben ist. Oder mache ym dysse nachgeschriben salbe vnde gebrüche, als dye andern: Recipe: Ypoxitidus ℥ i, oleum masticis ℥ ½, cera tum süfficit, et fiat vngentum liquidum. Vnd yre spyse sal myt eszige gemacht sin vnd yr bette salt hart sin vnd sal sich hüden vor mynnen.

---

1 praepücio] praepucia E || **3** *sowohl am Rand als auch zwischen den Spalten rot*: i Z, *am Rand schwarz*: Ca i K || **5** vnd meynent KE; nit] *nicht in* E || **6** ez – gryene *über gestrichenem*: grynt Z || **7** oder vnküsheyt] *nicht in* KE; vnd sint mude *über der Zeile nachgetragen* Z || **10/11** wollen eben] wullet eben K, oben wollent E || **8** liegen E; sterbent KE || **9** achte *über der Zeile nachgetragen* Z || **10** we] wye Z, we KE || **11** wann] *nicht in* E; vbergem *danach gestrichen*: eszen vnd dryncken Z; oder[2]] das ist E || **12** ist] *undeutlich* Z, ist KE || **14** lege *über der Zeile nachgetragen* Z || **15** materie] nature E || **18** plaster KE || **19** agnicaüstum] acnucaustum KE; cytriniorum] *Korrekturen im Wort* Z, cytüniorum K, citumoris E || **21** ½] *korrigiert zu* ½, *Ursprüngliches überschrieben* Z, ĵ KE || **23** dü[1] – waszer] dir fuget vnd doe dar inn wachs K, dir voget vnd du dar ine waisß E; vnd[1] – wilt[2] *am Rand nachgetragen* Z

---

410 gonorhoea: unwillkürlicher Samenfluss, eine örtliche Krankheit der Harnröhre; Tripper

[102ra] Daz ander capittel | ist von hertekeyt der roden vnd ist genant cytriß[411]. Vnd die passio ist herticheit der ruden. Vnd wann sye ragent, so ist ym wee von fülheyt yn der lüst des mynne[n]s, vnd der brest ist sorglich. Vnd wann dye natüre von yn kommet, so czyedernt sye.

Dye hülff dar vor, daz mann ym dye rüde rybe vnd werent sye arbeden lüde, so sollent sye an yrem wercke arbeyt vnd sollent sye keyn gerüffe noch geschreye machen vnd sollent sich vor hytczyger spyse huden vnd sollent eszen spyse, dye do woil rychent, vnd esz*en* güde fleysche, daz feyst ist, vnd dryncken güden senfften wyne vnd mylc*he*. Vnde dysser breste geschijt zü wylen in fraüwen vnd wann mann sye mynnet, so wyrt daz fraüwen gemycht innen hart. Vnd wylt dü wyssen, ob daz also sy, so salt dü fragen dye fraüwen, wann mann sye gemynnet hayt, ob ez sich dar nach me virharte. Vnde were ysz also, so ist daz der brest vnde keyn ander.

Daz drytte capittel ist praepücio[412] der roden. In dyssem wee hertyget sich dye
[102rb] rüde glych, als vor steet ane [daz] vnderscheyt ist züssen den bresten, wann yn | dem ersten bresten hant yr nature vnd lüst zu vnküscheyt vnd in dem nit. Die hulffe ist glich in beden bresten, daz man sal ryben dye rüyden. Vnd sye sollent arbeyten an yrer arbey*t* vnde wann sye ruwent, so sal mann ym dynck machen, daz yn den bresten weret. Vnd smere darnach myt dysser nachgeschriben salben: Recipe: Acacia, ypoxitidus, ana ℥ i, succi sycüti ℥ ½, oleum cytoniorum ℥ iii, cera tum süfficit, et fiat vnguentum liquidum. Vnd smere da myt, als vorgeschriben ist. Vnd sal ym spyse geben, dye do stoppe, vnd myt eszyge vnd sal sich huden vor aller hytczyger spysen vnd sal sich nyt sath eszen vnd sal lyden hunger vnd dorst. Vnd weres ysz, daz dysser bresten nyt styllet, so saltü yme eyn stucke blyhes mache*n* off dye nyeren, daz

1 *zwischen den Spalten rot*: ii Z, *am Rand schwarz*: Ca ii K; roden *danach gestrichen*: der roden Z || **1/2** vnd – ruden *über der Spalte nachgetragen* Z || **1** cytriß] citriß E || **2** ragent] raget K, roent E || **3** mynnens KE || **5** dar vor] *nicht in* KE || **8** rychent] richent K, rocht E; eszen] eszent Z, eßen K, esßen E; fleysche daz feyst ist] güt feist fleysche K, gut veist vleisch E || **9** mylche] mylcze Z, milche K, milch E; in] an den K, von den E || **12** me *über der Zeile nachgetragen* Z || **13** *zwischen den Spalten rot*: iii Z, *am Rand schwarz*: Ca iii K; praepücio] praepucia E; hertyget] hertiget K, hertigkeyt vnd hertiget E || **14** rüde *korrigiert aus*: ryüde Z; steet] *danach*: vnd Z, *nicht in* KE – *von den Editoren getilgt*; daz K, das E; ist *am Zeilenanfang nachgetragen, danach gestrichen*: daz Z || **15** bresten *über der Zeile nachgetragen* Z; yr] sie KE; vnküscheyt] mynnen K, minnen E; vnd[2]] *davor*: vnde yn deme bresten beyde Z, *nicht in* KE – *von den Editoren getilgt*; vnd[2] – nit *über der Zeile nachgetragen* Z; nit *danach im Text gestrichen*: Vnd Z || **15/16** Die – bresten *am Rand nachgetragen* Z || **17** arbeyt] arbeyten Z, arbeyt KE sye *danach gestrichen*: arbeyten an yrer arbeyten so wann sye Z; ym] yn K, in E; dynck] *nicht in* E || **19** sycüti] sicuti K, sucuti E; cytoniorum] *Korrekturen in der Wortmitte* Z, cytumorum K, citumorum E || **23** blyhes] blies KE; machen] machet Z, machen KE

411 satyriasis: extrem gesteigerter männlicher Geschlechtstrieb

412 priapismus: eine schmerzhafte Dauererektion des Penis gelochert sy. Vnd salt yn hüden vor fleysche vnd wyne [vnd] daz nyt hebysche fraüwen yn sehen. Vnd sal yn dye rüde ryben vnd smeren myt foysch czegel smalcze.

Daz vyerde capyttel ist, als *sie* daz mynnen | nyt mogent lyden. Vnd der brest ist [102va] genant aporosimorum[413] vnde geschijt von swacheyt des geaders vnde synt swache an allen yren glyddern. Vnd wann sye mynnent, so hant sye bose degestio vnde wollent oben vnd sint traurig vnd czornig vnd yre natüre kommet lychtclych vnd synt darnach swache vnd amechtyg.

Vnd daz geschijt daz meysteyl yn alden luden vnd dye von swacher natüre sint vnd grosz lust hant zu mynnen vnd nyt mogent folle brengen von bludekeyt der krafft. Dye arbeyt ist yn güt, vnd man sal sye ryben an den nyeren vnd hagendrose vnd man sal yn smeren myt dysser nachgeschriben salben: Recipe: *pre*peris, nitri, ana ʒ i, oleum masticis, oleum nardini, ana ʒ i, cera tum süfficit, et fiat vngentum lyquidum. Vnd man sal yn spysen myt guder hytczyger spysen vnde naturlicher spysen vnde myt gudem wyne dryncken. Vnde mann sal ym gewonlichen zessen geben bestenach[414], wijß seneffe, rüben, ceser[415] myt güdem yngeber vnd mann sal ym geben dyasaterium[416] vnd conserua addigorum. Vnd er sal | woil sclaffen vnd sal reden [102vb] von mynnen vnd sal gewonlichen mylliche eszen vnd zü nacht, als sye gern schaffen wolden, so sal mann sye smeren myt dysser nachgeschriben salben: Recipe: Baccas laüri, rüta, ana ʒ ½, semen escoraci ʒ vi, piperis ʒ vi, puluerisentur et mysceantur cum oleo laurini et oleo nardini, ana tum sufficit, turbantina ʒ ½, cera tum sufficit, et fiat vngentum liquidum. Vnd sye sollent gewonlichen dryncken luter drancke vnde eyer eszen myt gudem ingeber. Vnd sal lützcel ryden[417] vnd sal senffte lygen vnd sal alleczijt reden myt jungen hebyschen frauwen. Vnde als sye rydent, so sal mann yn eyn küschen [vnden] legen, off daz der vorgeschriben bresten nyt mee geschee.

---

1 fleysche *danach gestrichen*: vnde Z; vnd[2] KE; daz] das sy E; hebysche] hubesche K, hubsch E || **2** foysch] foiß K, voisch E; czegel] zegel K, zagel E || **3** *am Rand rot*: iiii Z, *am Rand schwarz*: Ca iiii K; sie] nyt Z, nit *gestrichen, darüber*: sie K, sie E; nyt] *nicht in* E || **4** aporosimorum] apotasimorum E synt *danach gestrichen*: swarcze vnd Z || **5** degestio] digestio K, digestien E || **6** wollent] wullet K || **7** amechtyg] vmmecht E || **9** bludekeyt] blodikeyt K, blodigkeit E || **10** hagendrose] hagedrüße K, hagedruß E || **11** yn] sy E; preperis] *Anfang des Wortes undeutlich* Z, piperis K, pipris E || **12** masticis *korrigiert aus*: mastico Z || **13** lyquidum] liquidum KE; spysen[2]] *nicht in* K || **15** wijß seneffe] *über der Zeile nachgetragen* Z, wiß senff *über der Zeile nachgetragen* K, wijs senffe *im Text* E; yngeber] ingber KE || **16** dyasaterium] *korrigiert aus*: dyasterium Z, dyasterium K, diasterium E || **17** sye *danach gestrichen*: s Z || **17/18** sye gern schaffen wolden] her gern slaffen ging E || **19** escoraci ⍰] estoraci ʒ K, estoraci *Gewichstangabe fehlt* E; ⍰[3]] ʒ KE; puluerisentur] puluerizantur E; mysceantur] misceantur KE || **20** turbantina – sufficit[2]] *nicht in* E || **23** myt *danach falsch wiederholt und nicht gestrichen*: reden myt Z; hebyschen] hubeschen K, hubschen E; rydent] redent E || **24** vnden KE

---

413 approximeron: erektile Disfunktion

414 Pastinak

415 cicer: Kichererbse

416 diasatyrion: Knabenkrautlatwerge

417 rîten: reiten

Capitulum sextum tertii libri, et tractat de passione matricis[418]

Hye hebet ane daz sehste *deyl* von dem drytten deyl dysz büchs, vnd redet von passio matricis vnd hayt vier capittel. Daz erste capittel ist von dem kynde yn dem lybe, daz ander capittel ist, als den fraüwen yr zijt virstoppet ist oder zü viel hant, [103ra] daz drytte capittel ist von allen bresten, | dye do gescheen mogen an der müter, daz vierde capittel ist von mola matricis.

Daz erste capittel, an der müter gescheen mancherley bresten. Züm ersten male so wollen wyr reden von der boser hytczyger conplexien der müter, daz nyt allewege geschijt an den frauwen. Daz czeychen ist, daz der püls kloppet zumale sere vnd jücket zu male sere vnd yr harne ist royt vnd lustet sere zü mynnen vnd hant grosze hytcze da selbes vnd grosze hare dar ane. Vnde so sye gemynn*et* synt, so fellet dye nature wydder von yn vnd dye gleffe synt schrundeecht vnd des halb dragent keyn kynde. Vnd were ysz sache, daz sich eyn ander brest da myt menget, so wirt sie berhafftig. Vnd wann dye fraüwen kalde conplexien hant, so ist ysz wyeder synnes, vnd dye hulffe ist auch wyeder synnes yn beyden conplexien.

Züm ersten wollen wir reden, waz dye sache sy, daz eyn fraüwe nyt kynde drage von sachen, daz dye nature ist nyt woil gestalt oder daz dye rüde oder dye müter nyt [103rb] woil gestalt sint. Zü wylen ist dye rüde zu lancke oder zü korcze, oder | [die müter] zü lancke oder krümpe oder vsz yrer stat oder zü viel nydder oder zü vil hoche. Oder dye roren synt virstoppet yn der müter, da dye nature ingeet, oder sye hant eyter in der müter oder warczen, vnd des halb ist dye müter virstoppet, also daz sye nyt dragen mag. Oder zü wylen hant sye zu viel wijt oder sye ist glat vnd sclymig, wann als balde der mann myt yn zu schaffen hayt, so virschüddent sye dye nature, wann sye zü glat ist.

Nv wollen wir reden von der sachen, dye da werent yn den jungen fraüwen dye früchtberkeyt, dan mann darff daz nyt erczelen von alten wyben noch von alten luden oder mannen vnd auch in kyndern. Dye hulff: Zu allen obgeschriben sachen bedarffe der meyster zu lowen, waz zu dün sye, ye eyns geen des andern zü achten.

---

1 Capitulum – matricis] *rote Überschrift, 2 Zeilen* Z, *nicht in* KE || **2** *am Rand schwarz*: 6 K; hebet ane] hebet an K, volget nach E; deyl[1]] capittel Z, deyl KE || **7** *sowohl am Rand als auch zwischen den Spalten rot*: i Z, *am Rand schwarz*: Ca i Z || **8** conplexien] conplexian K, conplexion E || **9** czeychen] zeychen K, signum E; kloppet] kompt E || **10** zu male sere] sie KE; vnd[2]] *danach*: yn, *nicht in* KE – *von den Editoren getilgt* || **11** grosze hare] viel hars K, voil hares E; gemynnet] gemynnent Z, gemynnet K, gemmynt E || **12** yn] *nicht in* E; schrundeecht] srundiget K, schrimpicht E; keyn] kleine E || **13** eyn] *korrigiert aus*: keyn ZK, ein E || **13/14** so wirt sie berhafftig *am Rand nachgetragen* ZK || **16** Züm – reden] Zu ersten wollen wir reden K, Zue wilen so reden wir von dem ersten E || **18** die müter K, die moder E || **19** zü viel] zu wilen E; vil] *nicht in* E || **21** warczen *korrigiert aus*: vicwarczen ZK; virstoppet] *danach*: ist, *nicht in* KE – *von den Editoren getilgt* || **22** Oder] *danach*: vnd, *nicht in* KE – *von den Editoren getilgt* || **23** yn] ir E; hayt] hait geschapt E || **24** zü *über der Zeile nachgetragen* Z || **25** werent] werdent E || **27** luden] mannen KE || **28** lowen] lüwen K, sehen E

---

418 matrix: Gebärmutter

Zü wylen ist ysz eyn sache, daz dye fraüwe virweret dye dracht, daz sye, als balde der mann myt yr zu schaffen gehabt hayt, so werffent sye sich balde vmbe vnd dye nature fellet | vsz. Oder daz sye bresten haben innewendig des gemechts oder von [103va] schulden, daz sye czornig sint vnd rüffent vnde erschreckent, oder daz sye rychent dincke, daz do wüst ist vnd vbel smecket, oder daz sye starcke pürgacien hant genomen oder von sachen der conplexien, dye do fücht vnd kalt ist. In allen dyssen sachen sal der meyster lowen, waz dye schult sy, vnde sal dysz her nach geschriben plegen vnd daz dün.

Züm dem ersten male, so sal mann yr eyn syrop machen vnde den selben syrop sal man yr also geben alle morgens nüchtern ii loyt myt eyme loyt czyeser wasszers. Vnd als der syrop vszgedrüncken ist, so sal mann yr geben dysse nachgeschriben pürgacien. Vnd der syrop sal also gemacht syn: Recipe: Artymosya sana mundi, menta rubea, origana, gallimanti, ysopi, ana ℔ ½, ennisi, meratri[419], annüs, cysylius, zymini, enneti[420], ana ʒ ½, spycenardi, asukynanty[421], calamus aromatici, aspici retantis, radicis bystorate[422], ana ʒ ii, aceti albi, carterum ½, anarum passarum, lycracia rasi, | ana ʒ ½, mellis rosaci, czocker albi, ana ℔ ½, et fiat siropus ℔ i½. Diß [103vb] syropus sal mann yr geben in der maszen, als vorgeschriben ist. Vnd dysz ist dye pürgacien vnde dye sal man also yr geben nach der mitternach[t] in der decoctio spycenardi: Recipe: Benedicti, ad doricum ampricum[423], anacardi, ana ʒ ½, et fiat mixtura, vnd gyb yme, als vorgeschriben ist.

Rasy heyszet dye purgacien zü geben vnd syn synne ist also, aber ich concordere nit da myt von schulden, dann ez virlengert sich, vnd nach myme gedüncke vnd synne dysse her nachgeschriben purgacio ist beszer. Vnd also sal ysz gemacht syn:

---

3 innewendig] innenwendig K, interius E || **4** schulden] stadden vnd schulden E; erschreckent] *das zweite* c *oben nachgetragen* Z, ersreckent K, herschreckent sich E; rychent] riechent K, prechent E || **7** lowen] luwen K, sehen E; waz] wes E || **9** Züm – so] Zum ersten K, Zue dem ersten E; yr] ir K, in E || **10** yr] ir K, ine E; czyeser] zyeser K, ziser E || **11** als] *nicht in* E || **12** Artymosya] artymesia K, artimessia E; sana] *darüber* benedicta *nachgetragen* ZK, *nach* sana *im Text*: id est benedicta E || **13** origana] origani KE; gallimanti] callimanti *korrigiert aus*: gallimanti K, gallamanti E || **13/14** cysylius] cysilius KE || **14** zymini] zimini E; spycenardi] spicenardi K, spiconardi E; asukynanty] askynanti K, askinanti E || **15** retantis] retanadis E; bystorate] bistorate KE; aceti] acceti E || **16** lycracia] licracia KE; siropus ℔ i½ *statt gestrichenem*: puluis *über der Spalte nachgetragen* Z || **17** syropus *danach gestrichen*: so Z || **18** pürgacien] purgacio E; mitternacht] mitternach ZK, mitternacht E; der decoctio] decoccio K, die coccis E || **19** spycenardi] spicenardi K, spiconardi E; ad doricum] addoricum KE; anacardi] enacardi E || **21** Rasy] Rasi E; purgacien] purgacio KE || **22** myme] yne E; gedüncke] geduck E || **23** purgacio] pargacio E; ysz gemacht syn] mann schriben K, man schriben E

---

419 marathrum: Fenchel
420 anethum
421 squinantus: Kamelheu
422 bistorta: Natterwurz, Schlangen-Knöterich
423 ? theodoricon euperiston: ein aus vielen Zutaten bestehendes Universalmedikament nach der Vorschrift des *Antidotarium Nicolai*

Recipe: Dyaturbyt, dyacartami, ana ʒ iii, et fiat puluis. Dyeser purgacien sal man yr geben nach der mytternach[t] in decoctio artymesya. Vnd darnach sal man yr eyn sweyszbat machen myt den vorgeschriben krudern, dye mann in dye egenanten syrop düt. Vnd als sye vszer deme bade geet, so sal mann yr czwene bade swemme duncken yn dysser nachgeschriben decoctio vnde den eynen swampe leget off daz [104ra] gemychte vnd den andern off den büche | dar oben. Recipe: Askynanti, florum antos, ana carterum ½, et fiat puluis grosso modo et buliantur in vino albo. Vnd do daz, als vorgeschriben steet. Vnde salt sye darnach laszen swytczen vnd alle morgens vnde abents sal mann yr czessen geben eyn halp loyt von eyner latwerge genant myteratum[424], vnd gyb yr darnach zü dryncken aqua rübea maioris.

Vnd were ysz, daz dye vorgeschriben dincke nyt woil reynegent, so sal mann y*r* dyese nachgeschriben poste*ri*a machen vnd man sal y*r* czwey machen. Vnd man sal nemen eyn rode von eyme quytdem baüme vnd dye myt baüm wollen bewynden vnd düncke yn dysse nachgeschriben salbe. Vnd dye sal also gemacht syn: Recipe: Trefera magna sine opio ℥ i½, polepi, colocontyndi, deli, ana ʒ i, et tempera in materia sua, et fiat, vt dictum est. Vnd man sal an dye posteria eynen syden fadem machen, wan sye in den lyep geent, daz man wieder vszczyehe. Vnd alle morgens nüchtern, als sye zü stule gangen ist, so sal sye dye czappen in den lyep stosczen vnd als lange dar ynn laszen, bysz daz sye wee gewynnet, vnd sal sye dann vszczyehen myt dem [104rb] fadem. Vnde | were ysz sache, daz sye grosz wee vnd dolores gewonnen im lybe, so salt dü yr eynen czappen machen myt dünnem lynen düche oder baumwolle oder süst wolle vnd daz selbe düncken in wegebreyt wasser.

Vnd were ysz, daz sye eyne wolgeborn oder eyn rych fraüwe were, so sal man yr dysse nachgeschriben reüche machen morgens vnd abents: Nym eyn kachel myt fure vnde wyrff dysz nachgeschriben pulüer dar off vnd stürcze eynen trechter dar off also, daz sye dye rore in daz gemecht stosz, daz der rauch dar yn gee. Vnd daz püluer

1 Dyaturbyt] dyaturbit K, diaturbit E; dyacartami] diacardani E || **2** mytternacht] mitternach K, mitternacht E; decoctio] decoccio K, decocien E; artymesya] *korrigiert aus*: artemesya *oder umgekehrt* Z, artymesia K, artimesia E || **4** mann *danach gestrichen*: ym geben oder Z || **5** decoctio] decoccio K, decocien E; leget] lege E || **6** den andern *über der Zeile nachgetragen* Z; off *danach gestrichen*: den andern off Z; Askynanti] askinanti E || **7** carterum] carterium E; grosso modo] *über der Zeile nachgetragen* ZK, *im Text* E || **9** eyn halp loyt] eyn halb loit K, i loit E || **9/10** myteratum] miteracum *oder* miteratum E || **11** yr] yn Z, ir KE || **12** posteria] postena Z, postena *oder* posteria *über gestrichenem*: purgacien K, posteria E; yr] yñ Z, ir KE; czwey *korrigiert aus*: czweyerley Z; sal[2] *danach gestrichen*: yn machen, *darüber*: nemen Z || **13** rode] rude E; bewynden] bewonden Z, bewynden K, bewñden E || **14** düncke] *nicht in* E || **15** magna *korrigiert aus*: maga Z; sine opio] *über nicht gestrichenem*: synope Z, sine opio *über gestrichenem*: sinope K, sine opio *im Text* E; polepi] polopi KE; colocontyndi] colocontindi KE || **16** an] ine E; syden] *nicht in* E || **17** sye] *nicht in* E; nüchtern] *nicht in* KE || **19** sye[2]] *nicht in* E || **20** gewonnen] gewünne K, gewunde E || **24** morgens vnd abents] morgens vnd abentz K, mane et sero E || **25** off[1]] *danach*: machen Z, *nicht in* KE – *von den Editoren getilgt*

424 mithridatium: Medikament aus dem *Antidotarium Nicolai*

sal also gemacht sin: Recipe: Ambri electi, müsti vini, ana ʒ ii, lygnum aloes ʒ i, astoracis kalmiti ʒ iii, et fiat püluis. Vnd gebrüche daz, als vorgeschriben stet. Vnd mann sal yr gewonlichen czessen geben grüne ingeber oder origanum conficit oder dyagalangi myt czymmen püluer oder dyasiterion[425]. Vnd wan der mann vnd frauwen sich zusamen legen wollent, sal mann yn beyden dysse nachgeschriben latwerge geben vnde daz off güden wyn zü drincken | vnd sye sollent eyne wyle darnach sclaf- [104va] fen. Recipe: Dattülum thaüri puluerisati, aroci, piperis longi, gariofyli, zynamonie, caudorum astinccorum[426], ana ʒ ii, anis cerebrum ℥ ½, zocker albi lb i, et fiat lytuarium barbolis et aureantur. Vnd gebrüche als vorgeschriben steet.

Vnde gyb yme gewonlichen zessen güt broyt vnd wyn vnd hemmel fleysch zessen vnd messelich dycke vnküscheyt dryben vnd nyt zu dycke, als Galienus gesprochen hayt, daz dye fraüwen werdent gerne früchtber, so sye yre zijt vnd sucht gelasczen hayt vnd auch ewenig dar vor, als yr czijt wydder kommen sal. Auch sal der arcze war nemen, daz dye frauwen keyne bresten ane dem lybe haben, wedder inwendig noch vszwendig, dan der bresten sal vor geheylet sin, ee er dar zü arbede, daz sye dragen sollen. Vnd were ysz, daz dye fraüwe nyt mocht anheben, so sal mann yr geben zü dryncken wasser von holder blüsen morgens vnd abents oder aqua radicis | rübea maioris oder aqua de decoctio vingreci. Vnd mann sal nemen wysz [104vb] myncze saffe vnde eyne lynen düche dar yn düncken vnd yn daz gemycht stoszen.

Vnd Rasi sprychet, daz eyne frauwe yn yrer hant allewege sal dragen wysz myncze vnd dar an smacken, daz hylfft sere. Aüch czymen roren gepüluert vnd yn wyne myt waszer gemenget gedruncken, hylffet sere. Item decoctio lupinorum gegeben zu dryncken myt myrre ist güt zu der drachte vnd daz mann neme arystologia gepüluert off ewenig wollen vnd off daz gemycht geleyt, ist sere gut. Vnd sprychet Rasi, der do neme ystoraci lyquidi vnd bynt daz eynr frauwen an, dye myt eyme kynde geet zu der arbeyt vnde bynt mann an daz recht byn, so geneset dye frauwe woil lychteklichen.

---

1 electi] allicti, *darüber*: electi K, allicti E; ʒ[1]] *korrigiert wohl aus*: ℥ Z, ʒ KE; lygnum] lignum KE || **1/2** aloes – iii] *nicht in* E || **3** ingeber] ingbere E || **4** dyagalangi] diagalangi E; dyasiterion] diasiterion E || **7** Dattülum] dattalum E; gariofyli] gariofili K, cariofoli E; zynamonie] zinamonie E || **8** caudorum] caudarum E; zocker] zockeri K, cokkeri E || **9** lytuarium] lituarium KE; barbolis] barbol̄ ZK, barbolis E || **10** yme] yn K, ime E || **11** zessen *danach gestrichen*: geben Z; vnd[1]] vnd meßlich drincken vnd auch E; dycke[1]] dicke die K, die E || **14** frauwen] frauwe K, fraue E; haben] habe KE || **16** sollen] sulle K, solle E || **17** blüsen] blußen E || **18** de] *nicht in* KE; vingreci] vyngreci K || **19** saffe] *falsch gestrichen* Z, saff K, safft E || **20** Rasi] Rasy K || **21** hylfft sere] hilfft sere K, ist vast gut E || **23** myrre] mirre KE; arystologia] aristologia KE || **25** Rasi] Rasy K; ystoraci] istoraci E; lyquidi] liquidi KE || **26** byn] beyn K, beine E || **27** woil] wol vnd K

---

425 diasatyrion

426 stingus/stinchus: satyrion, Knabenwurz

Daz ander capittel ist, als der frauwen czijt vierstanden ist. So sal mann yr geben qwendel saffe vnde bache myncze saffe, yglichs glich viel, vnd dar yn gemenget eyn [105ra] wenig castorium. Vnd gyb yr dar zu dryncken oder succi von cedebaüm, rübea | maioris vnder eynander gemenget vnd gyb yr zu dryncken, als yr zijt kommen solte. Vnd salt yr dün laszen vnder dem enckel oder an der adern vnden yn der knye kerben oder setcze ym koppe inwendig des beynes. Vnd der meister sal sich müen, daz der frauwen ir zijt zu rechter zijt komme.

Vnd were ysz auch sache, daz sye hette yr süchte mee, dann ez recht were, [vnd] daz flosz zu viel, so salt dü yr geben aqua plantaginis vnd mache daz waszer eyn wenig royt myt lapis amathistis. Auch eyn anders, daz auch daz bluyt styllet: Mache eyn posterium lang als vier finger lang myt baüm wollen, vnde bynt eynen syden fadem dar an vnd düncke in aqua plantaginis vnd sege dar vber bolum armeni gepüluert vnde stosz in den afftern. Eyn anders: Nym eynen lynen düch vnd netcze in aqua plantaginis vnde sege off daz düche bolum armeni vnd mache y*r* eyn plaster off d*a*s gemecht. Item eyn ander puluer dar vor, vnde daz selbe puluer daz sal sye bruchen alle morgens, als sye offsteet, eynen leffel fol myt eyme phunt wegebreyt wasser vnde myt aqua rubea maioris, daz ist rode, da myt man ferbet, gemenget, zü [105rb] dem andern | wasser vnd daz pülüer dar yn gemenget. Vnde daz puluer sal also gemacht sin: Recipe: Sangwinis draconis, terra sygilata, lapis amathistis, ana ℥ ½, thuris albi, masticis, ana ʒ ii, boli armeni ʒ v, gummi arabici ʒ iii, entiri ʒ i, acacia ʒ vi, spycenardi ʒ i, myrra ʒ ii, et fiat puluis subtilissimus. Vnd gebrüche in der maszen, als vorgeschriben steet.

Daz drytte capittel ist, als daz [gemecht] gefellet vsz syner stat zu der fraüwen gemycht her vsz. So drucke ez wydder yn vnd nym weyche düche vnd stosz in daz loche vnd bespreyde dye dücher myt dyssem nachgeschriben puluer, ee dü sye in daz loche stoszest: Item puluis balaustias, puluis olybani masculini, yglichs glych viel, vnd menge züsamen vnd werff ysz off dye dücher.

---

1 *zwischen den Spalten rot*: ii Z, *am Rand schwarz*: Ca ii K || **2** vnde – saffe[2]] *nicht in* E || **2/3** eyn wenig] modicum E || **3** dar] daz K, das E || **4** eynander] *nicht in* E; solte *über gestrichenem*: ist Z || **6** setcze ym koppe] mache ir ventosen K, mach ir iiii ventosien E || **6/7** Vnd – komme *am Rand nachgetragen* ZK || **6** müen] oben E || **8** ez *am Zeilenende nachgetragen* Z; vnd KE || **9** flosz] floße K, floiß E; dü *über der Zeile nachgetragen* Z || **9/10** eyn wenig] modicum E || **10** lapis] lamp E; bluyt *danach gestrichen*: b Z || **11** als – lang[2] *am Rand nachgetragen* Z || **14** yr] yme KE, ir E || **15** das gemecht] *korrigiert aus*: den magen Z, das gemechte *über gestrichenem*: den magen K, das gemecht E; ander] *korrigiert aus*: anders Z, anders K, ander E || **16** phunt] pand E || **19** Sangwinis] sagwinis KE; sygilata] sigilata K, sigillata E || **20** ana ʒ ii *am Rand nachgetragen* ZK; ʒ[1] *korrigiert wohl aus*: ℥ Z; boli] bolum E ʒ v *über gestrichenem*: ℥ iii Z; gummi – ʒ iii *am Rand nachgetragen* Z || **21** spycenardi] spicenardi K, spiconardi E; myrra] mirra KE || **23** *am Rand rot*: iii Z, *am Rand schwarz*: Ca iii K; gemecht KE gefellet] fellet K, velt E; stat] *danach*: vnd vsz syner gemicht her vsz vnd Z, *nicht in* KE – *von den Editoren getilgt* || **25** bespreyde *korrigiert aus*: wespreyde Z; dye dücher] die dücher K, das duch E || **26** balaustias] u *über der Zeile nachgetragen* Z, balastias KE; olybani] olibani KE; masculini] mascalī E

Nv wollen wyr reden von der sachen, dann ez ist bose zu heylen, wann dye frauwe geet *vnd* arbeyt sich, so fellet ez her vsz als vor. Dar vmbe so wollen wir vns des vorter erlaszen vnde wollen wyr reden von den | wonden vnd schrunden, dye do [105va] gescheen in der matricis oder warczeln oder von andern sachen vnde bresten, dye dye matricis verseren, ist, vnd wo myt zü helffen sy. Item nym bücks vnslayt vnd bolum armeni vnde menge daz woil züsamen vnd mache daz als eyn salbe vnd smere yn dye ende, da daz virserünge ist, oder nym baümwolle vnd duncke in dye salbe vnd smere da myt.

Nv wollen wyr reden von der mütter, dye do offgeet zu dem herczen vszer yrer stat. So salt du yr geben zü dryncken castorium myt arthimesia wasser. Vnd salt yr machen dye arczedye, da von gesaget ist in dyssem ersten capittel. Vnd waz vbel smecket vnd styncket, so sal man yr geben zu ryechen, vnd waz woil smacket, da myt sal mann yr reuche machen vnden.

Daz vierde capittel ist von mola matricis[427]. Daz geschijt von scharffer materien vnd dye virbrüe*t* sich in der matricis, bysz daz dye matrix virblewet | sich vnd wirt als [105vb] eyn fraüwe, dye do myt eyme kynde geet vnd weyeshet aüch in der maszen, als eyn frauwe myt eyme kynde vnd reget sich in der maißen als eyn kinde. Vnd diß ist daz vnderscheit züschen der frauwen *mit eyme* kinde vnd myt der süchten, dan die daz kynt dreit, geberet daz kint in dem nünden mande, oder dye myt der süchten, so sye komment in den nünden mant, so nympt der lieb abe vnd wyrt eyn küyche in dem buͤche. Dye hülffe dar vor ist, daz mann yr lege off den büche dinck, daz do hylffet vnd weychet. Vnd sal yr geben innewendig dincke, daz da weychet vnd düt vszwerf-

---

1 dann] das E || **2** vnd] yn Z, vnd KE || **4** warczeln] *korrigiert aus*: bywarczeln Z, wartzeln *korrigiert aus*: vicwartzeln K, wurtzlen E; andern *danach falsch wiederholt und nicht gestrichen*: oder von andern Z; sachen vnde] *nicht in* KE || **5** matricis] matrix E; ist ZKE; vnslayt] vnßlät K, vnslat E || **10** wasser] *über der Zeile nachgetragen* Z, waßer *am Zeilenende möglicherweise nachgetragen* K || **12** so] *nicht in* KE || **13** mann] *nicht in* E; vnden] *nicht in* E || **14** *am Rand rot*: iiii Z, *am Rand schwarz*: Ca iiii K || **15** virbrüet] virbrüent Z, verbruet K, virbruet E; in – sich[2]] *nicht in* E || **16** weyeshet] *Korrekturen im Wort, Ergebnis nicht eindeutig* Z, wechst K, weßhet Z || **16/17** als – maißen] *nicht in* E || **17/18** vnd – kinde *am Rand nachgetragen* Z || **18** der[1]] eyner K, einer E; mit eyme] vnd dem Z, mit eyme K, mit eime E; die *über gestrichenem*: daz Z || **19** dreit geberet daz kint *über der Zeile nachgetragen* Z || **20** komment] kompt K, kummen E; der lieb] der lip K, sie E; lieb] *über gestrichenem*: mant Z, lip *über gestrichenem*: buche K; küyche] küche K, buch E; *danach*: in dem lybe Z, *nicht in* KE – *von den Editoren getilgt*; küyche] *nicht in* E || **21** dar vor] *nicht in* KE || **21/22** hylffet vnd] *nicht in* KE || **22** Vnd – weychet[2]] *nicht in* E

---

427 Zu Auffassungen von der Entstehung der *mola matricis* vgl. Diepgen (1963: 121), zitiert nach Kruse (1996: 123): „Über ihre Pathologie und Therapie war man verschiedener Meinung. Die einen sahen in ihr eine durch geschlechtliche Zeugung entstandene degenerierte Leibesfrucht, die anderen ein pathologisches Produkt von dergleichen Genese, wie jede andere Geschwulst, die sich in der Gebärmutter bildet".

fen. Item oley aratangi oder waszer, daz dar vor güt ist, dye mola matricis vszzuwerffen.

Von der passio matricis, als sych dye fraüwen brechent vnde wyndent myt dem lybe, so sal mann yr [machen] pürgacien vnd koppe setzen an daz ende, da der brest ist. Dye sache, dye da machet, daz eyner fraüwen yr czijt virstillet ist, dye sint hernach geschriben. Dye erste ist, daz sie hait eyn posteme in der matricis vnd daz machet, daz sie nit hait ire zijte oder daz sye hat ewenig bluts an yrem lybe oder daz sye hayt grob dicke bluyt oder daz sye eyne amme ist vnd gijt viel myllich oder daz [106ra] sye ist von boser conplexien oder daz | daz bluyt geet dürch ander stete, als daz sye fast blüdet dürch dye nase oder daz sye hayt dye gulden [ader] oder daz sye hayt eyn feysten lyp vnd fey[s]te ist. Vnd der meyster sal lüwen, waz dye orsache sy, vnd darnach sal er wyrken nach syner wysheyt. Vnd wann dye blüme geet me dann recht von der fraüwen, daz ist des scholt, daz sye zu viel blüyts hayt oder daz, daz bluyt ist zu hytczig oder zu dünne, oder von der scholt, daz sye zü starcke purgacien genomen hait oder daz sye eyn kynt gemacht hayt. Vnd alle dye orsachen sal der meyster virsorgen vnd darnach wyrken nach syner wysheyt.

[Liber IV]

Gegycht

Daz vierde deyl dysz büchs redet von der gychte, vnd dar an synt fünff capittel. Daz erste ist von der cyatica[428], daz ander von der bodagra[429], daz von dem bluyde geschijt, daz drytte ist von eyme bresten genant warcze atczeln aügen, daz vierde capittel ist von podegra vnd daz kommet von colera rübea, daz fünffte capittel ist der selbe brest, der do kommet de flecmate.

[106rb] Daz erste capittel ist von der | cyatica vnd daz ist eynerley gegycht, daz in dye huffen kommet in dye heubt adern. Vnd dye ader ist genant cya vnd daz gebeyne ist genant thica, da von ist dye sücht geheyszen ciatica. Vnd yn anefancke des bresten

1 aratangi] arocangi E || **1/2** vszzuwerffen zu *über der Zeile nachgetragen* Z || **4** machen KE; koppe setzen] ventosen K, ventosien E || **6** erste ist *über gestrichenem*: ist dye erst Z || **6/7** daz[1] – oder[1] *unter der Spalte nachgetragen* Z || **6** posteme] apostema KE || **7** zijte] zil E || **10** ader KE; oder[2]] *nicht in* E || **10/11** hayt[2] – ist] zü feist ist K, zu feißt ist E || **11** lüwen] logen E || **12** wyrken] mercken E || **16** wysheyt] wyßheit K, sciencie E || **18** Gegycht *Überschrift rot am Ende der vorherigen Zeile* Z || **19** gychte] suchten E; dar an synt] ist hait E || **20** cyatica] ciatica E; bodagra] podagra E || **21** warcze atczeln aügen] wartze ~~die~~ atzeln aüwen K, wartz atzelen auwen E || **22** podegra] podagra E || **24** *zwischen den Spalten rot*: i Z, *am Rand schwarz*: Ca i K; cyatica] ciatica E; dye] den K || **25** huffen] hüffen K, hufften E; kommet *danach gestrichen*: dye flecmatica vnd kommet Z; cya] cia E || **26** ciatica] *am Rand nachgetragen* Z, cyatica K, ciathica E; *nach* ciatica *falsch wiederholt und nicht gestrichen*: vnd daz gebeyne ist genant thica da von ist dye sücht geheyszen cyatica Z

428 sciatica: Hüftschmerzen, Ischias bzw. Hexenschuss

429 podagra: lähmende Fußgicht; auch jede schmerzhafte Beeinträchtigung der Gelenke ist, daz daz wee kleyne ist vnd meret sich der brest stetlich, bysz daz er wyrt hoberecht vnd mag sich nyt gelychen. Vnd zü wylen meret sich der bresten vnd kommet in dye beyne [vnd knye], bysz an dye fusze vnde vmbe dye nyeren. Vnd wann sich der bresten viraldet an deme menschen, so wyrt er hofferricht an dem menschen vnd yn dem lesten.

Dye hülffe: In anfancke des bresten so sal mann ym geben starcke crystere vnd daz recept, do von wollen wyr her nach schryben. Vnde darnach sal mann yn senfftlichen ryben an dem büche vnde mache ym eyn katfalma off den bresten vnd mache yme eynen dampf als eyn sweysz bat off den bresten myt salcze waszer vnd düncke wolle in daz | salcz waszer vnd lege ysz ym, als warme er ysz lyden mag, off daz we. [106va] Oder nym eyn kleyne seckelin folle kleynen salczes vnd lege ez ym, als warme er ysz lyden mag, off daz wee. Oder mache ym dysse nachgeschriben salbe vnd smere ym daz wee: Recipe: Ascoraci liquid[i], oley colocontindi, ana ʒ i, apopinaci ʒ ½, cera alba tum sufficit, et fiat vngentum liquidum. Vnd smere yn, als vorgeschriben stet.

Oder nym rynder myst, der do frysche sy, vnd lege czwyssen czweyne kolebletter yn dye warme esche vnd doe dann dye kole abe vnd lege den drecke off daz wee oder eyn sterkers, daz mache ym dry blatern, eyne off daz wee vnd czwo dar vmbe. *Daz* laszen vszen an deme enckel, daz ist auch güt vor dye cyatica. Vnd koppe, dye ventosen sin genant, dye sint auch güt vor daz selbe. Vnd aüch ist güt, daz man ym gebe eyn oximel myt decoctio salbey. Vnd darnach salt yn fegen myt | pylloles kagis [106vb] oder myt dyaturbyt. Vnd dysz ist des dyaturbyt recept: Recipe: Zockeri albi et duri ʒ vi, turbit mundi ʒ iiii, zynciberis albi ʒ ii, et fiat lytuarium barbolis. Von der latwergen gyb yme czwey loyt in decoctio salbeya oder fege yn myt pylloles aloes, dye gedycht hayt Rasi.

Daz ander capittel ist von der podagra, daz da kommet von dem sanguinis vnd kommet an daz gleyche der groszer cewen myt groszen smerczen in dem füsze vnde virwandelt sich syne farbe nyt. Zu wylen ist ysz royt, zü wylen geswollen, vnd der brest ist zu wylen von kelten vnd zu wylen von hytczen. Vnd wan ysz kommet von hytcze, so ist dye stat royt vnd geswollen, vnd wann ez kommet von kelten, so ist ysz ane rode vnd ane geswylste. Dye podegra, dye hytczig ist vnd ist royt, daz magestü

1 daz^{1} – ist^{2}] daz we kleyne K, das we cleine E || **2** hoberecht] *über gestrichenem*: hüngericht Z, houericht K, hoffericht E || **3** vnd knye K, vnd knie E || **4** hoffericht] hobericht K, hobricht E || **4/5** an^{2} – yn] *nicht in* KE, *wohl falsch wiederholt* Z || **13** liquidi K; colocontindi] *korrigiert aus*: colocontingi Z, colocondindi E || **14** alba] albi E || **15** frysche s *oben nachgetragen* Z || **17** Daz] vnd Z, daz K, das E || **18** vszen *danach gestrichen*: an dem wee Z; cyatica] ciatica E || **18/19** Vnd – dye] Die ventusen K, Die vontosien E || **20** decoctio] decoccien E; salbey] salbei E || **21** dyaturbyt^{1}] dyaturbit K, diaturbit E dyaturbyt^{2}] dyaturbit K, diaturbit E || **22** zynciberis] zincibetis E; lytuarium] lituarium KE || **23** salbeya] salbeia E || **25** *am Rand schwarz*: Ca ii K; sanguinis] sagwinis K, sagwis E || **26** gleyche] gleiche K, geleich E; cewen] zehen E; groszen groszē smeczen *danach gestrichen*: sl Z; groszen smerczen] groszē smeczen Z, großem dolores K, großen dolores E || **27** sich] *nicht in* KE erkennen, wann dü dar off tastes, obe sye hytczig ist vnd obe zu stünden we hayt da. Vnde ob sich daz wee erlenget, so ist ym hart zü helffen.

[107ra] Dye hülffe ist dar vor, daz der syeche nyt sal wyn dryncken vnd sal sich | hüten von vnküsheyt, vor fleysche vnd vor alle ding, dye do fe[y]st synt, vnd vor allerley gebrye vnd gemüsz, doch mogent sye woil brüwen brüchen. Auch sollent sye sych hüten vor allem zorne vnd trüren.

Vnd were ysz sache, daz dye podegra hytczig were, roit vnd geswollen, so salt ym dün laszen am rechten armen, hayt er yz an der rechter syten, oder an dem lyncken armen, hat ers an der lyncken syten. Vnd were ysz sache, daz daz nyt hulffe, so virwerret ysz den bresten zu yglicher czijt. Vnd des vierden dags nach dem, als er gelaszen hayt, so salt yr ym machen eyn syrop noch dem gedüncke des meysters vnde nach dem bresten. Vnde salt yn darnach fegen myt pylloles coyges oder myt dysser nachgeschriben latwergen. Vnd der syeche sal nemen dry oder vier bolis, daz ist stücke, nach dem, als er eyne conplexien hayt. Vnd gyb ym darnach zu dryncken eyn krüse dysz nachgeschriben wassers warme. Vnd also sal daz selbe waszer gemacht syn: Item nym salbey dry hantfolle vnd stoysz dye woil vnde menge myt [107rb] waszer vnd syge daz vnd menge dar | vnder ½ phünt honiges. Vnd suth daz vnd schüme ez reyne vnd mache ii phunt drannckes vnde gebrüche nach der vorgenanten latwergen.

Vnde dye latwerge sal also gemacht sin: Recipe: Turbit mundi ℥ ii, zynciberis albi ℥ i, mellis dyffumiti ℥ iiii, zockeri albi $\overline{\text{lb}}$ ½, et fiat lytuarium barbolis, quotlibet bolus ʒ ii. Vnd gebrüche daz, als vorgeschriben steet. Vnd darnach smere den [bresten] myt dysser nachgeschriben salben gegen der sonnen oder dem füre. Vnd also sal mann machen vnd schryben in dye apotece: Recipe: Oley colocontindi ℥ ii, puluis ermodattil ℥ ii, cera tum sufficit, et fiat vngentum liquidum. Vnd smere daz, als vorgeschriben steet. Oder mache ym dyssen nachgeschriben plaster vnd lege yme ysz, als warme er ysz lyden mag, off daz wee. Vnd also sal man schryben: Recipe: Sücci faba lüpynorum, sücci colyandri, sücci iüsquiani ana vnde lege ym daz off den bresten.

Oder mache yme dysz nachgeschriben plaster, vnd daz plaster ist güt, daz wee zü styllen an deme bresten, dye materye sy hytczig oder kalt. Vnd daz sal also [107va] gemacht syn: | Item nym brosem von wyszem brode vnd suth daz myt myllich vnd

1 hayt da] da hant KE || **3** dar vor] *nicht in* KE || **4** alle ding] alle dincke K, allen dingen E; dye] *danach*: dye Z, *nicht in* KE – *von den Editoren getilgt*; do] *nicht in* KE; feyst K, feist E || **5** brüchen *über der Zeile nachgetragen* Z || **7** roit *über der Zeile nachgetragen* ZK || **8/9** an[1] – ers] *nicht in* E || **11** yr] *nicht in* KE eyn syrop] *über der Zeile nachgetragen* Z, eynen syrop *über der Zeile nachgetragen* K, einen syroppe *im Text* E || **12** coyges] y *oben nachgetragen* Z, coyges K, coiges E || **14** conplexien] conplexe K, conplex E || **18** mache ii phunt drannckes] mache ii punt drannckes K, ii pont drancks saltu machen E || **20** zynciberis] zynaberis K, zinaberis E || **21** dyffumiti] difumiti KE; lytuarium] lituarium KE || **22** bresten KE || **24** apotece] apoteke K, apoteca E; colocontindi] colondindi E || **24/25** puluis – ii *am Rand nachgetragen* Z || **24/25** ermodattil] armodatilis KE || **27/28** lüpynorum] lupinorum KE || **28** colyandri] *wohl korrigiert aus*: colyandry Z, coliandri KE; ana *die Gewichtsangabe danach fehlt* ZKE dann nymm dye brosem vsz vnd menge daz myt eyer dother vnd lege daz off daz wee, als warm er ez lyden mag. Oder wegerich bletter warme off der glüt gemacht vnde, als warme er ysz lyden mag, lege ym off daz wee. Oder nym schelleworcze saff vnd werme daz vnd duncke eyn düche dar yn vnd lege ysz ym, als warme er ysz lyden mag, off daz wee. Oder nym lynsen bletter vnd suth daz myt gudem wyn vnde, als warme er ysz lyden mag, [lege] off daz wee. Oder masam bletter vnd mache ym eyn warme plaster dar vber vnd, als warme er ysz lyden mag dar off. Vnd alle wochen mache yme eyn vomitum myt decoctio von myrretig.

Vnd off daz mynst geschijt der breste in alden luden vnd kommet von hytcziger materie. Vnd were ysz, daz er hayt grosze wee, so salt ym machen dysz nachgeschriben plaster vnd lege ym off daz wee, als warme | er ysz lyden mag. Item nym lynsen [107vb] mel vnd menge daz myt rosen oley vnd süth daz vnd lege ym dar off. Oder nym eppich crüt vnd suth daz in waszer vnd stosze woil darnach vnd menge dar vnder eszig troszen vnd hart eyer dotter vnd stoiß daz woil vnd menge daz myt rosen oley vnd, als warme er ysz lyden mag, mache ym ein plaster off daz wee. Oder lege yme dar off ix dage lancke daz grosz dyaculum[430], daz Messuel gedycht hayt.

Vnd were ysz sache, daz daz wee qweme von kalder materien ane geswylst vnd auch an rote myt groszem wee, so salt dü ym machen eyn kleyne dunne seckelin fol salczes vnd, als warme er ysz lyden mag, lege ym daz off daz wee. Vnd nym darnach wolle gedüncket in warme camille oley vnd lege ym auch dar off. Auch nym warme camille vnd, als dü ym myt dem oley gesmeret hay[s]t, so lege [sie] ym dar off. Oder nym eyn bade swampe vnd duncke in decoctio vingreci vnde lynsath vnd wysz myncze vnd, als warm er ysz lyden | mag, lege ym dar off. Vnd were ysz sache, daz [108ra] daz wee starcke were oder wann [du] des sychtages gewar wyr[s]t, so mach ym dysz nachgeschriben bath: Item fünff hantfolle hartwenaüwe, lorebere i phunt, salczes eyne schüszel folle vnd ob ysz dyr füget, so dü swebel dar czü. Vnd bade da myt daz glyet, da dye gegycht vnd daz wee ist, oder den ganczen lyep.

Vnd darnach nym des sychen harn vnd salczes vnd suth daz zusamen vnd eyn düche duncke in den selben harne vnd lege ym dar, da daz gegycht ist, oder dar, [da]

1 dother *über gestrichenem*: clare Z || **3** lege ym *über der Zeile nachgetragen* Z || **4** als *korrigiert aus*: yls Z || **5** lynsen] bilsen KE || **6** lege K, legs E; off daz wee] dar off K, dar vff E; masam] magsamen E || **7** vnd – off] *nicht in* KE; wochen] weg E || **8** decoctio] decoccien E; myrretig] meretig K, mirredich E || **9** breste *danach gestrichen*: ge Z || **10** wee] *über der Zeile nachgetragen* Z, we *über der Zeile nachgetragen* K || **14** troszen] troßen K, troisen E; vnd[2] – woil *am Rand nachgetragen* Z; daz[2] *über der Zeile nachgetragen* Z || **16** dyaculum] dykulüm K, diaculum E || **18** machen] *nicht in* E; eyn] *nicht in* K || **20** camille] kamille K, camillen E || **21** camille] kamamille K; hayst] haist KE; sie K, sy E || **22** decoctio] decoccien E; vingreci] vengreci K; lynsath] linsait E || **24** du – wyrst] der sychtages gewar wyrt Z, des siechtages gewar wirt K, du des siechtdags geware wirdest E || **25** hartwenaüwe] hartwenaü KE lorebere] lorber E || **26** schüszel] schussel K, leffel E; swebel] zwibele E || **28/29** eyn düche duncke] düche *über der Zeile nachgetragen* Z, *gestrichen*: düe eyn *danach*: duncke *danach über der Zeile nachgetragen*: eyn duche K, druck ein duch *im Text* E || **29** da[2] *oben nachgetragen* K, do E

430 diachylon/diaquilon

ez kommen sal. Vnd were ysz sache, daz daz wee sere starcke ist, so salt du yme machen dry blatern, eyne off daz wee vnd czwo dar vnder. Auch ist güt, daz mann yn smere myt lorebeln oley, wann daz wee grosz ist, vnde darnach dysz nachgeschriben püluer dar off segen: Recipe: Nitri, eüforbium, piperis, ana ʒ iii, et fiat püluis subtilis. Vnd gebruche, als vorgeschriben steet. Vnd er sal darnach in eyn sweysz bat gen vnd darnach sich smeren myt dysser nachgeschriben salben. Vnde sye sal also gemacht [108rb] syn: Item nym wylde latych, yn latin genant | aschariola, rüten, wilde kürbes worczel, yglichs glich viel, vnd süth dye yn czwey deylen oley vnde eym drytteyl waszers vnde lasz ysz als lange syeden, bysz daz daz waszer yngesuth. Vnd darnach nym dye stücke vnd stosz sye woil vnde setcze dann wydder off daz füre vnde doe ewenig wachs dar yn vnd mache eyn salbe vnd smere ysz da myt allewege.

Vnd were ysz, daz dye geswylste hart were, so salt ym alleczijt dar off legen dye vorgeschriben broszen in myllich gesotten. Vnd darnach nym vingrecum mel vnd lynsame vnd suth daz myt ydromel vnd mache ym eyn plaster dar off, als warme ers lyden mag. Vnd were ysz, daz dye swylste sich ye meret, so salt dü yme dar off legen dyaculum geduncket in warmen waszer.

In allen podegre, wie [sie] sint, ist güt, daz mann sye smeret myt fücshe smalcze oder daz mann nem*e* eynen füsche also gancze vnd in eyme grossen kessel myt wyne [108va] syed*e* vnde lasze also lange syeden, bysz daz der fusch | virsüdet vnd zügangen ist. Vnde darnach nym ein phünt dyeltey vnd iii loyt vngenodiget w*ac*hs vnde süth daz myt dem fusche dann vnde setcze ez dann von dem fure vnd lasz ez ober nacht stene vnde des morgens so nym daz feyst oben abe vnd behalt daz vnd smere da myt. Aüch ist daz voichs smalcze alleyn dar zü güt.

Encian worczel woil gestoszen vnde myt oley gesotten ist güt off dye kalde po*da*gra. Vnd man sal ym [gewonlich] dyssen nachgeschriben puluer eyn Э, daz ist x gersten korner swere, myt ydromel geben zü dryncken. Vnd daz sal man ym zü dryncken geben czwene dage in der wochen, vnd des selben dages, als ers ynnymmet, so sal er fasten bysz zu vesper czijt. Vnd [dan sol] mann yme dann eyn swyesz bat machen. Vnd als er vszer dem bade geet, so sal er lygen an eym bette vnde sal

---

2 wee] *nicht in* E || **3** lorebeln] lore KE || **4** püluer] plaster E; eüforbium] eforbium KE || **5** Vnd[1] *korrigiert aus*: vnde Z; steet] *nicht in* E || **7** latych] latiche K, latige E; yn latin] in latin K, in latine E aschariola] aschoriola E || **7/8** worczel] wurtzel K, vurzel *wohl aus* vurgenant *korrigiert* E || **9** yngesuth] üßgesüth K, vßgesut E || **10/11** ewenig wachs] eyn wenincke wachses K, modicum aqua E || **12** dye geswylste] die swilst K, das geschwelle E || **13** broszen] broßem K, broißelten E vingrecum] vengrecum K || **14** lynsame] lyn same K, line samen E; ydromel] ydromell E || **15** dye swylste] die swilste K, das geswillimen E || **16** dyaculum] diaculum E; warmen *danach gestrichen*: wysser Z || **17** sie KE; fücshe] s *über der Zeile zwischen* c *und* h *nachgetragen, das vom Schreiber gemeinte Wort nicht eindeutig feststellbar* Z, füchse K, fisch E || **18** neme] nememe Z, neme KE füsche] füchse K, fische E || **19** syede] syeden ZE, siede K; fusch] füß K, voiß E || **20** wachs] waschs Z, wachse K, wasses E || **21** fusche] fuchse K, fische E; ez[2]] *nicht in* KE || **24** Encian] Enciaen E || **25** podagra] podragra Z, podraga K, podagra E; gewonlich K, gewonlichen E || **26** ydromel] ydromell E || **28** dan sol E; swyesz e *oben nachgetragen* Z woil swytczen. Vnd also sal er sin plegen vnde dün von Sant Michels dage[431] bysz zu halbem mercze. Vnd mann sal yn hüden | eyn gancze jare, daz er nyt esze ryntfleysch [108vb] vnd reche, wylprayt, hasen vnd gense fleysch noch kole, moysz, fygen. Vnd daz puluer sal also gemacht sin: Item nym brüne betonien bletter, cent[a]ürea, yglichs vi loyt, ader menie, funffinger, daz holcze von bremen, wege wyse, yglichs ii loyt. Dye stucke alle derre vnd stosze dye czü puluer vnd rybe sye wol. Vnd gebrüche, als vorgeschriben ist.

Vnd alle, dye podagra hant, dye do kalt ist, den ist güt, daz naturlich warme bat oder sweysz bader, wann alle, dye den bresten hant, den ist obel vnde swerlich zu helffen. Wann dye den bresten hant, dye sint folle materien, oder der myt dem bresten krancke ist, der ist von natüren podagrus. Vnd were ysz, daz dye podagra geschee von vbergem gebluide, so sal mann yme laszen vnd sal yne hüden vor allen dyngen, dye daz bluyt merent. Vnd daz wee geschijt daz meyste deyl in dem ersten mercze | vnd in dem herbeste. Vnd wannn sye wyn drincken, den sal mann mengen [109ra] myt waszer, dar yn ysen geleschet ist, vnde sal nit dryncken, bysz daz sye daz meysteyl yrer spysen hant virczeret. Aüch sal er sich huden vor wyne in der czijt, als sich der bresten sterket, wann der wyn ist subtile vnd sterket daz wee. Vnde mache ym off den bresten dysz nachgeschriben plaster: Item nym hüszworcze dry hantfolle, balaustias vier loyt, gersten mele, als viel du sin bedarffs, vnde suth daz in güdem wyne vnd drück den wyn vsz vnd lege ysz [yme] als warme off den bresten, als ers lyden mag. Vnd daz ist ym gut in anefancke des bresten.

Vnd were ysz sache, daz daz wee sich meret, so salt du ym dysse nachgeschriben salbe machen vnde myt vngeweschener wollen legen off daz wee. Vnd dye salbe sal also gemacht sin: Item senff genant arüca iiii loyt, rosen oley, vngeurbet wachs, iglichs ii loyt, vnd zülasze daz zusamen vnd lege ym [mit der wollen] off den bresten, als warme er ysz lyden mag. Vnd were ysz, daz dye podagra were auch geswollen vnd dye swylste | were zü grosz, so salt dü nemen seüffe vnd baüm oley, yglichs glich viel, [109rb] vnd lasze daz zusamen vnd lege ysz ym, als warme er ysz lyden mag, off dye swylste. Oder nym herba jüdiaca[432] vnd suth daz myt eszige vnd wassere vnd menge dar vnder harte eyer dotter vnd rosen oley vnd mache ym eyn plaster off daz wee, als

2 hüden] *danach*: daz Z, *nicht in* KE – *von den Editoren getilgt* || **3** reche] re E; gense] geiße K, geyß E moysz] moiße K, moiß E || **4** sin] *unrichtig gestrichen* Z, sin KE; centaürea KE || **6** rybe] ryt KE || **9/10** zu helffen] zu samen vnd zu helffen E || **10** helffen *danach falsch wiederholt und nicht gestrichen*: wann dye den bresten hant, den ist vbel vnd swerlich zu helffen Z || **11** podagra] podragra K || **16** spysen *danach gestrichen*: drincken Z; hant *danach gestrichen*: vnd Z; hant virczeret] gessen hant K, geessen hant E || **17** subtile] subtiel E; mache] *nicht in* E || **19** balaustias] u *über der Zeile nachgetragen* Z, balastias KE || **20** yme K, ime E || **24** vngeurbet] vngeurbert K, vngeerbait E || **25** mit der wollen KE || **26** podagra] podogra E || **27** dye swylste] die swilste K, das geswille E || **28** dye swylste] die swilste K, den bresten vnd vff das geswolst E || **29** herba] erba E; jüdiaca] *das erste* a *oben nachgetragen* Z, judiaca K, judaica E

431 29. September

432 herba judiaca: tetrahit, Judenkraut

warme er ysz lyden mag. Auch salt dü wyssen, daz alle dye jhene, dye podagra von dem gebluide hant, den ist schedelich zu gebrüchen mele myt warmem wasser in plaster oder yn spysen. Vnd mache ym dysz nachgeschriben plaster: Nym lynsamen eyn deyl vnd czweren als viel vingreci mel vnd menge daz myt rosen oley vnd mache yme eyn plaster off daz wee. Wye dem sy, e dü yme machest plaster oder katfalma off daz [we], so salt dü yn vor pürgeren von der materien, da der brest von kommet.

[109va] Vnd dysse nachgeschriben puluer ist ym sere güt vor alle dye | podagra, da von wir geschriben hane. Vnd sprychet Yropagus[433] vnd alle alte meyster concorderen myt yme, daz alle dye jhene, die dysz pulüer gebruchent in nachgeschribener maszen, dye werdent nyt me syeche da myt, vnd daz ist sycherlichen ware. Vnd dye qwantitate, dye mann yme geben sal zü yglichem male, eym mann vier Э vnde eyner fraüwen czwey Э. Vnd also sal man daz puluer machen vnd gebrüchen zü yglichem mande: In ianüario fünff morgen, in februario viii morgen, in apprili funff morgen, im meye dry morgen, in jünio vi morgen, in iulio eyns morgens, in octobris ii morgen, nouember iii morgen, december iii morgen. Vnde das puluer sal also gemacht syn: Recipe: Ryapontici[434] ʒ i, agrici ʒ ii, balderiana ʒ iii, petroniastidonicis ʒ iiii, meu ʒ v, yffricum[435] ʒ i, genciana ʒ septem, aristologia ʒ viii, camidrius ʒ ix, cassiantur, et fiat [109vb] püluis. Vnd gebrüche in vorgeschriben maszen. | Rabi Moyse vnd Ysac Jüdei vnd meyster Nathan dye Jüdden hant alle concorderet in den vorgeschriben sachen. Also ist ez, daz der mann swache ist von jaren, so sal mann ym drü Э geben.

Das drytte capittel ist von den warczeln, dye da feselecht vnd adrychtig sint. Vnd der bresten kommet von subtiler materien, dye züssen felle vnd fleysch kommet als eyn rauche. Vnd dye grobe materie virlybet an dem ende vnde eyn harte warcze vnd kommet in dye gleüche. Vnd zü dyssem bresten gehorent alle dincke, dye da hytczig

1 podagra] podogra E || **3** lynsamen] linsamen E || **4** czweren] zweren K, zwirn E; vingreci] vyngreci K || **5** katfalma] catfalma K || **6** we KE || **7** dysse] diß *korrigiert aus*: disse K, diß E || **8** Yropagus] Iropagus E; concorderen] concordirt E || **9** die *über der Zeile nachgetragen* Z || **11** qwantitate] quantitate KE; male *danach unrichtig wiederholt und nicht gestrichen*: eym yglichem male, *dann gestrichen*: eyme male Z || **13** viii morgen] vi morgen E || **14** im meye] in maio E; in^2 – morgens] in iulio i morgen *nicht hier, sondern bereits nach dem Februar* E; octobris] octobr- K, octobri E || **15** nouember] in nouembri E; december] in decembri E || **16** Ryapontici] riapontici E; agrici] aggrici KE petroniastidonicis] petroniasti donitis E; meu] nru E || **17** yffricum] ispricum E; i *danach gestrichen*: ʒ i Z; aristologia *danach gestrichen*: ʒ septem Z; viii *danach gestrichen*: camidrus Z || **18** püluis *danach gestrichen*: et fiat püluis Z; Moyse] o *oben nachgetragen* Z, moße K, *korrigiert*, moyse *oder* moysi E || **19** Nathan dye Jüdden] natan eyn jude KE; den] *danach unrichtig wiederholt*: den Z || **21** *darüber auf der selbständigen Zeile rot*: iii Z, *am Rand schwarz*: Ca iii K; ist] *danach*: von den jaren vnd Z, *nicht in* KE – *von den Editoren getilgt*; feselecht] feßelicht E; adrychtig] adrichtig K, addericht E || **22** dye *danach unrichtig wiederholt*: dye Z || **24** gleüche] gleyche K, glitte E

433 Wahrscheinlich ist Gariopontus gemeint. Im *Secretarium practicae medicinae* des Johannes Jacobi wird *Arepagus*, auch *Gropagus* als Autor des *Passionaribus* genannt, vgl. Bloedecke (1926: 12–13).

434 reuponticum: Rhabarber

435 hypericum: Johanniskraut; Hypericum perforatum L.

synt, dar vmbe sollent sye sich dürch daz jare gewenen. Dysse nachgeschriben arczedye vnd dye latwerge sal man geben den, dye den bresten hant, nach geduncke des meysters. Vnd also sal man in dye apotece schriben: Recipe: Centaurea ʒ i, camidrius, yffricum ʒ ix, aristologia, gynciana, aggrici, balderiana, meü, ana ʒ iiii, spicinardi ʒ iii, mellis diffumiti tum süfficit, et fiat conditis. Vnd gebruche in vorgeschriben maszen. | Vnd daz ist virsücht vnd beweret, daz iz gude ist. [110ra]

Oder mache dysz nachgeschriben plaster vnd lege off dye warcze, vnd daz virdrybet sye zu male. Vnd also sal mann schryben in dye apoteke: Recipe: Byberaca ʒ iiii, türbantina ʒ iii, cera noüa ʒ viii, oleum oliue ʒ x, süpponarie capitali, ana ʒ iii, colofonie lb i, oleum antiquum ʒ viii, confice, et fiat emplastrum. Vnd gebrüche daz in vorgeschriben maszen.

Oder mache dysz nachgeschriben pülüer vnd gieb ym alle morgens nüchtern i½ qwynsen myt wyszem wyne oder ydromel. Vnd daz selbe pülüer ist w*u*nderlichen güt vnd gewenlichen geben, vnd alle doctores cocorderent dar in. Vnde also sal mann schriben in dye apoteke: Recipe: Hermodatilis, dyagridi, ana ʒ ½, semen jüniperi, costis, gariofili, ana ʒ ½, cassiantur, et fiat puluis. Vnd gebrüche in vorgeschriben maszen.

Oder mache yme dysse nachgeschriben latwerge myt dem selben pülüer vnde menge daz myt honige vnd mache eyn conditis vnd gyb ym i½ loyt zü dryncken in wyne oder in ydromel. Aüch salt dü war nemen, daz der brest starck vnd hefftig sy vnd daz dye czijt | nyt zu kalt sy. Oder mache ym dysz nachgeschriben pulüer: [110rb] Recipe: Armodatilis ʒ i, semen ermodattilis ʒ i, semen jüniperi ℈ iiii, aggrici, masticis, spycinardi, ana ℈ ii, andigoris ℈ i, et fiat puluis. Vnd daz selbe püluer gyb ym zü yglichem [male] iii qwynsen myt ydromel. Vnd were yz, daz yn czessen lüstet nach dem, als dü ym daz püluer geben haist, so machs dü ym czessen geben dotter, weyche eyger vnd daz weysz an eyns hones brüst vnd wysz broyt vnd wyszen wyn.

Daz vierde capittel ist von der podagra, dye da kommet von der colera. Vnd der bresten ist ane swylste vnd ist doch royt vnd kommet myt groszem wee. Vnd der

2 den[1]] *nicht in* KE || **3** apotece] apoteke K, apoteken E || **4** yffricum] yspricum E; gynciana – balderiana] *nicht in* E || **4/5** spicinardi] spiconardi E || **8** mann *danach gestrichen*: schuldig Z apoteke] apoteca E; Byberaca] biberaca E || **9** türbantina] turbundina E; süpponarie] suppe narie E iii[2]] ii E || **10** colofonie] colofomie E || **12** vnd – morgens *über der Zeile nachgetragen* Z || **13** ydromel] ydromell E; wunderlichen] wynderlichen ZK, wonderlich E || **14** geben] *nicht in* KE; cocorderent] concorderet K, concordirne E || **15** apoteke] apoteca E; Hermodatilis] Hermodattilis E; dyagridi] dyagredi E || **16** gariofili] goriofili E || **20** brest – hefftig] bresthafftig starcke K, bresthafftig starck E || **21** nyt *davor gestrichen*: vnd dye czijt Z; kalt] *über gestrichenem*: hytczig Z, kalt *über gestrichenem*: hitzig K, kalt *im Text* E || **22** semen[1] – i[2]] *nicht in* E; ermodattilis] armodatilis K; ermodattilis – semen[2] *am Rand und vor der folgenden Zeile nachgetragen* Z || **23** spycinardi] spicinardi K, spiconardi E andigoris] andigorum KE || **24** male K, mail E; ydromel] ydromell E || **26** wysz *danach gestrichen*: broist Z; wysz broyt] wiß broit K, album panem E; wyszen wyn] wißen wyn K, album vinum E || **27** *am Rand rot*: iiii Z, *am Rand schwarz*: Ca iiii K || **28** swylste] swilste K, geswelle E bresthafftig mag nyt dar off lyden, dann waz do kalt ist. Vnd der meyster sal erfaren, von waz sachen der bresten sy.

Vnd dye hülffe ist, daz mann ym nyt lasze vnd mann sal yn pürgeren dye colera. Vnd züm ersten male, so sal mann ym crystere geben vnd darnach sal mann ym [110va] geben syropus, | indiuien vnd ascholofundria[436] vnd darnach sal man yme fegen myt ewenig latwergen succi rosaci. Vnd daz recipe ist hernachgeschriben: Recipe: Sücci rosaci simplici ℈ iiii, mellis alicti ℥ iii, dyagriti ℥ ½, conficiatur et buli*at*ur succus cum melle, donec condürescit. Vnd doe dann dar yn dyagriti vnd gyb deme sychen zü eyme male eyn loyt noch crafft vnde conplexien des sychen.

Vnde weres, daz dye podagra qweme von vbergem flecma, so sal mann yn fegen myt dyssem nachgeschriben recept: Recipe sücci rosaci l̅b̅ i, dyagriti ℥ i, aggrici ℥ ½, piperis ℈ ii, mellis diffümiti ℥ iiii, et fiat lytuarium. Vnd gyb yme eyn loyt zü eyme male. Vnd weres, daz yr büch hart ist vnd sint fest, so gyb yme dysz nachgeschriben laxatiuum: Recipe: Sücci rosarum ℥ ii, dyagriti ℥ i, mellis albi l̅b̅ i, süccus tytumalis[437] ℈ ii, et fiat mixtum. Des gyb yn eyn halp loyt zü eyme male. Vnd dysse latwerge ist güt zü febres tertianas vnd czu dem augen wethum, wann daz kommet von colera vnde daz eyn secreta dogent.

[110vb] Vnde weres, daz dye pylloles yme | me gelebet vnd yme auch güt ist, so salt ym dysse nachgeschriben pylloles machen. Vnd daz gyb ym halb in dysser nachgeschriben quantitate me oder mynre, nach syner conplexien: Recipe: Absintheum ʒ iii, dyagridi ℈ i, et fiat pillel cum syropo rosaci ad modum cisero*ni*[438].

Vnd off den bresten lege dinck, dye da kalt sint, off daz daz sich der bresten y[ch]t sterke, vnde lege yme kalt dincke dar off, als dysz oder synen glichen: Item schelle würczel, wegebreyt gestoszen vnd gemenget myt eszyge, vnde lege off den bresten also kalt. Oder smere den bresten myt rosen oley vnd eszige züsamen gemenget. Vnde nym darnach sure deysam[439] vnd mache ym eyn plaster dar vber. Vnd dysz hernachgeschriben ist ym daz beste morgens vnd abents zü dün: Item nym funff

---

3 yn] ym K, in E || **4** geben *danach gestrichen*: vnd darnach sal man ym geben crystere Z || **5** syropus] *am Rand nachgetragen* Z; yme] yn K, in E || **6** ewenig] eyn wenig K, modicum E; recipe *über der Zeile nachgetragen* Z || **7** dyagriti] diagriti E; ½ *nach gestrichenem*: iii Z; buliatur] buliantur ZK, buliatur E || **8** condürescit] indurescit KE; dyagriti] diagriti E || **9** sychen] kranckens E || **10** podagra] podogra E || **11** dyagriti] diagriti E; aggrici] agrici E || **12** lytuarium] lituarium KE || **14** dyagriti] diagriti E tytumalis] titümalis E || **16** febres] febras E; tertianas] tercias KE || **18** gelebet] gelibet E || **19** in dysser] in dieser K, vnd duße E || **20** me oder mynre] adder m̄ E || **20/21** Recipe – ciseroni *über der Spalte nachgetragen* Z, *am Rand nachgetragen* K || **21** dyagridi] diagridi E; fiat] fiant KE; pillel] pillule K, pilluli E; ciseroni] ciserom Z, ciseroni KE || **22** bresten[2] *danach gestrichen*: lege dingk dar off dye da kalt sint off daz sich der bresten Z || **23** ycht] icht KE || **24** wegebreyt] wegebreid E

---

436 scolopendria: Hirschzungenfarn, Hirschzunge

437 tithymalus: Wolfsmilch

438 wie *cicer*: Kichererbse

439 deisme: Sauerteig, Hefe

herte eyges dotter vnd stosze dye woil vnd menge dye mit rosen oley. Vnd gebrüche, als vorgeschriben steet.

Vnd plege den sychen myt senfften dingen. Vnd [man] sal ym czessen geben royde kole, bynnetz, borethtz. Vnd vor vngesaltztē kole sal man yne huden vnd man sal yn auch huden vor senffe vnd aruca[440], laüche vnd czwebeln. Vnd mann sal yme czessen geben fetyche[441] von | jüngen hünern vnde reppe hünner, fasant, jünge [111ra] hünnre, jünge fogele, czyemern vnde muschelen vnd schuppicht fysche. Vnd alle fysche, dye da sclymecht sint, sal er myden, vnd dye fysche, dye er eszen sal, sollent gebraden sin off eym royste. Vnd er mag auch crebesze eszen vnd svende kelbel vnd yr krose, wann daz ist alles güt vor dye colera.

Vnd daz vorgeschriben sal er nyt allewege eszen, dan alleyn, wan der bresten an syner stercken ist, vnd in abegang des bresten so mag mann yme czessen geben dincke, dye da lycht synt, als jünge ferkelin füsze in galreyen, jünge geysz fleysche vnd des glychen. Aüch sollent sye nyt eszen eyncherley gemuse, als lynsen, bonen, erbeszen etc. vnd keyn eppel, wollent sie aber eppel eszen, sye sollent susze sin. Vnd sye mogent auch eszen granat eppel oder quyddem, *die ynne wyne gesotten sy*. Vnd nach eszens sollent sye eszen danne czappen, zü latyn genant pynnorum, vnd vor eszens vnd auch darnach sollent sye mandeln eszen. Vnde sollent auch keyn deyche gemüse eszen oder auch kerne gemuse. Vnd yn der czijt, als sye daz we hant, sollent sye [nit] arbeten.

Daz fünffte capittel ist von der podagra, daz da kommet von dem flecma. Da salt [111rb] dü lüwen vnd wyszen, von welcher colera dye podagra komme, vnd ist dye podagra von vberger colera oder von zu weniger materien. Nach dem, als der bresten ist gedan, sal der meyster wirken. Dar vmbe in anefanck des bresten sal mann den sychen pürgeren vnd laszen. Vnd weres, daz der bresten were von vbirgem eszen

---

3 den sychen] sin KE; sychen *danach gestrichen*: sin Z; dingen *danach gestrichen*: vnd mann sal sin plegen myt senfften dingen Z; dingen]dyeten K, dieten E; man KE || **4** bynnetz] benetsche K, benitsch E; bynnetz – huden *unter der Spalte nachgetragen* Z, bynetsche, borretsche vnd vor (vor *oben nachgetragen*) vngesatztē kole sal man yne huden (sal ... huden *oben nachgetragen*) K, benitsch vnd sol ine huden vur vngesaltzen kolen E || **5** auch *über der Zeile nachgetragen* Z; czwebeln] zepas E || **7** jünge – muschelen] *nicht in* E || **7/8** Vnd alle fysche] *nicht in* E || **8** eszen sal] isßet E || **9** crebesze] crebes K, pisa [!] E || **10** krose] gekroße E || **11** der *korrigiert aus*: des Z || **11/12** an – bresten *am Rand nachgetragen* Z || **13** geysz fleysche] zickeln K, ziglin E || **15** erbeszen] erweiß K, pisa E; eppel[1] *über der Zeile nachgetragen* Z; sie *über der Zeile nachgetragen* Z; eppel[2]] eppfel K, poma E; sollent *danach gestrichen*: dann Z || **16** die – sy] dar ynne gesotten sy wyne Z, die inne wyne gesoden sin K, die in win gesoden sint E || **17** latyn] latin K, latine E; pynnorum] pinorum E || **18** deyche] deyg K, deig E || **19** oder – gemuse] *nicht in* E || **20** nit KE || **21** *auf der selbständigen Zeile darüber rot*: v Z, *am Rand schwarz*: Ca v K; podagra] podogra E || **22** lüwen] lugen E; podagra[1]] podogra E; podagra[2]] podogra E || **25/282,1** eszen – vnd[1]] *nicht in* KE

---

440 eruca: Rauke
441 vëtich: Flügel

vnde dryncken vnd geblude vnd salt yme doch keyne laszerie machen noch auch starcke pürgacien geben.

Dye hulffe dar vor ist: Du salt yme machen dyss*e* nachgeschriben pylloles oder des massa, off daz meyst ii loyt vnd off daz mynst iii qwynsen oder in der myttel maszen eyn loyt. Vnd mache dye pylloles, als gewonlich ist. Vnd sal daz massa gemacht sin: Recipe: Foliorum rüti ℥ i½, origani, dymi, ana ℥ i½, enneti, mandragola radicis, ana ℥ ½, yriüs ʒ vi, aggrici ℥ i, maserium ℥ i½, oleum lauri ℥ i½, polipodi carteni ℥ i, folii costi, ana ℥ ½, asari ℥ ½, corticis interior, cortex sambuci ℥ i, eppiti-
[111va] mi[442], aliborum, | acori, ysopi, ana ℥ i, amome[443], ypricis[444], cyminum, ana ℥ ½, e*n*nisi ℥ i, enucti Э iiii, mellis dyffumiti Э v. Vnde also salt dü ez conficieren oder daz recept schriben: Züm ersten salt dü nemen costi vnd dye ander cruder vnd lasze in eszig dry dage weychen vnd darnach salt dü syden den eszig myt den crüdern. Vnde sal also lange syeden, bysz daz dye helffte ingesutht. Vnd nymm darnach daz honig warme vnde menge myt dem eszige vnd menge darnach dye ander stücke woil gepuluert dar zü vnd suth daz zusamen vnd mache daz als eyn deyke[445]. Eyn klotcze von dem deyge gyb ym, als vorgeschriben ist. Oder mache pylloles als grosz als welsche erbeszen vnd gyb dye dem sychen nach gedüncke des meysters vnde nach der conplexien. Item eyn ander pylloles vor den selben bresten: Recipe: Aloes cycatrini ℥ ½, polipi colocontindi, ascamonia, ana ʒ iii, nitri ʒ i, succi cytüniorum tantum sufficit, et fiant pylloles ad modum cyseroni.

[111vb] Vnd zu allen czyden in allen süchten, | dye lange werende ist, weger ist, daz mann yme gebe eyn cleyne vnd eyn lychte pürgacien nach syner conplexien, vnd yn abegancke des bresten ist ym daz naturlich warme batte güt. Vnd yn dem anefancke des bresten sal mann ym starcke crystere geben vnd sal off den bresten legen dincke, dye do scharff syn. In der sterckeyt des bresten saltü ym dar off legen dincke, dye do

1 laszerie] laßerye K, laißung E || **3** dar vor ist] *nicht in* KE; dysse] dysser Z, diese K, duße E || **4** des] das E; mynst] meist E || **6** dymi] dimi E; enneti] eimeti E || **7** yriüs] irius E; yriüs ʒ vi] *korrigiert aus*: yriüs ℥ Z, yrius ʒ vi K, irius ʒ vi E; aggrici – i½¹ *am Rand nachgetragen* Z; maserium] masserium E || **8** asari] assari E; corticis] cordicis E; cortex] cordex E || **8/9** eppitimi] epitum E || **9** amome] *das zweite* m *oben nachgetragen* Z, amome *korrigiert aus*: amoe K, amonie E; cyminum] ciminum E || **10** ennisi] emisi Z, ennisi K, enisi E; enucti] enneti KE; Э¹] *über gestrichenem*: ℥ Z, Э *statt gestrichenem*: ℥ K, Э E; dyffumiti] diffumiti KE; Э²] *über gestrichenem*: ℥ ZK, Э E; Vnde – conficieren] vnd also salt dü es conficieren K, et sic debet confici E || **13** ingesutht] *das letzte* t *rot nachgetragen* Z, ingesute K, in gesudet E || **15** deyke] deich E || **16** deyge] deich E || **16/17** welsche erbeszen] cyser K, ciser E || **17/18** vnde – conplexien] *nicht in* E || **18** cycatrini] citarini E || **19** colocontindi] colocondindi E; ʒ¹ *über gestrichenem*: ℥ Z, ʒ KE; nitri] niteri E; cytüniorum] citumorum *oder* cituniorum E || **20** cyseroni] ciseroni E || **21** süchten] sachen E; werende ist weger ist] weren ist weger K, werent ist weger E; ist¹ *danach gestrichen*: vnd Z || **25** bresten *danach gestrichen*: sal legen dincke, dye da scharff syn vnd off den bresten Z; legen] *nicht in* E

442 epithymum: Quendelseide, Thymseide;
443 amomum: ? Amomum cardamomum L., Grüner Kardamon
444 ? hypericum: Johanniskraut; Hypericum perforatum L.
445 Teig

senfften den bresten vnd daz wee stillen. Vnd yn abegancke des bresten salt du dar off legen dincke, daz da weychet. Vnd wan sye hant daz we, so salt du sye smeren myt dysser nachgeschriben salben: Item nym wolffs smalcze, wesels smalcz vnd eyns hanen blu*t*, yglichs glich viel, vnde menge zusamen vnd smere ysz da myt. In allen bresten, dye da gescheen yn gleychen, so salt dü yn smeren an der sonnen myt dysser nachgeschriben salben: Recipe: Oleum antiquum $\overline{\text{lb}}$ i, succi bryoni, succi costi dulci, ana $\overline{\text{lb}}$ ½, et misceantur. Item dye vorgeschriben mysteon salt dü dün in eyn krügelin myt eym engen munde, daz da gelasüret | wyrt vnd ist. Vnd daz salt dü myt [112ra]
deyche woil virstoppen vnd in eyn keszel folle waszers legen vnde off eyn füre setczen vnd lasze den krüche als dar ynne syeden, bysz daz daz saffe vszgesudet yn dem krüge. Vnde nym darnach vngenodiget wachs, als viel dü sin bedarffs, vnde mache eyn salbe. Vnde gebrüche in der maszen, als vorgeschriben ist.

[Liber V]

Von gelyddern vnd postemen

Daz vierde[446] deyl von dyssem büche ist von alle*n* bresten, dye do gescheen mogent in allen glyddern, vnde von den apostemen, dye da kommen mogent in den lyep des menschen. Vnd ist gedeylt in dry tract[at]us. [Der erst tractatus] von dem fünfften deyle dysz büchs ist von dem bresten, dye do gescheen yn den glyddern, dye da aderecht synt, als dye sene ader, vnd dar an sint drü capittel. Daz erste capittel ist von eyme bresten genant aspaymi, daz ander capittel ist von dem czyedern, daz in den gliddern geschijt, vnd ist genant tytanus, daz drytte capittel ist von den lüsen, dye | do komment an den menschen. [112rb]

Daz erste capittel ist von dem aspaymi[447]. [Daz aspaymi] ist dye erlengunge, daz sich dye sene ader erlenget vnd denet daz glyt, daz sich der mensche nyt byegen mag, vnd der bresten kommet von dem heubte. Vnd wan der bresten kommet yn junge kynder, so sterbent sye stomplingen. Vnd der bresten mag kommen in den halben lyp oder mag kommen an eyn glyt alleyn. Dye czeychen von dem bresten ist:

---

3 wesels smalcz *am Rand nachgetragen* Z || **4** blut] bluts Z, bluitz K, bluit E || **5** gleychen *das erste* e *oben nachgetragen* Z; smeren] *danach*: oder ZK, *nicht in* E – *von den Editoren getilgt* || **6** bryoni] brioni KE || **7** mysteon] mixteon K, mixitiori E || **8** wyrt vnd ist] sy K, sy *über der Zeile nachgetragen* E || **14** Von – postemen *auf selbständiger Zeile rot* Z || **15** *am Rand schwarz*: liber quartus, *darunter schwarz, gestrichen*: Tractat K; allen] allem Z, allen KE || **17** tractatus[1] KE; Der erst tractatus KE || **19** aderecht *über gestrichenem*: adtecht Z; *zwischen den Spalten rot*: i Z || **21** gliddern *über gestrichenem*: henden Z || **23** aspaymi[1]] aspaymi, daz aspaymi K; Daz aspaymi KE || **24** erlenget *korrigiert aus*: erlengert Z || **25** kommet[1] *danach gestrichen*: von vbergem eszen vnd drincken vnd Z || **26** stomplingen] stümplinge K, stumplich E || **27** czeychen] zeychen K, signa E; ist] sint E

---

446 Hier liegt ein Fehler vor. Es handelt sich um das fünfte Buch.

447 Bei Johannes Jacobi: *De spasmo* (vgl. Bloedner 1926: 15)

Wer den bresten hayt, der sclaffet sere, vnde wann man sye erwecket, so redent sye vszer wege.

Dye hulffe: Nym vngeweschen wolle vnd duncke in mastikel oley vnd lege ym also warme off den magen münt vnd smere ym daz heübt myt eyme bade swamme, daz gedunckt sy in oley nardi oder in lorebeln oley. Vnd als du yn gesmeret hast, so lege yme den bade swampe off daz heubt vnd gyb ym starke cristere. Vnd were yz sache, daz er oberig hümores hette, vnd ist er als starcke, daz er laszerie lyden mag,
[112va] so salt yme laszen. | Vnd wann er der süchten halb dye czünge myt den czyenen virhaüwet, so salt ym den munt weschen myt decoctio lantiscale[448]. Von dyssem aspaymi sint dryerley, dye erst ist genant antrossatinus, daz ist, daz dye *ad*ern korczent sich innewendig, vnd an welcher syten des glyedes daz geschijt, da büget sich daz glyt hyn. Daz ander ist genant tytanus, daz ist, daz geadere züget sich glich vswendig vnd innewenig, daz glyt blybet stracke. Vnd were ysz sache, daz dye febres qwemen zu dem aspaymi, so wysze, daz daz geschijt von vberger fulle der fuchtekeyt, vnd dye febres ist eyn heylünge des bresten von sachen, daz dye febres ist hytczig vnde dürre vnd der bresten ist kalt vnde füicht, vnd dye hytcze durret dye fuchtekeyt. In allerley aspaymi ist dye hülffe gliche: In anefancke des brestens ho-
[112vb] rent krystere dar czü. Vnd dye krystere dar czü | sollent sin gemacht, nach dem dye materie ist. Vnde man sal ym laszen, bedarff ers vnd mag ers von krefften lyden. Vnde man sal ym ryben daz glyet, da der bresten ist, myt oley vnd wyne glich czusamen gemenget. Dye czeuchen des bresten ist, daz der mensche den hals nit mag wenden, vnd der hals ist ym stracke. Vnde wann sye redent, daz düt yn wee. Vnd mogent dye spyse nyt virsclynden, vnd wann dye spyent, daz düt yn auch wee, vnde horent nyt woil vnd wytczerent myt den czenen vnd lydent noyt vnde kelden an yrem lybe vnd dye naselocher rynent myt vnflat. Dye hulffe dar vor: Man sal sye legen yn eyn hytczige stat, daz by eyme fure sy. Vnde mache dysse nachgeschriben salbe vnd smere den bresten: Item colicontindi oley vi loyt, lewen smalcze iiii loyt, daz zulasze

5 daz] der E; lorebeln] lore KE || **7** laszerie] laßerye K, leysern E || **9** decoctio] decoccien E; lantiscale] *korrigiert aus*: lanstiscale Z, lantiscale K, lantiscule E || **10** adern] andern Z, adern KE || **11** innewendig] *danach am Rand nachgetragen und gestrichen*: vnd daz glijt krumpt sich Z, *am Rand nachgetragen und gestrichen*: vnd das gelidjt krumpt sich K, *nicht in* E; vnd] *davor*: oder vszwendig Z, oder ußwendig *gestrichen* K, *nicht in* E – *von den Editoren getilgt* || **12** tytanus] citanus E || **13** innewenig *am Rand nachgetragen* Z; stracke] strack K, starck E || **15** daz *danach gestrichen*: dye febres ist eyn heylünge des bresten, *danach nicht gestrichen*: von sachen daz Z || **18** dar czü[2]] *nicht in* KE || **19** krefften] cristir E || **20** myt] vnd E || **21** czeuchen] zeychen K, signa E; des bresten ist] sint des bresten E nit *am Rand nachgetragen* Z || **22** stracke] starck E || **24** horent] gehorent KE || **25** dye – rynent] *wobei* naselocher *über der Zeile nachgetragen* Z, die (*gestrichen*) vß den naselochern *am Rand nachgetragen* K, vß den naßlochern *im Text* E; rynent myt] rynnet mit K, rynnet ine E; dar vor] *nicht in* KE; sal *danach gestrichen*: nemen vnde Z || **27** colicontindi] colocondindi E

448 lentiscus: Mastixbaum; Mastixharz

zusamen vnd doe dar ynne nüwe wachs, als vil du sin bedarffs, [vnd mache eyne weyche salbe] vnd smere dye stat, da daz aspaymi ist, gegen eyme füre. Vnd dysse nach | geschriben puluer gyb ½ qwynsen zu dryncken in mellecrait, daz do gemacht [113ra] ist myt decoctio salbey, vnd darnach sal mann ym nyt czessen geben dry dage. Vnd also sal daz puluer gemacht sin: Recipe: Castorium ʒ ii, sticadus arabici ℥ ½, et fiat puluis. Vnd dar nach sal mann yn baden in eyme waszer, da eyn fuchse ingesotten ist, vnd in abegancke des brestens sal ym legen off den bresten eyn plaster genant in der apoteken dyakylon messuelis. Vnd were ysz sache, daz der rucke grate were vsz siner stat des bresten halb, so sal mann yn smeren myt pynnorum oley vnd man sal ym den munt weschen myt wyne vnd honige, dar yn gesotten ist lantiscale bleder.

Czedern

Daz ander capittel ist von dem zedern[449], daz geschijt in müscales in den armen, auch geschijt daz czyedern zü wyle[n] in dem lybe myt eyn ander, zu wylen in dem halben lybe. Vnd wann daz czyedern geschijt mytt off huppen, daz bedüdet, daz der bresten kommet von groszer grober materien, vnd werez, daz daz czyedern were an hüppen, so ist der | bresten von dünner materyen. [113rb]

Dye hulffe: In anfang des bresten salt ym stercken den magen, vnd were ez yn dem wynter, so sal er sclaffen als balde, als er gessen hayt, vnd man sal ym zu dryncken geben mellecrat, daz gesotten ist myt decoctio salbey. Vnd mann sal ym laszen. Vnd nach der laszerie gyb ym crystere vnd nach der crystere eyn pürgacio gemacht myt allyborum. Vnde mann sal ym ryben daz glyt myt wyne, dar yn gesotten ist salbey.

In dem bresten tytanüs, da ist güt, daz man off daz selbe glyt, da der bresten an ist, lege eynen hammels zagel, als warm er ysz lyden mag, als er geschint ist. Auch ist gut, daz man yn wesche myt salczewasser oder mere wasser. Dye alde lüde genesent nummer mee an dyssem bresten, dann in anefancke so mochte woil rait werden, vnd mann sal ym smeren daz glyet myt dysser nachgeschriben salben: Item nymm

1 nüwe wachs] cera noua E; bedarffs *danach gestrichen*: vnde doe dar yn nüwe weych salbe Z || **1/2** vnd[2] – salbe K, vnd mach eine weich salb E || **3** mellecrait] mellkrait K, melcrut E || **4** decoctio] decoccien E; salbey] salbei E || **5** ʒ *über gestrichenem* ℥ Z; sticadus] sticadus *korrigiert aus*: asticadus K, siccadus E || **7** sal] salt K, sol man E || **8** dyakylon] dyakrilon E || **9** pynnorum] pinorum E || **10** honige dar yn gesotten ist] honige darin gesoten ist K, da inne gesodden ist honig vnd E || **11** Czedern *auf der selbständigen Zeile darüber, rot, am Rand rot*: ii Z, *am Rand schwarz*: Ca ii Z || **13** wylen[1]] wilen KE || **14** huppen *über gestrichenem*: heben Z || **19** geben *am Zeilenende nachgetragen* Z; mellecrat] mellecrut E; decoctio] decoccien E; salbey] salbei E || **20** laszerie] laßery K, laißong E; der[2]] deme K, dem E; pürgacio] purgacie K || **21** allyborum] alliborum KE || **21/22** myt[2] – salbey] mit wyne dar in gesoten ist salbey K, da inne gesoden ist win oder salbei E || **23** ist *danach falsch wiederholt und nicht gestrichen*: ist Z || **25** wasser] *danach*: dan Z, *nicht in* KE – *von den Editoren getilgt*; alde *danach gestrichen*: lüdent Z || **26** so mochte] mach E || **27** glyet e *über der Zeile nachgetragen* Z

449 Zittern, vgl. das Kapitel *De tremore* bei Jacobi (Bloedner 1926: 15)

[113va] royt wyrauch iiii loyt gepuluert woil vnd virwirket myt akori oley, als viel | du sin bedarffs, vnd smere yn, als vorgeschriben steet. Aüch acoris saffe oder daz wasser da von oder olei dauon gemenget mit roit wyrauch vnd daz gliet da myt geryeben ist, daz ist ym sere güt.

Aüch geschijt daz czedern zu wylen von sachen ve[r]lüst, daz der naturlich vnde lebendig wynt nyt mag durch daz geader geen, als in dem wynter kelten halb, so sal man yme smeren daz glyet myt dysser nachgeschriben salben: Item nym royt wyraüch, turbantina, acori oley, yglich glich viel, vnde menge zusamen vnd smere dye stat, als vorgeschriben steet.

Daz drytte capittel ist von dem bresten der lüse[450], daz sye zu vberig viel komment. Vnd dye luse komment von den gleychen vnd drengent sich dürch dye hüde her dürch vnd her vsz. Vnde wann sye komment zu viel, daz ist eyn czeuchen, daz darnach kommet alifancia[451], daz ist eynerley lepra. Zü wylen komment dye luse zu viel, zu wilen wenig, vnd bieszent zü male sere. Vnd dye lüse komment von styn-
[113vb] ck*en*de*n* hümores vnd | komment *mit* groszem gücken vnd spasmus, vnd werdent mager vnd mogent nit slaffen.

Dye hulff: Mann nym eyn scharsach vnd [solt] yn den lyep myt eyn ander scheren vnd darnach myt salcze waszer oder mere waszer weschen vnd smeren myt aldem nüsz oley. Vnd spreyde dar off sperwer samen, daz gepuluert ist, oder sal nitri. Oder bade yn in eym waszer bade oder yn eyner batstoben noch dem, als er geschoren ist. Vnd smere yn darnach myt dysser nachgeschriben salben: Item sperber samen iiii loyt, salnitri ii loyt, peffer iii loyt. Dye stucke salt du woil stoszen vnd reden vnd zusamen mengen vnd virwirken myt eszige vnd honige vnd mache ysz glich als eyn salb*e* vnd da myt smeren, als vorgeschriben steet.

Der ander tractat des funfften deyls dysz büchs hait czwey capittel. Daz erste capittel ist von dem bresten genant ylifanncia, vnd ist [eyn brest] eynerley von der

1 akori] *über gestrichenem*: akon Z, akori K, akorei E || **2/3** da von] *nicht in* E || **3** von] *danach*: vnd da mit gesotten ist Z, da mit gesoten *gestrichen* K, *nicht in* E – *von den Editoren getilgt*; oder – wyrauch] *am Rand nachgetragen* Z, oder daz olei gemenget mit wyrauch *über gestrichenem*: da mit gesoten K, ader das oley gemengt mit wirauch *im Text* E || **4** daz ist] *nicht in* K || **5** verlüst] velüst ZK, v-rlust E || **6** kelten halb *am Rand nachgetragen, wobei am Zeilenende bereits* halben *steht* Z || **8** turbantina] turbantyna K || **10** *am Rand rot*: iii Z, *am Rand schwarz*: Ca iii Luse K || **12** her dürch vnd] *nicht in* KE || **14** wenig] modicum E; bieszent] *korrigiert aus*: lueszent Z, bißent K, byßent E || **14/15** styn-ckenden] stynckeder Z, stynkender K, stincken E || **15** mit] von Z, mit KE || **16** vnd mogent nit slaffen] *am Rand nachgetragen* Z, *über der Zeile nachgetragen* K, *im Text* E || **17** scharsach] schermesßer E solt E || **18** smeren] smere K, schmire E || **19** sal nitri] salindri E || **23** virwirken] virwircke K, verwirck E || **24** salbe] salbey Z, salbe KE; smeren] smere K, schmire E || **25** tractat] tractatus E || **26** ylifanncia] ylifancia KE; eyn brest K, ein brest E

450 Läuse
451 elephantia: Elefantia, ein Typ von Lepra

lepra vnde auch von den andern lepra, daz ander capittel ist von eyns rasen hündes bysz oder eyns vnsynnigen oder virgyfftigen | dyrs. [114ra]

Daz erste capittel ist von der ylifancia, vnde dye kommet yn dye müscales[452] daz yn dye gleuche vnd ist eynerley leprosis. Vnd daz czeuchen ist, daz ez sich spreydet in den lyep myt eynander vnd wyrt als kleyne würczeln vnde hant keyn jücken. Vnd dye selbe würczeln komment vnd virgeent vnd komment wydder vnd werdent czu wylen swarcze, vnde [der] bresthafftig rett heyszerlich vnd hat eynen kleynen dürren hüsten vnd hant zu wylen eynen vszlauffe. In anefanck des brestens kommet in daz antlitcze kleyne flecken vnd dye sint zü wylen swarcze, blaecht vnd zu wylen royt vnde sint rünt ane jücken, vnd dye hüte wyrt dycke. Vnde in der crafft des bresten werdent dye naselocher virstoppet, vnde er ynrüchet nüst, wedder güt noch bose, vnd dye aügen werdent royt vnd dye aüpraen werdent dicke vnd geswollen vnd dye glyeder swyndent zu wylen vnd daz fleysche fellet ym vsz, als an der nasen vnd an dem gleffe, vnd dye negele. Vnd daz geschijt alles von hümores | melancolie. Vnd daz [114rb] bluyt virfulet vnd stincket. Vnd dysser brest ist genant ylifancia in namen, d*es* dyrs elephant, als daz elephant ist vber alle dyere, also ist der bresten groszer dann allerley lepra.

Nü wollen wyr nyt reden von den andern leprosis, wann sye zü dem lesten alle komment zu dysser elipfancia, vnd waz zu dysser güt ist, daz ist zu yn allen gut. Item yn anefanck des bresten sal man yn krysteren vnd darnach laszen vnd vomiteren machen. Vnd dye flecken vnder den augen lychte zu machen, sal man dysse nachgeschriben püluer myt eszig mengen vnd sich da myt vnder aügen weschen. Item kymolie, wyrauch, iglichs glich viel, vnd menge daz züsamen vnd mache, als vorgeschriben steet. Item eyn anders: Nym myrbolan woil gepüluert vnd menge ez in eszige, dar ynn gesotten sy rode rosen, mastikel, rüten, armoniaca, vnd süth daz, bysz daz ez wirt als eyn salbe, vnd smere da myt daz antlitcze.

Item eyn anders: Nym wysze leyme, der vngenodiget sy, vnd puluer den woil vnde | menge den myt eszige vnd w*es*che daz antlytcze *an* der sonnen oder wesche [114va] daz myt salcze waszer oder mere waszer. Item smere ym daz antlitze myt wesel[453]

1 eyns s *oben nachgetragen* Z || **2** bysz] biße K, byßen E; vnsynnigen oder] vnsynnigen, *danach gestrichen*: oder K, vnvirnufftigen, *danach kein* oder E; dyrs] dirs wegen, des glichen E || **3** *über der Spalte rot*: i Z, *am Rand schwarz*: Ca i K || **4** gleuche] gleiche K, gleich E || **6** vnd[1] *danach gestrichen*: vnd Z || **7** der KE; rett] *korrigiert aus*: vett Z, rett K, redet E || **8** hant] hait E; kommet] kompt K, koment E || **9** blaecht] blalicht K, blaicht E || **10** in] *nicht in* E || **13** fellet] follet *gestrichen, danach*: fulet E || **14** dye *danach ein Buchstabe gestrichen* Z || **15** ylifancia] elefancia *korrigiert aus*: ylifancia K, elefancia ylifancia [!] E; des] daz Z, des K, diß E || **16** als daz elephant *am Rand nachgetragen* Z || **18** wyr *danach gestrichen*: reden Z; nyt] *nicht in* E || **19** daz ist *über der Zeile nachgetragen* Z || **20** vomiteren] vomitum E || **23** kymolie] kymolye E || **25** sy] sint E; mastikel] mastickel E || **27** leyme] leüme K, lymen E || **28** wesche[1]] wensche Z, wesche K, wesch E; an] von Z, an KE

452 Muskel
453 Wiesel

bluyt oder gummi cedri vnd darnach gyb ym dyssen nachgeschriben drancke: Vnd also sal er gemacht sin: Recipe: Colocontindi ʒ ii, apitimi, sal armoniacis, ana ʒ ii, mirre ʒ i, cassiantur et puluerisentur et misceantur cum aqua plüuiali. Vnd gyb des dem sychen zü dryncken nach syner crafft. Vnd darnach sal man ym dysz nachgeschriben syrop zü drincken geben. Vnde sal also gemacht sin: Recipe: Radicis spargi, gernuns [?] poraginis cum cüte büglossa cum cüte, ana ℥ ii, indiüia[454], ascariola, schelofondria recentis, capillis Veneris, ypaticis[455], origani, calimanti[456], ypatori, summitates lüpili, ana manum plenam vnam, sücci scabiose, succi lapaci pennicate, fümus terre, ana ℥ ii, eimisi[457], emius, ana ℥ ½, florum anthos, sticadus, ana ℥ ½,
[114vb] licracia rasi, anarum passarum mundatarum, ana ℥ i, oximel yskyliticum ℥ iiii, | czokeri albi, mel rosaci ana ℥ xii, et fiat syropus l̄b̄ ii. Von dem vorgeschriben syrop sal er bynnen dryn dagen ym geben morgens vnde abents, daz ers da bynnen halb drincke.

Vnd darnach sal er ym geben von dyssem nachgeschriben syrop, vnd der selbe syrop sal nyt gelutert sin vnd sal alczu male by eyn virlyben. Vnd wann ers dryncken sal, so sal mann ez zu haüff roren, daz er auch dye gründe saffe drincke. Vnd also sal mann schryben: Recipe: Boraginis cum cote, dryosci lapacis, ana ℥ ii, scolofondria recentis, scabiose, summitatis lupili, ana manipulas duas, succi fümus terre ℥ iiii, tymi, apitimi, ana manum plenam vnam, corticis mürbolanorum indi et kybilis, ana ℥ iiii, anarum passarum mundatarum, licracia rasi, ana ℥ i, polipi colocontindi, dili, aliborum niger, ana ℥ ½, pellis spycenardi, dyagriti puluerysa grosso modo, masticis, ana ℥ ii, mellis diffümiti l̄b̄ ½, et fiat syropus l̄b̄ ii. Den syrop gyb ym zü dryncken in
[115ra] vorgeschriben maszen vnd des andern dages dar | nach gyb ym dye vberge syrop, dye

2 Colocontindi] *korrigiert aus*: colitindi Z, colicontindi K, colocontindi E; ʒ^{1}] *über gestrichenem*: ℥ Z apitimi] opitami E; sal^{2}] salis K, solis E; armoniacis] armonacis E, *danach gestrichen*: ana Z; ʒ^{2} *über gestrichenem*: ℥ Z || **3** puluerisentur] pulverizentur E; plüuiali] plüuiale Z, pluuiali KE || **5** syrop] syroppey E; geben *danach gestrichen*: vnd darnach sal mann ym dysz nachgeschriben syrop zu drincken geben Z; spargi] spargi *korrigiert aus*: aspargi K || **6** gernuns] germins [?] K, gernunus [?] E cum cüte^{1}] concute E; ascariola] scariola *korrigiert aus*: ascariola K, schariola E || **7** calimanti *danach gestrichen*: ypaticis origani calimanti Z || **8** pennicate] pennucate [?] E || **9** eimisi] ennisi KE; florum – ½^{2}] *nicht in* E; anthos] *am Zeilenende nachgetragen Z, im Text*: antos K; sticadus] sticadus *korrigiert aus*: asticadus K || **10** rasi] rasy E; ana *danach nicht gestrichen*: ana Z; oximel] oximell E; yskyliticum] iskiliticum K, aschriliticum E || **12** abents *danach gestrichen*: daz er abents Z; drincke] drincken Z, drincke K, drinck E || **16** cote] cute E; dryosci] driosti KE; scolofondria] scholafondria E || **17** scabiose] scobiosi E; manipulas] manus plenaß E || **18** tymi] temi E; apitimi] alpini apitiroi [?] E; mürbolanorum indi] mirbolanarum indinna E || **19** licracia] lucratia E; rasi] rasii E; i] *statt gestrichenem*: iiii Z, i KE; *danach gestrichen*: anarum passarum mundatarum ... ana ʒ i Z || **20** aliborum] alliborum E spycenardi] spicenardi K, spiconardi E; puluerysa] puluerisa K, pulueriza E

454 endivia: Endivie

455 hepatica: Leberblümchen, Leberkraut

456 calaminthe/calamentum: Minze; Bergminze

457 Anis

vberblyben ist, als vorgeschriben steet. Vnd gyb ym morgens vnd abents fünff leffel folle myt decoctio cyserone, dry dage nach eyn [ander].

Vnd gyb ym darnach von der andern syrop. Doch sal man ym geben nach geduncke des meysters vnd nach crafft des sychen. Oder mache ym dysse nachgeschriben pürgacien, vnd der selben purgacien sal mann ym geben züm meysten eyn loyt vnd züm *mynsten* iii qwynsen. Vnd also sal ez gemacht sin: Recipe: Aliborum nigrorum temper*a*to in vino conbusto per tres dies ℥ ½, apitimi ʒ v, sene ℥ ½, mirbolanorum kybiliorum mundatorum, aggricis, ana ii ʒ, coliandri, [ennisi, car*n*e, dauici], *n*itri, lapis lasoli bene loti, ana ʒ i, salgami, colicontindi, dyagrici, dili, ana ʒ ½, mel rosacis ℥ i, et fiat massa. Vnd gyb ym, als vorgeschriben steet.

Vnd mann sal yn hüden vor allem gemuse, als bonen, lynsen, erbesze etc., [rinte fleische] mylliche, kese vnd waz virsalczen ist vnd vor derbem broede oder vor dem vngebackem broede. Auch sal er sich huden vor allen gladen fyschen, vnd der wyn, den er dryncket, sal fast gemyschet sin. Vnd czü | allen vierczehen dagen salt ym [115rb] machen eyn vomiter. Vnd daz sal gemacht sin myt decoctio rafani[458] vnd yn dem dage, als du ym daz vomiter maches, des selben morgens salt yn woil f*u*llen mit grober spysen. Vnde wann er sich brycht, so virstoppe vnd virbynt ym dye augen. Vnd des abents, als daz gescheen ist, so gyb ym jünge gebraden honre vnd nym eyn sclange vnd bynt yr daz heübt vnd den czagel woil vnde sclag darnach dye sclange myt röden vnd darnach snyt yr daz heubt vnd wadel abe, an dem wadel iiii twer finger vnd an dem heubt zwene twer finger, vnde snit sye darnach zü stücken vnd doe daz geweyde vsz vnd wesche woil myt salcze waszer vnd eszig vnde süth darnach myt suszem waszer vnd myt salcze vnd enisz vnde gyb ym daz czessen, daz ers nyt wysse, in der maszen, als were yz eyn ale.

Vnd düstü ym daz yn anefancke des brestens, so wysze, daz er woil mag genyszen, vnd wann sye viraldent an dem bresten, so fülent sye vnd werdent gar vngeschaffen, oder wann sye sclaffent, off daz | sye nyt als vngeschaffen werden, so mach [115va] dysz nachgeschriben vnd wessche daz antlicz da myt: Recipe: Farine[459] vingreci ℥ iii,

2 decoctio] decocien E; cyserone] cicerone E; ander E || **5** pürgacien] purgacio E || **6** mynsten] meysten Z, mynsten K, minsten E; Aliborum] alliborum E || **7** temperato] tempereato Z, temperato KE; mirbolanorum] mirbolanarum E || **8** ennisi carne dauici] ennisi carne *oder* carue KE, dauici *oder* danici K, daneci *oder* daueci E; nitri] vitri Z, nitri KE || **9** colicontindi] colocondindi E || **10** i] ½ E || **11** erbesze] erbeiß K, pisa E || **12/13** oder – broede] *nicht in* E || **13** wyn] vinum E || **14** dryncket] drincken solle E allen] wilen E || **15** vomiter] vomitum E; decoctio] decoccien E || **16** fullen] fallen Z, fullen K, vollen E mit *über der Zeile nachgetragen* Z || **18** als – ist *am Rand nachgetragen* Z || **19** czagel] wadel K, wedel E || **20** wadel[1]] wedel E; abe – iiii] *über gestrichenem*: zwene Z, vier *über gestrichenem*: zwene K, wiert wert finger *im Text* E; wadel[2]] wedel E || **21** zwene – finger[2]] *über gestrichenem*: vier Z, zwene *nach gestrichenem*: vier K, ii *im Text* E || **22** salcze] salcze vnd K, saltz vnd E || **23** myt[1] *danach gestrichen*: suszem waszer vnd eszige vnd süth darnach myt Z || **24** maszen *danach gestrichen*: als vorgeschriben steet Z || **25/26** genyszen] geneßen KE || **28** vingreci] vyngreci K

458 raphanus : Rettich
459 farina: Mehl

litergirum, cerusa, kymolie, ana ℥ i, puluerisentur et misceantur cum aqua rosaci, quantum sufficit, et fiat ad modum vngenti. Vnde smere da myt dye flecken vnd schrunden vnd mache ym eyn cauteris[460], daz ist eyn blater. Vnde nym dann virloschen kal*k* vnd gymolie gebrant vnd woil gepuluert vnd lege innewendig des lochs. Oder nym entyri[461], daz ist der same in den rosen, woil gepuluert vnd gemenget myt rosen honige, vnde smere da myt daz caüteri vnde gyb ym alle mandes eyn purgacio vnd eyn laszen. Vnde wann du daz alles gedan haist, so gib ym auch tyriaca[462] dye grosze.

Dysser bresten kommet nyt, dann an den enden, da bose lofft ist, vnd von vnorderlichen lieben. Vnd ez sint etlichen, die da sprechent, daz eyn bat gemacht myt gebrantem wyne sy in güt. Vnd ez sint etliche, dye do bleterecht sint vnder den augen, vnd dye blatern sint grüne vnd gele, vnd ez sint etliche, dye da hant wysz
[115vb] blatern | vnd etliche rode blatern vnde etliche [swartze blattern. Vnd] dye swarczen sint von virdorbem blüyd vnde komment von virsalczem flecma. Vnd der syche wil sich czu wilen oben brechen, so salt ym machen eyn vomiter, vnde er sal gewonlichen gebruchen dryakels.

Item lepra, dye da kommet von dem bluyde, wann der lyep woil gefeget ist, so ist ym güt eyn bat myt gebranten wyne. Vnd wann daz antlitcze ist ym folle bleterlin, so ist yn güt, daz du yn blatern maches myt cautreces vnde sal tormantille[463] worczel gebrüchen. Aüch ist yn dysse nachgeschriben pürgacio gut: Recipe: Aliborum nigrorum temperatorum in vino conbusto per tres dies ℥ i, apitimi ʒ vi, folium sene ℥ ½, amlicorum indicorum, aggrici, ana ʒ ii, coliandri carne, emisi[464], daüici, nitri, lapis lasoli bene loti, ana ʒ i, salgami, colocontindi, dyagriti, dili, ana ʒ ½, mellis rosaci quantum sufficit, et fiat massa. Des salt dü yme geben zu eyme male i loyt oder mache ym von den stücken allen eyn syrop, so wirt er laxus. Vnd mache daz syrop
[116ra] myt decoctio apitimi vnd myt eym halben | phunde honiges.

1 litergirum] litergium E; kymolie] teymolie E; puluerisentur] puluerizaentur E || **4** kalk] kalt Z, kalk K, kalck E || **5** entyri] entiri E; myt *danach gestrichen*: rosen oley vnd Z || **6** rosen honige] roßen oley honig E; purgacio] purgacien E || **7** alles] *über der Zeile nachgetragen* ZK, *im Text* E || **9/10** vnorderlichen] *korrigiert aus*: vnvorderlichen Z, vnordelichen K, onuerdelichen E || **10** lieben] leben KE etlichen] etzliche K, etzlich E || **11** bleterecht] brethericht K, bredericht E || **12** gele] geil E || **13** swartze blattern Vnd K, swartz bladern vnd E || **14** flecma] flegma E || **15** brechen *danach gestrichen*: vnde er sal Z; vomiter] vomitum E || **17** lyep *danach gestrichen*: wann der lyep Z || **19** cautreces] caurites *oder* canrites E || **20** pürgacio] purgacien E || **21** ʒ vi *statt gestrichenem*: ℥ i Z; sene] *nicht in* E || **22** ʒ *über gestrichenem*: ℥ Z; emisi] ennisi KE || **23** dyagriti] diagriti E || **25** eyn *über der Zeile nachgetragen* Z || **26** decoctio] decoctien E; phunde *danach gestrichen*: wachs oder Z

460 cauter: Brenneisen; hier brandmarken
461 anthera
462 theriak
463 tormentilla: Blutwurz
464 anisum

Daz ander capittel ist von des rasen hündes bysz oder sclangen bysz. Vnd daz kommet von stynckendem nebel, vnd der fellet off daz grasse, off daz wasser oder off dye erde oder off daz obesze. Vnd wann dye lude des eszent, so werdent sye vnsinnig vnd sunderlich die hunde vnd die swyne, wan sie den daüwe mit dem grase eßent oder leckent, so werdent sie vnsinnig. Vnd daz geschijt daz meysteyl in aütümpno. Vnd wenn daz dyere bysz*et* eynen menschen, so fellet eyn mensche in trüren vnd folle sorgen vnd melancolien vnde mag nyt sclaffen. Vnd wan sye sclayffent, so kommet yz yn vor sorgen vnde w*un*derliche gedencke. Vnd der magen ist ym folle ventositates, vnd sint krempfig vnd czü wilen erschreckent sye, vnd wann sye geen wollent, so fallent sye glich als der hünt, vnd wann sye also erschreckent oberenczig, so sterbent sye stomplingen.

Dye hulffe dar vor: In anefancke, als sye gebyschen sint, so salt ym laszen. Vnde ist ysz, daz er hart ym lybe ist, so mache ym crystere, sint sye nyt anderst | oberig [116rb] swache. Vnd mann darff nyt reden, waz sye eszen sollen, dan sye gelüst nyt zü eszen. Vnd gyb ym dyssen nachgeschriben puluer alle morgens: Item nym rode wurczel vnde stosze dye zu pulüer vnd gyb ym zü dryncken als swere als eyn halb loyt myt ydromel. Item gyb ym aüch dryakels. Item nym krebesz vnd derre dye in eyme ofen vnd stosze sye darnach zü püluer vnd gyb dye ym czü dryncken. Vnd were ysz sache, daz sye des byszes halben wünt weren, so salt yn daz nyt heylen vnd salt dar czu arbeten, daz ez offin blyb*e*, daz der eyter vnd daz virgyfft her vsz gee.

Vnde mache ym dyssze nachgeschriben plaster off den magen vnd off dye brüst: Item nym aloes, amantisti, glich viel, vnd stosze ez czü püluer vnd menge daz züsamen myt ol[e]y nardi. Vnde gebrüche, als vorgeschriben steet. Vnd nym dylle oley vnd camylle oley, yglich glich viel, vnde smere ym | allewege dye styrren vnd den [116va] sclaiff da myt vnde gyb ym gewonlich crystere vnd [gib yme] gewonlich holder bleder saff oder wermüt saffe yn allen dingen, dye er gebrücht. Vnde ez ist ym güt, daz er zü wylen in dye batstobe geet vnde nyt lange dar yn blybet.

Vnd zu wylen wyrt eyn mensche gebyschen vnde wyrt des byszes nyt gewar in eyme jare oder czweyn oder yn eym mande oder me oder vierczehen dagen. Vnd wann sye gewar sint des brestens, so werdent sye dürstig vnd mogent [doch] nyt dryncken, wann yn ist erleydet allerley drancke. Vnd virsclyndent vnd eszent gyrlichen, farczent vnd reübczent vnd hant keyne rüwe vnd brüllent glich als wilde dyere

1 *zwischen den Spalten rot*: Z, *am Rand schwarz*: Ca ii K || **4/5** vnd[1] – vnsinnig *über der Spalte nachgetragen* Z || **5** vnsinnig] vnsundich E || **6** byszet] byszent Z, bißet K, bisßet E || **7** melancolien] mancolien E || **8** yz] *nicht in* KE; vnde *danach gestrichen*: von Z; wunderliche] wynderliche ZK, wunderliche E; gedencke] gedancke E; ym] yn K, *nicht in* E || **10** erschreckent *danach gestrichen*: sye vnd wan sye geen wollent so fallent sye glich vnd erschreckent Z || **12** dar vor] *nicht in* KE || **13** hart *über gestrichenem*: hayt Z || **17** nym] *nicht in* E || **18** gyb dye] daz puluer gyb K, das puluer gib E || **20** blybe] blybent Z, blibe KE || **22** amantisti] amatisti KE || **23** oley[1] KE; dylle] dille KE || **24** camylle] camille K, camillen E; ym] *danach*: alle Z, *nicht in* KE – *von den Editoren getilgt* || **25** gib yme K, gib ime E || **26** saffe] *zwischen den Spalten nachgetragen* Z, saff K, *nicht in* E || **27** blybet] blibet K, virlibe E || **28** vnde – gewar] *nicht in* E || **30** doch KE vnd czyeder[n]t vnd swyczent kalden sweysz. Vnd wann sye grosz *we* hant des byszes halb, so salt yn machen eyne blatter off den bresten. Vnd e dü daz does, so gyb ym dyssen drancke zu drincken, als viel, als dich güt düncket, wo yn dü wilt: Recipe: [116vb] Diptanum[465], genciana, | tormantilla, dryakels ana. Vnde gebrüche, als obgeschriben ist. Vnd mache off den bresten ventosen oder cauteris. Vnde in allen solichen byszen salt dü nyt sümen vnd endelichen rait süchen.

Auch salt dü dich hüden vor solichen dyeren, dye vnsynnig sint, wo sye gessen oder gedruncken haben oder daz sye icht eyn mensche rüren, da sal mann dye stat wol weschen, wann daz ist eyn bresten, der da klebet. Auch salt dü dich hüden, wo müse gangen oder gessen hant, wand sye sint alle gyfftig. In dem lesten des bresten so ist der syeche [da mit] virdümmelt vnd dye hende sint stracke[466], vnd wan man yn rüffet, so antwürtent sye nyt vnd horent ez doch woil. Vnd wann sye anesehent den, der yn rüff*et*, so geent yn dye augen ober. Vnd wann mann y*n* dye spyse vorbrenget, so suffczent sye vnd yr antlicz wyrt royt vnd sint allewege redig vnd yn abegancke des reden, so swytczent sye vnd sie hant nyt vnderscheyt czüssen susze vnd bytter. [117ra] Vnd zü wylen, wan mann | yn dye füsze anrüret, so folent sye sin nyt vnd hant kleyne blatern vnder den augen vnd off der brost. Vnd dar vmbe ist dye hulff, daz mann ym den magen sterke.

Der drytte tractat von dem fünfften deyle dysz büchs, vnd dar an sint dry capittel. Vnd sint auch czwey capittel dar by gesaczt, dye von dyssem büche nyt synt. Daz erste capittel ist genant kathikia vnd daz ander capittel ydropicia, daz drytte ist genant yctricia.

Daz erste ist genant kathicia[467] vnd kommet von boser conplexien, dye kalt vnd fücht ist. Vnd yre antlitcze ist essefar oder blaer farbe oder gelefar vnd hant vngelust

---

1 czyedernt] zedert K, zedrenent E; we] vyehent *das erste* e *oben nachgetragen* Z, we KE; hant] *danach*: vnd Z, *nicht in* KE – *von den Editoren getilgt* || **3** als[2] *über der Zeile nachgetragen* Z; wo yn] wo in K, wue imme E || **4** Diptanum] *korrigiert aus*: diptanus Z, dyptanum *über gestrichenem*: dieptanus K, diptanum E; ana *danach keine Gewichstangabe* ZKE || **5** ventosen] ventosien E || **7** vnsynnig] vnsindich E || **8** rüren] *nicht in* E || **10** gyfftig] gifticht K, virgifftig E || **11** der *danach gestrichen*: brest, syeche *am Rand nachgetragen* Z; da mit K, da mide E; stracke] starcke E; wan *über der Zeile nachgetragen* Z || **12/13** den – rüffet] den der yn rüffent Z, den der yn rüffet K, die die in roffent E || **13** yn[3]] ym Z, yn K, ine E; spyse] *danach*: oben Z, *nicht in* KE – *von den Editoren getilgt* || **15** sie *über der Zeile nachgetragen* Z; bytter *danach gestrichen*: vnd zu wylen wann man yn dye füsze an rüret so folent sye follent sin nyt Z || **16** sin] dat E; kleyne] kein E || **17** blatern] blaterlin K, bladern E || **19** tractat] tractät K, tractatus E || **21** *zwischen den Spalten rot*: i Z; kathikia] *korrigiert aus*: kathilia Z, *ebenfalls Korrekturen am Wortende, Ergebnis nicht eindeutig* K, kathicia E || **22** yctricia] ictricia KE || **23** Daz *danach gestrichen*: drytte vnd daz Z || **24** gelefar] geil E

---

465 dictamnus: Dipta; Diptamdost, Kretischer Dost

466 gestreckt

467 *catesia* bei Johannes Jacobi, vgl. Bloedner (1926: 15)

zü eszen vnd sint ewenig geswollen, aber nyt als fast als dye ydropici, doch von dyssem bresten komment sye in ydropicis. Vnde yr harne ist grüne vnd dicke. Vnd dysser bresten kommet von der lebbern oder von der mylcze, dar vmbe sal man yn stercken vnd yre krafft nyt swechen vnd man yn geben spise von guder digestien vnd wenig. | Vnd mann sal yn allewege ryben, wo er geswollen ist, myt salcze. Vnd weres, [117rb] daz sye ane febres weren, so sal man yn begraben vnder warmen sant. Vnd wann sye anfahent zü heylen, so sal man yn eyn sweysz bat machen, vnd sal nyt dar in lang sin vnd sal nyt fast arbeten vnd sal yme dage nyt sclaffen. Vnd wann sye sich nyt nach güter regeln haldent, so fallent sye in ydropicis. [Darumbe so sal mann yn heylen mit der hülffe, die von der ydropicis] geschriben stet, [als] hernach [geschriben ist].

Daz ander capittel ist von dem bresten genant ydropicis. Vnd yr anefancke ist von der lebbern vnd zü wylen von den andern glyddern, vnd [dieser bresten] ist mancherley, daz ist yn dem lybe myteynander, wann der bresten gancze ist. Ydropisis ist swylst in dem büche vnd geschijt von scharffen gebrochen hümores vnd kommet von boser conplexien der lebbern myt kalder materien, wye woil daz der erste orsach kommet von hytczen vnd kommet zu wilen [auch] von ventositates.

Vnd dye | swylste sint dryerley: Dye eyne ist genant yposarca vnd dye kommet [117va] von blüde, daz wassericht ist, vnd dann ist der lyp myt eynander geswollen oben vnd vnden. Dye ander ist genant arkytes, vnd der brest kommet von ydel waszer alleyn, wann dye lebber macht keyn bluyt, dann ydel waszer, vnd dyese sache ist, daz dye obersten glydder spysent sich yn der süchten nyt von dem wasser, als von *güdem* blüde. Vnd daz wasser ist bose wasser, genant yganum, vnd geent nyedenwendig dyaparma in alle den lyep czüssen daz gederme vnd den büche vnd macht sich daselbest eyn swylste. Daz drytte ist genant tympiniti vnd kommet von ventositates. Vnd der brest kommet zü wylen von der mylcze vnd zu wylen von dem magen. Vnd

---

1 ewenig] eyn wenig K, modicum E || **3** vmbe *über gestrichenem*: in Z || **4/5** vnd[2] – wenig] *unter der Spalte nachgetragen* Z || **4** man] mann K, sal E || **8/9** nyt nach güter] nit *gestrichen*, boeser *über gestrichenem*: guter K, nae boßer E || **9/10** Darumbe – ydropicis K, Dar vmb so solle man ine heylen mit die hulffen die von der ydropicis E || **10** als KE || **10/11** geschriben ist KE || **12** *am Rand rot*: ii Z, *am Rand schwarz*: Ca ii K; anefancke *danach falsch wiederholt und nicht gestrichen*: von dem bresten genant ydropicis vnde yr anefancke Z || **13** dieser bresten K, dußer bresten E || **13/14** mancherley] vniuersale KE || **14** yn] *danach oben nachgetragen*: ī Z, *nicht in* KE – *von den Editoren getilgt* || **15** swylst] swilst K, geswollen E; gebrochen] *korrigiert aus*: gebrüchen Z, *korrigiert aus*: gebruchen K, gebruchen E || **16** boser] bosen K; der[2]] die KE || **17** zu wilen *am Rand nachgetragen* Z auch KE || **18** swylste] swilste K, geswille E || **20** brest] *danach*: ist genant vnd Z, *nicht in* KE – *von den Editoren getilgt* || **22** güdem] *korrigiert aus*: glüdem Z, gludem K, guttem E || **25** swylste] swilste K, geswolle E; *am Rand rot*: iii Z; Daz drytte] Die dritte K, Daz iii E; tympiniti] *korrigiert aus*: tympini Z, *Korrekturen am Wortende, Ergebnis wohl*: tympini K, timpinati E; ventositates *über gestrichenem*: koppe setczen Z dye [ander] geswylst, dye genant ist ertikes, dye kommet von der lebbern vnd von dem magen.

[117vb] Vnd dye erste swylste genant yposacra kommet von der lebbern. | Vnd dye orsache ist ferre noch von dem bresten ydropicis vnd mag noch lang werden, e er kommet in ydropici. Vnd der selbe bresten kommet vnd geet wydder eweg vnd mag sin, daz der bresten kommet von kalder sachen, als daz er kalt wasser gedruncken hayt in hytczen vnd müdekeyt, oder von vberig eszen vnd drincken oder [von oberig] erczenien vnd pürgacien oder von vberig mynnen oder von pürgacien, dye virgyfftig vnde bose sint. Vnd der bresten geschijt czu wylen an frauwen passio matricis halben.

Dye hulff zü dem, daz dysse bresten hayt: Er sal wenig dryncken, vnd wan er drinckt, so sal er drincken wyn, der do gemyschet ist myt wasser, dar ynn ysen oder stale virloschen ist. Vnd sal eszen spyse von güder dygestien vnd wenig. Vnd off dye swylste salt machen eyn seckelin folle salczes vnd hersen vnde gyb ym zü drincken oximel yskyliticum. Ez sint etliche meystere, dye eyn loche nedenwendig des nabels [118ra] machent, czüssen myracke vnd czyfack, daz wasser vszzülaszen, | als wir hernach sagen werden, wie sye ym dünt. Aber by warheyt, by myner czijt habe ich nye menschen gesehen, deme myt sy geholffen worden. Vnde sint etliche, dye da machent eyn loche nyedenwendig des seckels von der glorien, dar vmbe, daz swylste mag nyt geheylet werden myt crystere vnd pürgacien, wann dye swylste ist vszwendig des geaders. Vnd dye selbe locher, dye sye machent, sollent gemacht werden yn anefancke des brestens, e daz der mensche swache werde. Vnd salt sin allewege plegen myt guden dingen, dye nature vnd conplexien sterkent, dann gybest dü yn dyncke von boser digestian, so swellent sye ye mee. Vnde ist güt, daz sye arbeten, off daz sye swytczent, vnd sollent aüch farczen. Vnd weren sye ane febres vnde ane vszlauff vnde sint aüch nyt czu mager, so magest yn woil helffen ane dye vorgeschriben arczedie myt lochern. Vnde sweysz beder sint ym gut. Vnd man sal nemen salnitri vnd off dye swylst spreyden vnd salt yn myt salcze wasser weschen. Oder begrabe yn vnder [118rb] warmen | sant an dye sonne vnd salt ym daz heübt decken vor der sonnen. Vnd salt ym gewonlich nüchtern geben dyalata myt eym halben dragma myt oximel. Vnde synt etliche, dye da blatern machent vnder dem fusze, vnd sint etliche, dye eyn loche

---

1 dye[1]] die K, daz E; ander KE; geswylst] swilst K, geswolle E; ertikes] erkites K, erkytes E || **3** dye erste swylste] die erste swilste K, das erst geswolle E; yposacra] ysacra E || **7** drincken *danach gestrichen*: oder von vberig eszen vnde drincken von Z; oder[2] *über der Zeile nachgetragen* Z; von oberig K, von obrige E || **10** daz] der daß E; wenig] modicum E || **10/11** vnd – drincken *am Rand nachgetragen* Z || **11** ynn *danach gestrichen*: gesotten ist Z || **12** dygestien] digestien KE; wenig] modicum E || **12/13** dye swylste] die swilste K, das geswolle E || **14** yskyliticum] iskiliticum K, ischkiliticum E || **15** czyfack] zyfack K, zifauck E; als] aber E || **16** nye *korrigiert aus*: mye Z || **17** deme] da E || **18** swylste] die swilste K, das geswelle E || **19** dye swylste] die swilst K, das geswelle E || **20** selbe locher dye] *nicht in* E || **22** conplexien] conplexe K; gybest dü] gibes dü K, gib E || **23** digestian] digestien E || **24** sollent] sol E; Vnd *über der Zeile nachgetragen* Z || **26** salnitri] sal nitri K, nitri E || **27** dye swylst] die swilst K, das geswolle E; wasser] aqua E || **28** heübt] caput E || **29** nüchtern] sobrie E; dyalata] dialaca E; oximel] oximell E machent in den nabel dar vmbe, daz daz bose waszer her vsz gehe. Auch salt dü gewarnet sin, daz du daz waszer nyt zu male vszlaszes.

Vnd dye lebber zu stercken, salt yme geben czessen honre, phasant, cappüne vnd des glichen. Vnd salt ym machen dysse nachgeschriben salbe vnde smere yme dye swylste da myt: Recipe: Absynteum recentis manus plenas *iii*, salnitri ʒ iii, oli nardini ʒ ii, oli castorium ʒ i, et mysceantur. Vnd gebrüche in vorgeschriben maszen. Vnd were ysz sache, daz er hette febres oder vszlauff, so salt ym machen dysse nachgeschriben syrop: Recipe: Semen eppi, semen dauici, semen petro palmio, radicis addigorum, radicis spargi, corticis malonum | granatorum ana, et buleantur in aqua, [118va] saluantur, ut veniant ad terciam partem et colantur et addatür mellis diffumiti l̄b i et ʒ iiii, et fiat syropus. Vnd gyb ym daz zu drincken glich als ander syropen.

Vnd were ysz sache, daz sye nyt febres hant vnd auch nyt swache sint, so salt ym machen dissen nachgeschriben syrop vnd gyb ym zu dryncken nach krafft des menschen vnde geduncke des meysters. Recipe: Summitatum tytimalis cum semine suo, polipodium ana, et buliantur in aqua et colantur et addatur mellis diffümiti, quantum süfficit. Vnd gebrüche in vorgeschriben maszen. Dyesz nachgeschriben püluer ist vorware daz beste, zu helffen zü aller swilsst, dye vorgeschriben sint, vnde ydropicis, dye da kompt von scharffen vnd gebrochen hümores, vnd ist auch keyne beszer vber alle arczedie dan dysse. Vnd also sal man ez machen: Gancke an dye stat, da dye korbesz wassent, in den hündagen[468] zü morgen vnd sclag dye kücumer vnd komme darnach zü | vesper czijt wydder, so fyndest dü daz vszer dem sclage, als dü [118vb] sye gesclagen hast, ist gelauffen dicke saffe, als were ysz gelybbert. Vnd daz selbe saffe salt dü nemen vnde ysz legen in eyn becken vnde lasze ysz derren ix dage an der sonnen. Vnd stosz ez darnach zü puluer vnd daz püluer menge mit geschumptem honige, als viel dü sin bedarffs, vnd gyb dem sychen nach syner crafft vnd nach dynen duncken.

Als wir vorgeschriben hane, ez sint etliche, dye den büche snydent nydenwendig des nabels vnd der glorien, dye dünt also. Vnd salt auch wyszen, daz vnder der ersten hut sint czwey felle, daz eyne ist genant merag, daz ander cefag. Dye merag ist nehest an der hüt, vnd dye cefag ist glich an dem gederme, vnde züssen dem cefag vnd gederme ist daz bose waszer. Vnd als sye den buche snydent, so snydent sye vier

3 stercken] *danach*: vnd Z, *nicht in* KE – *von den Editoren getilgt* || **4/5** vnde – myt] *nicht in* E || **5** Absynteum] absinteum K, absintheum E; iii[1]] in Z, iii KE; oli] oley E || **6** oli] oley E; mysceantur] misceantur KE || **8** petro palmio] petrosilinum E || **9** corticis] cordicis E; malonum] malorium E buleantur] buliantur E || **10** ut] ut *nach gestrichenem*: et K, et E; colantur] collantur E || **15** suo *über der Zeile nachgetragen* ZK; ana *danach keine Gewichtangabe* ZKE || **17** aller] allerley KE; swilsst] swilste K, geswollst E || **19** ez] *nicht in* E || **20** korbesz] kucümer K, kukümer E; kücumer] cukumer E || **23** ysz[1] *danach gestrichen*: saltü Z || **25** als – bedarffs] als viel als dü bedarffs K, inquantum sufficit E || **26** dynen duncken] dynē düncken K, dem gedunck E || **28** der[1]] den KE || **29** cefag] resag E || **30** cefag[1]] resag E; cefag[2]] resag E

468 Hundstage: 23. Juli bis 24. August

finger nyedenwendig des nabels vnd sye machent eyn kleyne loche in dye merag. [119ra] Vnd sal dar yn eynen meyssel stoszen, der vber sich gemacht sy | vnd stoszent eynen fedder kegel yn daz selbe loche vnd laszent daz waszer vsz vnd virstoppent daz aber vnd darnach aber also.

Vnd wann daz waszer gar vsz ist, so salt yn heylen. In deme bresten tympinites[469] ist güt, daz mann macht ventüsen, daz ist zu dütsche genant dye kopphe, off den büche by den hagen drüsen. Vnde sollent eszen broyt, daz woil gebacken sy, vnd nit zu derb. Vnd in dem wasser, da man den deich uß machen sal, sal man enyß insieden vnd fenchel samen. Oder sie sollent eßen broit, daz zwirnet gebacken ist, vnd sollent nach eszens webbern[470] vnd sollent nyt sclayffen als balde, als sye geszen hane. Vnd sollent keyn fysche eszen, vnd eszent sye fysche, daz sal scoppecht sin, al an den fyschen, dye alt sin, dye do in harten wasser geent. Vnd sollent sich hüden vor wasser fogelen. Vnd daz fleysche, daz sye eszent, ist yn gesünder gebraden dann gesotten. Vnd sullen [eßen] eyne süffe myt guder würczen vnd sollent gewonlichen gebruchen senffe. Vnd yn abegang des brestens sollent sye eszen rosynen gereyniget von yren kernen vnd susze. Vnd sollent eszen pynnorum vnd [119rb] pascütas[471] vnd mandeln vnd sal auch nyt baden yn suszem waszer. Vnd | mache ym off dye swylste eyn plaster myt grüne düben drecke.

Vnd were ysz, daz glorie vnd rüde weren geswollen, so saltü dyssen nachgeschriben plaster legen off dye geswylste: Item nym rosen gereyneget von den kernen eyn phünt, gestoszen komel ½ phunt. Vnd stosze daz rasin auch woil vnd menge ysz myt kommel puluer vnd werme ez [vnd spreyde] off eym düche vnd lege ysz off dye swylste, als vorgeschriben ist. Auch ist ym güt, daz mann ym gebe korbesz waszer myt eyme syrop acetosa. Aüch ist ym güt, daz er drinck geysz harn gesotten myt spycenardi.

2 vnd *davor gestrichen*: vnd stoszent dar vber sych gemacht sy Z; stoszent] stoßet K, stoiß E || **3** kegel] kengel K, kyel E; laszent] laßet K, laß E; virstoppent] virstoppet K, virstopp E || **5/6** tympinites] timpinites E || **6** ventüsen] ventosien E; daz² – kopphe] *nicht in* KE || **7** by den hagen drüsen] by die hagedrüse K, die by der hagedroße ist E; gebacken *davor am Rand einige Worte nachgetragen und gestrichen, unleserlich* Z || **7/9** vnd – ist *unter der Spalte nachgetragen* Z || **8** enyß] eniß K, enniß E || **9** broit] panem E; zwirnet] zwyr K, bis E || **11** scoppecht] schüppecht K, schupicht E || **12** al – sin²] *nicht in* KE || **14** eßen KE || **16** gereyniget *über gestrichenem*: gemenget Z; pynnorum] pinorum E || **17** suszem waszer] sußen wasser K, swißen waßren E || **18** dye swylste] die swilste K, das geswelle E || **20** dye geswylste] die swilst K, das geswolle E; rosen] resyn K, rosen E; *nach* rosen *gestrichen*: gemenget vnde, *darüber gestrichen*: gereyniget Z; kernen] troben *oder* koben E || **21** gestoszen – phunt *am Rand nachgetragen* Z; komel] kümel K, komell E || **22** kommel] kümel K, kumel E; vnd spreyde K, vnd spreid E || **22/23** dye swylste] die swilste K, das geswelle E || **23** korbesz] kurbeß K, kurbis E || **24** acetosa] accetosa E || **25** spycenardi] spicenardi K, spiconardi E

469 Timpanismus

470 eine Bewegung machen mit den Händen, Armen, Füßen, Beinen, dem Kopf

471 pistacium/pastuca (it.): Pistazie, die Frucht des Pistazienbaumes

Oder mache yme dysse nachgeschriben pylloles vnd gyb y*m* dysse nachgeschriben pylloles zu eyme male syeben nüchtern: Recipe: Colocontindi, spycenardi, ana ʒ ii, myrre ʒ ½, mirbolanos indis Э i, cassiantur et fiant pylloles cum oximel yskyliticum. Vnd gebrüche yn vorgeschriben maszen.

Oder mache ym dyssen nachgeschriben drancke vnd gyb ym zu dryncken nach krafft des menschen vnd gedüncke des meysters: | [119va] Item nym swerteln würczeln gederret vnd gepuluert ii½ loyt, turbit gereyniget vnd woil geschabet eyn loyt, sydel bast ½ loyt. Vnd dye stücke stosz woil vnd weyche sye yn eszige vnd lege sye darnach in decoctio quitden fünff dage vnd suth sye darnach vnd syge sye vnd drücke daz püluer vsz vnd doe darnach dar czü ii½ loyt wermüt saff, bytter korbesz saff fünff qwinsen, mastikel, spycenardi, yglich ii qwynsen. Dye stücke lasze züsamen weychen eyne wyle vnd suth sye darnach vnd doe dar zu czocker, als vil du sin bedarfft, vnde gyb dem sychen nach syner crafft.

Item sydelbast bletter, daz ist laurela, geduncket in eszig vnde off den buche geleget, sint zü male güt vnd drybent den harn. Oximel yskyliticum ist ym auch gut zu geben. Aüch eyn syrop genant passülat ist ym güt zü drincken geben, vnd leschet den dorst von den bresten allen vorgenanten. Dye | [119vb] mylliche von eym krüde genant faba lupina, gemenget myt mele vnd eyn deyg dar vsz gemacht vnd da von broyt gemacht, daz ist ym güt zü eszen, dan yz virdrybet dye swylst vnd drybet den harn.

Daz drytte capittel ist von der yctericia, daz ist dye gelesocht. Der bresten ist bekant myt czeüchen vnder den augen vnd yn dem geedere, dye da synt vnder der czungen. Vnde dye selben sint swarcze vnd der harne ist grüne als eyn galle vnde der stulgancke ist hart vnd wysze als von eyme hünde vnd sint wysz stremen dar ynn. Vnd sint müde vnd swere an yren glyddern vnde hant czu wilen febres. Vnd wann sye haben postemen off der lebbern vnd dye myt gylbe, daz ist eyn czeuchen des doyts.

Vnd zu wylen kommet dye yctericia von dem mylcze, von sachen, daz daz mylcze nyt däuwen mag dye melancolia. Vnd daz fule bluyt, daz von der lebbern kommet, daz spreyt sich yn den lyp myt eynander vnd mach[t] apostemen | [120ra] vnd yttericia. Auch

1 ym] yn Z, yme K, ime E || **2** Colocontindi] colocontinda KE; spycenardi] spicenardi K, spiconardi E; ʒ *über gestrichenem*: ℥ Z || **3** myrre] mirre KE; ʒ *über gestrichenem*: ℥ Z; mirbolanos] mirrbalo os E cassiantur] cessantur E; oximel] oximell E || **3/4** yskyliticum] iskyliticum K, ischiliticum E || **4** vorgeschriben] obgeschriben K, oben geschriben E || **9** decoctio] decoctien E; quitden] qwedem E || **10** saff¹] *danach*: fünff vnd Z, *nicht in* KE – *von den Editoren getilgt*; bytter – saff²] *nicht in* E || **11** mastikel] mastickel E; spycenardi] spicenardi K, spiconardi E || **12** czocker *danach nachgetragen und gestrichen*: tum [?] Z || **12/13** als – bedarfft] *am Rand nachgetragen* ZE, *im Text* E || **14** sydelbast] sidelbast E || **15** Oximel] oximell E; yskyliticum] iskiliticum K, ischiliticum E || **18** lupina] lüpinorum E || **18/19** vnd² – gemacht] *nicht in* E || **19** daz] das brait E; dye swylst] die swilst K, das geswell E || **20** *am Ende der vorherigen Zeile rot*: iii Z, *am Rand schwarz*: Ca iii K; yctericia] ictricia E || **21** synt] *danach*: vnder den aügen vnd yn dem geedere, dye da sint Z, *nicht in* KE – *von den Editoren getilgt* || **25** postemen] pastemen K || **27** yctericia] ictericia E; von sachen] *nicht in* E || **28** melancolia] melancolien E || **29** macht E; yttericia] ictericia KE kommet woil yctericia von sachen, daz dye ader, dye von der lebbern yn dye galle geet, ist virstoppet vnd dan spreyt sich dye galle dürch den lyep myt eynander vnd wyrt gele. Vnd dysser bresten kommet gewonlichen me in jüngen lüden dann yn alden luden, vnd wan mann yn nyt balde hylffet, so fallent sye in ydropicis vnd sterbent stumplingen. Vnd wan der harn sich bessert, als er vor gewesen ist, daz ist ey*n* güt czeychen vnd bedarffs nyt achten dye hüte als balde zü heylen.

Dye hülffe: Weres, daz dye febres hetten myt der gylbe, so salt yn laszen an der lebber adern, vnd hylffet daz nyt zu male, so weret ysz doch dye gylbe. Vnd were ysz sache, daz dye nyt febres hetten, so salt yn fegen dye grobe colera vnd sollent alle morgen eszen myrretig myt oximel oder drincken alle morgens oximel tybriticis myt aspergi[472] worczel wasser gemenget.

Vnd mache yn eyn plaster off den magen myt wermüt vnd rosen vnd salt yn fegen myt dysser nachgeschriben purgacien: Recipe: Reu[bar]bari alicti ʒ i½, specenar-
[120rb] di Э i, et fiat puluis grosso modo. Daz vorgeschriben | püluer salt legen yn eyne schale oder krüse vnd menge dar vnder eyn qwynsen güden wyszen wyns vnd ½ loyt indiuien wasczers vnd iii loyt syropus vyolat vnd rüre ysz woil vnder eynander vnd lasze ysz also stene dry gancze stünden vnde darnach, als der dag offbrycht, gyb ym daz myt eynander czü dryncken. Vnd daz salt dü also dün czwernet in der wüchen, vnd ane czwyfel er genist da myt.

Man sal auch zu wilen yn dye vorgeschriben pürgacien dün eyn wenig wysz türbyt vnde darnach sal man y*m* eyn bat machen vnd dar nach dü yn dye naselocher daz saffe von eyner krüts würczelen genant panis pürczi[473]. Vnde were ysz sache, daz er da myt nyt heylet, so gyb ym eyn pürgacio von gyra pygra galliane oder gyb ym eyn dinck, daz den harn drybet. Item eppieg samen, myrretig samen in wyne oder wasser gemenget gyb ym zü dryncken. Item radicis lapacis ½ loyt, waszers vi loyt,
[120va] vnd dye würczel süth yn deme | waszer, bysz daz daz drytteil yngesuth. Des waszers

1 yctericia] ictericia KE || **3/4** dann – vnd[1]] *nicht in* E || **6** eyn] eynre Z, eyn K, eine E || **9** dye[1]] sie KE || **10** oximel[1]] oximelle E; oder – oximel[2] *am Rand nachgetragen* Z; tybriticis] tybriticis *korrigiert aus*: tybraticis Z, tybriticis K, tibriticis E || **12** yn[1]] ime E; vnd rosen] *nicht in* E || **13** Reubarbari KE || **13/14** specenardi] spicenardi E || **16** vyolat] violät K, violat E || **18** salt – dün] *nicht in* E czwernet] zwerent K, ii mail E; wüchen] wochen K, wochen doin E || **20** auch zu wilen *über der Zeile nachgetragen* Z; pürgacien] purgacio E; eyn wenig] modicum E; wysz] wiß K, album E || **21** türbyt] türbit K, turbit E; ym] yn Z, yme K, ime E; dar *über der Zeile nachgetragen* ZK; dü *am Zeilenende nach gestrichenem*: da *nachgetragen* Z, doe K, *nicht in* E; yn *danach gestrichen*: in Z, in *davor gestrichen*: yn K, ine E; naselocher] locher *über der Zeile nachgetragen* Z, locher *über gestrichenem*: eyn krüt genant *nachgetragen* K || **22** pürczi] porci KE || **23** gyra] gira E; pygra] pigra KE || **24** eppieg] *das zweite* e *oben nachgetragen* Z, eppe KE; samen[1] *danach gestrichen*: oder Z; samen[2] *über der Zeile nachgetragen* Z || **25** lapacis] lappacis KE; waszers vi loyt *am Rand nachgetragen* Z || **26** vnd *davor gestrichen*: dye würczel vnd waszers vi loyt Z; waszers *danach gestrichen*: vnd Z

472 asparagus/sparagus: Spargel

473 panis porcinus: Cyclamen, Alpenveilchen, vgl. Daems (1993: 148, 263, 288)

gyb ym zü dryncken ½ krüse alle morgens nüchtern. Aüch ist ym güt syeben baüm würczel gepulüert vnd myt wyszem wyne zü dryncken geben.

Item dysz nachgeschriben püluer gegeben czwene morgen oder dry, zü yglichem male ½ loyt, ist sere güt. Vnd also sal daz puluer gemacht sin: Item nymmet knobelaüch, spycenardi, yglichs ii loyt, peffers xx korner vnd mache eyn puluer dar vsz vnde gyb ym zü dryncken in vorgeschriben masze. Auch golt vnd helffenbeynen schabat in dysser nachgeschriben decoctio gesotten ist ym sere güt gedruncken abents vnd morgens. Item polipi colicontindi myt wyne gesotten vnde dar yn süth dann daz golt vnd helffenbeynen schabat vnde doe, als vorgeschriben stat.

Oder gyb ym dysz nachgeschriben puluer vnd gemenget mit geschümpten honige, daz ist zu male güt vnd ist virsucht, daz ysz sere hylfft. Vnd also sal mann dün: Recipe: Süccis radicis yrius, | florum blanci ʒ ii, melis diffumiti tum süfficit, et [120vb] misceantur. Vnd daz sal man weychen in wyne vnd vber nacht an der lofft vngedeckt laszen stane. Vnd gib ysz ym in eyn bat, als vorgeschriben ist. Oder gyb ym dysse nachgeschriben puluer in eym mellecrat alle morgens nuchtern, bysz er geneset. Item nym lereber, sal nitri, peffer, yglichs glich viel, vnd stosze zu püluer vnd gyb ym in obgeschriben maszen. Vnd lege ym capillis Veneris saffe in dye augen, daz virdrybet dye gylbe. Oder nym oley worme vnd borne dye zu püluer vnde gyb ym daz puluer yn indiuien oder capillis Veneris waszer. Starcke eszig in dye nase locher gedan, virdrybet dye gylbe.

Vnd were ysz sache, daz dye gylbe were swarcze, so salt ym laszen an der mylcze adern vnd salt ym zü drincken geben alle morgens eyn oximel tybritici myt duben cropf wasser gemenget vnd myt hyrczunge waszer. Vnd daz saffe von mangolt vnder dye augen gestrychen, virdrybet dye gylbe. Auch daz | saffe myt wyne gemyschet [121ra] gedruncken, virdribet dye gylbe.

Daz erste capittel, daz nyt von der czale dysz büchs ist, vnd ist von dem bresten genant colerica passio. Vnd der selbe bresten ist bose, wan er menget sich in den lyep myt eyn ander, vnde yn düncket, daz man ym alle synen lyep züsnyde. Vnd zü wylen sterbent sye des ersten dages, als sye der bresten ankommet, von sachen, daz

---

5 spycenardi] spicenardi KE || **7** schabat] schelen oder schabat E; gesotten] *teilweise verwischt* Z, gesoten K, gesoden E || **8** abents vnd morgens] abentz vnd morgens K, mane et sero E; colicontindi] colocontindi E || **9** helffenbeynen helffen *über der Zeile nachgetragen* Z || **10** vnd] *nicht in* E; gemenget] *danach gestrichen*: yn eyn bat vnd Z, *nach* gemengt *gestrichen*: in eyn bät K || **10/11** mit geschümpten honige] *am Rand nachgetragen* Z, mit geschumeten honige *am Rand nachgetragen* K, mit geschaumptem honige *im Text* E || **12** yrius] irius E; diffumiti *danach gestrichen*: tum sufficit Z || **13** wyne] vino E || **14** ym[2]] *danach*: zu drincken Z, *nicht in* KE – *von den Editoren getilgt* || **15** mellecrat] mellecraid E || **16** lereber] *korrigiert aus*: lerebel Z, loreber K, lorber E; sal nitri] nitri *am Rand nachgetragen, am Anfang der folgenden Zeile gestrichen*: vitri Z, sal nytri K, salnitri E || **18** oley worme] ole würme K, ole wurme E; dye[2]] *nicht in* E || **22** oximel] oximell E; tybritici] tibritici E || **24/25** Auch – gylbe] *nicht in* E || **26** der czale] der zale K, zalen E || **27** bose] eyn bose bresten K, ein boß bresten E || **28** lyep[2] e *oben nachgetragen* Z sye vnden vnd oben sich brechen, wann yr lyep ist fol materien der colerica, vnd sye walgern off der erden des wees halb vnd czabelnt myt henden vnd füszen. Vnde wann sye sich brechent ane swacheyt, daz ist eyn güt czeychen, wann sye heylent balde.

Dye hulffe: Als balde sie gelustet zu brechen, so salt yn eyn vomiter machen myt warmem wasser. Vnd man sal yme die glidder myt warmen oley ryben vnd myt oley nardi myt wyne gemenget vnd man sal yn riben in allen steten, da ym wee ist. Vnd mann sal ym czessen geben broyt in wasser vnd sal ym woil rychende krüt zü rychen geben, als qwendel vnd mencze oder des glichen. Oder ryp ym den büche myt oley [121rb] nardi. Vnd man sal yme | czesen geben *lynsen* myt eszige vnd weyche eyer vnd vnflaten vnde junge ferkeln *füsze* in galreyden, jünge hüner, düben vnd rephünre. Vnde were ez, daz sye dürch münt vnd nase bluyt brechen oder nyden vsz, so wysz, daz yz eyn czeuchen ist des dodes.

Daz ander capittel, daz nyt von dyssem buche ist, daz ist von dem bresten genant sperleysis[474]. Vnd daz geschijt zü wylen yn dem halben lybe vnd zu wylen yn eyme deyle des lybes. Vnd dye sache sparleysis, daz ist virlaszenheyt der hulff der glyeder vnd geader. Vnd daz geschijt daz meyst deyl in alden lüden vnd in *luden*, dye sich nyt woil regeren, vnd yn lüden, dye ire[r] senfftliche plegent. Vnd den geschijt zü wylen czyedern in den glyddern vnd zu wylen ist yn kalt vnd zü wylen heysz vnd zü wylen kommet ez stomplingen myt wee vnd zü wylen kommet ez e mee, bysz daz [121va] daz glyt virlorn ist myt groszem wee. Vnd yr puls ist virborgen | vnd swache vnd dye farbe des glyts, da der bresten an ist, ist blahe, vnd zu wilen daz geleffe vnd die auperen vnd der mont ane blüt vnd die syte, da der breste an ist, oder daz glyt oder der lyep myteynczüget vnd hencket vnder sich, als der mont, hende vnd fusze.

Dye hulffe: Mann sal yn sclaffen legen an eyne stat, dye do hytczig ist, vnd ym kolefüre ane rauche machen vnd man sal ym laszen in der syten, da er bresthafftig

1 colerica] colerica passione E || **2** walgern] walgern sich E || **5** Dye – sie *am Rand nachgetragen* Z; sie] als sie KE; vomiter] vomitum E || **6** wasser *über gestrichenem*: wyn oder Z; Vnd – glidder *am Rand nachgetragen* Z; vnd *über gestrichenem*: oder Z || **7** vnd – ist *unter der Spalte nachgetragen* Z || **8** sal[1] *danach gestrichen*: sye Z || **9** mencze] myntze K, mintze E || **10** lynsen] hüsen Z, lynsen K, linsßen E || **11** vnflaten] vnflaten K, oflaten E; füsze] füsusze Z, füße K, voiß E; in galreyden] vnd gebraden E || **12** Vnde – münt] *nicht in* E; vsz] üß K, vß zu dem voißen E || **14** capittel *danach gestrichen*: daz nyt Z || **16** sparleysis] sperleysis KE || **17** geschijt] *teilweise verwischt* Z, geschiet K, geschit E; luden] alden Z, luden KE || **18** yn *danach gestrichen*: yrer Z; irer] ire *am Zeilenende nachgetragen* Z, irer K irer senfftliche] irer sensflich K, mere senfftigkeyt E || **19** wylen[3] *danach* in Z, *nicht in* KE – *von den Editoren getilgt*; heysz] hitzig E || **20** e] yee K, ye E || **22/23** ist[2] – ist *über der Spalte nachgetragen, wobei*: ist blahe *auch zwischen den Zeilen nachgetragen und gestrichen* Z || **26** ane e *oben nachgetragen* Z; in *über gestrichenem*: an Z; syten da er] *über gestrichenem*: czijt als ZK, sytten da her *im Text* E

474 paralisis

ist. Vnd man sal ym crystere machen vber vier dage vnd vber vier dage zu beyden oder vber vierczehen dage zu beyden oder vber sehs dage zü sesz dagen.

Vnde wann yn der münt kromp wyrt, so gyb yn czü drincken meyron saff oder mache ym eyn syrop myt acoris worczeln. Vnd mache ym darnach dysse nachgeschriben latwerge vnd gyb ym daz zü drincken als swere als eyn qwynsen oder me, na krafft des bressthafftygen. Vnde gyb [es] ym zü dryncken in ydromel, daz gemacht ist von decoctio salbey. Vnde also sal ysz gemacht sin: Recipe: Laürela, pyperis, | ana [121vb] ʒ ii, polopi colocontindi ʒ iii, yforbi ʒ ½, mellis diffümiti ℔ i, et fiat conditis. Vnd gebruche, als vorgeschriben steet.

Vnd mache ym dysse nachgeschriben salbe vnd smere yn morgens vnd abents gegen dem füre an dem glyedde oder syten, daz bresthafftig ist: Recipe: Pessuabilis, cera noua, ana ℔ i, pyperis ʒ i, yforbi ʒ iii, spünga marina[475] ʒ i, nitri ʒ ii, oley colicontindi tum süfficit, et fiat vngentum liquidum. Vnd smere yn in der maszen, als vorgeschriben ist.

Oder mache ym dysse nachgeschriben salbe vnd smere yn da myt: Item nym virne swynen smalcze, enten smalcz, honre smalcze, yglichs ii loyt, centaurea saff vier loyt. Dye stücke menge züsamen vnd stosze sye woil gegen eyme fure in eyme steyne vnd smere ym daz glyt, daz bresthafftig ist. Aüch voichs smalcze oder oley, dar yn foychs smalcze yngesotten ist, daz ist zu male güt vnd hulffig an dyssem bresten.

Vnd dü salt ym eyn vomitum machen: Item nym warm wasser vier loyt, | oley [122ra] vnd salcze, yglichs i loyt, vnd gyb ym czu drincken, so brychet er sich. Vnd brychet er sich nyt, so doe dar yn myrretig saffe. Vnd salt ym ventosen setczen, vnd er sal baden in naturlichen badern oder in swebel wasser oder ynn eym sweyszbat.

Vnd weres, daz dye sperley yn an dye czüngen hette geruret, so salt du yme machen dysz nachgeschriben vnd yme den mont enbynnen da mit ryben da myt: Recipe: Pyperis, synopis, ana ʒ ½, origani, ysope, castori, ana ʒ i, et fiat puluis et misceantur cum oximel, quantum sufficit, et fiat gargismus. Es ist aüch güt, daz mann ym zu dryncken gebe oximel, daz myt decoctio salbei gemacht ist. Vnd mache yn nyesen myt dyssen nachgeschriben czappen: Item nym sperber samen gepuluert,

1 vnd – dage[2]] *nicht in* E; vber[2]] aber K; beyden] beyten K || **2** oder[1] – beyden] *nicht in* KE || **3** meyron] maioran, *darüber*: meyron K, meyoraen E || **4** acoris] accoris E || **6** es K, iß E || **7** decoctio] decoccien E pyperis] piperi KE || **8** polopi] polipi KE; yforbi] yforbii E; ℔ i] *nicht in* E || **9** steet *das zweite* e *oben nachgetragen* Z || **11** daz bresthafftig] da ime we E; Pessuabilis] pesuabilis KE || **12** pyperis] piperis K, peperis E; yforbi] yforbii E || **12/13** colicontindi] colocontindi E || **16** enten smalcz *am Rand nachgetragen* Z; enten smalcz honre] enten smalcze honre K, enden vnd hō E || **19** yn *danach gestrichen*: vnd Z; smalcze] *danach*: dar, *nicht in* KE – *von den Editoren getilgt*; hulffig] hulich E || **21** vomitum] vomiter K || **22/23** Vnd – nyt] *nicht in* E || **23** ventosen] ventusen K, ventosien E || **26** nachgeschriben *danach kein Substantiv* ZKE; enbynnen da mit] *am Rand nachgetragen* Z, *im Text* K, ine binden da mid vnd E || **27** Pyperis] piperis KE; synopis] sinopis E || **29** decoctio] decoccien E || **30** nym] *nicht in* KE

475 spongia marina: Meerschwamm

bertram gepuluert, yglichs glich viel, vnd menge ysz myt hartem honige vnd mache dar vsz czappen vnd stosze ym dye yn dye nasen. Oder nym mangolt saffe vnd menge mit honige vnd stosz in dye naselocher. Vnd sal nyt viel sclaffen. Vnd man sal yn
[122rb] fegen myt pylloles coyges | vnd man sal sin plegen myt dingen, daz dürre ist, vnd vor fuchter spysen hüten, vnd er sal drincken salbey waszer.

Vnd wann des sparley ist yn den nyeren, daz ist swerlichen zü heylen. Dye hülffe: Mann sal yme den rücke grate smeren myt reern marg. Vnde mache ym dysse nachgeschriben latwer[ge] vnd gyb ym zu gebrüchen morgens vnd abents: Recipe: Radicis acoris, cynomonie, ana ʒ ii, specenardi, lignum aloes, ana ʒ i, anarum passarum munda[tarum] lb ½, mellis rosaci ℥ xii, conserua antes ℥ iiii, misceantur, et fiat lytuarium ad modum czokeri rosaci.

Eyn syrop zu dyssem bresten, vnde gyb yme daz selbe syrop zü drincken morgens vnde abents myt decoctio salbey: Recipe: Herba perlisais manum plenam ii, yua, yffricum, ana ℥ i, capillis Veneris recentis, scholofondria, addiantos ana manum plenam vnam, scabiosa, pympenel[476], apatori, bytonici, gariofilata, mellisa[477], salbeya, camidrius, camiptaüs[478], [radicis venicole], radicis addingorum ana ℥ ii, ennisi,
[122va] meratri, | assari, askynanti, spicenardi, ana ℥ i, radicis acori ℥ ii, et fiat decoctio in aqua, servantur et colantur, addatur mel rosaci, zockeri albi, ana lb ½, et fiat syropus lb i½. Vnde gebrüche in vorgeschriben masczen.

Aüch salt dü gewarnet sin, daz dü ym nyt machest salben oder plaster, dye da starcke sin, dye den bresten smelczent vnd dann gyngen dye salben *in* dye glyeder vnd wurden ye me swechen. Vnd wann du daz plaster oder dye salben abedoes vnd druckes myt eyme fynger off den bresten, virlybet esz dan wysz da selbest, daz ist eyn güt czeychen, virlybet is*z* aber royt, so ist ysz eyn bose czeuchen. Auch salt dü wyszen, daz radicis acoris myt castorium ist ym güt, in welcherley masze daz er ysz gebruchet. Vnd salt auch gewarnit sin, daz du keyn purgacio gebest in anefancke des brestens.

1 gepuluert *über der Zeile nachgetragen* Z; hartem *über der Zeile nachgetragen* Z; honige *danach gestrichen*: gepuluert bertram yglichs glich viel Z || **2/3** vnd² – honige *am Rand nachgetragen* Z || **6** sparley] sperley KE || **7** reern] rehen E; marg r *über dem Wort nachgetragen* Z || **8** latwerge KE || **9** cynomonie] cinomonie E; ʒ¹ *über gestrichenem*: ℥ Z, ʒ K, ℥ E; specenardi] spiconardi E || **10** mundatarum E, munda, *der Rest des Wortes, wohl* tara, *gestrichen* K; antes *korrigiert aus*: antos Z, antes K, antus E; iiii] iii E || **11** lytuarium] lituarium KE || **13** morgens vnde abents] morgens vnd abentz K, mane et sero E; myt decoctio] mit decoctio K, cum decoctione E || **14** yffricum] iffricum Z scholofondria] scolofondria K, scolofrondria E; addiantos] addyantos K, addyantus E || **15** scabiosa] schobiosa K, schabiosa E; bytonici] bitonici E || **16** camidrius] camydrius K; camiptaüs] camyptius K, camptinis E; radicis venicole KE || **17** meratri] merratri E; askynanti] askinanti E; ii] i E || **18** rosaci] rasaci K || **21** starcke *über gestrichenem*: stynckende Z; in] vnd Z, in K, ine E || **22** swechen] swacher E oder] auff E || **24** virlybet – czeuchen] *nicht in* E; isz] ist Z, es K

476 pimpinella: Bibernelle
477 melisphyllum/melissa (mlat.): Melisse
478 camepitheos: kleiner Gamander

Dysz ist daz funffte deil dysz büches, vnd ist von postemen[479] vnd hayt acht capittel. Daz | erste capittel ist von apostemen in gemeyne vnd daz ander ist von [122vb] apostemen, dye da komment von colera, daz drytte capittel ist von arpistomius[480], daz ist eyn bresten, der yszet vmbe sich als eyn füre *an* dem antrag, daz vierde capittel ist von den drusen, dye da wassent in dem halse, vnd dye apostemen, dye do komment von kelten, vnd dye sint mancherley, daz fünffte capittel ist von den apostemen, dye da hart sint vnde nyt weyche werdent, daz sehste capittel ist von den apostemen, dye do vszwendig sint des lybes vnd innewendig, vnd von der arczedyen, dye do gehoret zü dem krebysz vnde zü der fysteln, daz syebende capittel ist von dem bresten genant concrines, daz ist fule fleysch, daz achte capittel ist von dem bresten kancker.

Daz erste capittel ist von dem gebereche in generale. Vnd dye selben apostemen mogent kommen in alle glyt gemeynlich. | Züm ersten komment dye apostemen von [123ra] materien, dye hytczig ist, so moist dü wyszen dye natüre des menschen, des gliet da die aposteme ankommet. Ist ysz, daz daz glyt kalt ist oder hytczig oder fol adern oder fol fley[s]chs, wann zu wylen komment apostemen eym in den backen, so moyszest dü yn heylen myt arczedyen, dye dar zü gehorent, dye nyt zu den andern glyedern horent. Aüch kommet zu wylen eyn aposteme von den andern colera, vnd alle colera müsczent geheylet sin myt dingen, dye dar zu gehorent.

Vnd dye postemen, dye nyt hytczig sint, dar zu moysze mann sünderliche arczedie hane. Vnd dye postemen, dye da komment von naturlichem bluyde, wo daz ysz ist ym lybe, da wyrt dye stat der apostemen wyt vnde breyt von sachen, daz oberenczig blüt da ist. Vnd der brest ist genant pulmonis, vnde er lydet [an der stät, da es ist], grosze wethüm vnd kloppet von sachen des bluyts. Auch so ist dye stat, da

1 quinta pars libri huius *am Rand rot* Z, *am Rand schwarz*: postemen K; deil *über der Zeile nachgetragen* Z || **2** 122vb] primum *am Rand rot* Z; apostemen] postemen E; gemeyne] comunale KE; ander *über gestrichenem*: erste Z; *zwischen den Spalten rot*: secundum Z || **3** apostemen] postemen E *zwischen den Spalten rot*: 3^{m} Z; arpistomius r *über der Zeile nachgetragen; danach gestrichen*: daz drytte capittel ist vnd daz vierde Z || **4** an] vnd ZK, an E; *zwischen den Spalten rot*: 4^{m} Z || **6** *zwischen den Spalten rot*: 5^{m} Z || **7** *zwischen den Spalten rot*: 6^{tum} Z || **9** fysteln] vistelen E; *zwischen den Spalten rot*: 7^{m} Z || **10** *zwischen den Spalten rot*: 8^{m} Z; bresten^{2}] bresten genant KE || **12** *am Rand rot*: i, *zwischen den Spalten schwarz*: Ca i Z; generale] generali KE || **14** des menschen] *nicht in* KE || **14/15** des^{2} – ankommet] *über der Spalte nachgetragen* Z, des glietz da die apostome an kompt K, des glides da die apostema ane kompt E; gliet] *darüber gestrichen*: glehts [?] Z || **15** hytczig *danach gestrichen*: ist Z || **16** fleyschs] fleysche K, vleisch E; wann] want E; komment apostemen eym] kompt eyns apostema K, kompt ein apostema E || **17** gehorent] gehoret K, gehort E || **18** horent] gehort E || **19** müsczent] moße K, muß E || **20** postemen] apostema E; moysze] moiße K, moiß E || **21** postemen] apostema E; komment] kompt E || **23** oberenczig] oberich K, obrig E; blüt da *über der Zeile nachgetragen* Z || **23/24** an – ist^{1} K, an der stat da iß ist E

479 Zu dieser Problemtik vgl. auch fol. 142va–143rb im Buch 3

480 Bei Johannes Jacobi *De herpestiomeno*, vgl. Bloedner (1926: 15)

dye apostema ist, royt vnd gebleyt. Vnd dye apostema kommet aüch zu wylen da [123rb] von, daz eyns an daz glyt gesclagen ist, | vnd von broche vnd wyrt zu wylen da von, daz daz geadere folle bluyts ist. Vnd zu wylen ist postema gemacht von colera rubea.

Vnd were yz, daz dye colera geet vber den lyep alle zu male, so ist sye genant yctericia vnd ist gele. Vnd were ysz, daz dye aposteme were an eyme deyle des lybs, vnd dasz ist Sancte Anthonien fure, daz kommet von colera. Vnd were ysz sache, daz dye colera ist subtile, so kommet daz fure in dye hüt vnd bornet daz fleysch zü male vnd wyrt yn der hüt als swarcze kerne. Vnd were ysz, daz dye colera dicke vnd grob ist, so wyrt eyter in der hüde, vnd were ysz, daz dye postemen qwemen von bluyd vnd von colera, so ist daz bluyt subtyler dan dye colera vnd dye colera brennet me dan daz bluyt, vnd wyrt eyn breste genant salsa ygnis.

Vnd der vnderschijt zussen den swarczen blatern vnd von Sancte Anthonien füre [123va] ist: Dye swarczen blatern, daz macht | eyn bule vber sich vnd spreydet sich darnach in daz glyet myt eyn ander. Vnd were ez, daz daz bluyt ist dick vnd grob, so brenget ysz in dye selbe stat eyter, hytcze vnd grosze wee, vnd daz ist gemenget off dye blater.

Vnd in anefancke des bresten ist ysz genant karfünckel[481], daz ist dye swarcz blater, vnd ym dem lesten, wan daz fleysch vszfellet, so heyszet ysz antros[482] vnd wirt dar vmbe also, daz dye blater vmb sich gebrant hayt. Vnd daz brent zu wylen daz glyet myt eyn ander vnd also heyszet dann dye apostema Sant Anthonius für. Vnd wann dye swarcze blater kommet by dye augen oder yn dem augen, so heyst sye adormia, vnde wann sye kommet nyedenwendig vmb den munt, so heyst sye askynancia, wan der breste kommet an den hals, so ist yz genant schrabilis, vnd wann ysz kommet in dye ryppen, so ist yz genant pyloricis.

Wann dye apostemen sint vszwendig der hüt, so salt dü wyssen vnd erkennen, [123vb] von wasz colera ez kommet. Ist | ez, daz ez kommet von dem blude, so ist dye stat royt, vnd ist yz, daz ez kommet von colera, so sint sye gele, vnd komment sye von

1 vnd *am Zeilenende nachgetragen* Z || **2** ist *danach gestrichen*: vnd von broche vnde wyrt zü wylen dar von daz eyns gesclagen ist Z || **3** postema] apostema E || **5** yctericia] ictericia KE; aposteme] apostema E || **6** dasz *korrigiert aus*: dysz Z; Sancte *über der Zeile nachgetragen* Z; Anthonien] Anthonius E || **8** als] also Z, als KE; kerne] korne E; colera] *nicht in* E || **9** postemen] *korrigiert aus*: apostemen Z, postemen K, apostemen E || **10** subtyler] subtiler KE; brennet] brent K, bruet E || **11** salsa ygnis] salsa ignis K, also ignis E; ygnis] ignis KE || **12** blatern *korrigiert aus*: latern Z Anthonien] Anthonius E; füre *danach gestrichen*: daz Z || **13** daz] *nicht in* KE || **14** Vnd *danach gestrichen*: spreydet sich darnach in daz glyet Z; were ez *am Rand nachgetragen* Z; daz² *über der Zeile nachgetragen* Z || **17** dem *über der Zeile nachgetragen* Z; antros] antraus E || **19** Anthonius] Anthonien K || **20** dye²] dem KE; oder yn dem augen *am Rand nachgetragen* Z, oder in deme auge K, *nicht in* E || **22** askynancia] askinancia K, askramancia E; den *am Zeilenende statt gestrichenem*: daz *nachgetragen* Z || **23** ryppen] rippen K, rippe E; pyloricis] piloricis KE || **24** vszwendig] ußwendig K, exterius E || **25** blude] sagwine K, sangwine E

481 Karbunkel

482 anthrax: Hautmilzbrand, Karbunkel sowie karbunkelähnliche (Eiter-)Geschwüre, die sich durch Schwarzwerden zeigen und als Vergiftung galten, vgl. Mildenberger (1997: 107)

fleuma, so synt sye wysz, vnd komment sye von colera nygra, so sint sye swarcze oder blaelecht. Auch salt dü prüben vnd wissen daz alter des sychen vnd sine conplexien vnd dye lufft der stat, da er siczt, vnd die lufft syns kleyma vnd dye krafft des glyts, da dye posteme an ist, vnd darnach salt du yn heylen.

In anefancke in dem bresten [in] generali, da ist dye hülffe, daz mann ym crystere mache vnd off den bresten ym eyn plaster mache, daz ym dye postema weyche vnd czydige, daz sye brechen myt czydünge oder myt ysen. Vnd darnach salt dü den bresten woil reynigen, daz keyne hertikeyt dar inn blybe, vnde heyle ysz dann myt plastere[n], dye do gut fleysche brengen. Vnd sprychet her Yspyali vmbe der wonde erczete willen, daz yre aügen sint virstoppet von der meysterschafft der arczedie vnd der wysheyt.

So wollen wir[s] [also laßen vnd wollen] reden, als were der bresthafftig jüncke, weyche vnd | folle bluyts vnd were geseszen in der myltermysziger lufft. Vnd als er [124ra] leyt grosze wee, so salt dü ym laszen an der syten, da der bresten an ist, vnd viel. Vnd darnach salt ym off den bresten machen eyn plaster, als her nachgeschriben ist: Item nym huswürczel ii hantfolle, mangolt gesotten myt wyne vier loyt, gersten mele vi loyt, vnd stosze dye stücke woil züsamen vnd lege, als warme er ysz lyden mag, off daz wee, daz czydiget vnd leget daz wee. Vnd weres sache, daz dye dolores weren zu male starcke, so salt ym machen dysse nachgeschriben salbe vnd off den bresten vnd dar vmbe smeren: Recipe: Rose oley vi loit, gesotten wine ii loit, die saltü woil vndereynander kloppen uff dem fure vnd dü dar vnder als viel waße, als du bedarffs, vnd mach eyn weiche salbe. Vnd lege dar vber aüch vngeweschen wolle.

Vnd in abenemunge des wethums, so salt dü nemen wolle oder eyn bade swamp in wyn geduncket vnde off dye broyst legen. Vnd were yz, daz der bresten wirt sich czydigen, so mache ym eyn plaster myt gersten mele vnd myt wyne. Vnde wan der bresten gar geweycht ist, so salt yn offbrechen vnd vszlaszen. Aüch salt dü gewarnet sin, wann der bresten off ist, daz *icht* dar ynn komme wasser oder | oley. Vnd were [124rb] ysz sache, daz dü bedarffs des bresten zü reynigen, so salt dü yn weschen myt wyne vnd honige züsamengemenget. Vnd were ysz sache, daz dye hytcze sich darnach, als es vszgeet, nyt mynnert, so salt ym daz vorgeschriben plaster machen, daz myt gersten mele gemacht ist vnd myt hüswürcze. Vnd wann dye hytcze virgangen ist vnd

1 fleuma] flecma E; nygra] nigra KE || **3** conplexien] conplexio KE; der – lufft[2] *am Rand nachgetragen* Z; kleyma] klyma K, clima E || **4** posteme] postema E; ist] stait E || **5** in[2] E || **6** mache[1] *korrigiert aus*: machen Z; bresten *danach gestrichen*: gemeynlich da ist dye hulffe daz mann Z; postema] apostema KE || **8** myt *danach gestrichen*: hertikeyt der Z || **9** plasteren] plastern K, plasterne E; Yspyali] Yspali KE || **12** wirs KE; also – wollen[2] K, also laißen vnd wellen E; were] verne E; der] *korrigiert aus*: er Z, der K, die E || **13** myltermysziger] mittelmeßiger K, mittelle messigen E || **18** daz[2] – wee[2]] *nicht in* E || **19** salbe *über der Zeile nachgetragen* Z || **20/22** Recipe – salbe] *unter der Spalte nachgetragen* ZK, *im Text* E || **20** Rose] Nym rose K, Item n. rosen E || **20/21** die – kloppen] das menge woil zusamen K, das meng wail zu sam E || **21** waße] wachs K, waßrs vnd wasses E; als du] du sin KE || **23** abenemunge] abenemen E; des *über der Zeile nachgetragen* Z || **27** sin *danach gestrichen*: vnd Z; icht] *Korrekturen*, v̍st Z, icht KE || **28** des] den KE; wyne] vinum E || **30** es] er Z, es K, iß E der bresten woil gereyniget ist, so salt yn heylen myt tresformacum plaster oder des glichen, so wirt fleysch da.

Daz ander capittel ist [von deme bresten] genant Sant Anthonien für. Vnd ist hytcze, dye da kommet in dye hüt, vnd kommet von colera oder vom blude vnd colera züsamen. Vnd were ysz sache, daz der bresten qweme von vszwendiger sache, so salt dü ym dysse nachgeschriben kelten dar off machen: Item nym coliander kruyt, daz grüne sy, vnde stosze daz woil vnde menge daz myt brosemen broyts von broede, dye in kalt wasser geduncket sint. Oder nym coliander saffe vnd menge myt den
[124va] brosemen vnd lege ym dar off. Oder mache ym dyssen | nachgeschriben plaster, dye hytze zu erleschen: Item nym schelle wurcze saff myt ewenig blywysz vnd eyer clare vnd ryp daz wol zusamen vnd lege off den bresten vnd frysche ez, wann sye ez gedrockent. Vnd wann dye hytcze abegegangen ist, so salt dü sin plegen mit plastern in der masze, als hye vor ym ersten capittel geschriben ist.

Sant Anthonien fure kommet von subtiler vnd hytcziger materien vnd spreydet sich in dye gancze hute vber alle. Vnd der bresten, der ist lupus[483] genant, daz kommet von grober dicker materien vnd macht eyter an syner stat.

Zü den czweyn bresten gehoret keyn laszerie, vnd salt yn geben crystere, dye colera zu fegen. Vnd were der brest von sanguine vnd colera beyden, so salt ym czweyfaltig fegunge dün. Vnd were ysz, daz ysz nyt dann eyn sache were dauon, colera oder sanguine, so sal mann dar nach eyne fegunge dün. Vnd were ysz sache,
[124vb] daz dye | sache qweme vszwendig des lybes, als von sclegen oder von wonden, so salt ym machen eyn plaster myt gersten mele. Vnd daz sal gescheen in anfancke des bresten, vnd dar off sal mann yn myt eyme fletüm haüwen. Vnd were ez, daz dye posteme were gemenget myt colera vnd myt sangwine, so salt dü arczedie auch gemyst machen. Vnd darnach sich ygliche colera sterket vnd darnach salt ygliche arczedye auch meren.

Daz drytte capittel ist von dem bresten genant apryscominus[484] vnd der breste genant antris. Dar vber sal man legen alle dincke, daz da kolet, wann der brest

3 *über der Zeile vorn und am Rand rot jeweils*: ii Z, *am Rand schwarz*: Ca ii K; von deme bresten K, von dem bresten E; Anthonien] Anthonius E || **4/5** oder – colera *am Rand nachgetragen* Z || **7** broyts] *nicht in* KE || **10** ewenig] *danach gestrichen*: saff des Z, eyn wenig K, modicum E || **11** frysche ez] frische es K, schris so E; sye] *nicht in* KE || **14** Anthonien] Anthonius E || **15** hute] *über der Zeile nachgetragen* Z, hut *über der Zeile nachgetragen* K, hut *im Text* E; vber alle] uber all K, *nicht in* E || **18** sanguine] sagwine K || **20** sanguine] sagwine K || **21** vszwendig] üßwendig K, exterius E || **23** fletüm] flietüm K, flietum E || **24** posteme] apostemen E; were] weren E; sangwine] sagwine K || **25** gemyst] gemischt K, gemuschet E || **27** *darüber rot*: iii Z, *am Rand schwarz*: Ca iii K; apryscominus] apriscominus KE || **28** daz da kolet] daz da kület K, die da kolent E

483 lupus: Wolf; Der Name wird davon hergeleitete, dass bei dieser Erkrankung die Hautschäden einem Wolfsbiss ähneln

484 Herpes

spreydet sich zu male sere. Auch salt gewarnet sin, daz dü nyt dar vber legest eynige dincke, daz do kalt vnd fucht sy, als mere lynsen, nachtschede, porczel, aschariola, hüszwürcz, wye woil daz sye kalt sint, so sint sye auch fucht. Auch dye selbe dincke sint nyt anders gut, dann in dem bresten genant aryszypila[485], daz ist Sant Anthonius sücht.

Doch | in anefancke des bresten salt du dar off legen dye dolde von den reben [125ra] vnd dye dolde von wilden rosen vnde wegebreyt vnd yre glich, wand sye sint kalt vnd durre. Vnd wann dye apostema czydig ist, so salt dü sye wessen myt mangolt saffe vnde wyne. Vnd ist ysz, daz dye apostema wolde stincken, daz ist [doch] eyn gut czeychen. Dye antros, daz ist dye grube, dye dye swarcze blatern machet, vnde ist güt, daz mann eyn plaster vmbe den bresten macht myt wegerich oley oder myt wegerich vnd eszig vnde wycken mele zusamengemenget. In anefancke des brestens sal man weschen dye stat myt wyne vnd darnach myt eszige gemenget myt waszer. Vnde salt yn laszen an adern, dye obenwendig des brestens sint, dar vmbe, daz dye materie nyt zu dem herczen rüre oder dar by. Alles, daz hye wir von han gesaget, daz gehoret in anefanck des bresten.

Auch salt dü wyssen dye natüre des glyts, da dye arczedye zu gehoret. Vnd were ysz sache, daz der bresten were na bi den heubt | glyedern vier, so ist noyt, daz man [125rb] dye arczedye ferre von den glyedern mache. Vnd dysz ist dye hulff: In anefanck so salt dü nemen süsz granat eppel vnd auch sure vnd dye syeden in eszige vnd wole stoszen vnd mache eyn plaster off den bresten. Vnd dye arczedie von dem karfunckel vnd der antros ist viel noch eyns vnd ist kleyne vnderscheyd da czüssen, ane daz dye karfunckel glotczet her vsz, vnd daz antros ist dyffe yn dem fleysche. Vnd ich wil daz nyt erlengen hye, wan dysz büche ist von visica[486] vnd cerelogia. Vnd off alle dye vorgeschriben bresten gehorent zu legen gersten mele vnd der dotter von eyme eye vnd salcze vnd schabiosen saffe vnd eyn plaster dar vber gemacht.

Daz vierde capitel ist von den drusen vnd schrabilis[487], die in den hals komment. Dye ist nyt anders wirdig, dan daz man sye vszdylge vnd eyn brant dar off mache,

1 salt] salt dü K, saltu E; gewarnet sin] warnemen E || **2** daz do] die E; sy] *nicht in* E || **3** sye[2] *über der Zeile nachgetragen* Z || **4** aryszypila] arißypila K, aryßypila E; Anthonius] Anthonien K || **5** sücht] fure ader sucht E || **6** dolde] dilde E; von *danach gestrichen*: den Z; den reben] ruben E || **7** wegebreyt] wegbrit E || **8** wann *über der Zeile nachgetragen* Z || **9** wolde] *korrigiert aus*: woil Z, wolt K, wille E doch KE || **11** wegerich *danach gestrichen*: sa Z; oley] *an entsprechender Stelle am Rand nachgetragen und gestrichen*: allein Z, alleyn K, alleine E || **18** heubt – vier] vier heubt gliedern K, iiii heubt gliddern E || **22** der] der *korrigiert aus*: des Z, der KE; ane e *oben nachgetragen* Z || **23** antros] antris K || **24** visica] phisica KE; cerelogia] zerologia K, cirologia E || **27** *zwischen den Spalten rot*: iiii Z, *am Rand schwarz*: Ca iiii K

485 Erysipel

486 vesica: Geschwulst

487 scrofula: Skrofel, Halsdrüsengeschwulst, eine historische Bezeichnung einer Hauterkrankung, vgl. Höfler (1899: 654)

[125va] daz keyn ander bresten davon komme. | Auch salt dü gewarnet sin, synt sye in dem hals vnd wylt dü sye snyden, daz dü ich[t] rürest dye grosze adern, dye in dem halse synt an byeden syten vnd dye sint genant gyngi, vnd werdent sye geruret, so sterbent dye sychen stumplingen.

Vnd were ysz, daz dye bresten weren nyedenwendig des halse[s] vnd weren viel vnde flecmatici vnd komment von materien acute, so salt dü nemen eynen bade swamp vnd duncke in salcze wasser vnde lege ym off den bresten. Oder smere yn myt camille oley oder duncke eyne[n] bade swamp in starcke lauwe vnd lege dar vber. Oder mache eyn plaster myt hirsen mele vnd lege dar vber.

Vnd were ysz sache, daz der bresten alt were, so salt ym machen dysz nachge-
[125vb] schriben plaster vnde lege dar off: Recipe: Lyttergyrum ʒ ii, segimen porcini | antiqui ʒ i, oleum olīueti antiqui ʒ ½, radicis anicis l̅b̅ ½, büleantur cum aqua et oleo, donec aqua sit consumpta, et addatur daz vorgeschriben lyttergirum vnd segünen porcium, et fiat emplastrum vnd lege ym off den bresten. Auch ist güt, daz dü nemes eyne bade swamp vnd dunckes in rebe esch lauwe oder in troißen esche laüwe. Vnd lege off den bresten auch eyn seckelin folle swertel wurczel puluer vnd in laüwen gesotten myt salcze, off den bresten geleget ist sere gut. Wye deme ist, dye meyster gewynnent nummer dancke noch ere an dyssem bresten, daz myt brennen mit eyme yszen vnde wann sye woil geradent.

Daz funffte capittel ist von dem harten bresten, daz genant ist ascholorosius[488]. Vnd ist von dicker vnd herter materien, daz ez nyt mag vszgeen, vnd dye meyster, dye nyt wyssent, waz der bresten ist, swechent den menschen zu male sere vnd in
[126ra] anfanck des brestens legent sye dar off ding, dye da weychent | dye subtile materien, vnd dye grobe materie blybet dunne vnd blybet als hart als eyn steyn. Vnd dar vmbe

2 dü[1]] *nicht in* E; icht KE || **3** synt *danach gestrichen*: vnd wilt dü sye snyden daz dü ycht rürest dye grosze adern dye ime halse sint Z; byeden] beden K, beiden E; gyngi *danach gestrichen*: vnd werdent sye genant also, *wobei über* genant *etwas nachgetragen und gestrichen* Z; geruret] gerurent Z, geruret K, geroret E; so *davor gestrichen*: so Z || **3/4** sterbent dye sychen] stirbt der sieche K, stirbet der mensch E || **5** halses E || **8** camille] camillen E; eynen K, einen E; starcke *danach gestrichen*: wyn oder Z; lauwe] laüge E || **9** hirsen *danach gestrichen*: waszer oder daz Z; mele *danach gestrichen*: dar von Z || **11** Lyttergyrum] littergirum K, litergirum E; ▯ ii *über der Zeile nachgetragen* ZK; segimen] segunen E || **12** anicis] anitis [?] E; ½[2]] i E; donec] c *oben nachgetragen* Z, done K, donec E || **13** addatur *das erste* d *oben nachgetragen* Z; lyttergirum] littergirum K, litergirum E; porcium] porcinum [?] E || **14** eyne] eyn K, i E || **15** esch *korrigiert aus*: esche Z; lauwe] lauge E; in[2] *danach gestrichen*: rosen Z; troißen] *am Rand nachgetragen* Z, trösen K, troßen E; laüwe] lauge E || **16** in *über der Zeile nachgetragen* Z; laüwen] laugen E || **17/18** dye meyster gewynnent] die maister gewannent K, der meister gewonet E || **18** mit *über nicht gestrichenem*: an Z || **20** *zwischen den Spalten rot*: v Z, *am Rand schwarz*: Ca v K; funffte] vi E || **21** daz ez] daz es K, die E || **23** dar off] *nicht in* E

488 vgl. den Titel des entsprechenden Kapitels bei Johannes Jacobi: *Destinguendo inter ista, que fiunt intus et extra et ponit curam fistule* (Bloedner 1926: 15)

müsz man dar off legen dincke, dye do myttelmeszig sint, als reern marg vnd kelbern marg vnd yre vnslayt.

Vnd were ysz, daz dye swylste nyt abegynge vnd sich czydiget vnd zu eyter qweme, daz magest dü erkennen myt eyme fynger, den dü off den bresten leges, vnd auch, daz daz wee hat sich gemynnert vnd dye swylste. Vnd wan dü legest den finger off den bresten, so flüget der eyter neben sich, vnd daz ist eyn güt czeychen, daz ysz czydigen wil. Vnd alle dye postemen, dye vszwendig des lybes sint, dye heylet man alle myt plastern, dye da czydigen, weichen vnd reynigent.

Daz seheste capittel ist von dem vnderscheyt, wye mann erkennen sal den bresten, der vszwendig des libes ist oder innewendig vnd kommet von den vysteln oder kryebesz. Dye bresten, dye da sint innewendig des lybes, sint nyt als lychteclich zü erkennen vnd sint sere sorglich, vnd dar vmbe sal sich der meyster da yn besorgen vnde | wyszlich da myt wyrcken. Vnd dye czeychen, daz der bresten starcke [126rb] ist vnde aüch mogelich, daz salt dü wyssen an dem glyede, da der bresten an ist, als von den apostemen, dye komment in der syten vnd in der ryppen oder an dem wee, daz ym magen ist. Vnd wan der bresten in dem magen ist, vnd also ist von den andern apostemen, dye innewendig des lybes sint, als lebber vnd mylcze, oder anderswo.

Vnd dar vmbe in anefancke des brestens salt dü dich selbest virsorgen vor den bresten, dye da virgyfftig sint, daz sye nyt herschent im menschen vnd daz dü dye materie senfftliche czydiges, dauon mynnert sich dye hytcze vnd daz wee. Vnde abezulegen daz wee ist güt, daz mann neme warm waszer, dar inne gesotten sy pappel vnd ybisch, vnd da myt wesch*e* den bresten vnde smere yn darnach myt baüm oley oder lorebeln oley.

Aüch ist ym gut, daz du ym machs eyn plaster off den bresten: Item nym oley vnd wasser vnd gersten mele vnd sut daz züsamen vnd lege off den bresten. So geet der bresten als eyn raüche vsz, wan daz plaster ist apartinum vnde düt off vnde zydiget. Aüch | ist güt, daz dü nemes fygen vnd süth dye yn waszer, bysz daz daz [126va] waszer gerade dicke wi*rd*, vnde syge ysz darnach vnd doe dar yn broyt broseme vnd mache eyn plaster dar off. Vnd were ysz sache, daz ez daz plaster an sich czüget vnde yme sanffte düt, so salt dü ym eyn loche dar yne hauwen vnd daz vorgeschriben

---

1 reern] rehen E || **2** vnslayt] vnßlät K, vnslait E || **3** dye swylste] die swilste K, das geswelle E || **5** dye swylste] die swilste K, das geswelle E || **5/6** Vnd – bresten *am Rand nachgetragen* Z || **7** postemen] apostemen E || **8** weichen vnd reynigent *über der Zeile nachgetragen* Z || **9** *zwischen den Spalten rot*: vi, *zwischen den Spalten schwarz*: Ca vi Z || **10** innewendig] interius E; vysteln] visteln K, vistelen E || **11** innewendig] innenwendig K, interius E || **15** der[1]] die E; der[2]] den K, die E || **16** Vnd – ist[2] *am Rand nachgetragen* Z || **23** pappel] papel E; wesche] weschen Z, wesche K, wasche E || **24** lorebeln] lore KE || **25/26** Item – bresten *am Rand nachgetragen* Z || **26** So] *danach*: ist vnd *nicht in* KE – *von den Editoren getilgt* || **27** apartinum] apertinum E || **28** ist *davor wiederholt und nicht gestrichen*: Auch Z || **29** wird] wirden Z, werden k, wird E plaster wyeder dar off legen. Vnd wyrt der brest do myt nyt mynre, so salt dü ym ewenig dyffer schreffen.

Vnd were ysz, daz der materyen ist sere grob vnd feyst, so salt dü dün in dye vorgeschriben decoctio von den fygen, ysop vnde rode dost. Vnd wan dü den bresten wilt reynegen von dem eyter, so salt dü in daz vorgeschriben plaster legen gersten mele vnd krosche. Auch sal dü gewarnet sin, daz der brest nit sy von dem vorgeschriben harten bresten, der da nyt czydiget. Vnd were ysz sache, daz du sehest, daz der bresten were von den selben postemen hart, so salt dü yn dye vorgeschriben [126vb] decoctio der fygen | dün radicis kücumeris siluestris, radicis brionia[489], vnd süth daz myt der vorgeschriben decoctio vnd dü dar zü gersten mele. Auch magestü dar czu dün bergen smalcze vnd neszel wurczel vnd broseme von dem broede. Vnd wan der bresten czydig ist, so salt dü yn vszlaszen vnde vszwüschen. Vnd were ysz sache, daz dye postemen weyche sint vnd vszgeent, so salt dü sye nyt zu eyme mal gar vszdrucken vnd salt daz loche nit rünt machen, sünder lancke, vnd salt suberlich drücken vnd heylen darnach. Vnd were ysz sache, daz noch hytcze were in der apostemen, so salt du ysz smeren myt rosen oley. Vnd were ysz sache, als der eyter vsz ist, eyn dyffe loche da virlybe, so salt dü daz loche fullen myt schabat von duche vnd sere reyne vnde suber halten, off daz keyn fystel da enwasze.

Vnde wann sich daz loche myt fleysche virfullet, so salt dü machen eyn plaster myt trefformacum vnde bynt vmbe daz loche bysz an daz loche. Wann rürest dü daz loche, so ylet daz fleysche vnd heilet zu balde. Vnd were yz, daz der eyter wysz were, [127ra] daz | ist eyn gut czeychen, daz er balde geheylt wirt. Vnde werez, daz er nyt eyter gebe, so salt du den bresten weschen myt lauwen, vnd sye heylet sere vnd stoppet. Vnd darnach mache dysse nachgeschriben salbe vnd düncke dar yne eyn meyssel vnde lege in daz loche. Vnde dysse nachgeschriben salbe ist güt in allen arczedien vnd visteln: Item nym rosen oley vnd tütu woil geryeben vnd menge zusamen vnd mache als eyn salbe. Vnde gebruche, als vorgeschriben ist.

Auch hyrczunge waszer oder saff oder daz krüt gederret vnde gepuluert vnd ym zu drincken geben hylfft ym sere woile. Vnd eyn meyssel gemacht myt agerick reyni-

2 ewenig] eyn wenig K, modicum E || **3** materyen] materien KE; sere] viel K, voil E || **4** decoctio] decoccien E || **6** krosche] krusch *korrigiert aus*: krusche E || **7** nyt *korrigiert aus*: myt Z || **8** postemen hart] harten postemen KE || **9** decoctio] decoccien E; kücumeris] cukümeris K, cucumeris E; siluestris] siluester KE || **10** decoctio] decoccien E; dü] *nicht in* E || **11** bergen] bergelem E || **12** vszwüschen *nach* vsz *gestrichen*: laszen vnd Z || **13** postemen] apostema KE; eyme] *nicht in* E || **14** nit *über der Zeile nachgetragen* Z || **15** were[2] *über der Zeile nachgetragen* Z; apostemen] apostema KE || **18** fystel] fistel K, vistele E; da enwasze] dar inne waß E || **19** virfullet] ervullet E || **20** trefformacum] tresformacum K, tresformatum E; Wann] Vnd E || **21** daz[1] *danach gestrichen*: loch vnd Z; heilet zu *über gestrichenem*: ylet Z; eyter *danach gestrichen*: vnd bluyt oder Z || **23** lauwen] laugen E; sye] *nicht in* E || **25** nachgeschriben salbe] artzedie K, artzdie E || **26** tütu] tütu *korrigiert aus*: tüty *vielmehr als umgekehrt* Z, tüti K, tuti E || **27** als eyn salbe] als eyne salbe *korrigiert aus*: salbey K, ein E || **29** agerick] agrick E

489 bryonia: Zaunrübe

get zu male sere den krebesz vnd dye fystel. Oder nym honig vnde suth den woil vnd nym mirre vnd aloes cycatrini vnd wermüt vnd mache eyn plaster vnd lege off den bresten. Oder nym centaürea vnde pappel blute vnd wicken woil gestoszen vnd menge myt honige vnd mache eyn plaster vber den bresten. Vnde ich hane geheylet manichen, der den bresten me | dan eyn gancze jare gehabt hait, myt galitricis[490] [127rb] saffe gemenget myt eyer clare, vnd ich det zü wilen dar czu agramenien[491] saffe. Aüch ist gut dar czü radicis tonicis vnd coriola[492] dye kleyne myt hyrczunge.

Vnd daz ist güt zu visteln vnd zu kryebesz: Dye geyszbonen gestoszen vnde gemenget mit honige, heylet den kryebesz vnd kancker vnd welcher krebesz, der beschloszen ist, da erwydet vnde brycht ym daz loche *off*. Item nym lapacen saffe mit honige gesotten, biß daz daz [saff] vszgesotten ist, vnd darnach granat eppel schelait genomen vnd myrbolanos kerne woil gepüluert vnd gemenget myt dem vorgeschriben honige. Vnd mache eyn plaster off den kryebesz, so heylet er frylichen. Item disser nachgeschriben wyne, da wesche myt eyme deyl den krebesz vnd vszer dem andern deyle mache eyn syrop vnd gyb ym zü drincken. So wysz, daz ez wonderlichen wyrket. Vnd also sal yz gemacht sin der wyn: Item nym odermenige, reynfar, pferssig | baüm dolden, wegerich, senff, hanff samen, eppe, spytcze pappel, royt [127va] kole, yglichs glich viel, eyn hantfolle, ossen czungen worczel, roede würczel dye grosze, yglichs ii hantfolle. Dye stucke suth in rodem wyne vnd lasze [sieden, biß] daz czwey deyl insyedent, vnde syge ysz darnach vnd doe do myt, als vorgeschriben ist.

Daz syebende capittel ist von dem bresten genant kranckynes[493], vnde ist eyn bresten, daz daz fleysch styrbet. Vnd ist eyn ander bresten, den dye Kryschen nennent nygerosais[494], vnd dysser bresten ist, da daz fleysch gar virgangen ist. Vnd

1 fystel] vistel E || **2** cycatrini] cicatribi E || **2/3** vnd[4] – bresten] *nicht in* E || **3** pappel] papel E || **4** mache eyn plaster] fac emplastrum E || **5** galitricis] galetricis E || **6** agramenien] aggramenien E || **9** mit *über der Zeile nachgetragen* Z; vnd kancker] *nicht in* E || **10** brycht *danach gestrichen*: vnd brycht Z off] offen Z, off K, vff E; nym] *nicht in* KE; lapacen] lapacem E || **10/11** mit – daz[2] *am Rand nachgetragen* Z || **11** saff K, safft E; schelait *über der Zeile nachgetragen* Z || **12** myrbolanos] mirbolanos KE || **13** frylichen] frysselichen Z, frylichen K, frilich E || **15/16** wonderlichen] wynderlichen Z, wynderlich K, wonderlich E || **16** odermenige] adermennig E || **17** pferssig] pirtzig K, pirsig E wegerich] wegrch [!] E; hanff] hanffe E; eppe] *nicht in* E; pappel] papelen E || **18** glich viel] *nicht in* KE || **19** sieden biß K, siden bis E || **20** insyedent] in gesiedent K, ine gesoden ist E || **22** *am Rand rot*: Capitulum vii Z, *am Rand schwarz*: Ca vii K || **24** nygerosais] nygerosais *korrigiert aus*: nysirosais Z, nygerosais K, nigirosais E

490 gallitricum: Wiesensalbei
491 agrimonia: Agrimonia eupatoria L., (Kleiner) Odermennig
492 corrigiola/corriola: Weggras, Vogelknöterich
493 gangraena: Gangrän
494 Nekrose

dye nygirosais, wann sye komm*et* an eyn glyet, so haüwet mann daz glyt myt eynander abe, dar vmbe, daz ysz den lyep nit myt eynander virborne vnd dode. Vnd dysser bresten kommet allewege nach Sant Anthonien füre.

Vnd wan der brest [genant] kranckynes ankommet, so salt dü ym locher haüwen [127vb] off den bresten, bysz daz daz fule vszget von dem blüde. Vnd darnach | nym wycken mele vnd eszig vnd honig vnd suth daz züsamen vnd mache eyn plaster off den schaden noch dem, als ym gegen dem wee geschrefft ist. Oder nym eppe saffe vnd weyszen meel vnd ewenig frysche botter vnd menge daz vber dem fure züsamen vnd lege off den bresten.

Daz acht capittel ist von dem bresten genant kancker. Vnd der bresten kommet an etliche deyle des lybes vnd daz meystdeyl kommet dysser bresten in frauwen brüsten von sachen, daz yre czijt virstanden ist vnd nyt habent.

Dye hulffe: In anefancke des bresten so sal man fegen den lyep myt dyssem nachgeschriben vnd drywerbe in der wochen sal man yr eynen leffel fol czu drincken geben, me oder mynre, nach geduncke des meysters oder krafft des sychen. Recipe: Appitimi ℥ ½, senet ʒ iii, et fiat püluis et mysceatur cum melle diffumiti quantum süfficit. Vnd gebruche, als vorgeschriben ist. Vnd darnach salt du ym laszen an der [128ra] lyncken syten | zu der mylcze adern dar vmbe, wan der brest kommet von colera nigra halb.

Vnd were ysz sache, daz der brest an fraüwen brüst qweme, so salt dü dar czu arbeyten, daz yre czijt komm*e*, vnd mache yr eyn vomitum vnd nym hüswürcze saffe vnd faba lüpinas vnd menge czüsamen vnd duncke eyn düche in daz saffe vnd lege off den kancker vnd [mache] dysse nachgeschriben salbe vnd smere den kancker: Item nym bliwysz, gebrant bly zü puluer vnde woil gelütert vnde aber gepüluert, nüwe wachs, rosen oley, als viel dü sin bedarffs, vnd menge dar vnder lüpinen mel vnd suth vnd mache eyn salbe.

Oder mache dysse nachgeschriben plaster: Item nym odermenige, schabiosa gallitricis, schellewürczel, düben füsz krüt, daz ist alleluya crüt, yglichs eyn hantfolle. Dye salt dü woil stoszen myt schaffen vnslayt vnd myt eym phünde baüm oley.

---

1 nygirosais] nygrosais K, nigirosais E; kommet] komment Z, kompt KE; so – glyt] *nicht in* E || **2** den lyep nit] nit *am Ende der Zeile nachgetragen* Z, nit den (den *oben nachgetragen*) lyp K, nit dem lieb E eynander[2]] eyn K, ein E || **3** Anthonien] Anthonius E || **4** genant KE || **5** vszget – blüde] bluit gar uß geet K, bloit gar her vß gait E || **7** gegen dem wee] *nicht in* KE; geschrefft ist] geschrafft ist worden E || **8** ewenig] eyn wenig K, modicum E || **10** kancker *auf der Zeile über dem Anfang des Kapitels rot, daneben zwischen den Spalten rot*: viii Z, *am Rand schwarz*: Ca viii K || **12** brüsten] brüst K, *nicht in* E || **13** In] *korrigiert aus*: Zu Z, In K, Ime E || **14** nachgeschriben] nachgeschriben ding E; yr] ir K, ime E || **16** mysceatur] misceatur K, misceantur E || **18** adern] *danach*: vnd Z, *nicht in* KE – *von den Editoren getilgt* || **21** arbeyten – vnd[1]] *nicht in* E; komme] komment Z, komme K, *nicht in* E; vnd mache] ire machen E; eyn vomitum] vomiter K || **22** duncke *danach gestrichen*: yn Z || **23** mache K, mach E || **27** dysse] diß KE; odermenige] adermenig E; schabiosa] scabiosa E || **28** alleluya] alleluia KE || **29** vnslayt] vnßlät K, vnschlait E

Vnd als dü ysz woil gestoszen hayst, so mache ydel klotczer | dar vsz vnd lege dye [128rb] klotczer in eynen nüwen gelasürt hauen vnde virstoppe dan haüen woil vnd lasze yn also ix dage vnd dar nach nym dye klotczer vnd lege sye in eynen groszen gelasuret dyegel vnd doe darczu wyszen wyn vnd lasz syeden, bysz daz der win gar ingesode[n] ist. Vnd syge ez darnach, daz keyn grünts*aff* dar yn virlybe. Vnd darnach nym wysz wyraüch, mastikel woil gepüluert [iglichs] ii loyt, spangrune gepuluert i loit. Dye stucke menge in daz vorgeschriben gesyegen vnde nym darnach eyn viertel turbantina vnde lasze off eym füre syeden ane rauche vnd mache eyn salbe dar vsz vnd behalt dye in eyner gelasüret buchsen vnd frylichen. Dye salbe dodet alle kancker vnd heylet vnd brenget gut fleysch vnd vnder allen salben ist yren glichen nyt.

[Liber VI]

ffebres

Daz sehste deyl dysz büchs, vnd dar ane sint czwene tractat. Der erste [tractatus] ist von der febres. Der ander [tractät] ist von der accidant, die kommet in die febres.

Der erste tractat hayt czehen capittel. Daz erste [capitel] ist von den febres gemeynlichen. Daz ander capittel ist von | den zyelen, dye man in der süchten merket. [128va] Daz drytte capittel ist von den febres genant apimera[495]. Daz vierde capittel ist von den febres genant hümorales, vnd kommet von hümores. Daz fünffte capittel von den degelich*en* febres. Daz sehste capittel ist von den febris, dye zu stunden komment. Daz syebende capittel ist von den febres cottidianis[496]. Daz viii capittel ist von

3 sye] *nicht in* KE || **4** dyegel] deckele ader diegel E; der *über der Zeile nachgetragen* Z || **4/5** gar ingesoden ist *am Rand nachgetragen* Z || **4/5** ingesoden] virsoden KE || **5** grüntsaff] grüntschaff Z, gründsaffe *wohl korrigiert aus*: gründasaffe K, gruntsafft E || **6** mastikel] mastickel E; iglichs KE spangrune – loit *am Rand nachgetragen* Z || **7** gesyegen] gesiegen K, gesegen ding E || **7/8** turbantina] türbantyna K || **10** yren] ir E || **12** ffebres] *rote Überschrift auf eigener Zeile, am Rand* febr- *schwarz im roten Rahmen Z, schwarze Überschrift*: ffebris K || **13** erste *am Rand nachgetragen Z*; tractatus KE || **14** der[1] *danach gestrichen*: accidant dye kommen in dye Z; der febres] den febr- K, den febres E Der – febres[2] *am Rand nachgetragen* Z; tractät K, tractatus E; der accidant die] der accidant ~~daz~~ die K, dem accidant die E; kommet] kompt KE; die febres] den febr- K, die febr- E || **15** Daz erste *über der Zeile nachgetragen* Z; capitel K, cā E; febres] febr- K, febris E || **15/16** gemeynlichen] in generali KE || **16** *am Rand rot*: 2^{m} capitulum Z; capittel] *nicht in* E; den *davor gestrichen*: den febres vnd von Z || **17** drytte *am Rand rot*: capitulum 3^{m} Z; capittel[1]] *nicht in* E; den febres] den febr- K, dem febris E vierde *am Rand rot*: $4t^{m}$ capitulum Z || **17/18** von[2] – hümorales] von den febr- genant humorales K, von den febris genant humoralis E || **18** fünffte] *am Rand rot*: 5^{tum} capitulum Z || **19** degelichen] degelichs ZK, deglichen E; febres] febr- K; sehste] *am Rand rot*: 6^{tum} capitulum Z; capittel] *nicht in* E febris] febr- ZK, febris E || **20** syebende] *am Rand rot*: 7^{m} capitulum Z; febres] febr- K, febris E cottidianis] quottidianis E || **20/314,1** Daz[2] – quartanis] *am Rand nachgetragen* Z || **20** viii] *am Rand rot*: 8^{m} capitulum Z; capittel[2]] *nicht in* E

495 febris ephemera: eintägiges Fieber, leichtes Erkältungsfieber

496 febris cotidiana täglich eintretendes Fieber; Malaria mit jeden Tag wiederkehrendem Fieber febres quartanis[497]. Daz ix capittel ist von den virirret febres. Daz x capittel ist von febres der pestilencie.

Daz erste capittel [ist] von den febres in generali. Der meyster bedarff zu erkennen, von welcher art dye febres sin vnd von welcher colera sye kommen, dar vmb, daz sin vnwyszenikeyt den menschen icht virderb. Auch salt du erkennen ane dem pulse vnd in deme harne. Vnd er moysz dem menschen eyne diete machen, waz er eszen oder drincken sal. Auch sal er wyszen, obe dye febres sy opemera oder cotti-
[128vb] diana oder dye febres, dye | zü stunden komment, oder pestilencialis. Vnd ist ysz empimera, so kompt sye stumplich oder von hytcze oder von bosem geroche oder von czorne. Vnd als sye komm*pt*, also geet sye auch stumpling eweg vnd wert nyt dann eynen dag. Vnd were ysz, daz sye were febres tercianas, so rüw*et* sye eynen dag vnd kommet sye des andern dages darnach, vnd febres quartanas rüwet czwene dage. Vnd were ysz sache, daz sye cottidiana were, so bosert sye sich alle dages eyn male, vnd were, daz sye kommet degelich, so hat sye keynen vnderlosz. Vnde sint ander vnderscheyt in den febres. Zu wylen sint sye acüte, daz sye komment myt groszer borne hytcze. Vnd dye febres müszent myt gewalt zyele hane, wan der mensche mag sin nyt lyden, oder zu genesen oder zu sterben oder zu werden kronica, daz ist senffter, vnd daz czele wirt speder.

Daz ander capittel ist von den czyelen der febres. Der meyster müsz wyszen dye
[129ra] czyele von dem bresten nach de*n* zeichen der krancheyt vnd da myt müsz er | yn or*te*ylen ane zü sterben oder zu genesen. Aüch sal er fragen, wanne er krancke würde, wan dye czyele der dage sint zü wylen [nit glich, wann sie sint zü wilen] gerade, zu wylen vngerade. Ez ist zü wyszen, der czweyte, der vierde, der sehste, der

1 febres[1]] febr- K, febris E; *am Rand rot*: 9[m] capitulum Z; den virirret febres] der ver irret febr- K, der irren febris E; virirret *am Rand nachgetragen* Z; febres[2] *danach gestrichen*: quartanis Z || **2** febres] febr- K, febris K; der pestilencie] der pestilencien K, pestilentien E || **3** *am Rand rot*: i Z, *am Rand schwarz*: Ca i K; ist E; febres] febr- K, febris E; bedarff] *korrigiert aus*: darff Z, bedarff K, darffe E || **4** febres sin] febr- sin K, febris sy E; kommen] komme K, kompt E || **5** vnwyszenikeyt] vnwißenikeit K, wißheit E; icht t *nachgetragen* Z; salt du] sal er K, sol her E || **6** diete] dyencke Z, diete KE || **7** sy] sin E opemera] apimera KE || **8** febres] febris K, feb- E; komment] kompt KE || **9** empimera] apimera E bosem] boßen großem E || **10** kommpt] komment Z, kompt KE || **11** febres tercianas] febr- tericia K, feb- terciana E; rüwet] rüwent Z, rüwet K, roget E || **12** sye] *nicht in* KE; dages] *nicht in* KE; febres quartanas] febr- quartana K, f- quartana E || **13** cottidiana] quottidiana E; bosert] beßert E; dages] dag E || **14/15** sint ander] hant keynen Z, sint ander KE || **15** febres] febr- K, febris E || **16** borne] brenne K, borner E || **17** sin] sy E || **18** czele] *über gestrichenem*: ylen Z, ziel *über gestrichenem*: ylen K, ziele *im Text* E || **19** *zwischen den Spalten rot*: ii Z, *am Rand schwarz*: Ca ii K; febres] febr- K, febris E || **20** den] der Z, den K, dem E; zeichen der *am Rand nachgetragen* Z; yn] *danach*: eyn Z, *nicht in* KE – *von den Editoren getilgt* || **21** orteylen] ort deylen Z, deylen, *darüber nachgetragen*: ort K, orteilen E; ane] an K, vnd E || **22** würde] sy worden E; nit – wilen K, nit gliche wanne sie sint zu wilen E

497 febris quartana: Quartana-Fieber, Viertagefieber; das sich alle vier Tage einstellende Fieber

echte vnd des glichen, vnd dye dage, als ez zyelet vngerade, daz ist eyn güt czeychen vnd beszer dann, wann sye gerade sint.

Vnde dar vmbe so wil ich anfahen von den geraden dagen zü besehen, welche dag gut ist, daz yn dye febres erlaszent, vnd welcher nyt, wan der vierde, der seheste, der czehende, der vierczehende, der czwenczygiste, der vier vnde czwenczigiste, der xxxi, der xl, der lxxx, der ci. Dye czyele vnd vnderlasze, wie woil, daz sye bose sint, doch sint etliche dage, dye güt sint dar vnder, als der vierde dag, der ist güt zü eyme vnderlasz vnde ist starcke, der sehste ist nit starcke vnd daz czyele ist bose, wann ist ysz woil, daz yn der brest erlaszet, so kommet er doch wyeder. Vnd Ypocras sprychet, daz | der seheste dag mag woil gut sin, vnd ich sprechen, daz sich dar an nyt zü [129rb] virlaszen ist. Der vierczehende dag ist eyn güt czyele dag, der czwenczigiste dag nach Galiani vnd Ypocras sprachen ist nyt gerade czyele, vnd dar vmb ist yz eyn güt czeüchen der czyele oder der sychtage. Der vier vnd czwenczigiste vnd vier vnd dryszigist vnd der seszigist vnde der lxxxv dage sint alle güt czele dage, vnde eyn yglich meyster mag sich darnach rychten. Daz ander vnderschijt von den vngeraden dagen, daz ist der syebende dag vnd der nünde dag vnde der elffte vnd der seszehende vnd der xxi dag, doch ist der xxi dag zü wilen nyt güt, wann wye woil daz dan eyn czyele ist, so fellet er doch wyeder an den bresten vber eyn czijt.

Vnd sprychet Ypocras, daz dye febres acute werent nyt ober vierczehen dage vnd wann sye senffte sint, so macht sich daz czyele lenger vnde der dag medicinalis, daz ist, daz sye gesunt rechent | mann nyt dan xxiii stünden vor den dag, dar vmbe, [129va] wann du rechens eynen mant von ydelichen dagen, so salt du rechen czwerent xiiii dage, daz ist xxviii dage.

Daz dritte capittel ist von den febris apimera. Vnd dye selben febres sint von kürczen stünden vnd komment dye selben febres von czwenczigerley sachen, von trüren, süffczen vnd bedruppenisse vnd czorne vnd wenig sclaffen, müdekeyt, hercze kloppen, freüde, schrecken, nyden, laszen, vszlauff, von vberig eszen vnd drincken vnd honger, virstoppenisse der roren des naturlichen wyndes, dürste, postemen, von dicker grober hüde, von vberiger hytcze, von vberger kelten.

1 czeychen *danach gestrichen*: vnd beszer dann wann sye gerade sint daz ist eyn güt czeüchen Z || **3** besehen] sehen E; welche] welich E || **4** febres] febr- K, febris E || **6** vnderlasze *über gestrichenem*: der losz Z || **7** dar vnder] dar vnden ZK, dar vnder E || **8** der – starcke[2] *und danach gestrichen* vnd da, *alles unter der Spalte nachgetragen* Z || **12** Galiani] Galienus E; sprachen] sprüchen K, sproche E nyt *korrigiert aus*: myt Z; eyn] nit E || **13** czeüchen der] *nicht in* KE; oder der sychtage] *nicht in* KE || **13/14** vnd[2] – seszigist] *nicht in* E || **15** sich] *nicht in* E || **16** ist] sint KE || **16/17** seszehende] *danach gestrichen*: vnd der Z; seszehende K]seßehende K, xvi E || **17** vnd der xxi dag *am Rand nachgetragen* Z; doch – dag[2]] *nicht in* E || **18** an] inn E || **19** ober *danach gestrichen*: vber Z || **21** xxiii] 24 E || **22** rechens] *korrigiert aus*: rerchens Z, rerchens K, rechentz E || **23** xxviii] xxiii E; dage[2]] *nicht in* E || **24** *am Rand rot*: capitulum iii Z, *am Rand schwarz*: Ca iii, *darunter*: affomita [?] K; febris] febresen E; apimera] aplimera, l *oben nachgetragen* K, apimera ZE; selben febres] selbe febris K || **25** stünden] ziele K, zilen E; febres] febr- K, febris E || **26** vnd bedruppenisse] contristari KE; wenig sclaffen] wenig slaiffen K, modicum dormire E || **27/28** vnd drincken vnd] *nicht in* KE || **29** postemen] pastemen K

Vnd dye czeüchen von febres gemeynliche: So ist ym der puls swach vnd doch nyt zu viel vnd vnglich vnd der harn ist ewenig royt me, dann wann er gesünt ist. Vnd dye febres ist nyt [acuta vnd] scharff als dye ander. Vnde wan sye kommet von [129vb] trüren oder von hünger, so ist yn der püls kleyne vnde der püls düne vnd der harn | ewenig roder, dann als vorgesaget ist. Vnd wann ez kommet von wenig sclaiffs, so sint dye aügen glyt geswollen, vnd wann sye kommet von trüren, so sint dye aügen dürre vnd rüche. Vnd dye ander czeychen mastu kennen nach sagen des bresthafftigen [dann an den andern zeychen].

Dye hulff zü dünde gegen dye orsache, daz dye febres empimerea brenget: Ist yz, daz sye ankommet von trüren, so salt ym vorbrengen dincke, daz da freüde brenget. Vnd weres, daz ez ym geschee von wenig sclaffen, so salt yn machen sclaffen vnd des glichen. In den andern czeychen vnde in allen accidant dyesz bresten ist eyn bat güt von süszem waszer. Vnde man sal yme czessen geben güde natürlichen spysen. Vnd salt ym nyt fleysche geben bysz an den drytten dag oder dincke, daz do stercket, wann er mochte fallen an eyn ander febres. Were ysz sache, daz dü yn sweches myt der spysen, wan dye febris kommet ane daz von bresten vnd mangel, vnd dye febres [130ra] hümorales, dye komment von vberig | füchtekeyt. Vnd dye febres ethica, dye da kommet in dye membra principalia, vnd dye febris, da wir vor hane gesaget, dye ist genant empimera.

Vnd dye da hant postemen in den hagedrüsen, von der orsachen komment dye febres empimera, vnd dye da habent eyn dick hüt vnde mogent des halben nyt swytczen vnd hant dar vmbe febres, so salt du yn eyn sweysz bat machen. Vnde alle, dye do andere czeuchen hant, den sal man eyn bat machen in süszem waszer. Auch ist gut in allen sachen, dye febres empimaria brengent von we*lc*her conplexien, der do syche sy, vnde syne viranderünge vnde syne natüre vnde syne wandelunge vnd ob er kalt [oder durre] sy oder [ob] der lyp folle sweyszes sy oder nyt. Vnd ist ysz, daz er nyt folle hümores ist, so magestü yme wyn zü drincken geben, vnd ist er folle hümores, so gyb ym zü drincken keynen wyn.

---

1 febres gemeynliche] febris generalibus K, febribus generalibus E; ym] yme K, in E || **2** ewenig] eyn wenig K, modicum E || **3** acuta vnd KE; scharff *danach gestrichen*: vnde nyt scharff Z || **4** der püls[2]] *nicht in* KE || **5** sclaiffs] slaffen E || **7** mastu] mages dü K, magstu E || **7/8** nach – bresthafftigen *am Rand nachgetragen* Z || **8** dann – zeychen K, dann an den andern zeichen E || **9** dünde] doin E; febres] febr- K, febris E; empimerea] empimera KE || **10** ankommet] an *oben nachgetragen* Z, kompt KE; daz[2] – brenget] daz da freyde brenget K, die da freud bringent E || **11** ez] *nicht in* E; salt yn machen] dae in E || **12** accidant *danach gestrichen*: vnd Z; dyesz e *oben nachgetragen* Z || **15** febres] febr- K, febris E || **16** dye[1]] diese K, duße E || **17** füchtekeyt] humores KE; febres] febr- K, f. E; da] *korrigiert aus*: daz Z, da *oben nachgetragen* K, da *im Text* E || **18** dye[2]] diese K, duße E || **19** empimera] empurera E || **22** febres] febr- K, febris E || **23** süszem] dußem E || **24** dye *danach gestrichen*: dye Z; welcher] welscher Z, welcher K, was E || **24/25** der do syche sy] der siech sy K, die siechen sint E || **25** syne[1]] ir E; syne[2]] ir E; syne[3]] ir E || **26** oder durre K, ader durre E; ob[2] K, ab E; sweyszes] humores KE || **27** er[2] *über der Zeile nachgetragen* Z || **28** zü drincken keynen wyn] keynen *über gestrichenem*: geben Z, keynen KE

Vnd alle, dye do hant febres von trüren oder von lützel sclayffen, so salt ym gewonlich czessen geben fücht spyse vnd von güder dygestien. | Vnd gyb ym wyszen [130rb] wyn zü drincken. Ist ez, daz sye nyt anders we im heubt hant vnd dye febres hant von vberger contristicien, so salt yn wyn geben. Vnde dye febres hant von vberigem czorne, den gyb keynen wyn, wann der wyn erhytczet sye. Vnde wann dü ansehest dye orsache der febris, so wyrs[t] nyt felen.

Daz vierde capittel ist von den febris humorales vnd von febres acutis[498]. Wan dü syehest, daz dye febres werent nyt vber syeben dage, als dye febris genant synocum, dye ist glich als febres acüta oder humorales. Vnd siestü, daz dü dye febres ist starcke vnde sin anderünge ist myttelmeszig, daz er mag lyden dieta, so mag ym in anfangk dieten nach syner crafft, vnd wann er den syebenden dag vbergangen hait, so salt ym dye dyeta mynern. Vnd wann er by dem czeledage ist, so salt ym nyt czessen geben, dann ewenig, ist ez, daz er nyt czu swache wirt. Vnd in abeganck des brestens, so salt ym geben nyt sat czessen, vnde gyb ewenig vnd aber ewenig. Vnd wann dye febris hant keynen vnderlasze, | so salt ym czessen geben in den güden [130va] stünden. Vnd ist gut, daz mann yn lasze, wann dye nature noch starcke ist vnd wann dye adern gespannen folle sint vnd wann sin antlytcze roit ist. Vnde gyb ym zu drincken tysana, daz ist gersten waszer. Ist *y*sz, daz er sich nyt oben brychet, vnde gyb ym broyt brosem, daz woil gebacken sy in kaltem waszer.

Vnd wann sich dye febres sterken vnde dye czünge durre ist vnde dü sehest dye czeüchen von der guder daüünge der spyse, so gyb ym kalt waszer genüg zu drincken. Aber vorware, e dü daz doest, so salt dü wyszen vor dye dysposicio des menschen, obe er gewonlichen waszer [plege zu] drincken. Auch salt dü wyszen dye czijt, obe sye kalt oder hytczig sy. Vnd wann daz czeychen der dygestio der febres ist nyt bekant an dem vierden dage, so mache yme eyn syrop nach den febris.

---

2 dygestien] digestien KE || **4** contristicien] contrististien K, contristiren E || **6** wyrst] wirs K, wurstu E || **7** *am Rand rot*: iiii capitulum Z, *am Innenrand schwarz, nur teilweise sichtbar*: Ca i[v] K; febris] febr- K, febres E; humorales – febres *am Rand nachgetragen* Z; acutis] acutes E || **8** genant] *danach*: sint Z, *nicht in* KE – *von den Editoren getilgt*; synocum] sinocum E || **9** humorales] humoralis E; siestü *über gestrichenem*: sysit Z; ist[2]] *davor*: haist vnd Z, *nicht in* KE – *von den Editoren getilgt* || **10/11** dieta – crafft *am Rand nachgetragen* Z || **10** mag[2]] mache K, mach E || **11** syebenden] siebenden K, selben E || **12** dye dyeta] die dieta K, diete E || **13** ewenig] eyn wenig K, modicum E; czu u *oben nachgetragen* Z; abeganck] abegancke K, anefang E || **14** geben – czessen] nit sät zeßen geben K, nit sat zesßen geben E; gyb] gib ye K, gib ime E; ewenig[1]] eyn wenig K, modicum E; ewenig[2]] eyn wenig K, modicum E || **15** febris] febr- K; salt] sol man E || **16** yn] ime E; lasze *danach gestrichen*: so salt ym czessen geben auch Z || **17** gespannen folle] gespannen fol K, voil gespannent E || **18** tysana] tisana, *wohl korrigiert zu*: Pisana E; ysz] zsz Z, es K || **21** daüünge der spyse] digestien KE; ym] *danach*: zü drincken Z, *nicht in* KE – *von den Editoren getilgt* || **22** dysposicio] disposicio KE || **23** plege zu E || **24** dygestio] digestio K, digestien E; febres] febr- K, febris E || **25** den] dem E; den febris] den febr- K, dem febris E; febris] febr- K

---

498 febris acuta: kurzes Fieber, das sich binnen zwei Wochen (meist am 7. Tag) entscheidet

Vnd were ysz sache, daz dye czeychen sehest von der dygestien an dem vierden [130vb] dage, so hält yn in guder | regeln. Galienus spricht, wann der siche ist von starcker nature vnd er ist sanguineus, so salt ym laszen vnd darnach in abegancke der febris, so salt dü ym eyn bat machen, wann der vierde dag ober ist. Vnde salt yn dye lofft des hüszs erkolen myt rosen blettern vnd mache ym eyn katfalmus off daz hercze vnd off dye lebber. Vnd gyb yn eyn syrop, daz erkulet, als syropüs violaci oder syropus dybritici oder lymantz saffe oder cytrünen saffe. Vnd ist güt, daz mann dye vszer glyder rybe vnde stryche vber sich gegen dem herczen. Vnd gyb ym latig myt eszige oder gesotten.

Vnd mache yme in anefanck des brestens dysz nachgeschriben crystere: Recipe: Wysz malue, blancka vrsina, mercürialis, ana manum plenam vnam, enysi ʒ v, et fiat decoctio in aqua, seruantur sücci syculi ℥ ½, oleum violaci, mellis rosacis, ana ℥ i, sal commüne ʒ ii, cassia vistola munda ℥ i, et fiat cristeribus l̅b̅ i½. Vnd mache ym [131ra] eyn plaster off den magen. Item nym eyn duche gedunckt in lewe | rosen oley vnde gyb ym dysse nachgeschriben pürgacio, als ez daget an der febres vnderlasze: Recipe: Enysi ʒ ii, prünorum dampsimorum x, et fiat decoctio in aqua, seruentur syropus violarum ʒ ii, mala granati ℥ i, et fiat putus. Aüch ist güt, daz du ym gebes succi rosaci.

Aüch ist ym güt syropus violaci myt susz granat eppel saffe, dye decoctio gürgule marine myt syrop violat. Aüch eyn syrop von prümen gemacht myt lynsen brüe ist ym aüch güt. Auch ist ym gut temerindus wasser. Vnd daz sal also gemacht sin: Item nym temerindus vi loyt vnd lasze daz weichen vber nachte in waszer vnde knede des morgens dye temerindi eyns nach den andern vnde lege dar czü granat eppel saffe vnde mache eynen drancke.

Lychte crystere vnd posteria sint yn aüch güt. Vnde were ysz, daz der syche senfft müdig oder swache oder czü juncke, so salt ym smeren den büche nydenwendig des [131rb] nabels myt oley violati vnd mache ym eyn plaster aüch dar selbest: Item nym | pappel bletter, violat bletter vnd süth daz in waszer vnd drücke daz krüt vsz vnd stosze daz krüt myt violat oley vnd mache eyn plaster, als vorgeschriben steet. Rasi sprychet, der dysz nachgeschriben waszer ym alle abentz, als er sclaffen geet, gege-

---

1 sehest *über der Zeile nachgetragen* Z; dygestien] digestien KE || **2** hält] *korrigiert aus*: salt *oder umgekehrt* Z, halt KE; yn] *nicht in* E; siche *danach gestrichen*: wann der syche Z || **3** febris] febr- K || **4** yn] ime E || **5** katfalmus] catfalmus K, cackfalmus E || **7** dybritici] dibritici E; cytrünen] citruren E || **7/8** dye vszer] die düßer K, dußer E || **11** enysi] ennisi KE || **12** i] i *oben nachgetragen* Z || **13** ʒ *über gestrichenem*: ℥ Z; ii *danach gestrichen*: cassia ligna Z; vistola] fistola K; cristeribus] cristellus E || **14** lewe] laug E || **15** der febres] des febr- K, dem febris E || **16** Enysi] *über der Zeile nachgetragen* Z, ennisi KE; dampsimorum] dampsynorum KE; aqua] *über der Zeile nachgetragen* Z, *nicht in* KE || **17** ʒ *über gestrichenem*: ℥ Z; fiat *danach gestrichen*: pütus Z || **19** güt *danach gestrichen*: succi rosaci vnd Z susz] *korrigiert aus*: susze Z, süß K, suß E || **19/21** dye – güt] *nicht in* E || **21** Auch – gut *über der Zeile nachgetragen* Z; temerindus] temeryndus K || **22** temerindus] temeryndus K; des] das E || **23** temerindi] temeryndi K; czü] *nicht in* E || **25** yn] ime E || **25/26** senfft müdig] senfftmütig K, senfftmodig E || **28** pappel] pappelen E; bletter[2] *danach gestrichen*: violat bletter Z; daz[1]] *nicht in* KE || **29** violat] violath E ben, nympt ym dye febris abe. Item nym tamerindus iii loyt, prümen vier loyt. Dye stücke stosze woil vnde lasze lygen vber nacht in ii½ phunt waszers vnde darnach knede daz woil vnde syge vnd in daz waszer, daz da von gesegen ist, doe eyn halp phünt czockers. Vnd gebrüche, als vorgeschriben ist.

Daz fünffte capittel ist von den febres genant caüison, daz ist degelich. Vnd ist vilnach glich den febris synnotum, wann sye kommet von dürrekeyt vnde ist gemacht von vberich geblüde vnde ist by dem herczen vnd by dem mylcze. Vnd der brest ist da by bekant, wan der siche ist dürstig vnd mag nyt sclaffen vnd zü wilen ist er daüp vnde czü wilen eyn stumme.

Vnde ist gut in anefancke des brestens, | [131va] daz man yme den büche laxere vnd dar nach sal man yme laißen. Vnd so dü yme laißen wilt, so gyb ym sür granat eppel saff ii leffel fol oder brosem broyt geduncket in virsich. Vnd darnach salt yn fegen myt den obgeschriben purgacien, dye in dem andern tractat geschriben sint. Dü salt in aüch hüden vor oberig eszen, es ensy dann, daz sye swache sin, so gyb ym genüg czessen. Vnd dye wyse meyster arcze concorderen alle gemeynlichen, daz dye febris, da von wyr ytczunt reden, rorent in daz hercze. Vnd in dysse febres komment sweysze czü den stünden der febris. Vnd dye [sweyße] sint nyt naturlichen vnd kommet daz meyst deyl in der sommer czijt vnde nyt ym wynter. Vnd wann dysse febres den menschen czu dem ersten anekomment, so ist güt, daz mann ym dye hende vnd füsze züm ersten erkule vnd zü wilen den ganczen lyp, nach dem die febres sint, so dye febres kommen sollent.

Vnd dye czeychen dysser kranckheyt sint, daz der püls swache vnde lere ist, vnd er hat daz hercze cloppen | [131vb] vnd mogent nyt sclaffen vnde yr antlitcze ist bleyche vnd geswollen vnde yre aügen sint krompe vnd mogent nyt lygen an eyner stat. Vnd wan sye da myt vszlaüffe gewynnent, daz ist eyn bose czeüchen. Auch so weynent sye zu wylen ane sache vnd eßent zu wilen czu viel vnd mogent daz nyt daüwen. Vnd dysz sint alles czeychen des doyts. Vnde sye byszent czu wylen yr czungen vnd sy dün-cket, yz sy ir spyse. Vnd wann daz alles geschijt, so sal mann yn keynen wyn geben

1 tamerindus] tameryndus K || **3** ist] *danach*: vnde Z, *nicht in* KE – *von den Editoren getilgt* || **5** *am Rand rot*: v^{m} capitulum Z, *am Rand schwarz*: Ca v K; febres] febr- K; daz ist *über der Zeile nachgetragen* Z || **6** synnotum] sinnocum E || **7** ist] *nicht in* E || **8** by *danach gestrichen*: dem herczen Z || **10** laxere *danach gestrichen*: vnd darnach sal mann ym laszen daz mann ym büche laxere vnd darnach Z || **10/11** vnd – wilt *am Rand nachgetragen* Z || **12** virsich] viersich K, virscheit E || **14/15** es – czessen] *nicht in* E || **15** gemeynlichen] gemeynclich K, gemeynniglich E || **16** in[1]] an KE; dysse febres] diesem febr- K, disen febris E || **17** czü – dye] *nicht in* E; sweyße K || **18** der] den Z, der KE || **20** nach dem die febres sint] *am Rand nachgetragen* Z, nach dem die febr- sint *über gestrichenem*: so die febr- komen sollent K, nae dem das die febr- sint *im Text* E || **20/22** so – sint] *nicht in* E || **25** vszlaüffe] ußlauff K, vff laufft ader vß lauff E || **26** ane – wilen *am Rand nachgetragen* Z; wilen *über der Zeile nachgetragen* Z; czu *darüber nachgetragen und gestrichen*: wilen Z; mogent] *über der Zeile nachgetragen* Z, *am Rand nachgetragen* K || **27** sint *danach gestrichen*: alles Z || **28/320,1** Vnd – spyse] *nicht in* E noch auch oberge spyse. Yr aügen sint royt vnde yre czünge ist aüch dürre vnd rüche vnd der lyep mynnert sich des sweyszs halber. Vnde sye sint czü wylen an alle[n] yren glyedern czü male sere müde vnde hant wehe vmb dye brüst vnd kommen in den bresten genant cordiaca.

Dye hülff ist, daz mann fucht mache die kamer mit kaltem wasser, da er ynn lyt, [vnd] myt dingen, dye da [kalt] sint, als rebe laup, roren laup, wyden laup vnde martilis vnd granat laup vnd rosen. Vnd sollent lygen off weichen betten, vnd man [132ra] sal yn riben hende | vnd füsze vber sich zum herczen vnd man sal yn nyt besweren myt eszen vnde myt drincken. Vnde man sal ym daz heübt smeren myt rosat oley vnde myt wysz magesath oley vnde mann sal netczen eynen bade swamp in wygerich, hüszwürcze vnd in porczel saffe vnd daz off den magen legen oder gegen daz hercze. Vnde were ysz sache, daz sich daz wee stercket, so salt dü zü den vorgeschriben stücken dün martilis vnd gallen vnde schelat von granate eppeln vnd wermüt oley vnd quytdem saffe. Vnd in dye myssunge duncke den badeswamp vnde lege off daz hercze vnde off den magen.

Vnde in abegancke des brestens gyb ym dye brüge von jüngen hünern myt melün samen vnd acetoso. Vnd syge brüge dürch eyn düche, daz keyn fleysche dar by blybe, vnde gyb ym eppel vnd byeren gebraden vnde sollent sclaiffen. Vnde gyb yn rosat czocker oder mache in dysz nachgeschriben confortatum: Recipe: Conserua rosarum ℥ i, triasandali ℥ i i½, margritorum ʒ ½, folium auri xx, et fiat lytuarium ad [132rb] modum zockeri rosaci. Vnde plege | sin myt jüngen rephonren vnde jünge ferkelen sülczen, als dye füsze, oren vnde mule. Vnd in abeganck des brestens gyb ym zü drincken gemysten win.

Daz seheste capittel von den febres, dye zü stünden komment, zu latine genant circulacium. Vnde dye komment myt accidant, daz ist myt stunden. In anefancke febres tercianas vnde sprengen vber dye stünden, daz sye nyt czü eyner czijt kom-

---

1 spyse *danach gestrichen*: vnde wann daz alles geschijt so sint Z; sint *über gestrichenem*: auch Z aüch] *nicht in* KE || **2** allen KE || **3** brüst] *nicht in* E || **5** mann *danach gestrichen*: erkelte dye kammer Z fucht – wasser] *am Rand nachgetragen* Z, fuchte die kamer mit waßer, *wobei* fuchte *über gestrichenem*: erkelt *und* mit waßer *über der Zeile nachgetragen* K, im suchte die kamer mit waßer E || **6** vnd KE, *wobei über der Zeile nachgetragen* K; kalt KE || **7** lygen] ligen K, legen E; betten *am Rand nachgetragen* Z; vnd[3] *über gestrichenem*: off Z || **8** riben *über gestrichenem*: geben Z; herczen *danach gestrichen*: zü ryben Z || **9** rosat] rosät K, rosen E || **10** magesath] magesät K, magsait E; netczen] nemen E || **11** wygerich] wigerich K, wegrich E; hüszwürcze] hüßwürt K, haußwartz E; porczel] purtzele E; vnd daz *über der Zeile nachgetragen* Z || **16** brüge] bruwe E || **17** melün] meleun E; acetoso] *danach gestrichen*: vnd myt malün Z; acetoso ZK] accetosa E; brüge] brue E || **18** eppel] eppfel K, poma E; byeren] bieren K, pira E || **19** rosat] rosät K, rasait E || **20** i i½] iĳ K, ĳ E; fiat] *nicht in* E lytuarium] lituarium KE || **21** jünge] jongen E || **24** *am Rand rot*: vi Z, *am Rand schwarz*: Ca vi K capittel] *nicht in* E; febres] febr- K; latine] latino E || **25** circulacium] circulatium E; myt[2]] *nicht in* KE || **26** febres tercianas] febr- tercie K, febris tercie E; sprengen] springent E ment, vnd accidant ist nyt off eyn czijt. Vnd daz ist yre czeüchen vnde febris tercianas ist vera vnd auch non vera.

Daz febris tercianas ware ist, daz sint dye czeüchen: In anefancke kom*mt* sye myt groszer kelten vnd darnach wert dye hytcze lange, vnd wan dye accidant virgeet, so geradent sye swytczen. Vnd accidant kelte vnd hytcze vnd sweysz wert zü dem meysten xii stünden vnde zu wylen mynre. Vnd yn durstet vnde yre czünge ist durre vnd yr harn ist gele vnd ist yn der stülegancke virstoppet | vnd mogent nyt sclaffen [132va] vnd haben oberiche hytcze, daz sye daz gedecke nyt mochten lyden. Vnd daz geschijt daz meystdeyl yn dem sommer vnde kommet gewonlich in jüngeling vnd colerici vnd virgeet gewonlich des vierczehen dages, daz sint syeben accidant, vnde zü wylen mynre.

Vnde ist gut, daz du ym gebest kalt brunnen waszer, daz güt sy vnd daz daz wasczer gesotten sy. Vnd mann sal yn czessen geben gersten, latig, habern mele, bynesche, süre kyrssen, alde eppel. Vnd were ysz, daz sye von swacher conplexien weren, so gyb ym jünge hüner brüe, wann dye brüe weychet dye hümores czü male sere. Vnde nach dem drytten accidant oder dem fünffte[n] salt ym wyszen wyn zü drincken geben myt waszer gemenget. Vnde dye pürgacien, dye mann ym geben sal, sal eyn senffte crystere sin. Vnd gyb ym ding, daz den harn drybet, myt decoctio peterlin vnd myt kaltem samen, vnd wann | dye materien geraden zü daüwen, so gyb [132vb] yn nach dem accidant decoctio absintei.

Vnd were ysz sache, daz sye nyt in mogent oder wollent daz drincken, so gyb yn dysse nachgeschriben pürgacien: Recipe: Reubarbaris mundi ʒ i, vinum album ʒ ii, syropus violati ℥ ½, aqua indiuia ʒ iii, aqua dülcis ℥ i, et misceantur. Dye vorgeschriben miscien sal man wermen, bysz daz sye geradent, syeden. Vnd lasz sye da stene dry stünden vnde gyb sye ym dann zu drincken vnde nach dyssen pürgacien

---

1/2 vnde febris tercianas] vnd sie ..yt febr- tercia, wann febr- tercia, *wobei* sie ..yt *über der Zeile nachgetragen* K, vnd sie hant febris tercie want febr- tercia E || **1** febris *danach gestrichen*: tercianas vere wann febres Z || **2** vera[1] *korrigiert aus*: vere Z || **3** febris] febr- K; tercianas] tercia KE; ware] vera KE; daz] diß KE; dye] syne K, sine E; kommt] komment Z, kompt KE || **5** kelte] kalt E; wert] *danach gestrichen*: züm ersten Z; wert ZK] werent E || **7** ist[1]] *nicht in* KE; ist[2] – stülegancke] sint yn die stülegenge K, sint in dem stole gang E || **8** mochten] mogent KE || **9** meystdeyl *danach gestrichen*: in alden lüden Z || **10** vierczehen] viertzenden K, xiiii E; sint] *nicht in* E || **12** ym] yn K, ine E; brunnen] *über nicht gestrichenem*: borron Z, borron K, barne E || **13** wasczer] wasser K, *nicht in* E; sal] *nicht in* E latig] lathe E || **14** bynesche] bynetsche K, benitsch E; kyrssen] kirsen K, kyrßen E; alde eppel] alde eppfel K, ader poma E || **15** ym] yn K, ime E; brüe[2] *über gestrichenem*: honre Z; weychet *danach wiederholt und nicht gestrichen*: weychet Z || **16** accidant] dag ader accidant E; fünfften K, v E || **17** geben[1] *über der Zeile nachgetragen* Z; myt waszer gemenget] gemischt mit wassere K, gemischet mit waßer E; pürgacien] purgacie K, purgacio E || **18** den] die E; drybet] driben KE; decoctio] decoccien KE || **19** kaltem] kalten K || **20** yn] ime E; nach] *nicht in* E; dem] der E; absintei] absinthei KE || **21** mogent] mochten E || **23** ʒ *über gestrichenem*: ℥ Z, ʒ *im Text* KE || **24** miscien] mixtien K, mixtio E geradent] geradet KE; syeden *danach gestrichen*: vnd lasz sye da syeden Z salt yn baden. Vnd were ysz sache, daz sye nyt mogent oder wollent baden, so salt yn yr armen vnd beyn weschen myt suszem waszer.

De febre colirica et flegmatica

Bysz her hane wir geret von febris tercianas, dye komment von colera simplici. Nü wollen wir reden von der febris tercianas, dye da kommet von colera vnd flecma beiden, wann ez ist grosz vnderscheyt darinne, wand die hülffe, die da horet zu der febris terciana simplici vnd die febris terciana, die da kommet von colera vnd fleüma, ist als grosz, als der vnderscheit von dem accidant, [wann die accidant] von der colera ist starcke, vnd die accidant von der flecma ist lycht.

[133ra] Vnd dye, do hant febres tercianas compositum, dye | hant mynre we dann dye, es hant von dem colera alleyn, wann daz flecma ist viscosüm vnde virstoppet dye locher von dem sweysz vnde der puls ist nyt als starck als dye febris, dye von colera komment. Vnd yr harn ist nyt also geferbet dar vmbe, daz der flecma erleschet dye hytcze eyn wenig, vnd ist bleyche myt eym wenig rodem. Vnd die dieta sal ewenig lychter sin dann an dem andern. Vnd ir ziel ist auch lenger dan der andern von sachen gemeynschaff*t* beyder colera. Vnd dar vmbe sprichet Galienus in dem büche genant Acloken von den febris, daz zü eyme male geschach von dyssen febres tercianas composite an eym jüngeling, vnd sye qwamen an yn in de*m* aügst mande vnde weret bysz in den meye. Vnd dysz febres komment daz meysdeil in athümno.

Vnde dysz sint dye czeuchen: Dye kleyne ryppen vnder den syten dünt ym wehe vnd daz antzlytcze ist ym blaelecht vnd yn dürstet nyt sere vnd yr harn ist nit zü royt vnde in dem meysten deyl brechent [sie sich oben,] dye colera vnd fleüma vnd sint
[133rb] gele vnd slymecht. Vnde dye accidancia ist nyt allewege glich | hart. Vnd daz geschijt in jüngen kynden vnde in jüngelingen. Vnd dye hülffe von febres tercia simplici vnd compositum sint glich, wan sye beide von der colera komment, wann zü wylen

1 nyt] *nicht in* E; mogent] mochtent E || **3** De – flegmatica *auf eigener Zeile rot* Z || **4** tercianas] tercia KE; komment] kompt KE || **5** tercianas] tercia KE || **6** beiden] i *oben nachgetragen* Z, beden K, beyden E; grosz *danach gestrichen*: vnd der Z || **6/8** darinne – vnderscheit *unter der Spalte nachgetragen* Z || **6** die da] *nicht in* E || **7** terciana[1]] tercia KE; terciana[2]] tercia KE; fleüma] flema K, flegma E || **8** wann die accidant K, wannen die accidant E || **9** vnd die accidant *am Rand nachgetragen* Z || **10** tercianas] tercia KE || **12** febris] febr- K || **13** komment] kompt E || **14** eyn wenig] modicum E die dieta *über gestrichenem*: der drytte harn Z; dieta] diete K; ewenig] eyn wenig K, modicum E || **15** Vnd – andern[2] *am Rand nachgetragen* Z || **16** gemeynschafft] gemeynschaffe Z, gemeynschafft K, gemeyschafft E || **17** febris] febr- K, febres E; dyssen] diesen K, dußem E || **18** tercianas] tercie KE qwamen] qwam K, quamen E; dem] den Z, deme K, dem E || **19** komment] kompt KE || **20** dünt *danach nicht gestrichen*: dunt Z || **21** nit *über gestrichenem*: ewenig Z || **22** sie sich oben K, sy sich oben E; colera] *danach*: abe Z, *nicht in* KE – *von den Editoren getilgt*; fleüma] flecma E; vnd sint] als KE || **23** dye accidancia] daz accidant K, das accidant E || **24** vnde *danach nicht gestrichen*: vnd Z || **25** beide *am Rand nachgetragen* Z; von *davor gestrichen*: dede, *danach über der Zeile nachgetragen*: der Z || **25/323,1** wann – vil] wann zü wilen kompt der colera zü viel K, vnd zu wilen kommpt die colera zu wilen E kommet der kolera zu vil in dye lebber vnd wan die colera erlaßet die lebber vnd kommet in den magen, so ist sye genant febres düpla, vnd dar vmbe ist yr hülff glich.

Vnd dye febres tercianas compositum hant, dye sollent in keyn bat geen bysz in abegancke des brestens vnd sollent nyt eszen in der czijt der accidant, daz ist off den dag, als er pleget daz wee zü hane. Vnd mann sal yn hüden vor allen czoren, rüffe vnd schrey, vnde er sal lygen an eyme weychen bette. Vnd mann sal yme geben dysz nachgeschriben crystere: Recipe: Quinque herbarum, ana manum plenam vnam, prümorum dampsinorum xx, enysi ℥ ½, et fiat decoctio in aqua, seruantur olei camamille, mellis diffümiti, ana ℥ ii, gyra pygra galliane ℥ i½, sal comunne ʒ i, et fiat crysterium $\overline{\text{lb}}$ i½.

Auch sal dü nyt | [133va] ylen, ym czu geben pürgacien dürch den mont, wann dye materie kommet zü der degestien, so salt yme geben in tysana zü drincken, vnde yn dye selbe tysana salt dü ysop legen vnde origani germinis oder spicenardi. Vnde wann sye virgangen sint syeben dage, so salt ym geben czu drincken decoctio absintei, wan der magen ist ym worden swache. Vnde ist güt, daz dü ym eyn vomitum machest vnd daz du ym gebest eyn pürgacio von sücci lytuarium rosaci. Vnd mache ym eyn plaster off den magen myt eym badeswamp gedüncket in oley absintei.

Vnd were ysz sache, daz der siche jüncke were oder folle bluyts, so ist güt, daz man ym lasze an der lebbern adern in dem rechten armen. Vnd were ez, daz dye febres wülden sich dann nyt mynnern, so salt ym geben dysse nachgeschriben pilloles in dem güden dage vii vnd in dem andern guten dage darnach nüne. Vnd dye pylloles sollent also gemacht sin: Recipe: Ysopi, origani, papaueris albi, | [133vb] ana ʒ iii, aceti, mellis diffümiti, quantum sufficit, et fiant pylloles.

Vnd darnach gyb ym dyssen nachgeschriben dranck: Recipe: Spycenardi ℥ ½, semen eppi, aneti, ana ʒ v, et fiat decoctio et colantur. Von der cultüren gyb im zü drincken myt honige woil geschümet vier loyt. Oder gyb ym dyssen nachgeschriben drancke des güden dags, als er daz wehe nyt inhat, als *der* dag offgeet: Recipe: Florum violarum, florum büglosse, florum boraginis, ana ℥ ½, enisi ʒ v, prünorum, aggerici electi, ana ℥ ½, et fiat decoctio in aqua, seruantur cassia fystola munda, ana ℥ i, syropus violarum ℥ ½, et fiat potus vnde gyb ym, als vorgeschriben steet.

---

1 der *danach gestrichen*: zu Z; vnd[1] – lebber[2] *am Rand nachgetragen* Z; erlaßet] erlaßent K, erlaisßent E || **2** febres] febr- K, febris E || **3** febres] daz febr- K, das feb- E; tercianas] tercia KE; geen] *danach* vnd Z, *danach* vnd *gestrichen* K, *kein* vnd E – vnd *von den Editoren getilgt* || **5** rüffe] ruffen E || **6** vnd schrey] *nicht in* E || **8** dampsinorum] dampsimorum E; enysi] *korrigiert aus*: enusit Z, ennisi KE; ½ j *oben nachgetragen* Z; olei *über gestrichenem*: als Z || **9** camamille] camille E; gyra pygra] gira pigra KE; ʒ *über gestrichenem*: ℥ Z, ʒ KE || **11** nyt] nit K, mit E; ylen] olei E || **11/12** materie] matery E || **12** degestien] digestien KE; tysana] tisana E || **13** tysana] tissana E || **14** absintei] absinthei KE || **15** vomitum] vomiter K || **16** lytuarium] lituarium KE || **17** absintei] absinthei E || **20** febres] febr- K, feb- E || **21** vii – dage[2] *am Rand nachgetragen* Z || **24** Spycenardi] spicenardi KE || **25** ʒ *über gestrichenem*: ℥ Z, ʒ KE || **26** geschümet] gemengt E || **27** nyt *danach gestrichen*: nyt Z; der] er den Z, der KE || **28** enisi] *korrigiert aus*: enusi Z, ennisi KE; ʒ *über gestrichenem*: ℥ Z, ʒ KE || **29** fystola] fistola KE

Daz syebende capittel ist von der febris cottdiana, vnd dye kommet myt accidant. Vnd dysz sint dye czeuchen: In anefancke, wann sye yn ankommet, ez by dage oder by nacht, so kommet dye hytcze nyt zü hart vnd der puls ist me swache dann in [134ra] febris tercianas vnd alles, daz von ym geet, ez sy | stule gancke oder harn oder oben brechen oder durch dye nasen, daz ist alles von flecmate. Vnd dysser bresten geschijt daz meystdeyl in der czijt, dye da kalt ist, [vnd] auch in der stat, die da kalt ist. Vnd dysser bresten kommet selden in jüngenling, sye [sin] dan kalder natur vnde ir antlitze ist blaelecht. Aüch sint dye febris cottidyana czweyerley, dye eyn ist czweyfeltig, dye ander ist simplex vnd composita.

In der maszen, als von der febris tercianas gesaget ist, von der cottidiana simpli sint dysz dye czeüchen: Als der bresten den menschen anekommet, so geradent sye swytczen, vnd der sweysz ist zü male sere dunne vnd nyt grob vnd wert auch nit lange. Vnd der sweysz kommet nyt von kleynen orsprünge, zu latin genant parpolomite, daz ist züssen hüde vnd fleysche. Vnde der syche prubet der accidant nyt in der maszen, als er prübet in der febris tercianas. Vnde der harn wirt bleyche vnd rohe vnd der stulgancke ist flecmaticus vnde yr antlitcze ist ewenig geswollen vnd dye [134rb] ryppe in der syten sint auch geswollen vnd die fusze. | Vnd daz fleüma meret sich in dem heübt vnd in dem magen vnd im mylcze.

Dye hulff: In anefancke des brestens dry dage oder vier salt ym geben eyn oximel simplex vnde mache darnach eyn vomiter myt decoctio merretig. Vnde mache ym eyn syrop acetosa oder eyn oxi sacra compositum. Vnd darnach mache ym dysse nachgeschriben decoctio: Recipe: Radicis aspergi, radicis eppi, ana iii, buliantur, et fiat decoctio, addatur lacricia munda ℥ ½. Vnd gyb ym zü drincken oder gyb ym dysse decoctio myt dem vorgeschriben syrop gemenget. Vnde mache ym starcke crystere myt turbitis vnde mache ym eyn plaster off den magen myt eym badeswamp gedüncket in dylle oley, dar in myncze saffe gesodden sy. Aüch mogent sye myncze eszen oder crüca, daz ist wysz senffe vnd myrretig. Vnd sollent sich hüden, daz sye in keyn bat kommen.

Dysz febris werent in yrem accidant xviii stünden vnde rüwent vi stünden. Vnd [134va] wann sie eyn stunde gerüwet | haynt, sal mann yn czessen geben vnd yz ist güt, daz

1 *am Rand rot*: vii Z, *am Rand schwarz*: Ca vii K || **2** czeuchen] zeychen K, signa E; ankommet] ankummen ist E; ez] es K, ist E || **3** in] *nicht in* E || **4** tercianas] tercia KE; oder[2] *danach nicht gestrichen*: harn Z || **5** flecmate] flecma E || **6** vnd KE; auch – ist[2] *am Rand nachgetragen* Z; Vnd *danach gestrichen*: an Z || **7** in *über der Zeile nachgetragen* Z; sin K, sint E || **8** febris] febr- K cottidyana] cottidiana K, quottidiana E || **10** tercianas] tercia KE; cottidiana] quotdiana E; simpli] simplici E || **11** czeüchen] zeychen K, signa E; anekommet] an stoißet KE; sye] er K || **13** von] mit E || **13/14** parpolomite] parpolemite E || **14** prubet] fult E; der[2]] den E || **15** tercianas] tercia KE; vnd rohe *über der Zeile nachgetragen* Z || **17** ryppe] rippe K, costa E; sint auch geswollen *unter der Spalte nachgetragen* Z; vnd] *danach*: daz Z, *nicht in* KE – *von den Editoren getilgt* || **18** heübt] heübde K, caput E || **19** geben] *nicht in* E; oximel] oximelle E || **20** vomiter] vomitum E; merretig] mirredich E || **21** acetosa] accetosa E || **22** iii *Angabe der Gewichtseinheit fehlt* ZKE || **24** dysse *danach gestrichen*: nachgeschriben Z || **25** myt[2]] *nicht in* E || **27** myrretig] mirretig K, mirredich E || **29** Dysz] Diese K, Die E; febris] febr- K, febres E mann yn des dages nyt dann eyn male czessen geb*e*. Vnd Rasi spricht, wer da neme daz bluyt von eyns esels oren vier troppen vnd menge myt vier loyt warmen waszers vnd g*e*b ym daz in dye stünde accidantis, so geet ez ym des selben dages abe. Vnd ist vnderschijt czüssen cottidiana compositum vnde simplex, wann dye da compositis ist, daz kommet nyt allewege off eyn czijt, vnd dye da simplex ist, dye kommet da alle wege off eyn czijt. Vnd daz machstü auch woil prüben in der stünden, als dye ersten ankommet, so kommet auch dye ander, vnd dye hülff ist in beyden glich.

Daz achte capittel ist von febris quartanas. Vnd dysz sint yr czeüchen: Wann yn dye febris ankommet, so düncket [sie], daz mann yn zürysze vnd roppe hüt vnd hare vnd fleysche, [vnd ist] ge |nant orypylacio. Vnd hant groszen durst vnd der püls ist zü [134vb] male kleyne vnde ylig vnde seychet viel vnd lydent grosze we im mylcze an der lyncker syten vnd yr antlitcze ist geswollen vnd blaelecht vnd czu wilen swarcze. Vnde dye febris vnde yr accidant virgeent alleczijt myt sweysz vnde dye accidant kommet alleczijt an dem vierden dage.

In anefancke des brestens sal mann ym laszen in der lebber adern oder an der mylcze adern vnd sal ym geben crystere nach crafft des mylczes. Vnde gyb ym zü drincken eyn oximel tybritici vnde syropus fümus terre vnde syropus scholofondrie zusammen gemenget. Dye febres quartane komment zü wilen von naturelichen melancolien, dye by ym virful*et* ist, oder daz dye andere colere sint by ym virbrant vnd sint virmenget myt der melancolyen.

Vnde nach der sache, daz yn dye febris ankomment, so salt ym dye hulffe dar nach machen. Vnd in ist gut eyn decoctio von agrici vnd apitimi vnd sene. Vnde | [135ra] mach ym eyn vomiter myt dyssen nachgeschriben krütern vnd gib yme [das] eyn stunde nach dem, als er geeßen hait: Radicis raphani, semen atriplicis, vnd gyb ym myt warmen waszer. Vnd dysz nachgeschriben püluer gyb ym alle morgens nüchtern eyn qwynsin myt hyrczunge oder wegebreyde waszer: Recipe: Ossa cordis cerui iii, radicis tormantille, foliorum nücis, ana ʒ iii, semen basicorum maiorum ʒ i, et fiat puluis. Vnd gebrüche, als vorgeschriben.

---

1 mann *danach nicht gestrichen*: daz mann Z; gebe] geben ZK, gebe E. *Danach gestrichen*: vnd ez ist güt daz mann yn des dages sere schone Z || **3** geb] gyb Z, gib K, geb E; accidantis] accidant E || **4** cottidiana] quotdiana feb- E; simplex] simpli K || **5** ist[1]] sin E; daz] *nicht in* KE || **7** ersten] erste K, erst E || **8** *am Rand rot*: Capitulum VIII Z, *am Rand schwarz*: Ca viii K; quartanas] quartanis KE; sint yr czeüchen] sint yre zeychen K, h[aec] s[un]t signa E || **9** sie K, sy E; roppe] zu rupp E || **10** vnd ist E orypylacio] ory pylacio Z, oripilacio KE || **11** lydent] lident K, lydet E || **13** febris] febr- K; virgeent] virgeet K, virghent E || **15** in] an E || **17** tybritici] tibritici KE || **18** komment] kompt E || **19** melancolien] mancolien E; virfulet] virfulent Z, virfulet KE || **20** melancolyen] melancolien KE || **21** febris] febr- K ankomment] an kompt E || **22** agrici] aggrici K, aggerici E || **23** vomiter] vomitum E || **23/24** vnd – hait] *unter der b-Spalte der vorherigen Seite nachgetragen* Z, vnd ~~mache~~ gib yme das eyne stunde nach dem das er geßen hait K, vnd gib im das eine stond nae dem daz er gesßen hait E || **23** das KE || **24** raphani] rapfani K || **25** Vnd] *unrichtig gestrichen* Z, vnd KE; püluer] *danach*: vnd Z, *nicht in* KE – *von den Editoren getilgt*; nüchtern] sobrie E || **26** wegebreyde] wegbreid E || **27** ʒ[1] *über gestrichenem*: ȝ Z, ʒ KE

Vnd vor die oripilicio, daz ist, als *yn* duncket, daz mann yn also zürysze, so salt yn smeren vor dem accidant an dem mylcze vnd den rücke grade myt schorpien oley oder myt oley nardi vnd oley masticis züsamen vnd gyb ym zü drincken wisz myncze saff myt warmen wyne, vnd also geet dye stünde, daz ist dye accidant, vnd wert nyt lange. Oleum benedictum vnd oley tamerici oder oley ascholofondrie züsamen gemenget oder eyns alleyn myt ewenig wachs gemacht als eyn salbe düt abe dye hertikeyt von dem milcze vnd weychet ez.

Daz ix capittel ist von febres irriticas, daz ist, daz sye yrre sint vnd nyt zü eynre [135rb] zijt koment. | Vnd komme[n]t zü wilen im drytten deyl des dags, zü wilen zü myttage, zü wylen in anefancke der nachte, zü wilen [in] der mytternacht, zu wilen des morgens. Vnd zü wilen kommet yr stünde vnd accidant czwerent oder drywerbe im dage. Vnd daz geschijt von virwandelünge der hümores. Vnd wann sich dye febris ycht erlenget, so komment sye in febris quartanas.

Vnde wer dyese febris hayt, dem ist zu helffen in der masze, als febris quartanas. Vnd ist zu wissen, daz man yme mach eyn plaster, glich als in die febres quartanas. Vnde mann sal ym czessen geben wydder den morgen, wand dye sücht besweret sich wyeder den abent me. Vnd dye pürgacio sal sin mit apitimi vnd agerick, wan daz ist ym czu male gut.

Von der febris ethica wollen wir [n]yt reden, wann der meyster bücher haint wenig da von geret. Vnd were ysz, daz ich dauon reden wolde, ich rette me da von dann sye alle, wann febres ethica komment nyt, dann noch groszen sychtagen noch ander [135va] febris, dye do lange gewer*e*t haynt. Vnd wann dü des sychen | recht pfleges in andern bresten, so kommet er nyt in febres ethicam, vnd dar vmbe wil ich nyt da uon reden.

Vorware, febres ethica heylet sich lychteclich in yrem anfanck vnd wan sye kommet in den drytten grat, so heylet sy nummer mee. Der erste grat ist genant ros, daz ist dauwe, vnd ist da begyszen alle glydder als der dauwe die krüder, vnd des halber, als dye hytcze den ganczen lyep begoszen hait, virczeret sye alle crafft vnde füchtekeyt des libes. Der ander grade, daz ist fuchtekeit genant cambium, vnd der ist nyt als roit als der erste grade, vnd gerad*et* kommen, als weren sye von der fleüma.

---

1 yn^{1}] *korrigiert aus*: eȳ Z, yn K, ine E || **2** schorpien] scorpien KE || **3** züsamen] *nicht in* E || **5** tamerici] temerici E || **6** ewenig] eyn wenig K, modicum E || **7** ez] es K, sy E || **8** *zwischen den Spalten rot*: ix Z, *am Rand schwarz*: Ca ix K; febres] febr- K || **9** komment KE; deyl *korrigiert aus*: deyle Z || **10** in^{1} *korrigiert aus*: zum Z; in^{2} KE || **11** czwerent oder drywerbe] zwerent oder driwerbe K, ii mail ader iii mail E || **12** geschijt] geschiet K, kompt E; febris] febr- K || **13** erlenget] erlengent K; komment] kompt E; febris] febr- K || **14** febris^{1}] febr- K; febris^{2}] febr- K; quartanas] quartanis K || **15** Vnd – quartanas *am Rand nachgetragen* Z; die febres] den febr- K, dem fb- E || **17** apitimi] apiti E; agerick] aggerick KE || **19** nyt] nit KE || **19/20** wenig] modicum E || **21** ethica *danach nicht gestrichen*: wann febres ethica Z; komment] kompt; noch^{1}] *nicht in* E || **22** gewerет] gewernet Z, gewert KE || **23** ethicam] ethica E || **26** begyszen das erste e *oben nachgetragen* Z || **26/27** des halber] des halb er Z, deßhalber K, des halber E || **28** des – fuchtekeit *am Rand nachgetragen* Z; libes *korrigiert aus*: liebes Z || **29** roit] *über gestrichenem*: hytczig Z, roit *über gestrichenem*: hitzig K, roit *im Text* E; geradet] geradent Z, geradet KE; weren] we' KE; fleüma] flecma E

Vnd wan dye selbe füchtekeyt ist gedorret vnd virloren febres halben, so ist ysz sorglich. Der drytte grade ist, daz dye füchtekeyt, dye da genant ist glot, virstoppet vnd dürre ist von sachen der hytcze der febres vnd swacheyt des lybes. Von den beden graden, dye wir vorgenant hane, so ist der doyt vnd ist keyn hoffenung me an yme.

Das zehende | capittel ist von der febres pestilencias. Ffebres pestilencie sint [135vb] febris hümorales, aber virware, ez ist vnderscheyt züssen den pestilenciales vnd hümorales, als wir geret hane, wan die humorales, da wir vor von geredt han vnd bescheyden, daz ysz sint dye reüche von den febres, dye da komment dürch yr qwellen vnd oresprunncke durch dye adern zü dem herczen. Vnd dysse febris sint yre reüche, fule vnd virgyfftig, vnd kome[n]t zü dem herczen. [Vnd] myt der myssünge der boser loff[t] vnd der fuleheyt des menschen wyrt dye pestilencie.

Vnd geschijt, als der mensche vszgeet in dye bose lofft, vnd der mensche czühet an sich dye lüfft vnd geet zü dem munde yn in daz geader, daz da offgeet vnd enphehet den bosen gesmacke. Vnd dar vmb der meyster, der da güt ist, der dysse febris erkennet, vnd wann er erkennet dye conplexio der febris vnd dye corrüpcio der lüfft, oder daz dye czijt ist storig von sachen czweyer sterren wytder eyn, da geschijt der bose gesmacke vnd ist genant opilantis crinal. Vnde dye lofft ist gebrochen vnd virgyfftig.

Oder kommet zü wilen | von dürrekeyt vnd zü wilen von vberiger füchtekeyt der [136ra] lofft oder von bosen stynckenden nebeln oder an den enden, da grosz stryde gewest sint von dem geblüde, oder da daz vehe styrbet, vnd daz erstincket die lofft. Vnd zü wylen kommet der wynt vnd weget den stanck in dye stede, vnd daz ist genant specialis corrupcio. Aüch geschijt daz von deme roche der sprachehüser oder süst von dem gesmacke in den gaszen oder von myste. Dysz ist alles genant specialis corruppcio.

Vnd dye czeychen dysser febris pestilencialis ist, daz ym der puls swach vnd ylig ist vnde yr harne ist dünne vnd gelefare, vnd der meyster düncket zuwilen, daz der harn naturlich sy vnd güt. Vnd yn duncket zü wylen, daz er sich oben sulle brechen vnd ynwüllent vnd mogent nyt rüwen noch an eyner stat blyben vnd athement sere swerlichen vnd yr stüle gancke stincket vnd ist als vngedaüwet spyse. Vnd der syche prübet keyne grosze hytcze, vnd den meyster düncket, ez sy eyn lychte febris, wann

---

1 ist gedorret] ist dorre wurden E; febres halben] *am Rand nachgetragen* Z, febr- halben *zwischen den Spalten und am Rand nachgetragen* K, fb- halben *im Text* E || **5** *am Rand rot*: Capitulum x^{m} Z, *am Rand schwarz*: Ca x K; febres] febr- K; pestilencias] pestillenciales E; Ffebres] febr- K, ffebris E; pestilencie] pestilen- K, pestille- E || **6** febris] febr- K, *nicht in* E; pestilenciales] pestillenciales E || **7** wan – han *am Rand nachgetragen* Z || **8** den] dens Z, den K || **10** koment KE; Vnd KE || **11** lofft KE || **15** febris[2]] febr- K || **16** lüfft] lofft K, libe E || **21** erstincket] erstencket K, erstenckt E; die lofft *am Rand nachgetragen* Z || **23** roche] rauch E || **24** myste *korrigiert aus*: müste Z || **26** febris] febr- K; pestilencialis] *danach* corrüpcio Z, *nicht in* KE – *von den Editoren getilgt*; pestillencialis E || **27** der[1]] den KE || **29** ynwüllent] yn wullet K, in vullet E; athement *über gestrichenem*: athent Z || **30** ist als *über gestrichenem*: yszet Z || **31** febris] febr- K

[136rb] dye naturliche hytcze swechet sich vnde geradet sich abenemen. | Vnd dye sache des kreges, als dye natürlich vnd die vnnaturliche hytcze myt eyn kregen, da brychet sich dye nature vnd lyt vnde*r*, vnde der brest stercket sich vnde dye natüre krencket sich in eynre kleyne czijt, wan dye natüre mag sich nyt lange geweren.

Dye hülffe von dyssen febres ist glich als von den vorgeschriben febres cordiaca. Vnd ist güt in anefancke der febres, daz dü ym laszes. Vnd mach ym dyssen nachgeschriben drancke: Item nym geysze myllich viii loyt, tamerinden ii loyt, daz lasze vber nacht weychen in der vorgeschriben mylliche vnde knede ez dann vnde si*g*e ez [vnd] in daz gesegen salt dü legen manna ii loyt. Vnd gyb ez ym czü dryncken des morgens nüchtern. Oder mache ym dyssen nachgeschriben drancke: Item nym geysze millich myt reün*barb*eris vnd de*r* saltü dar yn legen noch des sychen crafft. Vnde gyb ym syropus tybriticis, ist anders, daz er vszläuff hayt. Vnd alle syne spyse [136va] sal kalt vnde süre sin, als gerst myt süre granat eppel saffe gemacht. | Oder gyb ym hünre brüe myt pomerancien saff oder ampriche[499] saffe vnd gyb ym rephünre oder jünge hünre, fyndet man sye anderst.

Vnd sollent wenig eszen vnd dicke, want zu wilen dye do eszent, also dye sint vor dem dode geschyrmet, wann dye spyse virweret dye bosze reuche, daz sye nyt zu dem herczen mogent nach dem sprache Auicene. Aüch mogent sye eszen latig myt eszig vnd süre obesz.

Vnde ist güt, daz mann dye kamer, da er ynne lyt, begysze myt kaldem waszer, eszyge oder rosen waszer. Vnde sal sye aüch bespreyden myt kalden crüdern, dye da woil smeckent, als wysz reben laüp, vnde sal daz dicke erfryschen, vnd sollent rychen rosen oder rosen waszer vnde sandale vnde ander ding des glichen, dye do kalt sint vnde woil smeckent. Aüch ist gut, daz nyt viel lüde in dye kammer geen, da er in lyt, wann ez ist eyn erbe sücht. Vnd wann dye zü viel sclaffent, so sal mann sye [136vb] erwecken vnde alleczijt den munt wessen myt surem | kalden ding vnde alleczijt in geben czocker rosat myt gesodem kalden waszer.

Vnd sal gewonlichen gebrüchen dysz nachgeschriben confortatum: Recipe: Semen acetose ʒ v, ossa cordis cervi tria, conserua rosarum ℥ i, folium aüri xx, margritorum ʒ ½, czockeri ℥ iiii, et fiat conditum ad modum czockeri rosaci. Auch sal sich der meyster hüden, daz er nyt vaste vber den sichen stee, wann ez ist eyn erbende

2 kreges] krieges K, kregs E; vnd *danach gestrichen*: vnd, *darüber* die vn *nachgetragen* Z; kregen] kriegen K, kreges E || **3** vnder] vnden Z, vnder KE; vnde[2] – sich[2]] *nicht in* E || **6** febres] fb- E || **9** sige] sichge Z, syge kE; vnd KE; gesegen *danach gestrichen*: salcze Z || **10** nüchtern] sobrie E || **11** reünbarberis] reünbarbarberis Z, reubarbaris KE; der] des Z, der KE || **12** tybriticis] tibriticis E; ist] iß E || **13** eppel saffe] eppel saff K, succus pomorum E; Oder] *nicht in* E || **14** ampriche] amprich KE || **16** want zu wilen *am Rand nachgetragen* Z || **18** sprache] spruche K, spruch E || **21** eszyge *danach gestrichen*: vnd süre obesze Z; oder] vnd mit KE || **22/23** vnd – glichen] *nicht in* E || **23** sandale *korrigiert aus*: standale Z || **25** dye] sie K, sy E || **26** surem] surē Z, surem K, suren E; ding] dynge K, dingen E || **28** confortatum] confurtatum E || **29** acetose] accetose E; cervi] cervic Z, cerui KE || **30** ʒ *über gestrichenem*: ℥ Z, ʒ KE || **31** wann] darumbe wann K, dar vmb want E; erbende] erbe E

499 Ampfer

[sücht]. Wann du merckes, daz der athüm stincket, daz ist eyn czeüchen des dodes. Vnd wan der meister sehet an yme gut zeichen von puls vnd vrina, so sal sich der meyster dar off nyt virlaszen, wan sye sint alle falsch. Vnd sal dem syechen geben küchelin von kanffer, gemacht myt rosen waszer, vnd mann sal ym geben eyn loyt oder mynre, nach der natüren des sychen. Vnde gyb ym zu drincken sure geysz myllich.

Vnd mach ym off daz hercze dysz nachgeschriben plaster vnde düncke eyn duche dar ynn vnd lege ez ym lauwe off daz hercze. Vnd also sal ez gemacht sin: Item nym rosen wasser eyn phünt, melisse wasszer eyn | vierdünge, sandel wysz vnd royt, [137ra] yglichs eyn loyt, eszig eyn halp loyt. Dye stücke menge czüsamen vnd doe, als vorgeschriben steet. Vnde gyb ym zessen dicke vnd wenig, wann dye materie ist virgyfftig vnd dye natürliche crafft swechet sich, vnd dar vmbe müsz mann ym czessen geben, zü virweren, daz dye reüche nyt zu dem herczen geen.

Vnd mache eynen rauche in der kamern mit sandel vnd kampfer vnd mertili vnd quitdem bleder. Vnd weres, daz dü in dye kammer legest viel quitdem, gancze oder gesnyden, daz ist sere güt. Vnd ist *er* ym lybe feste, so gyb ym waszer, dar inn tamerindüs ober nacht ingeweychet sy, vnde knede dye tamerindus des morgens. Darnach syge sye vnd dye cultura gyb ym mit czocker oder myt syrop violat. Vnd salt dich hüden, daz dü ym y[ch]t starck pürgacien gebes, sünder lyechte vnd senffte.

Tractatus secundus

Hye hebet an der ander tractat von dem sesten deyle dysz büchs, vnde ist von dem accidant, daz da kommet in febres, vnd dar an sint ix capittel. Daz erst ist von | [137rb] dem wee, daz daz geschijt in dem heübde febres halben. Daz ander capittel ist von dem wehe der oren. Daz drytte von wee der czüngen, daz vierde ist von der lüst, daz fü[n]ffte ist von dem nyesen vnde huysten, daz seheste von dem slycken, daz syeben-

---

1 sücht KE || **1/2** des – zeichen *am Rand nachgetragen* Z || **3** falsch] falsche K, slem [?] E || **5** ym] *nicht in* E || **8** lauwe] *über der Zeile nachgetragen* Z, leü K, *nicht in* E; daz *danach gestrichen*: daz Z || **11** dicke vnd wenig] manich mail vnd modicum E; materie] materia E || **12** vnd[2] *danach gestrichen*: vnd Z || **14** rauche *danach gestrichen*: eynen Z; in – mit *am Rand nachgetragen* Z; sandel *davor gestrichen*: eyne Z; kampfer] *danach gestrichen*: in der kammern vnd sandel Z; kampfer Z] kamffer KE || **16** er] ere Z, er K, her E; dar inn *am Rand nachgetragen* Z || **17** tamerindüs] temeryndus K, temerindus E; tamerindus] *danach gestrichen*: ober nach in nach in geweycht sy vnd Z, temerindus E || **19** ycht] icht K, ich E; starck *über der Zeile nachgetragen* Z; pürgacien] purgacio E; lyechte *das erste* e *oben nachgetragen* Z || **20** Tractatus secundus *auf eigener Zeile rot* Z || **21** *am Rand schwarz*: de a... in febribus K, *etwa 2 Zeilen darunter schwarz*: ca i K; ander] *nicht in* E; tractat] tractät K, tractatus E; vnde *danach nicht gestrichen*: vnd Z || **22** febres] febr- K, febris E; *zwischen den Spalten rot*: primum capitulum Z; erst] erst c[apitel] E; ist *über der Zeile nachgetragen* Z || **23** wee *über der Zeile nachgetragen* Z; *am Rand rot*: 2^{m} Z; ist] *nicht in* K || **24** *am Rand rot*: 3^{m} Z, iii ca E; vierde *am Rand rot*: 4^{m} Z || **25** fünffte] *am Rand rot*: 5^{tum} Z, fünfft K, v ca E; seheste *am Rand rot*: 6^{tum} Z || **25/330,1** syebende *am Rand rot*: 7^{m} Z de ist von cordica vnd sincopis. Daz achte capittel ist von dem wee des herczen. Daz ix capittel ist, als sye nyt mogent harnen, daz ist genant dyssoria.

Daz erste capittel ist von dem wee, daz da kommet in dye heubt febris halb, als sye dye accidant hant. So salt yn off daz heubt legen camille oley vnd rose oley myt eszige gemenget, vnd gyb ym crystere nach dem der brest ist. Vnd salt ym den magen mont stercken myt rosen oley zü smeren, da yngesodden sy oleworme. Vnd were ysz sache, daz sich daz wee im heübte sterket, so lege off daz heubt nacht schede saffe mit wißem maissem oder schelworcze saffe. Vnd were ysz sache, daz da sorge were, daz er frenaticus vnd rasen werde oder des glichen, so salt dü fegen dye materie colerica vnd lasz ym an der heübt adern.

[137va] Vnd were ysz | sache, daz er raset, so salt ym off daz heubt legen eyn schaiffs mylcze, als ez erst vsz dem schaffe kommet. Vnd dü salt daz mylcze spalden vnde in daz spalt legen [wiß magesät]. Vnd lege ez off dye styrren vnd off den sclaif forn vnd nyt hynden. Vnd duncket den meyster, daz ym güt sy, daz mann yme lasze in der styrren [ader] oder in der nasen [ader], so sal ers dün.

Daz ander capittel ist, ob er wehe hayt in den oren febres halb. So nym wolle, düncke dye in baüm oley oder camylle oley vnd lege ym off daz ore. Oder stosz in daz ore ewenig oder schütd ym camille oley lawe in daz ore ewenig. Vnd were ysz sache, daz des halben eyn posteme qweme in daz ore, so salt dü nemen lynsen oley vnd wysz brosem von broede vnd vingrecum mele vnd menge dye züsamen vnd mache eyn plaster off daz ore. Oder nym eynen bade swamp vnd düncke den in warm
[137vb] waszer vnd lege off daz ore. Vnde were ysz, daz sich apostema meret, so salt dü dün, | als da zu horet.

Capitulum tercium

---

1 sincopis] syncopis K; achte *am Rand rot*: 8^{m} Z; capittel] *nicht in* E || **2** ix *am Rand rot*: 9^{m} Z; capittel] *nicht in* E; dyssoria] dissoria KE || **3** *zwischen den Spalten rot*: Capitulum, *am Rand rot*: i capitulum Z, *zwischen den Spalten schwarz*: Ca i K; febris] febr- K || **4** vnd rose oley *über der Zeile nachgetragen* Z || **5** ist *über der Zeile nachgetragen* Z; salt ym den *über der Zeile nachgetragen* Z || **6** mont *danach gestrichen*: ist vnd Z; stercken *korrigiert aus*: sterckent Z; oleworme] aleworme KE || **7** nacht schede] nachtschade KE || **8** mit – saffe *am Rand nachgetragen* Z; maissem] magesame K, mage samen E schelworcze] schellewurtze K, schelle wirtz E || **9** werde] wurde E; dü *über der Zeile nachgetragen* Z materie] materia E || **10** colerica] colera E || **12** vsz] vst Z, üß K, vß E || **13** wiß magesät K, wiß magsamen E || **14** nyt] *nicht in* E || **15** ader^{1} K, adern E; ader^{2} K, aderen E; sal ers] solle man iß E || **16** *am Rand rot*: Capitulum II Z, *am Rand schwarz*: Ca ii K; ist] *nicht in* E; febres] febr- K; nym *danach nicht gestrichen*: so nym Z || **17** dye] *nicht in* E; camylle] camille K, camillen E; daz^{1} *danach gestrichen*: daz Z || **18** ewenig^{1}] *nicht in* KE; lawe] *am Rand nachgetragen* Z, leü K, leuwe E; ewenig^{2}] eyn wenig K, modicum E || **19** posteme] apostema KE || **20** vingrecum] vyngrecum K; vnd^{2} – züsamen] *nicht in* E || **21** warm] *über der Zeile nachgetragen* ZK, warme *im Text* E || **22** apostema *danach gestrichen*: mynnert oder Z || **24** Capitulum tercium *auf eigener Zeile rot* Z

Daz drytte capittel ist von dem swarczen vnde wee, daz da geschijt in der czüngen febres halben oder dürrekeyt. So salt dü legen off dye czunge porczel[500] saffe oder eyn stücke rowe appels oder syropus violat oder czocker candit[501] oder drincken kalt waszer, daz gesodden ist myt syrop tybriticis oder myt syropus *de*lymons, nach der hytcze, dye er hat. Oder nym porczel samen vnd quitdem samen, yglichs eyn loyt, vnde menge czüsamen myt syrop violat vnde lege offe dye czünge. Oder nym eyn geschyrre folle kaldem waszer, vnd er sal sin antlytcze dar vber halten vnd dye kelten enphahen oder sal eyn süren appel vor daz antlitcze halden. Aüch sal er nyt off den rück lygen.

Daz vierde capittel ist von der vnlüst des sychen. So salt ym ein vomiter machen myt warmen waszer vnde attriplicis[502] samen. Vnde were ysz, daz sye sich nyt mochte[n] oben brechen, so salt yn den magen mont stercken myt rosen oder wermüt oder coliander. Vnd gyb ym senffte spyse von güder dygestien vnd wenig. | Vnd were ysz, [138ra]
daz er nyt scharff febres hette, so gyb ym cynamonie myt agres, daz ist virsig, gemenget in alle syner spysen. Vnd weres, daz dye febres hetten lange gewert, so salt ym geben dyacitonicum [cum] speciebus, als Mesuel sprichet, daz ez stercket vnd brenget den lost.

von nyesen

Daz fünffte capittel ist von dem nyesen, daz da geschijt in der febris, vnde von dem hüsten. Were ez, daz daz nyesen hat lange gewert, so sal mann ym myt bolum armeni eyn plaster machen off daz heubt, als warme er ysz lyden mag. Vnd were ysz sache, daz der hüst qweme von den febris acutis, so sal mann ym dysse nachgeschriben pylloles machen vnd ym eynlegen vnder dye czüngen. Vnde als er zürgeet, so sal er yz virsclynden. Vnde darnach lege aber eyns dar, so mynnert sich der hüst. Vnd also sollent sye gemacht sin: Recipe: Dyagragantis frygidi, gummi arabicis tempera-

1 *am Rand schwarz*: Ca iii K; swarczen *danach fehlt ein Substantiv* ZKE || **3** rowe] ruwes E; drincken] drincke K || **4** kalt – tybriticis] kalt gesoden wasser mit syrop tybriticis K, kalt gesoden waßer mit sirop tribiticis E; delymons] dyelymons Z, de lymons K, delymons E || **6** czüsamen] *nicht in* KE || **7** waszer] wasser K, waßers E || **10** *am Rand schwarz*: Ca iiii K; vnlüst n *über dem Wort nachgetragen* Z; vomiter] vomitum E || **11** myt *über der Zeile nachgetragen* Z || **11/12** mochten KE || **12** yn] ime E; mont *danach gestrichen*: smeren vnd Z || **13** dygestien] digestien KE || **14** febres] fb- E; cynamonie] cynamome K, cinamonie E; virsig] versige K, viersich E || **15** febres] febr- K || **16** cum E; Mesuel] Messůl E || **18** von nyesen *auf eigener Zeile rot* Z || **19** *am Rand schwarz*: Ca v K; febris] febr- K || **21** er – mag] er geliden K, ers geliden mag E || **22** febris] febr- K || **23** eynlegen] eyn *über der Zeile nachgetragen* Z, eyne K, ein E; er zürgeet] es zergeet K, iß virgeit E || **24** lege] legen E || **25** frygidi] frigidi KE

500 Burzelkraut

501 candidus: weiß, nicht verunreinigt, kristallin

502 atriplex: Melde

tis in aqua frygida, ana ʒ iii, et misceantur, et fiat massa cum syropo violati tum sufficit et fiant pylloles. Vnd gebrüche, als vorgeschriben ist.

[138rb] **D**az seheste capittel yst von dem gyste vnd slyck*en*. | Ist daz, daz komm*et* febres halb, so ist [es] eyn bose czeüchen. Aber kommet ez nach der zijt der febris, so ist yz güt, daz er den athüm innehalde vnd inczehe, so virgeet ez yme. Vnd mann sal ym den magen smeren myt liße oley. Aüch abezünemen daz sclycken, sal mann nemen galiani gestoißen vnd myt honige gemenget [vnd] morgens vnd abents als grosze als eyn haseln nosz gegeben. Vnd dysse arczenie sint alle güt vor alle sclycken, dye da komment von vberige follekeyt. Vnd were ysz, daz daz sclycken qweme da von, daz eyns lere ist, so sal mann ym gude spise czessen geben sath. Vnd mache ym darnach dysse nachgeschriben mylge vnde lege dye in dye hant vnd lecke sye in. Vnd also sal sye gemacht sin: Recipe: Müslagenis, sili, semen cytüniorum, gummi arabicis, ana ℥ i, syropus rosarum tum sufficit, et fiat lac. Vnde gebrüche, als vor geschriben ist.

Daz syebende capittel ist von dem hercze cloppen. Daz hercze kloppen kommet von mancherley sachen vnd vber alle, wann eyns lere ist von natürlicher hytcze vnd
[138va] spyse. So ist ym güt, daz er stercke daz hercze von güder naturlicher spysen | vnd werme broyt vnde duncke daz in wyne. Vnde gyb ym czessen, wann der wyn ist sübtyle vnd kommet von stünt züm herczen. Vnde were ysz sache, daz hercze kloppen qweme von samelünge boser hümores, dye vmb daz hercze sint, oder reüche[n], dye in dem herczen sint besclossen, oder der bresten an dem herczen kommet febris halb, so sal mann yme geben keyn spyse noch drancke, dann alleyn lybes noyt. Vnde man sal ym ryben hende vnde füsze vnd sal ym keynen wyne geben, off daz dye reüche da myt nyt czüm herczen geen.

Daz achte capittel ist von swacheyt des herczen vnd des rydern. Zü wilen geschijt eyn hercze kloppen vnd swachet daz hercze sere. So ist güt, daz mann ym rosen

1 frygida] frigida KE; syropo] syropus KE || **3** *zwischen den Spalten eine Zeile höher rot*: vi Z, *am Rand schwarz*: Ca vi K; slycken] slycket Z, slicken KE; daz[2] *danach gestrichen*: febres Z; kommet] komment Z, kompt KE || **3/4** febres halb] *über der Zeile nachgetragen* Z, febr- halb K, febris halben E || **4** es K, iß E || **5** inczehe] in ziehe K, inzig E || **6** liße] *über gestrichenem*: lynsen Z, lyße K, linß E; abezünemen] abe zü ~~sa~~ nemen Z, abe zü nemen KE || **7** galiani] galian K, galliaen E; gestoißen vnd *über der Zeile nachgetragen* Z; vnd[2] KE || **8** alle[2] *über der Zeile nachgetragen* Z, *nicht in* E || **9** komment] kompt E || **10** gude spise *über der Zeile nachgetragen* Z || **11** mylge] *korrigiert aus*: mylcze Z, milche K, milch E; in[2]] *nicht in* E || **12** Recipe *danach gestrichen*: mil sila *und am Zeilenende nachgetragen*: müsla-, *auf der folgenden Zeile im Text*: genis Z; Müslagenis] mislagenis KE; cytüniorum] citüniorum E || **13** geschriben ist] *nicht in* E || **14** *am Rand rot*: vii Z, *am Rand schwarz*: Ca vii K || **15** eyns] iß E || **16** stercke c *über der Zeile nachgetragen* Z || **17** der wyn] dar vmb E || **17/18** sübtyle] subtile KE || **19** sint *danach gestrichen*: bescloszen Z; *am Rand* oder reuchen *nachgetragen und gestrichen* Z; reüchen K, reuchen E || **20** dem herczen[2]] das hertz E || **24** *am Rand rot*: viii Z, *am Rand schwarz*: Ca viii K; des rydern] das rydderen E; geschijt *danach gestrichen*: zü wylen Z || **25** swachet *wohl korrigiert aus*: sweych Z swachet – sere] swacheyt des hertzen K, von swachit des hertzen E waszer vnder dye augen gysze. Vnde mache ym eyn plaster off daz hercze myt porczel vnde nacht schede. Vnd [mann] sal ym den lyep ryben myt hüszworcze saffe vnd mann sal ym dye kammer gyszen myt rosen waszer vnd eszige vnd sal daz bette myt wyden vnd rebenlaüb | vmbehangen. [138vb] Vnd gyb yme zocker rosaci, daz vbergolt sy, vnde mache ym eyn gestoszen brüe myt eyme jüngen kappen vnd nym eyne alde kappen vnde lege den yn rosen waszer, da auch golt in sy, vnd brenne waszer dar vsz, als mann pleget waszer zü machen. Vnd gyb ym aüch granat eppel wyn vnd cytrüm vnde lymons. Vnde gyb ym amper saffe in eyner brüen oder mache ym eyn sa[l]sze dar vsz. Vnd mache ym dysz nachgeschriben confortatum vnd gyb ysz ym morgens vnd abents in bürren waszer, daz do kalt sy, oder in gesotten waser, daz kalt sy. Recipe: Dyagragantis frygidüm ℥ i, ossa cordis cerui tria, alcana, margritorum non perforatorum, ana ℈ ½, conserua rosarum et büglossa, ana ʒ iii, zockeri albi ℥ iii, folia auri xx, et fiat conditum ad modum czokeri rosaci. Vnd gebrüche in der maszen, als vorgeschriben steet.

Daz ix capittel ist von deme harne, daz virstoppet ist. Daz geschijt von febres wegen. So salt ym eyn plaster machen obenwendig des gemychts myt eym bade swamme, der genetczet sy | [K 139va] in oley, dar inn papil oder peterlin gesoten sy. Es geschiet auch, daz er zu viel harnet, so sal mann nemen eynen bade swamp, der gedünckt sy in decocio balastias, vnd lege yme obenwendig daz gemecht vnd auch off dye nyeren. Von | [K 139vb] des harnes orsache ist oben an syner stat gesaget.

Eyn ander capitel, daz nit von diesem buche enist, wann daz riedern vnd schuden kompt in febris acutis accidentalibus, daz ist eyn bose zeychen, wann es ist sache, daz er fol boßer humores ist. Vnd wann daz riedern kompt in febris acciden[tali]bus, so ist es nit also bose zeichen. Vnd wann daz riedern kompt mitten in den febris oder an deme ende, so feget sich die febris mit deme harne oder mit deme stolegange, vnd ist eyn güt zeychen. Aber weres, daz es sich nit feget mit deme harne vnd stolegange, so ist eyn dotlich zeychen, wann die nature ist zü male blude vnd swache, vnd der meyster mag den siechen zu dode deylen oder er sal sin nature

1 gysze] sprenge K, spreng E || **2** nacht schede] nachtschade K, nachtschadde E; mann K, man E || **3** ym] *nicht in* KE; gyszen] begießen K, begißen E || **4** myt *danach gestrichen*: rosen vnd Z vmbehangen] vmbhangen K, vmb hengen E || **5** vnd nym *am Rand nachgetragen* Z || **5/6** vnd – kappen] *nicht in* E || **5** eyne alde] eynen alden K, *nicht in* E; alde *davor gestrichen*: oder Z || **6** den] yn K, in E; brenne] bruwe E; dar] das E || **8** cytrüm] cytrün K, citrin E; amper] ampfer E || **9** salsze] salse K, sulße E || **10** bürren] borne E || **10/11** in^2 – sy *am Rand nachgetragen* Z || **11** frygidüm] frigidum KE || **12** ʒ *über gestrichenem*: ℥ Z || **15** *zwischen den Spalten rot*: ix Z, *am Rand schwarz*: Ca ix K; febres] febr- K, febris E || **16** wegen] halben E; salt] sol man E || **17** sy^1 *Hier, auf der letzten Zeile des Folio 138vb, endet das Buch 2 in* Z; in] *ab hier nach* K; papil] pappelen E; sy^2 *danach gestrichen*: daz K || **19** daz gemecht] des gemochtes E || **20** an syner] in einer E || **21** riedern] ryderen E || **22** accidentalibus] accedentalibus E || **23** er] *am Rand nach gestrichenem*: es K, her E; daz^2 *über der Zeile nachgetragen* K, das *im Text* E; febris] febr- K, febres E || **23/24** accidentalibus E || **24** riedern] rydern E || **24/25** den febris] den febr- K, die febres E || **27** blude] bluide E stirken mit allem deme, da er sie mit sterken mag. Vnd wan daz rijdern ankompt in wilen, so sal mann daz ziel nit virweren vnd sal die nature laßen wircken, waz sie [K 140ra] mag. | Doch in rijdern, daz da kompt in febris terci[ani]s oder quartanis, ist güt, daz man daz rijdern virwere vnd daz mann ime synen mont fol warmen wassers zü drincken gebe in deme rijdern.

Vnd mag er sich oben brechen, so ist es eyn güt zeychen, vnd mann sal yme synen rucke grat smeren mit dieser nachgeschrieben salben, als yn dasz ziedern ankompt: Recipe: Oleum yli, oleum castoris, ana ʒ ii, oleum masticis ʒ ½, et misceantur. Vnd gebrüche in vorgeschriebener maßen. Auch ist yme güt, daz man neme swertel wortzel i½ qwynsen gestoßen, vnd gyb yme in warmen wasser czü drincken.

Also hat diese practica eyn ende meyster Johans Game, des sele gott wulle tröß-ten vnd alle[r] der, die die werlt mit yrer künsst e[r]luchtet hant. Amen.

---

1 mit[2]] *nicht in* E; rijdern] ryddern E || **3** rijdern] rydderen E; tercianis] 3ns E || **4** rijdern] ryderen E || **5** rijdern] ryderen E || **7** salben *danach gestrichen*: vnd wann K; ziedern] ryderen E || **10** swertel wortzel] swerdelen wurtzlen E; drincken *danach*: Deo gracias. Et sic est finis E || **11** Game] Geme *bzw.* Genie E || **12** aller E; erluchtet] erloßt ader erlucht E

Buch 3
139ra–159rb

https://doi.org/10.1515/9783110730395-008

Hye hebet an daz drytte buche [139ra]

Disz büche ist kürczerunge von dem Sürdiacus von dem büche Johannes Genisis[1] vnd von dassårig vnd also sprycht: ‚Wir meyster, daz wirkent myt der hant, vnd eyn meyster erczenige sal nüst myt der hant wyrcken in banden, dann alleyn er sal vnderwysen sin knecht, dysz zü dün, wan zü groszen herren, daz yr nütcze vnd ir lone ist grosze. Vnd dye bartscherrer oder dye daz besnydent, sye wyssen nüst von der natürlichen künst vnd czü dem schade*n*, daz fücht vnd kalt ist, oder czu eym schaden, der kalt [vnd] dürre ist. So wirkent alle myt eyner künst, wann sye enwyszent nüst von natürlicher künst vnd horet zü y*n* nüst zü kommen, wann büren vnd grope folke. Vnd natürlich meyster, dye wirkent nach der schrifft vnd nach dem menschen, als yz genatüret ist.‘

Nü wollen wir anfahen an dem heübt, zü dem ersten, waz schaden da gescheen magk. Wyrstü gesclagen oder geqwetschet an dem heübt, so sal mann ym zü stünt | laszen zü der heübt adern. Vnd darnach, ist yz, daz er blae ist oder swarcze an dem [139rb] heübt were von dem sclagen, so sal mann ynne füren in dye batstoben, wann daz batte weychet oder begütet den sclagk oder dye qwetzunge, dye do geschijt yn dem heubt an den brüchen. Vnd darnach sal man yn smeren myt wyszer salben, daz ist genant in latin vngentum album. Vnd were yz, daz dye wonden offen weren, so sal man eyn scharysen nemen vnd sal ym daz hare abescheren vmbe dye wonden dar vmbe, daz man moge gesehen, *ob* dye wonde enge oder wijt sy oder dyffe. Aüch salt dü gewarnet sin, daz keyn hare oder keyn ander ding in dye wonde falle, want in dye wonde mocht fallen vnnatürlich dinck, daz sye nummer me mochte geheylen.

Vnd dysz ist, wye dü wyrken salt zü den wonden, wan dye vnnatürliche meyster hant dye gewonheyt, daz sye wessent eyn wonde myt warmen wyn, vnd daz selbe ist güt czü reynigen eyn wonden, aber da geschijt vnmeszlichen wee | dem menschen. [139va] Vnde wir naturlichen meyster han eyn ander gewonheyt: Wyr syeden rode kole myt

1 Hye – buche] *Überschrift, rot* Z; *Textverlust* K, *oberhalb der Seite von anderer Hand*: Chirvrgia, Bartholomaei de Montfort, ain wunden maister E || **2/3** Disz – sprycht] *nicht in* E, *dafür*: Hie geit vnd hebet sich ane die kunst vnd artzdie von der cirologien von gebenden vnd salben zu allen bruchen. In nomine domini E || **2** dem[2] *danach gestrichen*: sürdi Z || **3** wirkent] wircket E || **5/6** vnd – lone *über der Zeile nachgetragen* Z || **6** bartscherrer] scherrer E || **7** schaden] schadem Z, schadden E || **7/8** eym – kalt *am Rand nachgetragen* Z || **8** vnd E || **9** nüst[1] *danach gestrichen*: waz sye dünt Z; yn] ym Z, yn E || **11** yz] ist E || **13** geqwetschet] geletzet E || **14** ist[2]] *nicht in* E || **16** oder[1]] vnd E; oder[2] *danach gestrichen*: oder wesche den zü stünt na dem sweysz vnd Z; qwetzunge *über gestrichenem*: swytczunge Z || **16/17** dye[2] – heubt] *nicht in* E || **17** an – brüchen] an bruch E || **18** latin] dem latine E || **19** scharysen] scharmeßer E || **20** ob] oder Z, ab E; sy] sint E || **21** dye[2] *danach gestrichen*: wolle fellet, *am Rand nachgetragen*: wonde wan yn die wonde mocht fallen Z || **23** wyrken] mercken E

1 Wahrscheinlich Johannes Beris gemeint, ein moselfränkischer Wundarzt der 1. Hälfte des 15. Jahrhunderts, der im deutschsprachigen Raum großen Einfluss, u. a. auch auf Heinrich von Pfalzpaint, hatte.

rehen waszer[2] vnd da myt weschen wir dye wonden, vnd da von geschijt keyn wethüm noch keyn smerczen.

Aber ich Bartholomeus von Monffart[3], eyn wunden meyster, haben eyn ander gewonheyt, daz ich keyn wonden wasche, dann alleyn reyne gebünden myt dem plaster, vnd vnder dem plaster wehyst keyn füle fleysche dan alleyn gele fleysch. Vnd daz selbe plaster leret mich mich eyn monnich von Vngern. Vnd dye selbe salbe habe ich dicke virsücht, daz sye warhafftig ist vnd gancze vnd heylet aüch alle blatern, grint oder reselen, wan yn allen steden, wo sye sint, yz sy durre grint oder grüne grint, dye heylet sye alle myt eynander an flecke vnd an czeüchen. Vnd also sal dye salbe gemacht sin: Item nement neszeln, dye do bürrent, vnd stoszent dye vnd
[139vb] nement des saffes vier phünt vnde eyn phunt feren[4] | smalcze vnd eyn phunt honiges, daz gereynniget ist. Vnde nement daz hon*ig* vnd daz smalcze vnd dunt yz in eyn panne vnd setczent off eyne fure, daz nyt reuchet, vnde laszent off eyne stunde syeden. Vnd darnach nement daz neszeln saffe vnd dunt yz dar yn vnde rorent woil czüsamen vnd laszent syeden, myt daz der saffe vszgesoden ist. [Vnd wanne das vßgesoüden ist], so salt dü daz halden vnd salt ysz gebrüchen yn den noden.

Alle hye wollen wir reden vnd leren nacheynander alle plaster, dye do horent in allen schaden.

Zü dem ersten dem konnig plaster, vnd ist gemacht myt syeben crudern vnd yn etlichen enden r*üf*ft [man] jüden plaster[5]. Vnd also sal ez gemacht sin: Nement brüne betanigen[6], bebernel, spycze wegerych, nacht schede, gulden gonsel[7], verbena[8], storkensnabel, yglychs eyn hant folle. Dye stucke saltü alle kleyn snyden oder hacken vnd darnach syeden daz alles myt drü phunt wynes vnd lasze ysz syeden daz
[140ra] alles, myt daz czwey deyl ingesüt. Vnd nement eyn starcke düche vnde | drückent dar

1 waszer] waßer das gerehent ist E || **3** Monffart] mosfart E; wunden *danach nicht gestrichen*: eyn wonden Z; haben] hane E || **4** reyne gebünden] reynigen wonden E || **5** dan – fleysch] *nicht in* E || **6** Vngern] Vngerne E || **7** blatern] bloderen E || **8** reselen] pestelen E || **9** vnd – czeüchen] *nicht in* E || **10** dye[2] *danach gestrichen*: nement nesseln dye da bürrent vnd stoszent dye Z || **11** saffes] sauffts E smalcze *über gestrichenem*: fysche Z || **12** honig] honiges, *danach nicht gestrichen*: daz gereyniget ist – *von den Editoren getilgt* Z, honig E || **13** reuchet] *danach nicht gestrichen*: ist Z, *nicht in* E – *von den Editoren getilgt* || **15/16** Vnd – ist E || **16** gebrüchen] bruchen E || **17** *zwischen den Spalten, rot*: i. capitulum Z; reden vnd *nicht in* E || **20** rüfft] rüchefft Z, rüfft E; man E; jüden] gůden E; *Wiederbeginn der Handschrift* K (K fol. 142ra); Vnd – sin *nicht in* E || **22** storkensnabel] starckensnabel K, storcken snabel *korrigiert aus*: starcken E || **23/24** daz alles[2]] *nicht in* KE

2 Regenwasser

3 Wer sich unter dem Namen Bartholomäus von Montfort berbirgt, ist bis jetzt nicht klar, vgl. Keil (1978: 621), Zimmermann (2018: 31).

4 Pferdeschmalz oder Bärenschmalz?

5 judenpflaster: vgl. Kapitel 38 in der *Cirurgia* Peters von Ulm (Keil 1961: 237–238)

6 vettonica: (Echte) Betonie, Heil-Ziest, Heilbatunge

7 Guldengünsel, Kriechender Günsel

8 verbena: Eisenkraut

dürch daz saff. Vnd darnach nement i phunt royt rosen vnd syedent myt eyner halben maysze wyns vnd laysze also lange syeden, myt daz der wyn halp ingesodden ist, vnd aüch drück*et* daz saffe vsz dürch eyn starck düche. Vnd mengent dye beyde saffe züsamen vnd do in daz saffe eyn phünt türmantina[9] vnd eyn halp phünt vngenüdiget waysz vnd vier loyt woil gestoyszen oder gereben mastikel vnd laszen syeden off eyme füre an raüch vnd laszen also lange syeden, bysz daz ez hart wyrt. Vnde czü virsüchen, wann er genüg gesoden ist, so nement kalt waszer vnd gyssent dar off, wyrt er hart, so hat ers genüg gesotten. Vnd darnach nement daz plaster myt eynander vnd begyszent myt nacht schede saffe vnd darnach, wan ysz kalt ist, nement daz plaster myt eynander vnd smerent dye hant myt fraüwe myllich vnd berendt[10] daz plaster myt der myllich, bysz daz genüg ist.

Item eyne czoche plaster[11] zü allem schaden, vnd also sal man yz machen: Nement anderhalp phunt wysze harcze vnd eyn [halp] phünt reynben smalcze[12] | wole gelütert vnde *iii* fyrdünge vngenodiget waysz vnd vier loyt güde wyrauch vnd [140rb] eyn fyrdüng türbantina vnd iii fyrdunge nachtschede saffe. In dem saffe saltü dysse stücke alle syeden vnde laysz also lange syeden, bysz daz der saffe vszgesut. Vnd lege daz ding myt eyn ander yn eyn bosche.

Eyn salbe vor allen geswilste vnd kület.

Vnd sal mann smeren vmbe dye wonden, daz sye nyt amick[13] werden. Vnd also sal mann sye machen: Item nement sailwyeden bleder genant poppel wyden[14] laüp. Der leuber nym vier hant folle vnd dye lasze weychen in starkem eszig dry gancze dage. Vnd darnach stosze dye bleder vnd druckent dar vsz den saffe vnd nyms nacht schede, wegerich, hüszwürcze, yglich vier hantfolle, dye stosze woil vnd drücke vsz den saffe vnd mengent alle dye saffe myt dem vorgeschriben pappelwyden czüsamen vnd legent daz in eyne panne vnd setcze uff eyn füre an raüch vnde dar ynne lehent

---

3 drücket] drückete Z, druckte K, druckt E || **5** vngenüdiget] vngenuthet K, vngenots E; gereben] gereden E; mastikel] mastickel ZE || **6** ez] er K, her E || **9** saffe] *am Rand nachgetragen, am Anfang der nächsten Zeile gestrichen*: wasser Z, saff *über gestrichenem*: wasser K, safft E || **11** berendt] berēdt *über gestrichenem*: bürnet Z, beret K, bereit E || **12** czoche plaster] züche K, stuck E || **13** halp K, ½ E smalcze] bergers K, bergens E || **14** iii] in Z, iii KE || **17** boiße K, boisße E; *danach am Ende der Zeile, rot*: ungentum etc. [?] Z || **18** *zwischen den Spalten, rot*: ii Z, *am Rand, schwarz*: 2 K; vor] von Z, vor K, vur E || **19** amick] amyck K, emich E || **20** poppel] papel E; laüp] laupt KE || **22** dye bleder] *nicht in* KE druckent] drucken K, druck E || **24** den *korrigiert aus*: dem Z || **25** setcze] setzent KE

---

9 terebinthina: Terpentin, Harz von dem Terpentinbaum; Harz von verschiedenen Nadelholzbäumen

10 bern/beren: kneten

11 Ziehpflaster/Zugpflaster: ein Blasen ziehendes oder Eiter zusammenziehendes Pflaster; vgl. Kapitel 162 in der *Cirurgia* Peters von Ulm (Keil 1961: 270)

12 reinbergen schmalz: Schweineschmalz

13 1. schon in Verwesung übergegangen. 2. eiternd, nässend, schmierig von Hautverletzungen, brennend bei einer Wunde

14 pappelweide: Schwarzpappel

[140va] iiii phünt meys bottern[15] vnd iiii loyt vngenotczet waysz | vnd laysz syeden, myt daz halp ingesüdet. Vnde darnach dü ysz von dem füre vnde lasze ysz kalden vnd darnach dü ysz gehalden in eym bossechin[16] oder in eyn grüne duppen[17].

Item eyn hytczig plaster vor allen schaden ane bruche oder daz gebrochen ist oder dye beyn gebrochen oder vor kalt gegycht. Vnd also sal mann daz plaster machen: Item nement al*ue* sabaticon[18] vi loyt, bebergel vi loyt, gummi eforbium ii loyt, mastikel ii loyt, swarcze peffer, wysz ingeber, camelen blümen, yglichs eyn halp phunt, enysz iiii loyt, lange pheffers eyn halp loyt, armoniack, appopinac, astorac kalamity, storack liquidi, yglichs eyn virdüng, sal man roren eyn ½ phunt aspicinardi, negelin, besem, yglichs eyn halp phünt, vnd vngenutczet wayschs i phunt, swarcze beche ii phunt, wysze harcze i phunt, eyn salbe genant Agripa[19] i
[140vb] phunt, turbantina i½ phunt, selbe, qwenel, elsche[20], yglich eyn halp | phünt. Dye crüder salt dü woil stoszen vnd salt syeden yn dryn maszen wyns, bysz daz der wyn halp ingesudet, vnd dar nach syhen vnd daz wyeder setczen off daz fure. Vnd dye vorgeschriben stuck, dye zü stoszen sint, dye sal man stoszen czu püluer, vnd daz ander, daz nyt zü stoszen ist, daz sal man als myt eynander in den vor genanten wyn, der gesegen ist, legen, dar yn dye stucke vnd daz puluer. Vnd laszent also syeden woil vnd darnach laszent kalden. Vnd wann daz kalt ist, so nement daz plaster vnd begent ez geyn dem füre. Vnd darnach legent czu halden vnde gebruche nach dynen noeden.

---

1 phünt] *nicht in* E; meys] meischer E; vnd[1] – waysz *nicht in* E || **2** kalden *danach gestrichen*: vnd darnach dü yz von dem füre vnde laysz kalt werden Z || **3** bossechin] boyßgin K, boißechen E duppen] haffen E || **4** *am Rand, rot*: iii Z, *am Rand, schwarz*: 3 K; gebrochen] gekrochet K, gekrocht E || **6** alue] *mehrere Korrekturen im Wort* Z, alue KE; sabaticon] *korrigiert aus*: lebaticon [?] Z, sabaticon K, saberticon E; bebergel] bebergeil K || **6/7** bebergel – loyt[2]] *nicht in* E || **6** gummi] *mehrere Korrekturen im Wort* Z, gommi K, *nicht in* E || **7** mastikel] mastickel K || **8** enysz] eniß E; armoniack] ermoniac KE || **8/9** astorac kalamity] astorackalamiti K, astorack lamiti E || **9** storack liquidi] *über gestrichenem*: astoraclykydi Z, *über gestrichenem*: astoraclykidi K, *im Text*: storack licidi E; ½ *über der Zeile nachgetragen* Z || **10** aspicinardi] *zweites* i *über der Zeile nachgetragen* Z, aspicnardi K, aspicinardi E; wayschs] waiß K, wachsch E || **11/12** i phunt[2] *zwischen den Spalten nachgetragen* Z || **12** qwenel] *über gestrichenem*: qwebel Z, qwenel K, quendele E; eyn halp] i E || **14** daz wyeder setczen] setze weder K, setz in wider E || **17** gesegen] *korrigiert aus*: gesotten Z, gesegen KE; legen] *korrigiert aus*: lehent Z, lehent K, legen E || **18** laszent kalden] laißent kalden K, kelden E || **19** begent ez] begencz K, legentz E; legent] lehent ZK, legent E; gebruche] brüche K, bruche E

---

15 Maibutter: Butter von Kühen, die den ersten Weidegang im Frühling haben; nach Eintritt der Grünfütterung gewonnene, schön gelbe Butter

16 Büchslein

17 dupfen/duppen (wmd.): Topf

18 wahrscheinlich aloe hepaticum/epaticum (Leber-Aloe, braunrote Sorte des eingedickten Aloesaftes) gemeint

19 Agrippa-Salbe; nach Herodes Agrippa benannte Salbe aus verscheidenen pflanzlichen Drogen

20 Alsen/Elsen: regionale Trivialnamen für Wermut, Bitterer Beifuß, Artemisia absinthium L.

Item eyn hytczig salbe ist czu smeren alle broche oder kalt gegycht oder dye adern zü stercken. Vnde also sal mann sye machen: Item nement mastikel eyn loyt, efforbium[21] eyn loyt, aloe sabaticum vi loyt, Peter von Allexander[22] ii loyt, bebergeil, aspycinardi[23], yegelich i halp loyt, cenamomen roren[24], wysz ingeber[25], enyß, langen peffers, yglichs ii loyt, galgen[26], moscaten blumen, cardomomelin[27], yglichs eyn halp loyt, camele blümen, selbe qwenel, | benedicta, genant in latin gargofolata[28]. Dye [141ra] vorgeschriben crüder, dye saltu woil stoszen vnde salt also lang laszen syeden, bysz daz daz fyrteyl ingesudet vnd dyr virlybet eyn fyrteil. Vnd dye vorgeschriben stock stosz woil zü püluer vnde lege in den win, der ges*eh*en ist, vnd nymm dye hernachgeschriben oley, du aüch dar czü. Item nement baüm oley eyn halp phunt, oley nardi ½ phunt oder eyn gancze, [oley rosaci], oley mastici, oley camameli, oley benedicti, oley aster, oleum castorium[29], oley amagdalorum amarum[30], oley jüniperi[31], oley laürini[32], oley petrolium, oley türbantina, iglich ½ punt, vnd vngenütczet waysz, beche, yglich i phunt, agripa i phunt, turbantina i½ phunt, *m*eysz botter eyn phünt. Dye stücke alle lasczent syeden myt dem wine vnde laszent fast syeden, bys daz halp oder mer yngesodden ist, vnde darnach syhen dürch eyn harne düche. Vnd lehe ysz czu halden in eyn bosche oder yn eyn lasuret düppen[33].

---

1 *zwischen den Spalten, rot*: vnugentum, *darunter, rot*: iiii Z || **2** mastikel] mastickel KE || **3** aloe] alue KE; bebergeil] bibergeil E || **4** aspycinardi] *das erste* i *über der Zeile nachgetragen* Z, aspicnardi K, aspicenardi E; cenamomen] cinamomum E; enyß] enyß *über gestrichenem*: eyns Z, eniß *über gestrichenem*: eynße K, eniß E || **5** galgen] galgan K; moscaten] moscaden K, muscaden E || **6** camele] camelle K, camille E; qwenel *über gestrichenem*: swebel Z, qwenel K, quennel E; in latin] in latyn K, in dem latino E; gargofolata] gargarfolata E || **8** ingesudet – fyrteil] vierte deil blibet K, iiii deil blibet E || **9** gesehen] gescheen Z, gesehen K, gesigen E || **10** oley[2] *über der Zeile nachgetragen* Z || **11** oder – gancze] *nicht in* KE; oley rosaci KE; mastici] masticis E || **12** amagdalorum] amandalorum KE amarum] *nicht in* E; oley[3] *danach gestrichen*: amandi Z || **13** oley[1]] *nicht in* E || **14** meysz] neysz Z, meyß K, meische E || **15** wine *danach gestrichen*: vnde laszent woil syeden myt dem wyne Z; vnde – syeden[2]] *unrichtig gestrichen* Z, vnd laißent fast sieden K, vnd laiße vast syden E || **15/16** bys – mer] mit daz by K, bis iß by E || **16** mer *über gestrichenem*: by Z; harne] haren K, heren E; lehe] lege E || **17** lasuret] uberlasurt K, *nicht in* E

---

21 euphorbium: Wolfsmilch, Wolfsmilch(harz)
22 *peterseli van alexandrien*, vgl. Daems (1993: 305): Petersilie
23 spica nardi: Indische Narde, Speik
24 Zimtröhren
25 ingewër, ingwër (mhd.): Ingwer
26 galanga (mlat.): Galgant
27 cardamomum: Kardamom, Paradisekörner
28 caryophyllata/gariofilata: Nelkenwurz, auch als *herba benedicta* bezeichnet, vgl. Daems (1993: 128)
29 oleum castoreum: Bibergeilöl
30 oleum amygdalarum amarum: Mandelöl
31 oleum iuniperi (oley jüniperi): Wacholderöl
32 oleum laurini: Lorbeeröl
33 Topf

[141rb] Item eyn plaster czü weychen alle bülen oder swylste, da | eyter sülde kommen: Item nement swarcze beche, wysz harcze, ygelich eyn halp phunt, megedewaysz, hünre smalcze, botter, yglich eyn vierdüng, güt starcke win iii phünt. Dye stück alle dye düwe in eyne phanne vnd laysz also lange syeden, myt daz er halp ingesüdet. Vnd darnach düwe abe von dem füre vnd dar nach menge myt dyssen nachgeschriben stucken vnd woil gepuluert: Item nement bluyt steyn iiii loyt, güt wyraüch, alune, glasgel[34], ygelich ii loyt, honig ii leffel folle, wysz weyszen mele eyn hantfolle. Dye stücke alle menge in den vorgeschriben wyne. Vnd wann dü daz woil gemenges vnd gerorest, so dü sye in eyn bosechin vnd stelle sye gehalden.

Item eyn pülüer, daz do etczet alle füle fleysche oder geile fleysche. Item also sal man yz machen: Nement spangrüne, gallysze steyn oder victriolum[35], glasgålle, alüne, reagal[36], arsenicum[37], yglich gelich, vnd stoysz [alles] zü pülüer, wyltu ysz laszen [141va] zü püluer, | oder virwirket myt dem jüden plaster vnd mache eyn plaster off alle schaden, dye dü etczen wilt.

Item eyn plaster zu heylen allen schaden, daz nyt horen meyseln vnd daz heylet, zühet eyter vsz. Vnd daz selbe plaster ist genant galbanum plaster. Vnd also sal mann yn machen: Item nement honig vi loyt, galbanum ii loyt vnd eyn phanne vnd lehent ysz off daz füre vnd nement güte wyraüch i loyt vnd erlaszen [daz]. Vnde wan daz erlaszen ist, so nement i hantfolle weyszen semmeln melle vnde rorent in eynander vnd doe ysz in eyn bosche.

---

1 *zwischen den Spalten rot*: v Z, *am Rand, schwarz*: 5 K; swylste] geschwelle E || **2** megedewaysz] medewaiß K, medewaß E || **4** düwe *danach gestrichen*: alle Z || **5** düwe] doe E; menge] mengen ZK, meng E || **6** stucken] *nicht in* E || **7** alune] allune E; glasgel] glasgal K, glastgal E || **9** bosechin] boißgin K, boiße E || **10** *am Rand sowie zwischen den Spalten, rot*: vi Z, *am Rand, schwarz*: 6 K; pülüer] poluer K, plaster E; daz do] sie K, *nicht in* E; geile] i *über der Zeile nachgetragen* Z, gele KE || **11** gallysze] gallißе *zu* galliczen *korrigiert* K, gallicien E; victriolum] vitriolum KE; glasgålle] glasgalle KE || **12** arsenicum] *korrigiert aus*: arsnecum ZK, arsenecum E; alles KE; pülüer *danach gestrichen*: wyltü laszen zu pül Z || **13/14** off – schaden] *nicht in* E || **15** *am Rand, rot*: vii Z, *am Rand, schwarz*: 7 K; daz[1]] *über der Zeile nachgetragen*: zu Z, *nicht in* KE – *von den Editoren getilgt*; nyt *über der Zeile nachgetragen* Z || **16** zühet] het *über der Zeile nachgetragen* Z, zü zyeet K, zu czyer E; eyter *davor gestrichen*: czyden Z || **18** erlaszen] entlaszen Z, erlaßen *aus* entlaßen *korrigiert, danach* daz *oben nachgetragen* K, erlaißent E; daz[2] *oben nachgetragen* K, das *im Text* E || **19** erlaszen] enttlaszen Z, erlaißen *aus* entlaißen *korrigiert* K, erlaißen E || **20** bosche] boiße K, boße E

---

34 glasgalle: Glasschaum, Glasschmalz, Glassalz: Nebenprodukt der Glasherstellung, bei der Glasschmelze sich an der Oberfläche der Glasmasse abscheidender Schaum (fel nitri lat.), vgl. Mildenberger (1997: 715–716)

35 galitzenstein: Goslarit, früher als Galizenstein, Weißes Vitriol oder Erzalaun bezeichnet

36 realgar (lat. arsenicum rubrum): ein eher selten vorkommendes Mineral aus der Mineralklasse der „Sulfide und Sulfosalze"; auch als Rubinschwefel, rotes Arsenik oder Rauschrot bekannt

37 arsenicum/arrhenicum: Operment, ein Arsenikerz

Item eyn salben plaster, vnd ist güt vor allen schaden in dem gemycht oder brüste vnde vor Sancte Anthonius füre[38], swarcze blatern, wann sye gebrochen ist, andracks[39] oder krebesz vnd alle ding, daz myt füre gemenget ist. Vnd dye salbe hant gemachten dye meyster von Egypten, vnde ist genant in latin vngentum solorgiacus Egyptiacüs[40]. Vnde also sal man sye machen: Item | [141vb] nement baüm oley xii loyt, turbantina viii loyt, güde wyrauch, mastikel, yglich vi loyt, galbanum ii½ loyt, nachtschede saffe xii loyt. Dye stucke alle vorgeschriben er*laszent* in dem nachtschede saffe vnd laszent in dem saffe syeden, bysz daz by vszgesoden ist, vnd dar nach nement ½ loyt saffrans woil gestoszen vnd rorent woil vnder dye salbe. Vnd setczent in eyn bosche zü halden.

Item eyn plaster zü vszeh*en* eyn pfyle oder eyn ysen ane wethüm vsz der wonden. [Item vnd also sals man daz plaster machen.] Item nement magneten steyn woil gestoszen vnd daz lehen in bocks bluyt vnd daz pülüer woil gero*r*t in dem steyn myt dem bocks blüde vnd dar nache nement eyn reyne pfanne vnd nement phangrecum[41] melle iii loyt, hasen smalcze ii loyt, mirra, güte wyrauch, mastikel woil gereben, yglich i loyt, henffen samen oley iiii loyt, wysz harcze vnd vngenodiget waysz, yglich vier loyt. Dye stucke alle doe in eyn phanne vnd setcze sye vber daz fure vnd rore sye woil vnd darnach neme daz plaster, lege czü dem füre oder geyn der sonnen.

Item eyn plaster hatte gemacht meyster Abraham Auenedera[42] vor alle geswilst, [142ra] geqwetczet oder geswollen vnd noch nyt wont. So salt dü den selben flecken scheren myt eyme schone schar ysen vnd darnach lege dar off daz nachgeschriben plaster, so brycht sye off vnd darnach vszer dem broche geyt eyter. Vnd als der eyter her vsz ist, so süche myt dem süchysen, er dye schalen zübrochen sint, vnd wan dü sehest, wye dem ist, so wircke darnach. Vnd also sal gemacht sin daz plaster: Item nement eyn

1 *am Rand, rot*: viii Z, *am Rand, schwarz*: 8 K; allen] alle K || **3** andracks] anracks E || **3/4** hant gemachten dye] hant gemachten die K, hait gemacht dere E || **4** Egypten] Egipti K; in latin] in latyn K, in dem latino E || **6** mastikel] mastickel KE; galbanum] gallbanum E || **7** erlaszent] entlaszent Z, erlaißent *korrigiert aus*: entlaißent K, erlaßent E || **8/9** vnd[2] – nement *am Rand nachgetragen* Z || **9** ½] ½ loit *über gestrichenem*: ein halp phunt K, i loit E || **10** bosche] boiße K, bosch E || **11** *zwischen den Spalten, rot*: ix Z, *am Rand, schwarz*: 9 Z; vszehen] vszehenden Z, vßzehen K, vßzihen E || **12** Item[1] – machen K, Item also sol man das plaster machen E || **13** lehen] lege E; woil *danach gestrichen*: gestoszen Z; gerort] geroyt Z, geroit K, gerort E || **15** mirra] *nach dem gestrichenen*: mere Z, myrra *über nicht gestrichenem*: mere K, mirra E; mastikel] mastix *korrigiert aus*: mastickel K, mastix E || **19** *über der Spalte, rot*: x Z, *am Rand, schwarz*: 10 K; Auenedera *über der Zeile nachgetragen* Z || **20** selben flecken] placz K, platz E || **21** schone] schonen K, scharffen E; schar ysen] schermeßer E || **22** Vnd – eyter[2] *am Rand nachgetragen* Z || **23** so *über gestrichenem*: vnd Z, vnd KE; süchysen] suchelen KE; er] *wohl korrigiert aus*: el Z, er KE; dye] die K, da E || **24** sal] *danach*: ez Z, *nicht in* KE – *von den Editoren getilgt* || **24/344,1** eyn phünt] *nicht in* E

38 Antoniusfeuer: Ergotismus, Mutterkornvergiftung

39 anthrax: fressendes Geschwür; Karbunkel, Milzbrand (lat. carbunculus)

40 vgl. ungentum aegyptiacum bei Mesuë, vgl.-Vaňková/Keil (2005: 88–90)

41 fenum graecum/fenugraecum: Bockshornklee

42 Dieser *meyster* wurde nicht identifiziert.

phünt vngenodiget wais vnd i phunt wysz harcze vnd czwey loyt gut wyraüch vnd woil gestosczen vnd ii loyt lorebeln oley. Vnd dye stücke, dye lehe in eyn phanne vnd setcze off eyn sanffte fure ane raüche vnde laysz czugan. Vnd wan daz entlaszen ist, so dü ewenig lorebeln oley dar yn als eyn eyer schale voil. Vnd darnach, wann yz woil gemenget ist vnder eynander, so dü yz in eyn becken voll kalt waszers.

Item eyn salbe, vnd ist güt zü heylen den bosen grint oder gebrechen, der vszsetczig ist, vnd keyn ding mag ir gelichen. Vnd also sal ez gemacht syn: Item nement [142rb] berges | smalcze in dem rucke vnd daz snyden worffelecht[43] vnd nement, daz da gesneden ist, vnde legent daz in rosenwaszer vnd weyche dry dage vnd dry nacht nocheynander vnd alle dage neme frysche rosenwaszer vnd du dar vber. Vnd wann dye dry dage eweg sin, so nym dan daz berger smalcze[44] vnd stoysz in eynem steyn vnd also, wann daz gestoszen ist, so nym dye gryeben vnd wyrffe sye eweg. Vnd wan sye woil gereyniget ist von den greben, vnder eyn halp phunt des smalcz lehent ii loyt qweck sylbers[45]. Ist daz smalcze mee, so lehe aüch mee, ist yz mynner, so lege aüch mynner. Vnd stoisz woil vndereinander, myt daz ysz swarcze wyrt. Vnd dar czü nement mastikel, güt wyraüch woil gepüluert vnde stosze vnder den vorgeschriben smere. Vnd als woil gestoszen daz vnder eynander woil gemenget sy, so nement kanfer also swere als eyn qwynsins woil gepüluert vnd stoysz auch vnder dye salbe, so begüte sye dye salbe vnd kulet. Vnd wann daz woil gemenget ist, so lege in eyn boisz vnd smere, wo bose grint ist vnd ander schaden ist.

[142va] **Nv** wil ich dich leren, wye dü erkennest alle postemen, wo von sye kumme[n]t, von welchem arte sye sint vnd wie mann sye heylen sal. Aüch saltu wyszen, daz alle postemen, sye sin, wye sye sin, sye hant viel namen, doch komment sie von vier complexien. Dye erste kommet von colera, daz ist genant sanguinis, vnd dye selbe postema ist genant plaeon. Dye ander kommet von colera rübea vnd dye selbe posteme ist carpus, wann dye posteme ist spytcze vnd kleyne. Dye drytte kommet von

1 vngenodiget] *zu* vngenotzet *korrigiert* K, vngenotzt E; wais] waiß K, wachs E || **3** sanffte] *nicht in* E || **4** lorebeln] lorbern K, lorberne E; voil] vol KE || **6** Item] *In der zweiten Hälfte der vorherigen Zeile schwarz nachgetragen*: Ad lepram, *zwischen den Spalten, rot*: xi Z, *am Rand, schwarz*: 11 K; vnd – heylen] so heylen vnd ist zu heylen K, zu heilen E || **7** ir] ir *oder* in *über gestrichenem*: ez Z, ir KE gelichen *danach gestrichen*: oder yr Z || **8** berges] *korrigiert aus*: bergers Z, bergers K, berges E worffelecht] worffelich E || **9** vnd[2] – nacht] *nicht in* KE || **11** berger] bergers K, berges E; eynem] eynē ZK, eime E || **12** gryeben] greben K, greffen E || **14** qweck sylbers] qweck silbers K, queck silbersch E || **16** mastikel] mastix *über gestrichenem*: mastickel K, mastix E || **18** kanfer] kampfer E; vnder] *nicht in* E || **20** vnd[2] – ist[2]] *nicht in* E || **21** *über der Spalte, rot*: xii Z; kumment] kummet ZK, koment E || **23** sie] *über der Zeile nachgetragen* ZK || **24** sanguinis] sangwinis K, sangwis E || **25** plaeon] planeon [?] E; colera] collera K

43 würfelëht: würfelförmig

44 Schweineschmalz

45 quecksilber: lebendiges/frisches Silber

melancolie, genant in latin colera nigra, vnd dye selbe postemen sint genant santer silisz. Dye vierde kommet von der flecma, vnd dye ist genant zema.

Doch myt dyssem zeüchen saltü alle sye erkennen, von welchem collera yglich postema ist. Wan die posteme ankommet von dem blüde genant sanguinis, so salt dü prüben vnd wyszen, daz dye postemen wyrt zü male royt vnd hytczig, vnd lydent grosz wethum, wann daz bluyt also hytczelecht ist als eyn fure. Vnd were ysz, daz dye posteme kommet von der kolera rübea, so wirt czü | [142vb] bresten dye postema hart vnde myttelmeszig royt vnd ewenig gylwe vnd flemeck von groszem wethüm. Vnd were ysz sache, dye postemen qwemen von flecma halber, so magestü prüben myt dyssem zeichen, wan dü rorest off daz heufft der postemen, so wyrt sye bleyche vnd wyrt lang, e sye komme yn yre farbe wyeder. Vnd wen dye posteme ankommet von der melanckolie genant colera nygra, so maystü erkennen myt dyssem czeüchen, daz dye postema wyrt swarcz vnd hart.

Vnd also magestü erkennen alle postemen, von welchen complexien [sy] sint, vnd von welchem art sye synt. Vnd wann dü daz weyst, so mache dye arczedye darnach, dye posteme kommet von dem blude oder von der colera nygra. Item nement woil gestoszen kommel vnd rute woil gestoszen vnd frysche berger smalcz vnd weyszen mele vnd stoysz allez zusamen, bysz daz woil gemenget ist. Vnd darnache mache eyn plaster off dye posteme vnd morgens vnd abents, so virwandel daz plaster vnd mache eyn frysche also, bysz daz ysz cydyck wyrt. Wan ez czydig ist, so dü ysz offsclan | [143ra] myt der fletüm vnd mache eyn loche daylhafftig, daz dü wyszeclig vmbe daz, daz eyter vnd blüyt er vszgee. Vnd darnach machent eyn weyche[46] myt hanyff oder *flays* vnd heyles myt dem plaster vnd da myt [man] ander schaden myt heylet.

---

1 melancolie] meranckelye K; in latin] in latyn K, in latino E; colera] collera K; nigra *über der Zeile nachgetragen* Z || **1/2** santer silisz] sanckerßsil [?] E || **3** dyssem] dissen K, dußem E; collera] colera E || **4** postema] posteme K; ist – posteme *über der Zeile nachgetragen* Z; posteme] postema E || **5** postemen] posteme K, postema E || **6** hytczelecht] hitzecht K, hitzige E || **7** posteme] postema E; von *über der Zeile nachgetragen* Z; kolera] collera K, colera E; postema] posteme K || **8** von] mit KE || **9** postemen] posteme K, postema E; qwemen] qweme KE || **10** zeichen *über der Zeile nachgetragen* Z || **11** wyrt] wert KE; posteme] postema E || **12** melanckolie] melangeleya K, melancolen E; colera] collera K; nygra] nigra KE || **14** sy *über der Zeile nachgetragen* K, sy E || **15** vnd – synt] *nicht in* E || **16** posteme] postema E; colera] collera K; nygra] nigra KE; Item] *am Rand, schwarz*: 12 K || **17** kommel] komel K, komelle E; vnd[1]] *danach gestrichen*: rüde, *am Zeilenende*: rute Z, rute *über gestrichenem*: rude K, ruit E; berger] bergers K, berges E || **19** vnd[1] *darüber etwas kurzes Unleserliches nachgetragen und gestrichen* Z; morgens – abents] mane et sero E || **20** wyrt *danach gestrichen*: wan yz cydig wirt Z; Wan – ysz[2]] *nicht in* E || **21** wyszeclig] wißeclich K, wyßlichen E || **22** daz[2] *am Zeilenende nachgetragen* Z; vnd blüyt] *nicht in* KE; weyche] wiche K, werck E || **23** flays] flaysche Z, flaiß K, flachs E; man E

---

46 weiche: Scharpie, d. h. Wundverbandmaterial, das aus Fasern besteht, die durch Zerzupfen von Baumwoll- oder Leinenstoffen gewonnen werden

Vnd also do auch, [wan] dye posteme kommet von colera rubea vnd in allen enden, dye dye postemen ankomment, zü heylen myt dem vorgeschriben plaster.

Und were yz, daz dye postemen anqwemen von der flecma oder der colera nigra, so mache den nachgeschriben plaster, so czydiget dye postema. Vnd sal also gemacht sin: Item nement ybysz würczel vnd dye züstosze woil vnde syeden woil myt fyrnem smere. Vnd wann yz woil gesotten ist, so wyrff dye würczeln eweg vnd darnach nymme qwecke silber vnd gletten vnd syeden züsamen [in dem vorgeschriben smere] vnd laysz woil syeden vnd darnach laysz kalden vnd mache eyn plaster off dye posteme vnd also dü, bysz daz sye weych wyrt, vnd darnach sclage myt der fletum[47] dar an.

[143rb] **E**yn ander plaster zü czydygen[48] alle postemen, wye sye sint. | Vnd also sal man sye machen: Item nement blancka vrsina[49] würczel, ybysz würczel, yglich als viel als des andern, vnd syedent ez yn eym waszer. Vnd darnach nement dye wurczel vnd stoszent sye woil vnd menget dar vnder berger smalcze vnd deysem waszer vnd fraüwen myllich vnd mengent woil zusamen vnd mache eyn plaster off dye postema.

Alle ding, daz czydiget gemeynlichen, als ist wysz lylgen wurczel gestoszen vnd gesodden myt berger smalcze vnd lehent off den schaden oder royt kole wol gestoszen myt berger smalcze vnde legent off den schaden oder lynsamen mele vnd phangrecum mele gesodden myt wyn oder myt geysz myllich, dye ist zu male güt vnd czydiget alle postemen, wye sie sint. Vnd darnach, wan sye czydig sint, so saltu dün, als ich dich vor gewyset habe, daz dü sclahest der bresten dailhafftig vnd salt sehen alle dage den schaden morgens vnd abents.

1 do] *über der Zeile nachgetragen* Z; wan] *über der Zeile nachgetragen* K, wanne E; posteme] postema E; colera] colerea Z, collera K, colera E || **1/2** in – dye^2] alle enden die, *korrigiert aus*: alleyn *und* enden *oben nachgetragen* K, alle end da E || **2** postemen ankomment] posteme ankummet K; ankomment] *danach*: von colera rübea Z, *nicht in* KE – *von den Editoren getilgt* || **3** *am Rand, rot*: xiii Z, *am Rand, schwarz*: 13 K; postemen anqwemen] posteme an qweme K, postema an qweme E; colera] collera K || **4** mache] saltü machen K, soltu machen E; postema] posteme K || **5** ybysz] ybiße K, ybeß E; woil^2 *über der Zeile nachgetragen* Z || **6** fyrnem] feren KE; smere *davor gestrichen*: wine Z; wyrff *danach gestrichen*: dye Z || **7/8** in – smere K, inne dem vurgeschriben smere E || **10** an] inne E || **11** *zwischen den Spalten, rot*: xiiii Z, *am Rand, schwarz*: 14 K; postemen] postema E || **12** vrsina] *über gestrichenem*: orcina Z, vrsina *über gestrichenem*: orcyna K, virsina E; ybysz] ybiß K, ybß E || **12/13** als des andern] *nicht in* E || **14** menget] menge K, mengent E; berger] bergers K, berges E || **15** postema] posteme K || **16** Alle] Alle *korrigiert aus*: Alles K, Alles E; ist *über der Zeile nachgetragen* Z; lylgen] lelegen K, liligen E; wurczel *über der Zeile nachgetragen* Z || **17** berger] bergen E || **18** berger] bergen E; vnde – schaden] *nicht in* KE; legent *korrigiert aus*: lehent Z; schaden *danach gestrichen*: oder royt kole Z || **20** sie *über der Zeile nachgetragen* Z || **21** vor gewyset] vor gewyset Z, vor gewyset K, vur gewißt E; der] den E || **22** schaden] *danach gestrichen*: dar zu Z, dar zu *im Text* KE

47 vliedeme/vlieme: Aderlass-Eisen, Fliete

48 zîtigen: reifen; eitrig einschmelzen (von Abszessen)

49 branca ursina: Bärenklaue, Bärenklau

Item eyn plaster, daz ist güt vor alle fallen oder vor broche oder eyns, daz gefallen ist, vor alle gegycht, dye yn den ryppen sint | oder in der aseln oder in den hüffen [143va] oder bodagra oder scyadica[50] oder alle bose grynt[51] oder gyfftig bysz oder alle hertig wonden, wo daz sye weren, daz hylfft alles daz plaster zü. Vnd daz hette dicke virsucht meyster Joseph Benedictus, daz sin gelich wart nye geboren syeder Sem noy son. Vnd also sal ez gemacht sin daz plaster: Item nement wijs harcze, vngenodiget waysz, yglich iii loyt, sarapin[52] viii loyt, armoniack, turbantina, colophonia, yglich iiii loyt, saffran, aluesabaticum, gude wyrauch, meren, appopinack, galbanum, astorac kalimiti, yglich ii loyt, weych alüne, mastikel, phangrecum, yglich iii loyt, deli eyn qwynsing, golt glytten i loyt. Vnd also sal man virwirken daz plaster. Dysz stücke, die zu stoszen horent, die saltü stoißen, nemen czwo reyne phannen vnd sal nemen in eyne phanne daz wais vnd den harcze vnd züerlaszen, vnd ynn dye ander panne salt dü nemen starcken eszig vnd dü yn dye panne vnd neme armoniack vnd den sarpin vnd den appopinack vnd galbanum vnd züerlaszen in starckem eszig in eyner | pannen. Vnd als so daz erlaszen ist, so menge myt dem waiß, daz erlaszen ist [143vb] myt dem harcze, vnd rore woil zusamen vnd darnach nement den mastikel vnd wyrauch vnd rore woil vnder dye vorgeschriben stucke in eyner pannen. Vnd wann ysz woil geroret ist, so nement aber aluesabaticum[53] vnd merre woil gestoszen vnd rore vnder dye vorgeschriben stücke vnd darnach nement colophonia woil gestoszen vnd rore vnder dye stücke woil vnd darnach nym dye glyetten vnd rore auch dar yn woil vnd darnach turbantina vnd rore daz woil. Wan daz woil geroret ist, so nement dye panne myt dem plaster vnd gyszent myt eynander in eynen kessel volle kalts wassers, vnd wan daz kalt ist, so smerent czu hant baüm oley vnd bereydent daz plaster woil vnder den henden. Vnd wann daz woil bereyt ist, so sclag daz plaster off

1 *am Rand, rot*: xv Z, *am Rand, schwarz*: 15 K; oder[1] – broche] so broche *korrigiert aus*: brüche *oder umgekehrt* K, zu brochen E || **2** hüffen] heubt E || **3** scyadica] *das erste* c *über der Zeile nachgetragen* Z, syadica K, cyadaca E; bysz] byst Z, bist *gestrichen* K, *nicht in* E; hertig] hertzig E || **5** Joseph *über der Zeile nachgetragen* Z || **5/6** Sem – son] *am Rand nachgetragen*: Sem *statt gestrichenem*: sant Z, sem Noy son K, sin Neyoson E || **6** vngenodiget *danach gestrichen*: harcze Z || **7** sarapin] sarapyn K || **8** saffran] saffram K, *nicht in* E; aluesabaticum] alüesabaticum *korrigiert zu*: alüeepaticum K, alue baticum E; meren] veren [?] E || **8/9** astorac kalimiti] astorckkalmiti K, astoracke alunci [?] E || **9** mastikel] mastickel K || **10** glytten] gletten KE || **11** die[1] *über gestrichenem*: horent Z; stoszen *danach gestrichen*: vnd saltu Z; horent – stoißen *am Rand nachgetragen* Z || **11/13** vnd – panne[2]] *nicht in* E || **14** sarpin] sarpin K, syrpin E || **15** *danach gestrichen*: saffe *und dann nachgetragen*: waiß Z; waiß] waisch E; *danach*: vnd Z, *nicht in* KE – *von den Editoren getilgt* || **16** mastikel] mastickel K, mastickele E || **18** aluesabaticum] *unklare Korrekturen, wohl* sabaticum *zu* selaticum K, alues grabaticum [?] E merre] mirra *korrigiert aus*: menen [?] K, mirra E || **19** colophonia] glofania E || **20** glyetten] *das erste* e *über der Zeile nachgetragen* Z, gletten KE || **22** kessel] leffel E || **23** wassers] aquaß E; bereydent] berent K, brennent E || **24** plaster[1]] puluer E; bereyt] gebereт K, gebrant E

50 sciatica: Hüftschmerzen, Ischias bzw. Hexenschuss

51 grint: Hautausschlag (mit Krustenbildung), Krätze

52 serapinum: Serapin-Gummi, Gummi-Harz von Ferula persica Willd. (eine Steckenkrautart)

53 aloe epaticum

eynen becken bodem oder eyn marmel steyn vnd neme dye saffran vnd den storac kalamiti woil gepüluert vnd virwircket in daz plaster. Vnd wan daz woil gewyrcket ist, so lehe ysz gehalden.

Item eyn salbe, dye ist gut vor alle dye schaden, dye wir haben genant in den [144ra] vorgeschriben | plastern. Vnd also sal ez gemacht sin: Item nement aloe epaticum, mastikel, galbanum, merren, appopinacke, badili[54], sarapini, gletten golt vnd silber, yglich eyn loyt, turis[55] ii loyt. Dye stücke saltü woil pulueren vnd züerlayszen in starckem eszig vnd darnach nement oleum mastici, oleum camamili, iglichs iiii loyt, dyeltey iiii loyt, meyes bottern ii loyt, hünre smalcze woil gelutert iii loyt, baüm oley eyn halp phunt, megewaysz iii loyt. Dye stücke alle menge myt den vorgeschriben stücken vnd wann sye woil gerürent sint, so lehe yn eyn boysze.

ffelle vnd brüche

Item eyn plaster vor alle felle vnd brüche oder glydder, dye vszer ere stat sint. Vnd daz plaster hatte dicke virsücht der hohe meyster Benedictus[56] vnd vant ez gerecht. Vnd ich Hesse der Judde fyl ich vnd czübrache myr alle dye ryppe, dye ich hatte an der lyncken syten vnd brüst vnd auch hynden geyn dem herczen. Vnd ma*cht* ich das selbe plaster vnd naher dann fünff dage, da waren myr dye ryppen alle gancz.

Vnd sal also gemacht syn daz plaster: Item nymment i phunt wysz wyraüch vnd i [144rb] phunt wysz harcze vnd iiii loyt vnge|nodiget waysz vnd iiii loyt cemen[57] ro̊ren vnd iiii loyt wyszen ingebers vnd ii loyt negelin vnd i loyt lang peffers vnd i½ qwynsing wysz peffers. Dye egenant würcze saltu woil stoszen zü puluer vnd darnach nym czwebeln vnd brayt sye in den eschen vnd darnach drücke her vsz den s*aff*e vnd nym von dem saffe als eyn halp phunt vnd rore da inne dye egenanten würcze in dem saffe. Vnd darnach nement den vorgenanten wyraüch vnd harcze vnd waysch vnd zuerlaszent. Vnd wan yz zuerlaszen ist, vnd mengent dar ynne dye vorgeschriben

1 saffran] saffram K || **4** *zwischen den Spalten, rot*: xvi Z, *am Rand, schwarz*: 16 K; dye[1]] *nicht in* E || **5** aloe epaticum] aloe epaticum *am Rand statt gestrichenem*: alüesabaticum K, aloepaticum E || **6** mastikel] mastickel KE; merren] meren KE; appopinacke] appopinack KE; badili] adudi [?] E sarapini] sarrapini E || **8** mastici] masticis E; camamili] camelii *korrigiert aus*: camamelli K, camellii E; iglichs *am Rand nachgetragen* Z || **9** dyeltey *danach gestrichen*: vnd Z; dyeltey – loyt[1]] *nicht in* E meyes] *korrigiert aus*: meyeds Z, meyß K, meisch E || **10** megewaysz] medewaiß KE; iii loyt] ½ pont E || **11** gerürent] gerorent K, gerot E; boysze] boiße K, boichß E || **12** ffelle – brüche] *am vorherigen Zeilenende, rot; am Rand, rot*: xvii Z, *am Rand, schwarz*: 17 K || **13** vor – felle] vor allen falle K, allem valle E; ere] irer E || **15** Judde] Jüde K, Jude E; ryppe] rüppe K, rippen E || **16** macht] mag Z, macht KE || **17** naher – dage] nair dem vunfften dag E; dann fünff] dem vunfften E || **18** wyraüch *danach gestrichen*: vnd i phunt wysz wyraüch Z || **19** iiii[1]] iii E; waysz] waiß K, wachs E; cemen] zemen E ro̊ren] *nicht in* KE || **20** ingebers] ingber E || **22** saffe] sanffe Z, saffe K, safft E || **24** waysch] waiß K, waße E || **25** wan] *nicht in* K, als E

54 bdellium: Weinpalme; das wohltiechende Gummi dieses Baums; Bdeliumharz

55 tus/thus: Olibanum, Weihrauch

56 *meyster Benedictus* wurde nicht identifiziert.

57 cinnamomum: Zimt

würcze, dye do gemenget ist in den czwebelen saffe. Vnd darnach nym eyn starcke duche als lang vnd als wyt, als der schade ist, vnd zu dem plaster gebrüchen wylt. Vnd darnach nym henffen werck vnd duncke in starcken eszig vnd drücke den eszig vszer dem werck vnd spreyde off daz doche vnd schoͤdde[58] dar off daz plaster, daz in der phanne ist, vnd spreyde ysz off daz werck vnd bynde off den schaden also warme vnde bynt hart off den brüche etc. Vnd ist gut zü den sachen etc.

Item eyn salbe, dy ist genant tresformatum[59]. Vnd dye selbe salbe hant [144va] gewonlich dye wysen meyster Romer vnd dye von Kryschenlant vnd hant sye fünden, daz sye gerecht ist vnd heylet allen alden schaden oder nüwen. Vnd also sal man sye machen: Item nymment golt gletten i½ phunt, alt baüm oley ii phunt, starcken eszig x phunt. Dye stücke alle rore woil züsamen in eyner schonen phannen vnd laysz sye syeden off eyme fure ane raüche vnd laysz also lange syeden, myt daz ez hart wirt, vnd vmmer dar roren. Vnd wan daz woil gesotten ist hart, so nement aber i phunt starken eszyges vnd rore aber dar vnder, daz d*ü* gesotten haist, vnd laysz also lange syeden, myt daz hart wirt. Vnd darnach halden vnd gebrüche zu den noden.

Item eyn gemeyn apostolicum zü brüchen zu allen schaden, nüwe oder alt, oder bülen oder postemen, wo sye sint. Nement i phunt beche, wijsz harcze, vngenodiget wais, yglich eyn halp phunt, türbantina eyn fyerteil. Dye stücke alle zuerlaszen by eynander in eyner panne vnd darnach | güsze in eyn kalt waszer vnd darnach [144vb] nement royt kole saffe vnd berre myt dem plaster vnd brüche zu den noden.

Item eyn plaster ist auch genant apostolicum[60]. Vnd daz selbe plaster ist von den xii stücken, dye beweret sint. Vnd also sal man daz plaster machen: Item nement wijsz vngenodiget wais, wijsz harcze, yglich iii loyt, appopinacke, kopper esze, yglich ½ loyt, armoniack i loyt, arystologia der lange, gude wyrauch, yglich ander halp loyt, badili ander halp loyt, golt gletten ii loyt vnd i qwynsing. Vnd also salt dü dün: Dü salt nemen dye badili vnd salt yn starcken eszig weichen, in dem sommer myt ii phunt eszig vnd in dem wynter myt iii phunt. Vnd darnach dye vorgeschriben stücke züerlaszen in dem eszig vnd darnach bereyt daz plaster züsamen. Vnd daz plaster ist

2 vnd[2]] als KE; gebrüchen] brüchen KE || **3** duncke] due iß E || **4** schoͤdde] schode K, schude E; dar] *nicht in* E || **5** off[1] *danach nicht gestrichen*: den, *danach* daz *nachgetragen* Z || **6** etc[1]] *nicht in* KE; Vnd – etc[2]] *nicht in* KE || **7** *am Rand, schwarz*: 18 K; tresformatum] trosformatum E || **8** Romer] noueris [?] E Kryschenlant] krißen lant K, kreisen E || **13** roren] rore E; nement aber] meng E || **14** dar] das E; dü] do Z, dü K, du E || **15** wirt] *nicht in* E; halden] halten K, halt E; gebrüche] bruche K, gebruchs E || **16** *am Rand, rot*: xviii Z, *am Rand, schwarz*: 19 K || **18** wais] waiß K, wachs E; fyerteil] ferelyn K, virdong E || **20** berre] bere KE || **21** *zwischen den Spalten, rot*: xix Z, *am Rand, schwarz*: 20 K || **23** appopinacke] appopinack K, apopinack E; kopper esze] kufer eße K, kufereße E || **24** arystologia] aristologia KE || **25** badili] badali E || **26** badili] bedali E || **28** bereyt] berent KE; plaster[1]] puluer E

58 schütte

59 ungentum tria farmacum: das Drei-Arzneimittel-Pflaster nach Mesuë, vgl. Vaňková/Keil (2005: 89–90)

60 apostolicum: Apostelsalbe, Zwölfbotensalbe; Arzneimittelname für ein Pflaster bzw. eine aus zwölf Bestandteilen zusammengesetzte Salbe des *Antidotarium Nicolai*

güt czü nüwe fysteln vnd vszczehen daz eyter vnd heylet. Vnd zu allen bresten eyn plaster.

Eyn ander plaster, daz ist genant plastrum bytanici. Vnd daz selbe plaster heylet alle qwetzenisse, daz in dem heübt geschijt oder daz nyt gruntlich geheylet ist, daz [145ra] brychet sye | wyeder off vnd heylet dye wyedder vmbe. Vnd also sal ez gemacht sin: Item nement betanigen saffe, wegerich saffe, eppen saffe, yglich iiii phunt, vnd nym ii phunt turbantina, wijsz harcze vi phunt, vngenodiget wais ii phunt. Dye stück alle salt züerlaszen in dem vorgeschriben saffe vnde laysz syeden, bysz daz halp ingesoden ist. Vnd darnach bereyt in der hant vnd lehe zu halden.

Item eyn plaster ist genant gots genade[61]. Vnd daz selbe plaster ist güt vor allen schaden, er sy nüwe oder alt, vnde virderbet alle fule fleysche vnd heylet me dann alle plaster, dye man ym mag machen. Vnd also sal mann sye machen: Nement betanigen, verbena, pypenelle, der kleyn [vnd wilde] gaucheyl, gonsel dye myttels, yglich i hantfolle. Dye stucke alle salt dü weschen vnd stoszen vnd darnach syeden myt guden wyn. Vnde lasze sye also lange syeden, myt daz der halb wyn ingesudet. Vnd darnach do abe von dem füre vnd lasze ysz stan bysz off den andern dag. Vnd darnach syhe dürch eyn nüwe starcke düche vnd drücke den saffe dar dürche vnd lehe in eyn schone phanne vnd setcze üff daz füre an raüch. Vnd darnach nement | [145rb] vngenodiget waisze, wijsz harcze, yglich viii loyt, vnd laysz züergan in eyner pannen myt dem saffe. Vnd darnach nement mastikel woil gereben vnd roͤrent vnder daz waisz vnd den harcze in eyner pannen. Vnd darnach nement i phünt turbantina vnd lehen myt den vorgeschriben stucken vnd röre woil vnder eynander, bysz daz der wyne gesudet czwey deyl inne. Vnd darnach laysz kelden vnd darnach nym ysz vnder dye hant vnd beres [vnder den henden.] Vnd darnach du ysz zü halden vnd brüche zü allen schade*n*.

3 *zwischen den Spalten, rot*: xx Z, *am Rand, schwarz*: 21, *drunter*: Nota K; bytanici] bitanici E || **5** sye wyeder] sie weder K, plaster E || **6** betanigen] betangen E; iiii] iii E || **7** ii^1] i E || **8** züerlaszen] erlaißen E || **9** bereyt] berent K, beret E || **10** *zwischen den Spalten, rot*: xxiii Z, *am Rand, schwarz*: 22 K || **11** virderbet] virdrybt E || **13** betanigen] betanien E; pypenelle] *korrigiert aus*: pypernelle Z, pÿpernelle KE vnd wilde K, vnd wilt E; gaucheyl] gauchiel E || **15** halb *am Zeilenende nachgetragen* Z || **17** dürche e *oben nachgetragen* Z || **19** waisze] wachs E; laysz] doe iß E || **20** mastikel] mastickel KE || **23** gesudet *über der Zeile nachgetragen* Z || **24** vnder den henden K, vnder dinen henden E || **25** allen] allem KE schaden] schadem Z, schaden K, schadden E

61 gottesgnade: Arzneimittelname, vgl. Salben *gracia dei* (Kapitel 2 und 3) und *gotz gnad* (Kapitel 187) in der *Cirurgia* Peters von Ulm (Keil 1961: 199, 225–226, 275, 373). Das bei Hesse angeführte Rezept weist Ähnlichkeit mit dem Kapitel 2 auf.

Item eyn plaster ist genant dyacolon[62], zu heylen allen schaden. Vnd also sal ysz gemacht sin: Nement gulden gonsolt, gotz genade genant, in latyn erba rüberti[63], pypernel[64], spytcze wegerich, phangrecum, ysencrüte genant verbena, bettanigen, yglich eyn hant folle. Dye stücke alle stoysz woil in eym steyn vnd syeden myt czweyn maszen guden wyns. Vnd laysz also lang syeden, bysz daz der wyn vnd crute alsam züsamen kommet zu dem halp deyl, vnd dar nach syhen vnd nym storackalmiti i loit vnd i fyrdüng gutz wyrauch vnd i fierdung mastikel, dye stücke stoysz woil zu püluer | vnd *nymme* medewaysz eyn fyrdünge vnd nym eyn phunt wysz harcze [145va] vnd turbantina eyn phunt. Dye stucke alle dye lehe in eyn phanne myt dem vorgeschriben saffe vnd laysz ysz syeden woil myt dem füre ane raüch vnd darnach laysz kalt werden vnde berede vnd dü zu halden.

Capitulum xxiii hujus libri

Nv wollen wir redden vnd anphaen in dem vor büch von dem Johannes Genisi. Als wir haben gerette von der apostemen, dye man erkennen sal, da sprycht er: ‚Dye posteme[n], dye naturlich sint, daz sye komme[n]t von kolera rübea oder sangwinis, dye selben postemen hant heupt.‘ So sprycht er: ‚Der man sal keyn erczedye dryben von dem sye an sint kommen, bysz daz der ix dage virgangen ist an jungen luten vnd an alten mee.‘ Vnd wann dye posteme sint etliche, als wir auch vor gesayt haben, daz dye postemen synt royt vnde etliche sint rode vnd geyl vnd etlych sint wysze vnd etlich sint breyt vnd hertelecht vnd etlich sint lang vnd spycze. Aber dye, do heubt habent, so müsz man ym beyden[65] ix dage.

Were ysz aber, daz sye nyt czydiget in den ix dagen oder brechen wulde[n], so salt dü machen daz vorgeschriben plaster | von galbanum vnd dar off lehen, bysz daz [145vb]

---

1 *am Rand, rot*: xxii Z, *am Rand, schwarz*: 23 K || **2** in latyn] in dem latino E; erba rüberti] *erstes* r *in* rüberti *über der Zeile nachgetragen* Z, herbarüberti *wobei* h *nachgetragen* K, herb aruberti E || **3** pypernel] pypernel *zu* pypenel *korrigiert* K, pipernel E; genant] *am Zeilenende nachgetragen* Z, *über der Zeile nachgetragen* K, *im Text* E || **4** syeden] gesoden E || **5** der] *über der Zeile nachgetragen* Z, *nicht in* KE || **6** züsamen] *nicht in* KE; nach] *über der Zeile nachgetragen* ZK, darnae E || **6/7** storackalmiti] sthorackaliniti E || **7** gutz – fierdung *über der Zeile nachgetragen* Z; mastikel *danach gestrichen*: vnd Z, mastickel vnd KE; stoysz] *nicht in* E || **8** nymme] mynne Z, nyme K, neme E; medewaysz] medewaiß K, midblawiß [?] E || **11** berede] bereid E || **12** Capitulum – libri] *rote Überschrift* Z, *keine Überschrift* KE || **13** *am Rand, rot*: xxiii Z; Nv – vnd] Nu wellen wir weder K, CTeme [?] nu wollen wir E; von – Johannes *am Rand nachgetragen* Z, *im Text* KE || **14** apostemen] postemen KE || **15** postemen E; daz] da E; komment K, koment E; kolera] collera K, colera E || **17** von dem] den E || **17/18** an² – mee *am Rand nachgetragen* ZK || **17** jungen] suchten E || **18** posteme] postema E; vor *danach gestrichen*: aüch Z || **19** postemen] postema E || **20** hertelecht] hertlich E || **21** ym] *nicht in* E || **22** czydiget] czidigen K, zidigen E; wulden] wolde K, wolden E

---

62 diachylon/diaquilon: Dyaquilon-Salbe; vgl. drei verschiedene Varianten bei Mesuë (Vaňková/Keil 2005: 90–91)

63 Geranium robertianum L.: Gottesgnade, Stinkender Storchschnabel, vgl. Daems (1993: 231)

64 pimpinella (lat.)/bibenelle (mhd.): Bibernelle

65 beiten: warten

ysz vszbrycht. Auch darnach, wan ysz gebrochen ist, so lehe dar off eyn plaster von galbanum, so heylet ez. Vnd auch also hatte geschriben meyster Ysaac de Ysrahelis in syme büche, vnde also spricht er: ‚Wyltü balde machen czydigen eyn posteme, dye do hart ist, vnd auch heylen ane sorge, so lehe dar vber eyn plaster gemacht myt galbanum.'

Vnd sint etliche, dye do nement eyn grosze czwebel vnd grabent daz hercze vsz vnd fullent myt dem baüm oley vnd laszent braden by dem füre [vnd laißent] woil braden. Vnd darnach nym dye czwebel vnd zuqwetze sye vnd do in eyn düchelin vnd lehe also warme off dye postemen, als *ers* gelyden macht. Vnd der czydunge lobet zu male sere Galienus in dem büche, daz ist genant passinodari[66]. Auch zu brechen eyne posteme: Nym eyn stucke von eyner blasen von eyme firckelin vnd lege dar uber.

Und were ysz, daz dye posteme were wysz vnd breyt, so hylfft dye czydünge nyt, dye vorgeschriben ist, vnd der offbreche, so sal man virsüchen in der wysheyt oder in
[146ra] vnser künst, obe mag sye brechen ane fletum. Nement eyn deyl salczs vnd | also viel weyszen mele vnd menge woil zusamen vnd lehe off dye stat, da ez weyche ist oder czydig ist, daz eyn loche da werde, so wyrt da eyn loche [vnd] eyter geben. Vnd were ysz, daz nyt helffen wülde, so nement eyn lylgen blayt oder dye wurczel. Weres, daz dich daz aber nyt hülffe, so nement aber honig, daz ist genant honig anacardi, vnd nement ewenig baüm woille vnd duncke in den honig vnd mache ym eyn plaster also wijt, als dü ym eyn loche wylt machen, so wyrt eyn loche vber nacht. Vnd were ysz sache aber, daz dü nyt fyndest daz selbe honig, so salt dü yz v*ff*sclane myt der fletüm, vnd laysz vsz den eyter. Vnd were ysz, daz der eyter oder daz fule fleysch nyt vszging, so mach yme eyn plaster myt frysche geysz myllich oder myst, so geyt eyter vnd fule fleysche her vsz vber nacht.

Vnd were ysz sache, daz dye eyter balcken nyt her vsz gyngen, so nement eppe saffe vnd ewenig vitriolum vnd ewenig wysz mele vnd menge myt dem saffe vnder

---

1 vszbrycht] vßbricht K, vffebricht E || **2** de Ysrahelis] Israelis E || **3** czydigen] schadigen K, eine scheydigen E || **7** vnd laißent KE || **9** postemen] postema E; ers] dü ZK, ers E; macht] mage E czydunge] czydung K, ziegung E || **10** Galienus] *über gestrichenem*: Gallinus Z, Gallienus, *wobei das* e *über dem Wort nachgetragen* K, Gallienus E; passinodari] passinodray E || **10/12** Auch – uber] *unter der Spalte nachgetragen* Z, *über den Spalten nachgetragen* K || **11** posteme] pasteme K; firckelin] ferkclin K, vercklin E || **13** *zwischen den Spalten, rot*: xxiiii Z, *am Rand, schwarz*: 24 K; posteme] postema E; czydünge] cydung K, ziegung E || **17** loche[2]] *danach*: da werden vnd wyrt Z, *nicht in* KE – *von den Editoren getilgt*; vnd KE; eyter geben] ein eyter gebung E || **18** lylgen] leligen K, liligen E || **19** dich] *nicht in* E; daz ist] *nicht in* E; anacardi *danach gestrichen*: cardi ZK, anecardi E || **20** ewenig] modicum E; duncke] druck E; ym] *nicht in* E || **22** vffsclane] vszsclane Z, uffslane K, vffslain E || **23** vszging] her vß wold E || **24** mach *korrigiert aus*: macht Z; geysz – myst] gensse mist K, genß mißt E || **24/25** eyter – fleysche] eyter vnd fule fleiße K, iß E || **26** eppe] eppen KE || **27** ewenig[1]] ewenick K, modicum E; vitriolum] vitreolum K; ewenig[2]] ewenick K, modicum E; wysz] weyßen K, weyßen – *das erste* e *oben nachgetragen* E

---

66 *Passionarius Galeni* von Gariopontus

eyn ander vnd mache eyn plaster off den schaden. Vnd were ysz, daz daz nüst helffen wulde, so nym rüsz vnd also viel | spynwüppen[67] vnd virwircke vnder eynander [146rb] vnd mache eyn meyssel vnd stosz in daz loche, so heylet er gruntlich.

Nv ist eyn ander posteme, dye ist in den büchern genant almandi, vnd dye Walen[68] rüffen malmort, v*mb* daz, [daz] de*r* bresten dodet den menschen. Vnde dye selbe postemen wassent czussen der aseln. Vnd etlich sint swarcze vnd etlich glich wijsz vnd hant keyn heupt vnd zu male breyt. Vnd dyssen bresten han ich gesehen meyster Nattan de*n* [?] arcze zu Monczbellere[69], vnde hant gesehen dye blüde von syner wysheyt vnd siner arzenie vnd waz er wirket, vnd also habe ich gewonheyt vnd han daz gedan zu male dicke.

Und anfang dyssen bresten: Ich nym weyszen mele vnd güde wyrauch vnd mach myt dem mele vnd myt dem wyrauch eyn deyche myt eppen saffe vnd mache eynen küchen also breyt, als dye posteme ist, vnd lehe off dye posteme von vesper[70] myt des morgens. Vnd zü morgen neme aber des kochens, so ist dye posteme also wijt vnd als breyt vnde hayt sye | ydel kleyn locher als eyn nalden spytcze. Vnd wann sye also ist, [146va] so nym güte wyraüch woil gestoszen, spangrünne auch woil gestoißen, yglich ii loyt, aperment, efforbium, vitriolum woil gestoszen vnd gemenget als züsamen, vnd sal yglich sin eyn qwynsing. Vnd nement eyn phunt baüm oley, daz alt ist, vnd lehent dye vorgeschriben stucke züsamen vnd mengent in dem baüm oley vnd laszent syeden eyn güde stünde off eynem kleynen füre ane rauch. Vnd wann ysz by gesotten ist, so nym vier loyt honig woil geschümet vnd woil gesotten vnd mengent yz vnder dye vorgeschriben stück vnd macht eyn plaster uff den schaden, so wyrt fallen vsz dye apostema alle als eyn raffe. Vnd wan daz fleysche vszgefallen ist, *so* bedarff dü keyn ander plaster, wann daz plaster heylet dyrs vnd laysze dir keyn füle fleysch da yn wassen.

---

2 rüsz] *korrigiert aus*: rüysz Z, rüiße K, nůß E; spynwüppen] spinne weppsen E; virwircke] verwirck K, meng E || **3** meyssel] meytzel K; er] iß E || **4** *am Rand, rot*: xxv Z, *zwischen den Spalten, schwarz*: 22, *am Rand, schwarz*: 25 Z; posteme dye] posteme die K, die eine postemen E || **5** rüffen] rufent *gestrichen, am Rand*: nennennt K; vmb daz daz der K, vmb das das der E || **6** postemen] posteme K, postema E; wassent] waset K || **8** Nattan] Nathane E; den] dē Z, dem K, der E; Monczbellere] Montzbellere KE; gesehen] gescheen K || **9** vnd[2] – vnd[3]] *nicht in* E || **11** *am Rand, schwarz*: 26 K; Und – dyssen] Und anfang dissem K, Inne anfang dißs E || **12** myt dem[1]] mir das E; eyn deyche] in eine duch E || **13** küchen] kochen E; posteme[1]] postema E; posteme[2]] postema E; myt] mit K, bis E || **14** kochens] kuchens K, koches E; posteme] postema E || **16** auch – gestoißen *am Rand nachgetragen* Z || **17** aperment] apperment KE; gemenget] menget K, meng E || **21** loyt *danach gestrichen*: so nym iiii loyt honig, *wobei* honig *falsch gestrichen* Z || **22** vsz] *nicht in* E || **23** apostema] posteme K, postema E; so] zu ZK, so E; bedarff] darffst E || **24** laysze] laist K, leßt E

---

67 Spinngewebe

68 Bewohner Walloniens

69 Wahrscheinlich handelt es sich um einen Arzt aus Montpellier, der nicht identifiziert werden konnte.

70 vesper: katholischer Nachmittagsgottesdienst, Abendmesse, die Zeit um 18 Uhr

Contra fistolas nota

Nv wollen wir reden von der fysteln. So saltü wyszen, daz dye fysteln ist eyn ding, daz do dyffe ist, vnd von dage zü dage wirt sye noch dyffer. Vnd ist eyn worme vnd ist [146vb] bose vnd | müsz man yn doden vnd noch erczenie, als her nach *verschrieben ist*. Vnd in anefang dysz brestens ist eyn kleyn loch dyffe, vnd virware sprechent dye naturliche meyster, daz von dem bresten sint vierleye, vnd yglich kommet von vierley conplexien. Vnd yglich meyster naturlich macht, daz [er] erkennet myt gestalt vnd myt dem vnflayt, daz vszdrüffet, aber vorware, so m*ag* ym den bresten nyt helffen myt naturliche[n] dinge[n]. Vnd yglich meyster müsz wyrcken myt dem ding, dye er gewonlich ist, vnd eyn yglich meyster duyt nach gedünck.

Und syeder daz wir an[ge]phaen haben von der fysteln, nü wollen wir aüch myt reden von der kanckeren[71] vnd waz vnderscheit ist zuschen der fysteln vnd der kanckern, wye man daz erkennen sal. Nü salt dü wyszen, daz dye fystel [gijt alwe wijse eyter vnd smackt obel vnd in anfang der fistel] blehet sich daz geleyt[72], daz sye ankommen sal, vnd mach[t] s*ich* dann dran eyn kleyn lochelyn vnd macht sich allewege dyffe vnd nyt *br*eyt vnd dye bort werdent hohe. Vnde dye kancker rynnet allewege bloyt vnd nyt eyters, vnd dye wonden werdent breyt vnd eben vnde wirt nyt dyffe. Vnd waz da her vsz rynnet, daz stincket. Vnd der worme ist swarcze vnd verist | [147ra] vmb sich vnd *br*eyt sich. Vnd welcher kancker roret dye beyn, so ist ym numme zu helffen.

Und dye vnnaturlich meyster hant eyn gewonheyt, daz sye snydent dye fystel vsz vnd machent sye wijt vnd myt der konst, dye sye dünt, virderbent sye den menschen. Vnd wir natürlich meyster han eyn gewonheyt, daz zü doden vnd zü styllen myt starckem puluer vnd erwydet daz loche. Vnd also dunt sye: Nement galgame eyn qwynsing vnd eyn askrüppel efforbium vnd eyn askrüppel spangrüne vnd eyn askrüppel apprement vnd zürybe dye stücke alle züsamen zu puluer. Vnd darnach

1 Contra fistolas nota] *Überschrift, rot* Z, *nicht in* KE; nota] nõ Z || **2** *am Rand, rot*: xxvi Z, *am Rand, schwarz*: 27 K; fysteln[2]] fistel K, vistelle E || **4** als] *danach* er, *nicht in* KE – *von den Editoren getilgt* verschrieben ist] wil er schryben Z, nachgeschriben [?] ist E || **5** in] ein E || **7** conplexien] conplexio E er K, her E || **8** vszdrüffet] uß drüfet K, vß dribet E; mag] magst Z, mach K, mag E || **9** myt[1]] nyt Z naturlichen dingen] naturlich ding K, naturlichen dingen E; Vnd – ding] *nicht in* E || **11** angephaen] anphange *und darüber nachgetragen*: gefā K, angefangen E; myt] *nicht in* E || **12** der[1]] den E || **12/13** vnd[1] – kanckern *am Rand nachgetragen* Z || **13** wye] vnd wie E; fystel] fistel K, vistellen E || **13/14** gijt – fistel K, gibt alle weg wyß eiter vnd smackt vbel vnd ime anfang der vistelen E || **15** macht[1] KE; sich[1]] syn Z, sich KE || **16** breyt] bereyt Z, breyt KE || **18** waz] wanne E; ist] *nicht in* E verist *danach gestrichen*: vmbe Z || **19** breyt] bereyt Z, breyt K, beyt E; so] zu en E || **21** dye[1]] *danach nicht gestrichen*: vnd, *nicht in* KE – *von den Editoren getilgt* || **22** sye[2] *danach gestrichen*: l Z || **24** erwydet] erwiedet K, erwident E; Nement] *nicht in* E; galgame] gallgame E || **25** efforbium] efforbeüm K || **26** apprement] apperment E

71 Kanker: brandiges Geschwür; Auswuchs mit Geschwürbildung (meist Krebsgeschwür gemeint), vgl. Höfler (1899: 258)

72 Glied

nym eyn frysche eyge vnd du vsz daz wysze vnd lehe in daz vorgeschriben puluer. Vnd daz puluer myt eynander dü yn dye schale vnd dü dan in eyn schyrbel vnde laysz zü bürren zu puluer vnd mach eyn meyssel vnd düncke den meysel in wegerich saffe vnd darnach sege daz püluer off den meysel vnd stoysz in dye fystel loche. Vnd also dü ysz dry dage nacheynander vnd alle dage mache eyn frysche meyszel in der mayszen, als dü vor gedan hayst. Vnd wan dye dry dage *verga*ngen sint, so nym eyn | meyssel vnd düncke aber in wegerich saffe vnd püluer, lehent in dye fystel loch. Vnd [147rb] daz styllet ym daz wethüm vnd daz puluer doyt ym zu male wehe. Vnd wan daz gestylt ist, so mag wyeder als vor myt dem pülüer vnd myt dem meysel, bysz daz daz geneset.

Item eyn püluer vor fysteln oder vor allen schaden, dye da flyssent krebysz oder kancker züdrü*ckt* vnd hey*let*. Vnd also sal daz pulüer gemacht [syn]: Item nement sandaricum vnd bly gebrant zü pülüer [vnd hirczbeyn gebrant zu poluer] vnd fysse beyn, dye dye golt smydde bruchent, vnd daz beyn von dem hecht backen gepuluert, golt gletten, blyhewijsz woil gerebben. Wan dye vorgeschriben stücke alle neme von yglich eyn qwynsing vnd menge züsamen vnd nement eyn fedder kyle vnd lege daz pül[uer] dar yn vnd blase in daz fystelloche oder kancker oder krebysz oder vsz, wasz schaden daz fluyst, wan dysz püluer drucket vnd verist bose fleysche vnd macht güt fleysch vnd heylet.

Item zu der fysteln eyn anders. Nement eyn stücke frysche kese, der des selben dags gemacht | ist, vnd eyn stücke als breyt als eyn hant. Vnd den kese bradent off [147va] dem füre vnd also warme, als er gelyden mag, bynden off dye fystel vnd also laszen czwene gancze dage. [Vnd in dem dritten dage] dü den kese abe, der dar off gebunden ist, vnd nement ander kese, der des selben dags gemacht sy, vnd braden vnd nement reynfane saffe vnd lehe den kese dar yn vnde laysz den kese eynen halben dag weychen in dem saffe vnd bynde aber off den schaden. Also dü alle dage eyns, bysz daz geheylet. Vnd alle morgen nüchtern gyb ym zü drincken den nachgeschri-

---

1 lehe] due E || **2** daz – dye] das puluer mit eynander doe ein E || **3** bürren] barent E; mach] *korrigiert aus*: macht Z, macht K, mach E; düncke] druck E || **4** sege] lege E; fystel] vistellen E || **6** vergangen] vorgegangen Z, vergangen K, v-rgangen E; eyn] den E || **7** düncke aber] do E || **8** puluer *über der Zeile nachgetragen* Z; doyt] dünt K || **9** mag] macht KE || **11** *am Rand, rot*: xxvii de fistola Z, *am Rand, schwarz*: 27 K; püluer] poluer K, plaster E; oder vor allen] vnd allein E || **12** züdrückt – heylet] zu drückent, *wobei das* t *gestrichen*, vnd heylent Z, züdrückt vnd heylet K, zudruck vnd heylet E; pulüer] poluer *über gestrichenem*: plaster K, puluer E; syn K, sin E; nement *danach gestrichen*: zandercolus Z || **13** sandaricum] zandercolus, *nicht gestrichen, darunter*: sandaricum K, sandartalus ader sandaricum E; vnd² – poluer K, vnd hircz bein gebrant zu pulüer E || **14** bruchent] gebruchent E || **15** blyhewijsz] blihe wijß K, blie wijß E || **17** pülüer] poluer K, puluer E; fystelloche] fistel loch K, vistelen E || **18** *am Rand, rot*: xxix (*etwa zwei Zeilen höher als erforderlich*) Z; drucket *über gestrichenem*: drybet Z; verist] ißt E || **20** *am Rand, rot*: de fistol- Z, *am Rand, schwarz*: 28 K || **21** ist] sy KE; bradent] brait E || **22** bynden] bint E; laszen] lais E || **23** Vnd – dage² K, vnd inne dem iiii dag E || **24** sy] sint E || **25** reynfane] rynfarne E; kese² *danach gestrichen*: dar yn vnd lasz Z || **26** dü] vnd E || **27** nüchtern] *nicht in* E || **27/356,1** den nachgeschriben wyn] *nicht in* E ben wyn, daz do in gesotten sy[nt] dysz nachgeschriben crüter: Item nement scherling, ingrüne, royt dost, yglich glich viel als des andern, vnd syeden myt gudem fyrne wyne vnd warm gebent ez ym zü drincken, als vorgeschriben steet.

Item eyn anders zü der fystelen, daz in *dem* fleysch ist vnd roret nyt beyn vnd auch nyt adern. Nement moltwerff[73] vnd dye lehent in eyn nüwe düppen vnd zübren-
[147vb] nent *zu* puluer vnd rybe vnd züstosze *zu* pülüer. | [Vnd lehe daz poluer] in dye fystel, bysz daz sye drücken wyrt, wan sye doydet dye fystel vnd auch den worme.

Item eyn anders: Nement eyn hantfolle kornes vnd atterment vnd knobeloch stele vnd iii eyer schalen, dye stücke zübrenne zu pülüer vnd rybe woil vnd wyrffe in dye fystel oder in dye kancker, so heylet ez.

Zü dem kancker zu heylen: Nement swarcze dorne vnd daz heubt von eym hünde, dye brenne alle zu pulüer vnd daz puluer werffent in dye kancker. Item zu dem kancker, daz fast gewürczelt ist in dem fleysch vnd rynnet bloyt: Nement eyn lynen düche, daz reyn sy, vnd smerent myt dunnem honige, daz rohe ist, vnd rybe den kancker da *mit* zu male sere. Vnd darnach nement eyn stücke frysche kese vnd wyckelt dar ynne vnd neme daz myt eyn ander vnd mache eyn küchelin vnd lege by daz fure vnd laysz backen. Vnd wann daz gebacken ist, so lehe ym off den schaden als warme, als er gelyden mack. Also dü dry dage nacheynander vnd alle dage frysse kese. Vnd daz düe, wann er sclayffen geyt, vnd als vorgeschriben ist. Vnd were etwaz, daz do bose were in dem kancker, daz also veresz vmbe sich, so neme millefolium[74]
[148ra] vnd | stoysz woil vnd lehe in den kancker vnd viryszet den bresten vnd heylet.

Item eyn ander: Nement nacht scheden saffe vnd royt kole saffe vnd rocken mele vnd mengent alle züsamen vnde ewenick honiges. Daz sal er mengen ane füre vnd sal den bresten weschen myt warmen waszer alle dage eyns. Vnd myt dem vorge-

---

1 synt] sy ZK, sint E || **1/2** scherling] schyrling K, spirling E || **2** ingrüne] igrime E; yglich] igelich also K, ichlichs also E || **3** fyrne] veren K, virnen E || **4** *am Rand, rot*: pro fistola xxx Z, *am Rand, schwarz*: 29 K; dem] dye Z, die K, dem E || **5/6** zübrennent] brennent E || **6** zu[1]] daz Z, zu KE; zu[2]] daz Z, zu KE Vnd – poluer K, vnd lege das puluer E; in] *davor nicht gestrichen*: doe, *nicht in* KE – *von den Editoren getilgt* || **7** doydet *danach gestrichen*: ist Z || **8** *am Rand, rot*: xxxi Z, *der Rand mit der eventuellen Nummer überklebt* K; Nement] neme K; atterment] attriment E || **9** stele] schelle E; zübrenne] brend E || **11** *über der Zeile als Überschrift, rot*: pro cancro Z; daz heubt] daz heupt K, caput E || **12** brenne] bernet E; vnd daz puluer] *nicht in* E; dye[2]] den E || **14** lynen] reyn lynen K, rein linen E; daz reyn sy] *über der Zeile nachgetragen* Z, *nicht in* KE; dunnem] *nicht in* E || **15** mit] bode Z, mit *über nicht gestrichenem*: bode K, mide E || **16** lege *über der Zeile nachgetragen* Z || **18** er gelyden] ers lyden E || **19** daz düe *am Rand nachgetragen* Z; were] *danach über der Zeile nachgetragen und gestrichen*: ez Z, iß daz K, daß E || **20** veresz] vereßt (*das* t *nachgetragen*) K, freße E; millefolium] garwe, *darüber* millefolium K, gorwe millefolium E || **21** vnd[3]] so KE || **22** *der Rand mit der eventuellen Nummer überklebt* K || **23** ewenick] modicum E || **24** dem] den K

---

73 moltwerfe: Maulwurf

74 millefolium: ? Schafgarbe; als *millefolium* wurden auch andere Pflanzen bezeichnet, z. B. Dach-Hauswurz, vgl. Daems (1993: 114)

schriben ding macht eyn plaster off den schaden drü male im dage vnd alle male frysche, also lang düe, bys daz genyst.

Item eyn anders: Nement doden nesselen crüte vnd samen, attrementum, kalke, allüne, eyns also viel als des andern, senffe vnd eszig. Dye stücke woil stoszent alle züsamen vnd macht eyn plaster off den schaden.

Item eyn anders: Nement attrement, galgane, peffers, eyns als viel als des andern, vnd stosze alles zü pulüer. Vnd darnach nement honig vnd smerent off den schaden. Vnd darnach sehe dye vorgeschriben püluer dar off vnd lehe off den schaden. Vnd also do vmmer dar alle dage eyns, myt daz geheylet.

Item eyn anders: Nement weysz raden, salcze, honiges, iglich glich viel, vnd menge woil züsamen vnd borne in eym nüwen düppen vnde stoysz zü puluer.

Item eyn anders. Daz han ich virsücht ich Hesse der Jüdde off eyn kancker, der [148rb] hatte dye beyn geroret, vnd aüch geheylet. Vnd vmbe, daz alle meyster concorderent, daz nüst zu heylen ist, dürch der genaden vnd ere dem woil geborn herrn vnd graue Johan von Spanheym wil ich schryben dye fleüng, wie man den menschen flehet vnd wie ym gebant.

Isz waz eyn man zu Herbyszheym[75] in dem Westerich[76], der hatte eyn kancker in dem vnders[t] glaffe[77] vnd hatte den kancker halben gessen myt an den backe czane vnd bysz yn dye kynne backen vnd wurczel von den czyenen. Vnd waz der selbe kancker glayt vnd eben vnd sin bort waz hogk vnd geswollen vnd allewege ranne royt bloyt vnd stancke ane maysze. Vnd dysz ist, wie ich ym dede: Dye erst drye dage, daz ich mich [s]yn anname, schellewurczel, genant in latyn succi salidonia, vnd myt eym blahen düche [mit dem selben duche] rybe *ich*, bysz daz daz bloyt güszet allenthalben. Vnd darnach name ich daz selbe crüte woil gestoszen vnd bant off den schaden.

---

1 ding] *nicht in* E || **2** also lang düe] vnd das do als lang E; düe *das* e *über der Zeile nachgetragen* Z bys] byst Z, biß K, bis E || **3** *am Rand, schwarz*: 33 K || **4** allüne] alüne K, alun E || **4/5** alle – macht] vndereynander vnd mengent K, vndereinander vnd machent E || **5** macht] machent zu samen vnd machent E || **6** *am Rand, schwarz*: 34 K; attrement] attermentum E; galgane] galgemme E; peffers] peffer K, pfiffer E || **6/7** eyns – andern] iglichs glich voil E || **7** honig] *nicht in* E || **8** sehe] sege E || **10** *am Rand, schwarz*: 35 K || **10/11** vnd – woil] *nicht in* E || **11** stoysz] zu stoiß KE || **12** *am Rand, schwarz*: 36 K; der Jüdde] *nicht in* KE; kancker] *danach*: gelacht Z, *nicht in* KE – *von den Editoren getilgt* || **15** Johan] Johann K, Johanne E; den] dem KE || **16** ym] inne E || **17** Herbyszheym] Herbißheym KE || **18** vnderst E; glaffe] gelaffe K, gleffe E || **19** wurczel] wartzlen E || **20** ranne] *über der Zeile nachgetragen* Z, ranß K, roßen E || **21** wie *korrigiert aus*: wee Z || **22** syn] yn *korrigiert zu* syn K, sin E; in latyn] zu latine E || **23** mit dem selben duche K, mit dem selben duch E; ich] dich ZK, ich E; bysz daz] *nicht in* E

---

75 Es handelt sich entweder um Herbsheim bei Straßburg oder Herbitzheim, heute ein Ortsteil von Gersheim im Saarland.

76 Westrich/Westerreich ist eine geographische Bezeichnung für erhebliche Teile des Herzogtums Lothringen, vgl. Köbler (1999: 716).

77 Lippe

[148va] Also dede ich drü male im dem dage vnd müst dye bande abebrechen, | alß er eßen solde. Vnd also dette ich dry dage nacheynander. Vnd in den dry dagen so geret der kancker wijsz werden vnd waz vor royt vnd wijsten, daz er heylen solt vnd auch wolt heylen. Als ich daz gesach, do nam ich starcke eszig vnd myt eym blahen düch wesche ich den schaden, mont vnd czene. Vnd dar nach name ich dye nach geschriben poluer vnd sehet ich off den schaden allent halben als dicke als eyn güde wijsz pennig vnd bant yn myt eyner bynden, als daz recht ist. Also det ich drü male dages, dry dage nacheynander.

Vnd also sal man machen daz selbe pül[u]er: Item nement folium martilorum[78], knobeloch stele, dye do dürre sint, fyolen blümen, yglich glich viel. Dye stucke borne yglich sünder vnd wan daz gebrant ist, so neme von yglichem poluer glich vnd menge züsamen. Vnd myt den puluern dette ich, als vor geschriben ist. Vnd inwendick [148vb] dry dage waz der kancker doyt vnd | dye stede, dye do vor gaben bloyt, gaben da wysz eyter. Vnd als ich daz sache, da nam ich von eym wilden süre appelbaym dye myttel schylcze vnd stosze sye recht kleyn vnd soyt dye schylcze, dye do woil gestoszen weren, myt suszem waszer vnde lyesz also lange syeden, myt daz dycke geret werden. Da nam ich daz saffe vnd dye schylczen vnd dette in eyn starcke düche vnd drücket dar vsz den saffe. Da name ich daz selbe saffe vnd soyt w[i]eder, bysz daz geret dicke werden als eyn salbe. Myt der salben smeret ich den schaden allenthalben, würczeln vnd czene, vnd darna*ch* lacht ich dar vber daz nachgeschriben plaster. Vnd also waz daz gemacht: Item nement geschylte bonen mele, eyn schüssel volle honig vnd eyer clare vnd eppen saffe, eyns als viel als den andern, vnd menget vnder daz mele, bysz daz als dicke wyrt als eyn bryhe, ane füre. Vnd also dette ich alle dage dry male, als vorgeschriben steyt, vnd von genaden vnsers herren gots wart der mensche gesünt in vierczehen dagen.

1 im] ine E; abebrechen] abe *über der Zeile nachgetragen* Z, abe brechen K, vff brengen E || **1/2** alß – solde] *über gestrichenem*: vnd müst eszen Z, als er eßen sulde *über gestrichenem*: vnd must aßen K, vnd als er essen sold E || **2** in] nae E; geret] gerite *korrigiert aus*: geritte K, geriet E || **3** wijsten] wusten E || **4** starcke] starcken E; blahen] plahen K, flachen E || **5** wesche] wusch E; schaden] *nicht in* E || **6** schaden] *danach*: den, *nicht in* KE – *von den Editoren getilgt*; dicke *danach gestrichen*: az dicke Z || **9** püluer] poluer K, puluer E; Item] *am Rand, schwarz*: 37 K || **10** stele] schelle E || **12** züsamen] *nicht in* E; den puluern] den poluern K, dem puluer E; vor geschriben] vorgeschriben Z, vor geschriben K || **14** wilden] *nicht in* E || **15** stosze] steiß KE; sye] sie K, die E; soyt] soit KE; schylcze[2]] *korrigiert zu*: schilzen K || **16** weren] waren KE || **17** geret] gereyt K, gerid E || **18** soyt] soitz KE; wieder] weder ZK, wider E || **19** geret] gereyt K, gerad E; werden] wart E || **20** darnach] darnacht Z, dar nach K, daranch E || **21** Item] *am Rand, schwarz*: 38 K || **22** volle] *nicht in* E; menget] mengent K, mengt E || **23** als[1]] az K, iß E || **24** alle dage dry male] iii dag E; von] *über der Zeile nachgetragen* Z, *am Rand nachgetragen* K vnsers] *gestrichen*: vnser K, *nicht in* E; herren] *über gestrichenem*: genade Z, *nicht in* KE; wart] *gestrichen in* K

78 Blätter der Myrte

Item eyn anders: Nement ix peffer korner vnd durre gesalczen | fleysche vnd knobeloch stylle vnd bornen daz als zu puluer vnd wesche den schaden myt eym blaen düche myt eszig vnd myt dem vorgeschriben püluer sehe dar off, bysz [daz] ysz geheylet. Vnd were ysz, daz der mensche hette den kancker in dem monde, so salt dü nemen eszig vnd honig vnd eyn blae doch vnd wysche den mont, dye byller vnd dye czene. Vnd darnach nement dye nachgeschriben ding vnd mache eyn pulüer vnd dü off den bresten. Vnd also sal ez gemacht sin: Item nement wyn steyn vnd martili bleder vnd granappel schylczen vnd brenne zu puluer. Vnd nym von iglichem gliche vnd menge zusamen vnd werff off den schaden. Vnd also dü alle morgens, bysz daz geheylet. [149ra]

Von dem krebysz

Nu wollen wyr reden von dem krebysz. Dü salt wyssen, daz der krebysz ist eyne dyere, daz veryszet vmbe sich vnd von dage zu dage erwydert sich. Vnd wehyst myt krefften doyt fleysch yn dem bresten, vnd alle dage mag rynnen gyfftig eyter vnd daz selbe eyter yszet vmbe sich vnd virderbet daz gut fleysch. Vnd dar vmbe müstü dye nachgeschriben ding machen, vnd dysz erczedie ist nyt ydermann kündeck. Vnd | auch saltü wyszen, daz vmbe den krebysz wasset eyn hart bort vnd ist als hart, das [149rb] myt dem messer nyt kann gesnyden. Vnd daz ist dye hulffe, vnd daz ist eyn künst, daz virheẘlet ist: Dü salt reynegen woil den schaden zu stünt, als du gewarnet byst, myt salcz *al*kali. Vnd were ysz, daz dü hettes nyt salcz *al*kali, so neme dye nachgeschriben stücke vnd machent eyn püluer dar vsz. Vnde sal also gemacht sin daz püluer: Nement vitriolum eyn gwynsing, apprement ½ gwynsing, spangrune gebrant, wyngarten laüp eyn gwynsing, eychen laup gederret vnd gepüluert i gwyn[sing]. Dye stücke gepüluert menge züsamen vnd lehe off den schaden, so fryst yz daz fule fleysch.

Und saltü gewyset sin, daz off keyn fystel oder off keynen kancker oder krebysz horet keyn salbe noch plaster oder ding, daz da füchtig ist oder eyter macht. Vnd der

1 *am Rand, eine Zeile höher, rot*: c. c. c. Z, *am Rand, schwarz*: 39 K || **2** stylle] steil K, schelle E; bornen] brennen K, brenne E; myt] da mit vnd auch mit E || **3** sehe] seg E; daz K, das E || **5** blae] bla K; wysche] wüsche K, wesche E || **6** ding] stuck E; mache] macht K || **7** Item] *am Rand, schwarz*: 40 K || **8** gliche] gelich K, glich E || **9** werff] wurfft E; alle] iii E || **11** Von – krebysz *auf besonderer Zeile als Überschrift, rot, daneben zwischen den Spalten, rot*: xli Z, *am Rand, schwarz*: 41 K || **13** dyere *das erste* e *über dem Wort nachgetragen* Z; vnd – sich[2]] *nicht in* E; erwydert] erwydet K, *Textausfall* E; wehyst] weset K, weßet E || **14** dem] den E; mag] macht KE || **15** yszet] verist, *darüber* frist K, frist E; virderbet] vedirbt K, verdribt E; dye] die K, daz E || **16** kündeck] künick K, kontlich E || **18** myt – gesnyden] man iß gesniden nit en mag mit einem messer E || **19** gewarnet] gewarret KE || **20** alkali[1]] *korrigiert aus*: enkali Z, alkali *über gestrichenem*: enkali K, alkali E; alkali[2]] *korrigiert aus*: enkali ZK, alkali E || **21** machent] mach E; püluer[1]] plaster ader ein poluer E; sin] *irrtümlich gestrichen* Z, sin KE || **23** eyn] ½ E; gederret vnd gepüluert] gedürret vnd gepoluert K, gepuluert vnd gepuluert E; i gwynsing] *über der Zeile nachgetragen* Z, *zwischen den Spalten nachgetragen* K, *nicht in* E || **24** gepüluert] *nicht in* E || **25** *am Rand eine Zeile höher, rot*: xlii Z, *am Rand, schwarz*: 42 K || **26** fystel] fisteln – n *nachgetragen* K, vistelen E || **27** füchtig ist] fuchtig macht K, vucht macht E hohe meyster Moyses[79] dyesz soldan von Egypti hat gewonheyt, zü weme, der den krebysz hatte, daz er name eyn lebber von eym hüne vnd bant hart off dye bede [149va] enckel vnd lyesz | also lang lygen dry dage. Vnd dar nach dette er dye lebber abe vnd bant yz aber off vnd inwenig xviii dage da waz er genesen.

Nv ist eyn ander brest, daz ist genant arpisiticum nummis. Sye ist genant ‚nyt rore myt der hant[80]', wann rorest dü myt der hant, so virderbest dü den menschen myt eynander. Vnd [eyn] ander ist genant Sant Anthonius füre, vnd der brest bedarffe grosze wysheyt vnd czytelich vmbegange, wann yz sprynget von eym gelydde zü dem andern vnd virderbet recht hüte vnd fleysche recht verde[r]ppenysse. Vnd ist eyn gebrest, daz nyt yederman mache genesen vnd mag man da in keyn ere begaden.

Auch ist eyn ander bresten, daz ist genant alfandi, vnd ist eyn blater. Der blatern anfang wyrt als eyn lynse grosz vnd darnach wirt sie also grosz alsz eyn füste, vnd der selbe brest weyst off den schenckeln. Auch sal sich keyn meyster [des] annemen, dann zü groszen herren vnd konnigen.

Vnd ist eyn ander bresten, der ist genant antrax, vnd der selbe brest ist genant [149vb] swarczblatern, [vnd die selben swartzblatern] synt virgyfftig. Vnd als balde, | als dü sye geware wyrst, da salt dü nemen eyn krebysz, so lebick, vnd bynde off dye blater vber nacht, so heylet sich vnd züget dye virgyfft her vsz. Vnd wo du daz selbe nyt dedest, so saltu wyszen, daz dye selbe blater lochert vnder sich vnd dye virgyfft geet zü dem herczen vnd styrbet daz mensche.

Dye heylüng: Wan dye swarcze [blater] kommet an daz mensche in lant [oder] in steden, da man keynen krebysz fyndet, so salt du nemen von dem güde dryackels vnd nement wercke vnd smerent off daz werke dryakels vnd lehent off dye blater.

---

1 hohe meyster] hogmeyster meyster K, hoe meister meister E; dyesz] e *über dem Wort nachgetragen* Z, diß KE; Egypti] Egipti K, Egipten E; hat] *über gestrichenem*: von Z, hatte KE || **2** hatte] het E; hart] beid E; bede] *nicht in* E || **4** yz aber] *nicht in* E; vnd *über der Zeile nachgetragen* Z; inwenig *korrigiert aus*: ewenig Z || **5** *am Rand, rot*: xliii Z, *am Rand, schwarz*: 43 K || **6** virderbest dü den menschen] verdirfft den menschen K, v-derfft der mensch E || **7** eynander] *danach*: vnd ander *über gestrichenem*: daz Z, Vnd ~~ist genant~~ eyn ander die, *wobei* die *über gestrichenem*: daz K, Vnd ein ander E; Sant Anthonius] sancte Anthonijs K, sanct antho us [!] E || **8** vmbegange] umbegangen K, umbgangen E || **10** gebrest] brest E; mache] mag E; begaden] beganne E || **12** sie *über der Zeile nachgetragen* Z || **13** weyst] weyste *wobei das letzte* e *nachgetragen* K, west E; sich *über der Zeile nachgetragen* Z; des E || **15** genant^2 *über der Zeile nachgetragen* Z || **16** vnd – swartzblatern K, vnd die selben swartzen blatern E || **17** salt t *oben nachgetragen* Z; lebick] lebendig E || **18** dye] er E || **21** blater] bladern E kommet] koment E; oder K, ader E || **23** wercke] werck, *danach oben wohl falsch nachgetragen*: driackels K

---

79 Moses Maimonides lebte in Ägypten, wo er Leibarzt des Sekretärs von Sultan Saladin, al-Fadil, wurde. Zu seinen Patienten zählten auch Saladin und dessen ältester Sohn.

80 Krankheit Noli me tangere (Rühr mich nicht an), nach Höfler (1899: 527) das Epithelkarzinom im Gesicht. Heute wird darunter Tuberculosis cutis luposa, die Hauttuberkulose, der Hautwolf verstanden, vgl. Keil (2007: 285).

Auch saltu ym geben zü dryncken dryakels. Vnd we[re is], daz dü nyt dryakels hettest oder krebysz, so nement tryaca rüsticorum, daz [ist] yn dutsche knobeloch, vnd den stoysz woil vnd lehe off den schaden [vnd da mid smiere], vnd da myt synt viel erneret. Aüch saltü wyszen, daz dye erczedye von dem knobeloch ist güt vor alle virgyfft oder slangen bysze oder spynnen oder eyn wyspen.

Nu wollen wir reden von dem gegycht[81].

Ysz ist zü wyszen, daz keyn gegycht geschyt den, dye nyt früchtber synt, oder frauwen, e dan yr czijt zükomm*et*, oder mannen, | dye nyt myt frauwen zü schaffen haben, [150ra] vnd wo daz geschijt, daz ist, daz sye sich nyt ordentlich haldent. Aüch salt dü wyszen, daz dye kranckheyt kommet von erbeschaff, hette sin vader vnd sin müder gehabt, so erbet ez von yn. Vnd wetum von dem gegycht brenget, daz daz glyt virswyndet vnd wyrt mager. Aüch allen gegycht, wan daz viraldet sich an dem glyt, er enphaet selden hülffe. Auch waz geschijt von veranderunge collera, er enphaet selden hülffe, wan alle gegycht cyatica ist yr bose. Ffebres vnderwylen brenge[n]t gegycht, vnderwylen geneset febris halben.

Aüch salt dü wyszen in dem wethüm des gegychtes, daz der tryacus[82] hylfft zu male sere nach dem, daz der lyep gereyneget ist. Albertus[83] sprycht, daz der geswylste in dem gegycht ist yz eyn warhafftig czeüchen in dye bodraga, wan dye materia von dem gegycht ist lütczel vnd mag sich nyt spreyden in dye gleych. Daz gegycht kommet von dem sanguinis oder von colera rubea. Geboyt Alexander[84], daz manne solde daz mensche spysen myt ryntfleysch vnd | erczenie, daz macht daz bloyt dicke. [150rb] Er sprycht, daz dye gegycht, dye in den obersten gelyddern sint, da sal man ym geben eyn crüte, daz ist genant yuca, myt wyne morgens nüchtern. Vnd in dem gegycht, daz nederwenig des gürtels ist, da sal mann ym geben centaüria[85] alle mor-

---

1 dryakels[1]] driackels K, driac E; were is] wer is K, w. das E; dryakels[2] *danach gestrichen*: vnd weres daz dü nyt dryakels Z || **2** tryaca] triaca K, triasa E; ist KE || **3** vnd da mid smiere E || **5** wyspen] wespe KE || **6** *zwischen den Spalten, rot*: xliiii Z, *am Rand, schwarz*: 44 K || **8** zükommet] zü komment Z, an komment K, ane kompt E || **9** ordentlich] ordelich KE || **11** ez] *nicht in* KE || **13** collera] colera halben E || **14** brengent] brynget K, brengent E || **15** geneset] geneyset K, genessent E; geneset febris] geneyset febres K, genessent febres E || **16** dem wethüm] *nicht in* E; tryacus] driacus E || **18** bodraga] podogra E materia] materie K, materien E || **19** gleych] geleych K, glieder E || **20** sanguinis] sangwiniüs K, sagwiniß E; colera] collera K; Alexander] Allexander KE || **22** sprycht] spricht auch KE; dye[2]] *nicht in* E || **23** nüchtern] nochtern K, sobrie E || **24** centaüria] centaurea E

---

81 Riha (2014: 238) weist darauf hin, dass das deutsche Wort *gegicht* sowohl für Lähmungen als auch für sonstige Gelenk-und Muskelbeschwerden verwendet wurde.

82 theriak

83 Es kann sich um einen Fehler handeln, wobei statt Albertus Gilbertus genannt werden sollte. Gilbertus Anglicus legte in seinem Werk *Compendium medicinae* großen Wert auf chirugische Fragen, vgl. auch den Namenwechsel im Buch 1.

84 Wahrscheinlich Alexander von Trallei gemeint.

85 centaureum/centaurea: Tausendgüldenkraut

gens in wyne. Von dem crüde, ist genant yüca, da mann sweysz bade myt macht, oder puluer, daz man macht vszer dem crüder yuca, vnd dü in alle spyse, dye er yszet, daz hylffet zu male sere.

Auch sprycht er, daz in swylsz des gegycht, wye wol daz wijt daz geswylst ist, so sal mann keyn blater oder ander ding geben, daz dye hüte brycht, dan dü salt nyt anders lehen, dan da der grosz wethum ist, so styllet daz wethüm von dem gegycht. So heyszet Gallinus dan, dü salt nemen alt kese vnd napistoraci[86], vnd dye beyde zürybe zu male woil, vnd ii swynen füsze, dye do woil gesalczen vnd alt sint, vnd daz syeden in waszer. [In daz wasser], da dye fusze in sint gesodden, menge den vor-
[150va] geschriben kese vnde | nascitoraci vnd macht eyn plaster, da der grosze wethüm ist, vnd macht eyn grosze blater vnde brache dye blater vnd ging her vsz daz virgyfft vnd heylet daz mensche.

Eyn arczenie vor alles gegycht.

Vnd dye selbe arczenie ist geprübet vnd ist gancze. Vnd dye selbe arczenye sal man brüchen dürch daz jare vnd in dem mant jünius vnd jülius vnd halp aügüstus vnd in dem selben mande sal mann nyt brüchen. Vnd sal man nemen dye her nachgeschriben püluer: i½ qwynsing in iiii loyt honigis, vnd daz selbe sal er bruchen nach dem stůle gange morgens. Vnd were ysz sache, daz er eynen dag nyt ginge zü stůle, so sal er des puluers nyt brüchen, bysz daz er ym macht den stüle gang mit crysteren vnd des glychenisse. Vnd aüch, wan er brüchet daz püluer, so sal er vasten, bysz daz dye klocke eyn vre sclehet, vnd sal sich huden vor aller schedelicher spysen. Vnd
[150vb] also sal ez gemacht sin daz poluer: Item nement grosz geymandern | vnd kleyn centaüria, yglich ii loyt vnd eyn qwynsing, hollewurcze, genant in latyn arystologia rodünda, vii qwynsing, encian i½ loyt, parcium i loyt, spicinardi, metrem, yglich i qwynsing. Dye stucke alle gepüluert vnd menge myt honig vnd gebrüche, als vor geschriben steet.

1 mann *danach gestrichen*: daz Z || **2** dem *danach gestrichen*: bade Z || **4** wijt] wist E || **5** blater – geben] blater oder ander ding K, dingk ader plaster E || **7** Gallinus] Galienus E; napistoraci] pi *über der Zeile nachgetragen* Z, nascitoraci KE || **8** gesalczen *danach gestrichen*: sint Z; gesalczen ZK] gesoden E || **9** In daz wasser K, inne das waßer E; gesodden *danach gestrichen*: vnd Z || **10** nascitoraci *darüber* pi Z || **13** *am Rand, rot*: xlv Z || **14** geprübet] gewert E; ist[2] *nicht in* KE || **16** dem] den K; dem – mande] den selben mande K || **17** iiii] iii E || **18** er] *nicht in* E || **19** des puluers] des poluers K, das puluer E; er[2] *nicht in* KE || **21** vre] auer E || **22** ez] *nicht in* K; geymandern] gemandern E || **23** centaüria] centaurea E in latyn] zu latine E; arystologia] aristologia KE || **24** rodünda] rotunda E; encian] *korrigiert aus*: eyncian Z, eyntcyan K, entcian E; spicinardi] *korrigiert aus*: asspicnardi Z, aspic nardi KE || **25** gebrüche] brüche K

86 nasturcium/nasturtium: eine Art Kresse; Brunnenkresse

Item eyn anders

[Vnd die selbe ertzenye] sal man dün in dem wynter vnd in dem somer nit. Vnd die selbe erczenie ist dicke virsücht vnde ist gesünt vnd ist güt vnd hylffet zu male sere. Vnd dye puluer sal man brüchen alle morgens nüchtern i½ qwesing in güdem wyne. Vnd also sal ez gemacht sin daz puluer: Item nement kleyn geymandern, encian, ruten samen, yglich glich, vnd stosze czü püluer vnd gebrüche in der maszen, als vorgeschriben stet.

Item eyn bayt vor alle gegycht

Vnd daz selbe bayt sal mann alle mant iii dage in anefang vnd iii dage darnach. Vnd czu yedem male, wan er bayt, so sal er baden des morgens ii stunden vnde des abents aüch czwo stünden. Vnd also sal daz bayt | gemacht sin: Item nement eyn füchs [151ra] foisz, der geschint[87] ist vnd auch dem, daz geweyde vsz ist, [vnd den süte in eym großen kessel] vnd süte da myt i vierling dille samen vnd czwo hant folle salcze vnde lasz also lange syeden, bysz daz daz fleysche alles virsutten ist bysz off dye beyne vnd waszer. Vnd neme daz waszer vnd schudte yn eyn bodde vnd bayt da ynne [in] der maszen, als bescheyden.

Alrasi[88] sprycht: ‚*N*ement eyn grünen fresse[89] vnd nement den rechten füsze [da von vnd lehent uff dem menschen, daz gegicht hait, in dem rechten fuß]. Were ysz, daz ysz were yn dem lyncken fusze, so sal er auch nemen von dem fresche den lyncken füsze [vnd sal in aüch lehen uff den lyncken fuß]. Vnd also laysz gebunden stane iii dage, so geneset yz.‘ Auch sprychet er: ‚Wer des selben nyt hette, als wir

1 *am Rand, schwarz*: 45 K || **2** Vnd die selbe ertzenye K, vnd die selbe artzdie E || **2/3** sal – erczenie *unter der Spalte nachgetragen* Z || **2** somer nit] somer sal mans nit dün K, somer sol man nit don E || **3** erczenie] *danach falsch wiederholt, nicht gestrichen, nicht in* KE – *von den Editoren getilgt* || **5** ez] *nicht in* KE; geymandern] gemandern E; encian] *korrigiert aus*: eyncian Z, eyncian K, encian E || **6** gebrüche] brüch K || **8** *am Rand, rot*: xlvi Z, *am Rand, schwarz*: 46 K || **10** baden *danach gestrichen*: des morgens ii stunden vnd czu yedem male wan er bayt so sal er baden Z; abents *danach gestrichen*: vnd des abents Z || **11** füchs] *am Rand nachgetragen* Z, *nicht in* K, voichs E || **12** foisz] *Korrekturen im Wort* Z, foiß *korrigiert zu*: foiße K, *nicht in* E; auch *am Rand nachgetragen* Z; dem] dē *am Rand statt dem danach gestrichenen*: daz *nachgetragen* Z, dem KE || **12/13** vnd² – kessel K, vnd dene suit ine eingroßen kessel E || **14** virsutten ist] virsutte K, vß gesudet E || **15** bodde] bode K, bade E; in K, ine E || **16** bescheyden] bescheyden ist K, du bescheiden bist E || **17** Alrasi] Alrasy K, a (Repräsentante) lRasi E; Nement] virnement Z, nement *korrigiert aus*: vernement K, v-nement E; fresse] *über gestrichenem*: crotte Z, laupfresche *über gestrichenem*: crotte K, laupfrosch E || **17/18** da – fuß K, da von vnd legen vff den menschen das gegicht in dem rechtemvoiß E || **19** ysz were] er hette K, hers het E fresche] *über gestrichenem*: crotten Z, laubfrosch *über gestrichenem*: crotten K, laubfrosch E || **20** vnd – fuß K, vnd sol her auch legen vff den lincken voiß E || **21** des] das E || **21/364,1** als – haben] az vorgeschriben ist ~~haben~~ K, *nicht in* E

87 schinden/schinten: die Haut abziehen

88 Rhazes

89 Frosch

vorgeschriben haben, so sollent yr nemen eyn kroden steyn[90] vnd off den füsze bynde*n*, wo daz gegycht ist, so geneset er myt ganczer warheyt.‘ Vnd daz sprycht er by syme eyde, daz ware ist.

Auch sprychet er, daz eyn monche ym sayt, daz syner gesellen eyner, daz er hatte gegycht genant bodagra vnde dette alle dye arczenye, dye darzü gehorent, vnd [151rb] mochte yn nyt helffen vnd qwam yn czu yn dem traüme: Were ysz sache, | daz yr nement eynen wasserstelczen[91] vnd den selben burrent zü pülüer myt gommi genant bdyly vnd daz selbe püluer virwirket myt rotdem kole waszer vnde myt meyrone waszer vnd lehent warm off dye bodagra vnd wart gesunt. Also qwam yz aüch ym in den traüme. Auch der monnich, der stünt off des morgens vnd det, wie ym vor waz kommen yn dem traüme, vnde lachte off daz glyt vnd genasse.

Item von dem bůche von der virsüchünge Gallinus zü helffen alle wethüm von dem gegycht, daz do kalt ist, vnd vehet dye materie von der sachen, da daz gegycht ankommet. Item nement dye nachgeschriben byllilis[92] v oder vii vnd gebent de*m* menschen des nachtes, wann er sclaffen geyt. Vnd also sal sye gemacht sin: Recipe: Mastici, centaurea, radici yriüs, armoniaci, sücci sticadus, ermodytatilis, ana ʒ iiii, türbyt albi, agrici, ana ʒ i, et fiat püluis, conficiantur cum süCCo fennicoli, et fiant [151va] byllilis admodum tysironi. | Vnd brüchent yn der maszen, als vorgeschriben ist.

Item von dem büche meyster Jülius[93], Fosicus[94] Alchemat, konnig von Garnada, zü styllen alle gegycht des wethüm[s] vnd waz man myden sal. Vnd also schribet er

---

1 sollent yr] so sol E; kroden steyn] crottensteyn K, kroten stein E || **2** bynden] byndent ZK, binden E || **3** by] mit E || **5** gehorent] gehoret K, gehorend E || **6** yn[1]] ime vnd E; yn[2]] ym K, ime E || **7** nement] nemme E; eynen wasserstelczen] *nach* eynen *gestrichen*: gang, *darüber gestrichen*: wasser stücze [?], *am Rand nachgetragen*: wasserstelczen Z, eyn *danach gestrichen*: gaüg, *darüber nachgetragen und gestrichen*: waßers..., *am Rand nachgetragen*: gaüche K, einen gauch E || **8** bdyly] *korrigiert aus*: dily Z, dyly K, dyley E; rotdem] t *über dem Wort nachgetragen* Z, rode KE; meyrone] *zwischen den Spalten, schwarz*: mairone Z, meyrone *nachgetragen über gestrichenem*: maioran K, rone E || **10/11** Auch – traüme] *nicht in* E || **12** Gallinus] *Korrekturen im Wort, Ergebnis nicht eindeutig, möglicherweise* Galienus K, galuch E || **12/13** von dem[2]] vnd E || **14** vii] vi E; dem] den Z, dem KE || **15** sal] sollen E || **16** radici *danach* ereüs *gestrichen, danach* yriüs *am Zeilenende nachgetragen* Z; yriüs] irius E armoniaci *korrigiert aus*: ermoniaci Z; sticadus] *korrigiert aus*: asticadus Z, asticadus KE; ermodytatilis] ermodicatyl- K, armodatil- E; iiii] iii E || **17** conficiantur cum] *danach*: gommi Z, *gestrichen* K, *nicht in* E – *von den Editoren getilgt*; cum] *am Rand nachgetragen* Z, cum *über gestrichenem*: gommi K, *im Text* E; sücco] sücci Z, succo KE; fennicoli] *korrigiert aus*: fannicoli Z, fenicoli *über gestrichenem*: fannicoli K, feniculi E || **18** tysironi] tisironi E || **19** Jülius *danach gestrichen*: sprychet Z; Fosicus] fosicus *korrigiert aus*: fysicus *oder umgekehrt* Z, fosicüs K, fosicus E; Alchemat] *davor*: sprychet Z, *nicht in* KE – *von den Editoren getilgt* || **20** wethüms] wetüms K, wethums E

---

90 krotenstein: Krötenstein, Borax; als *krotenstein* wurde ein Konkrement bezeichnet, das im Kopf der Kröte wachsen sollte. Es wurde als Mittel gegen Vergiftung verwendet.

91 wasserstelze: Bachstelze, eine Singvogelart

92 Pillen

93 *meyster Jülius* wurde nicht identifiziert.

94 physicus: Arzt

zu dem gegycht, daz ist genant artatica[95], vnd dye komment yn dye gleyche an den enckelen vnd forne an der groszer czegen vnd in dye gleyche an den armen by den henden vnd in dye elebogen vnd in dem rückgrade. Vnd der selbe breste besweret den menschen allewege in dem mercze vnd yn dem september. Vnd der bresten kommet den menschen an von viel sachen, als von vnnatürlicher spysen, daz der mensche nyt virdaüwen mag.

Vnd dysz sint dye ding, dye er myden sal: Er sal sich hüden vor alle virsalczen spysen, wye sye sint, oder spyse, dye grob vnd gesalczen ist, rynt fleysch, vor swynen fleysch, frysche oder virsalczen, vor alle fysche, vor alle gemüse, | erweysz, lynsen, bonen, vor kese, vor czwebeln vnde knobeloch, vor rüben, kole vnd kappusz vnd lauch. Vnd sal aüch keyn nasse broyt essen, dan drucken broyt mache er woil eszen. Vnd eyer dotter sal er auch nyt eszen oder gebrades. Vnd sal allewege sich nyt sayt eszen vnd sal lützel dryncken, wann er auch geyst. Vnd czüssen dem male sal er nyt vil drincken vnd sal lyden alleweg dorst, vnd daz ist daz beste, daz er kann gedün vnd daz yn helffen mache. Aüch sal er lühen, daz er allewege düne in dem lybe sy, also daz er woil kann zü stule gan vnde sal gebrüchen allewege ding, daz drybet. [151vb]

Vnd sal müsze machen von bappeln vnd von merkorial[96] vnd sal allewege vierczehen dage eßen eyn male grob spyse, als kese, virsalczen fleysche, bonen vnd ander semelich spyse vnd [guden] starcken wyns zü drincken vnd genüg. Vnde sal beyden eyn halbe stünde nach dem eszen vnd sal machen, daz er kotczet. Vnde yn dem mercze alle [dage] morgens [nochtern], als er offstet, eyn krüse[97] folle drincken von wermüt | saffe. Vnd sal er beyden darnach eyn gude stünde vnd darnach sal er eszen lycht spyse. Vnd eyn male in vierczehen dagen darnach sal er nemen eyn reynunge, daz ist genant benedicta, wann des selben benedicta sint czweyerley. Dye eyn ist genant benedicta laxatiua, dye ander drybet zü sere, vnd dye ander ist genant benedicta sympla vnd dye drybet lützel. Vnd dar vmbe sal er nemen von der benedicta, dye do simpla yst, sal er nemen eyn loyt, von der benedicta laxatiua, so [152ra]

1 artatica] artatyca K; komment] kommet K || **2** forne] faren K, varen E; in] an E || **5** sachen] *danach nicht gestrichen*: vnd Z, *nicht in* KE – *von den Editoren getilgt*; daz] die E || **7** alle] aller E || **8** spyse – ist] grobe spyse az gesalczen K, grob spise als gesaltzen E || **9** alle¹] *nicht in* E; erweysz] pisa E || **9/10** lynsen] lesen K, linßen E || **10** bonen] faba E; vor¹] *davor*: etc. KE; vnde knobeloch] *nicht in* E; kappusz] kappiß E || **11** essen] *korrigiert aus*: assen Z, assen K, esßen E; mache] mag E || **13** auch *danach gestrichen*: nyt Z; geyst e *über der Zeile nachgetragen* Z || **14** vil] *über der Zeile nachgetragen* Z, *nicht in* KE || **15** mache] mag E; lühen] sich lichen E || **16** er *über der Zeile nachgetragen* Z; kann] kün K, kunne E; gebrüchen] bruchen K || **18** bappeln] pappelen E; merkorial] marcorial KE || **19** eßen *über der Zeile nachgetragen* Z || **20** guden KE; zü] *nicht in* KE; sal] *nicht in* E || **21** yn] *nicht in* E || **22** dage K, dag E nochtern K, sobrie E || **25** des selben] das selbe E || **26** ander¹ ZKE || **27** sympla] simpla KE

95 arthritis: schmerzhafte Glieder- und Gelenkerkrankung, Gicht

96 mercurialis: Bingelkraut

97 krûse: Krug, irdenes Trinkgefäß

sal er nemen i qwynsing vnd sal czusamen mengen. Vnd des nachts, wan er sclaffen geyt, so sal er nemen daz vorgeschriben benedicta, dye also gemenget ist, vnd sal yz dryben in wyne, daz gemenget ist in warmen waszer, vnd daz drincken. Vnd sal er dar nahe neder lyhen vnd yn woil decken vnd sal er sich hüden vor alle kelden. Vnd vmb dye mytternacht, als daz wyrken sal, so sal er offstane vnd sal sich warme andün vnd sal er sytczen by eym füre oder yn eyn stobe, bysz isz vszgewyrket hayt. [152rb] Vnd sal fasten myt mytdag. Vnd yn der nacht, daz | er des drincket, als vorgeschriben ist, so sal er nüst sclaffen, wann der sclaiffe machet, daz er nüst drybet.

Item eyn ander ding zü allerley gegycht, hytczig oder kalt.
Er sal offsten de*n* ersten dache yn dem meye vnd sal erlesen dye her nachgeschriben crüder geyn der sonnen offganck. Item nement centaürea, attick, hartenaüwe. Dye stücke alle dye sal er stoszen vnd den saffe vszdrücken. Vnd darnach sal er nemen reyn berger smere vnd milche von eyner roder küwe, dye jaricke ist, vnd meye scheffen botter vnd wysz harcze. Dye stücke alle, dye sal er zusamen mengen myt dem vorgeschriben saffe vnd sal ez vnder eynander syeden, myt der saff vszgesutten. Vnd darnach halde vnd da myt smeren, wo daz noyt dut oder wo daz gegycht ist.

Item zu dem gegycht, dye daz mensche hayt off der hüffen.
Er sal sye smeren myt pferdes beynen marge gen dem füre. Oder nymm hytczig salcz, [152va] daz gewarmet ist, vnd bynt off eyn düche vnd also warme, al[s] er ysz | lyden mag, lehe off daz gegycht. Item eyn anders czü allem gegycht: Nement hyrcze horn, daz do frysche ist vnd nüwelichen gefangen ist yn acht dagen, vnd dye horner haüwen czu kleynen stücken. Vnd dye selbe stücke saltu syeden iii dage vnd dry nacht ane hyndernysse myt güdem wyne. Vnd darnach neme dye stück vnd stosze yn eym kompe myt dem wyne, der do warm ist. Vnd darnach lehent zü halden. Vnd wann dü bruchen wilt, so saltu schaben myt eym meszer da von, wan ez wyrt dycke vnd hart, vnd daz lehe in eyn panne vnd erlasze myt ewenig wyns vnd smere geyn dem füre, da daz gegycht ist, so geneset er.

Item eyn anders zu allem kalden gegycht: Nement eyn crüte, daz ist genant marubium[98], ii hantfolle, vnd daz syeden in güdem wyne. Vnd lasz also lange syeden,

---

1 sal[2]] salt K || **2** daz] die E || **4** lyhen] lijhen K, ligen E; alle] *nicht in* E || **6** andün *danach gestrichen*: vnd sal sich warme andün Z; isz] *über der Zeile nachgetragen* Z, *nicht in* K, iß *im Text* E || **7** myt] mit K, bis E; des] das E || **9** *am Rand, rot*: xlvi Z, *am Rand, schwarz*: 47 K || **10** den] der Z, den K, in dem E; yn dem meye] in dem meye K, des meyes E || **11** geyn – offganck] ee die sunne off geit K, ee die sonne vff geit E; attick] atick E; hartenaüwe] harttenhauwe E || **12** alle dye] *nicht in* E || **13** reyn] *nicht in* KE berger] bergers K, berges E; ist] *nicht in* E || **14** dem *über der Zeile nachgetragen* Z || **16** smeren wo] *nicht in* E || **17** *am Rand, rot*: xlviii Z, *am Rand, schwarz*: 48 K || **18** sal *danach gestrichen*: er Z; pferdes f *über der Zeile nachgetragen* Z || **19** gewarmet] gewurmet E; als] az K, als E; lyden] geliden K, geleyden E || **20** Nement] Item n. E || **20/21** daz[2] – horner] *nicht in* E || **23** kompe] kump K, komp E || **26** ewenig – füre] ewenick wyns vnd smere gene dem fure K, modicum vino circa ignem vnd smer E || **28** *am Rand, rot und zwischen den Spalten, rot*: xlviii Z, *am Rand, schwarz*: 49 K || **29** ii hantfolle] *nicht in* E; wyne] vinum E

---

98 marrubium: Andorn

myt daz ysz halb ingesoden ist. Vnd darnach wesse myt dem wyne da, daz gegycht ist, vnd als warme, als er ysz lyden mag, bynt daz crüt off daz gegycht, daz yn dem wyn also gesotten ist, daz nymmet | dyr abe den wethüm vnde geneset. [152vb]

Item zü virdryben alle wethüm des kalden gegycht vnde aüch zü heylen: Nement centaürea woil gestoszen vnd mengent myt warmen wyne, vnd daz drincken. Vnd darnach nym hartenauwe[99] vnd stosze woil vnd darnach menge myt warmen eszig vnd lehe off daz gegycht, so virgeyt ym dysser wethum vnd geneset.

Item czu dem kalden gegycht: Nement geschylten klobeloch vnd daz syeden in dem haren des sychen. Vnd lasz also lange syeden, myt daz sye werden als eyn salbe. Vnd rybent woil myt der selben salben da, daz gegycht ist, vnd stryche eyn düche vnd mache eyn plaster vnd lehe dar off.

Item eyn anders zü dem kalden gegycht: Nement weckholder, ffyngel[100] würczel, consolt der grosze[101] vnd der kleyn[102], eppe, metrem, hyrczen czünge, bylssen crüte, ybysch, yglich glich viel. In dye waszer salt du yn baden dry worbe im dage, ix dage nach eynander, vnd alles uber dry dage, so salt dü eyn nüwe bat machen. Vnd also dicke, als er vszgeet von dem bade, so salt dü yn ryben | myt syme eygen haren, dar in gesotten ist myt salcze vnd myt elsche, vnd darnach smeren myt dysser nachgeschriben salben: Item nement dyeltey, agripi, aragnüg[103], marciatüm[104], loreberln oley, yglich glich viel, vnd menge zusamen vnd smere yn der maszen, als vorgeschriben stet. [153ra]

Item zü dem hytczig gegycht, vnd daz leüffet von eym gelydde zü dem andern.

Von dem büche Almansor[105] vnd des selben det eyn hohe konniges dochter in der heydenschafft, daz sye hatte daz selbe lauffen gegychte vnd brant als eyn füre vnd schreye nacht vnd dag ane vnderlaysz vnde genaysz. Auch sprychet er, der daz

---

1 ingesoden ist] in gesudet K, ine gesudet E || **2** lyden] geliden K; daz crüt *über der Zeile nachgetragen* Z || **3** abe] alle E; den] din E; vnde] *nicht in* E || **4** virdryben] verdribet K, verben E || **5** drincken] drinckent E || **6** hartenauwe] harttenhauwe E || **8** *zwischen den Spalten, rot*: xlix Z; klobeloch] knobeloch K, knoblauch E || **12** weckholder] weckholdern E; ffyngel] fingel E || **13** hyrczen czünge] hirczen czung K, hirtzong E; bylssen] bilssen K, bilßen E || **14** ybysch] ybiß K, ybis E; glich *am Rand nachgetragen* Z; dye] dem E; yn] *nicht in* E || **15** alles] *korrigiert aus*: alle Z, alles KE; uber *über gestrichenem*: dage Z || **16** so] *nicht in* KE; dar] der KE || **17** elsche] esche E || **18** dyeltey] deyltey K, tyeltey E; aragnüg] aragüng K, armi gini [?] E; *danach gestrichen*: massi ZK; marciatüm] martiacum E loreberln] *das zweite* r *oben nachgetragen* Z, lore KE || **19/20** vorgeschriben] vor geschriben K, vur geschriben E || **20** stet] steit K, ist E || **21** *am Rand und zwischen den Spalten, rot*: l Z, *am Rand, schwarz*: 50 K || **22** Almansor] Almonsor E; des selben] des selbe K, das selb E

---

99 hartenauwe: Johanniskraut, vgl. Daems (1993: 357)

100 Fenchel

101 consolida maior: Beinwell

102 consolida minor: Gänseblümchen

103 ungentum aragon: Salbe nach der Vorschrift des *Antidotarium Nicolai*, zur Herstellung siehe Drápek (2009: 127)

104 martiaton/marciaton: Martiatus-Salbe, aus zahlreichen Kräutern bereitete, erwärmende Salbe

105 *Liber regius ad Almansorem* von Rhazes

selbe laüffen gegycht hatte, daz er sal myden dürch daz jare, daz er nüst eszen sal als her nachgeschriben stet: kole, laüch, bonen, lynsen, erweysz, ryntfleysch, gensse, düben, knobeloch, czwe[be]ln, peffer. Vnd daz ist gancze warheyt, daz er dan geneset.

Vnd dysz ist dye arczenie, dye er yr dette: Item nement eppe samen i phunt, eppe [153rb] würczeln eyn halp phunt, wegerich samen ½ phunt, lebestückel | samen ½ phunt, enysz i phunt, wegerich würczel ½ phunt. Dye stücke alle sal er woil stüszen, yglich sünderlich, vnd dar nach sal er dye alle züsamen mengen vnd syeden in xii phunt waszers. Vnd laysz also lang syeden, bysz daz iiii phunt woil blybet waszers. Vnd darnach syhen vnde neme dye iiii phunt waszers, dye dü gesyhet hast, vnd dü dar vnder iiii phunt woil geschumet honigis vnd lasz aber syeden, myt daz vier phunt ingesudet. Vnd dü daz gehalden. Wann dü dysz latwerge wyrdest dryncken, so drincke des morgens vnde des abents vnd darnache vber i halb vre, so gyb yr dryncken den nachgeschriben drancke i leffel folle czü yglichem male, wann er yszet der vorgeschriben latwergen. Item nement centaürea, hartenaüwe, yglich eyn hant folle, vnd syedent dye in güdem wyszen wyne vnd laszen syeden, bysz daz halp yngesüdet. Vnd gyb yr zü dryncken, als vorgeschriben stet. Vnd also dü ysz dry gancze [153va] mant, so virgyt daz laüffen | gegycht vnd geneset wetlich.

Gegycht

Item czü dem darm gegycht: Nement zü eym manne styer drecke oder myste vnd daz lehe in eyn seckelin vnd daz syeden myt ewenig wassers, myt daz er warme wyrt, vnd als warme, als er ysz lyden mag, lehe ym off den nabel. Vnd were ysz sache, daz eyn frauwe were, so neme küwe myst vnd do daz selbe, als vorgeschriben steyt. Item eyn anders von dem darm gegycht: Nement rode snecken vnd mache oley dar vsz vnd smere *da myt* daz gegycht vmb den nabel. Item eyn anders vor derme gegycht vnd auch vor alle gegycht: Item nement des menschen harnen vnde salcze myt eyner hant folle salczes vnd waszer, daz von dem myste kommet, daz do alt ist, vnd starck wysz wyne, yglich also viel als des harn ist, vnd menge czüsamen vnd laysz also lange syeden, myt daz ii deyl ingesut. Vnd da myt smere dye derme gegycht oder [153vb] ander gegycht, sycherlich | er düt ym wole vnd geneset myt.

gegycht

Nv kommen wir wyeder an anefancke dysz büchs vnd wollen wir reden von allerley gegycht artatica, hytczig oder kalt. Vnd sprychet also, daz dye vnnaturliche meyster

---

1 hatte] hette KE; nüst *korrigiert aus*: must Z; als] az K, das E || **3** czwebeln] zwebelen K, zwibelen E || **6** lebestückel] liebestuckelen K, libestucklen E || **9** woil blybet waszers] wassers woil blibet K, waßrs wol blibent E || **13** vre] stond E; yr] *nicht in* E || **15** hartenaüwe] harttenaue E || **16** in] mit E wyne] vino E; laszen] laiß KE; daz] daz er K, das er E || **17** dry *über gestrichenem*: eyn Z || **18** gegycht] gegicht vnd v-geit E; geneset] genißet E; wetlich] *korrigiert aus*: eweclich Z, eweclich K, ewiglichen E || **19** Gegycht *am Ende der vorherigen Zeile, rot, daneben rot*: li Z || **20** *am Rand, schwarz*: 51 K || **22** lyden] geliden K || **23** küwe] küge K, koe E || **25** da myt] myt da Z, mit da KE || **26** harnen] haren K, harne E || **31** gegycht *auf besonderer Zeile, rot, zwischen den Spalten rot*: lii Z, *am Rand, schwarz*: 52 K || **33** artatica] artica E hant eyn gewonheyt, czü smeren *daz* hytczig gegycht myt kalder salben als poppilian[106] oder des glich, vnd czu dem kalden gegycht myt hytczig salben als marciacum oder aragon oder des glich. Vnd wir naturlich meyster haben wyr geprubet vnd vil dicke han gesehen, wan man alsus smeret daz gegycht von der salben, dye dar czu horet, vnd wan er daz gegycht smeret myt der salben, so geschijt ym noch wyrster[107] dar nach, wan daz gegycht gewanet des smeren, so stercket sich der wethüm vnd meret sich der schaden.

liii von gegycht

Doch [verware am] anephang des schades von dem gegycht, da sal man yn smeren myt der salben, dye semelich ist myt der salben, dye do hort zu dem kalden gegeycht vnde | hytczig gegycht zü kaldem. Ist yz, daz yz gesunt wyrt, yz ist güt. Oder were ysz, [154ra] daz *ysz* lange wolde weren, so sal man ander ding süchen, daz ist vnküntlichen vnnaturliche[n] meystern, wan yz bedarff grosz wyszheyt vnd lang arbeyt. Vnd in eyn semelich bresten habe ich eyn gewanheyt zu wyrken. Ist yz, daz er feyst ist vnd auch füchtig ist, so mache ym blatern oder brennen, als yz ist täufitri. Vnd zu allen menschen, dye do mager sint vnd dürre, eyn semelich künst ist yn schaden.

Vnd dysz ist dye salbe, dye sye gewonlich yn ist zü dün: Ich neme krebysz vnd lehent in eynen hafen vnd salcze sye woil vnd ober nacht sterbent dye krebysz [alle salcz halbes]. Vnd [dar nache] neme [ich] eynen locherechten hafen vnd eynen ganczen hafen vnd yn den locherechten du dye krebysz alle dar yn vnd decke woil den hafen, daz keyn vnflat dar yn falle. Vnd darnach neme den ganczen hafen vnd virsencke [yne] yn dye erde vnd setcze den locherechten hafen dar off vnd kolen dar vmbe, | so smelczent dye krebysz vnd gent oley von dem smalcze, smere alle gegycht, [154rb] daz do hytczig ist. Vnd zü dem kalden gegycht neme daz krebysz smalcze vnd neme

1 daz] dem Z, daz *über gestrichenem*: dem K, das E || **1/2** poppilian] pappalien E || **2** marciacum] marciatum K, martiacum E || **3** aragon] arogon E; wyr] wir *gestrichen* K, *nicht in* E; vil] *nicht in* E || **5** wan] *nicht in* E; smeret] gesmeret K; der] dußer E; wyrster] wirster K, wurßer E || **8** liii von gegycht *auf besonderer Zeile, rot* Z || **9** verware am] verware K, vor wair am E; schades] schadens E || **10** ist – dye[2]] *nicht in* K; do] dar zu KE || **11** gegycht] gegicht vnd hitzig KE; yz[2]] *nicht in* KE || **11/12** were ysz daz ysz lange wolde weren] were ysz laüge daz vst laüge wolde weren Z, wer iß daz iz ußt lang wolde ~~werden~~ weren K, weres das lang wolde wern E || **12** vnküntlichen] vnkuntlich KE; *nach* vnküntlichen: vnd Z, *nicht in* KE – *von den Editoren getilgt* || **13** vnnaturlichen] vnnaturlich K, vnnaturlichen E; bedarff] darff E || **15** füchtig] vucht E; yz] *nicht in* K; täufitri] taufirt E || **15/16** allen – sint] allen menschen die mager sint K, allem menschen daz da mager ist E || **16** yn] ime E || **17** gewonlich] gewonlichen E || **18** lehent] lehet K, leget inne, *wobei* inne *oben nachgetragen* E; hafen] yßen hauen E; krebysz *danach unrichtig wiederholt und nicht gestrichen*: vnd lehent in eynē hafen vnd salcz sye woil Z || **18/19** alle salcz halbes K, alle saltz halben E || **19** dar nache K, dar noe E; ich KE || **20** locherechten] lochrichten haffen E || **21/22** virsencke] senck E || **22** yne *über der Zeile nachgetragen* K, ine E || **23** vmbe *danach gestrichen*: so smelczent dye Z; so *davor gestrichen*: kolen dar vmbe Z; smelczent] *danach*: sye, *nicht in* KE – *von den Editoren getilgt*; *nach* sye *gestrichen*: dar vmbe Z smere] smirent E

106 populion: Pappelsalbe, Salbe aus Pappelknospen
107 wirs/wirser: übler, schlimmer, schlechter

berger smalcze von dem rücke als viel, als des krebysz oley ist. Vnd nym daz vierteyl von bebergelin oley vnd neme dar zu wysz wyrauch vnd suth daz alle zü hauffe woil vnd da myt smeren alle kalt gegycht. Vnd ist keyn ding beszer dan daz selbe.

Zu allerley brant, sye synt von füre oder von waszer

Als balde, als er sich hayt gebrant, nement vngenodiget leüme vnd byndet off den brant, so czüget ysz vsz dye hytcze. Vnd darnach neme eyn hantfol feddern vnd bynt dar off vnd laysz lygen dar vber eyn nacht vnd dag. Vnd neme anders vnd bynt dar off, bysz daz ysz geneset.

Item eyn anders vor brant

Also balde, als er gebrant ist, neme honig vnd smere den schaden vnd darnach | [154va] nement swarcze beche vnd daz stoszen zü puluer vnd segen off den schaden eyns fyngers dicke. Darnach neme henffen werck woil gehacket dunne vnd sege off daz beche vnd darnach bynde myt der bynden. Vnd also balde, als daz plaster ryset, so ist er genesen *ane* male vnd an czeüchen. Item, were ysz sache, daz daz nyt geschee zü stünt, so neme oley worme vnd dye syeden in baum oley. Vnd laysz syeden, myt daz glich virsodden ist, vnd da myt smere den brant, so heylet der grunt.

Item eyn anders vor alle brant

Nement eyn salbe, dye ist gemacht von pappelen. Vnd daz selbe fint man *in* der apoteken vnd ist genant vngentum malfatterum. Vnd smere damyt den brant, so heylet der grünt, daz ist sycher ware.

Zv dye heckrewilis[108], daz sint trusen, dye da wassent in dem halse vnd sprynggent her vnd dar. In anphang, als sye yn ankomment, so sal man nemen galbanum [154vb] vnd dar | off eyn plaster gemacht, vmmer dar, bysz daz dye trose virsmylczet vnd virgeyt. Vnd were ysz, daz sye nyt wolden virgeen des halben, so sint gewonlich dye

1 berger] bergers K, berges E || **2** bebergelin] bebergelen K, bibergeil E; wyrauch] *am Rand nachgetragen, am Anfang der folgenden Zeile gestrichen*: wegerich Z, wyrauch *über gestrichenem*: wegerich K, wirauch *im Text* E || **3** smeren] smire E; ding] gute K, guit E; beszer] *nicht in* E; dan daz selbe] wan die salbe KE || **4** *am Rand, rot*: liiii Z, *am Rand, schwarz*: 53 K; Zu] [N]v wollen wir reden von E; brant] brant reden E || **5** leüme] liumen [?] E; byndet] byndent K, bindent E || **6** ysz] *nicht in* KE || **8** ysz] *nicht in* KE || **11** daz] *nicht in* KE; stoszen] stoißen K, stoiß E; segen] leg E; eyns] *nicht in* E || **12** werck] werck das E; gehacket] gehactet K, gehechelt E || **14** ane] zu Z, ane KE || **15** oley worme] oleworme K; dye] *nicht in* KE || **16** grunt] grint E || **18** gemacht] *über gestrichenem*: genant Z, *über nicht gestrichenem*: genant K, gemacht genant E; pappelen] papplen E; in] vnder Z, in KE; der] den K || **19** malfatterum] malfacterum E || **20** der – ware] sye E; ist] *nicht in* K || **21** *auf der Zeile darüber, rot*: lv, *danach rot*: druyesen Z, *am Rand, schwarz*: 54 K; heckrewilis] hackrewelis E; trusen] trußen K, drußen E || **22** her vnd *über gestrichenem*: hoer Z; her] hier K, hin E; anphang] ansphang Z, anphang K, anfang E; yn] *nicht in* KE || **23** bysz] *nicht in* E; trose] truße K, druß E || **24** wolden] wolde zu K, wolt E

108 écroulles (franz.): scrofula (lat.): Skrofel, Halsdrüsengeschwulst, eine historische Bezeichnung einer Hauterkrankung, vgl. Höfler (1899: 654)

vnnatürliche meyster an dyssem bresten vnd daz sye eynrysze machent off dye truse dyeff vnd da myt virwarlosent sye manichen manne, als da vnden ist an dem halse, da ist eyn ader, als balde, als man sye roret myt dem messer, so styrbet der mensche. Aber vnser gewonheyt ist, daz wir nemen anacardi honig vnd machen wir da von eyn plaster vnd daz viryszte dye truse off den grünt. Vnd wer des nyt inhette, so wulde ich schryben dye dogent, dye dar czu horent, daz ich gelernet habe von eym meyster Sürdiacus, genant meyster von Karthaüwe, als mich geleret hayt in Kryche lant, daz er name perts hoden vnd brant dye zü puluer vnd daz puluer gab dem, der den bresten hayt, morgens vnd abents, vnd da myt genase er. Vnde virware habe ich gesehen von meyster Agriüs von Brüne[109], Sürdiacus konnig von Franckerich vnd babyst Leo, daz er sneyt zu stücken dye perts hoden | vnd breyt sye vnd gab dem sychen zü eszen vnde genasze. [155ra]

Und sind viel fürsten vnd lants herren, daz sye dye genade haben, wann sye myt der hant dar off rorent, daz sye genesent. Vnd dem woilgeborn graue Johan von Spanheym genaden vnd wyllen, als er alle ding gern weysz vnd da myt ym woil ist, vnd zü gedenckenisse vnser nachkomen, wye mann dye dogent zu sal brengen an dem menschen, daz er streyche myt der hant, daz der mensche heylet des bresten. Vnd daz habe ich dycker virsücht vnd aüch gesehen, daz also ist: Nement eyn kynt also balde, als ysz geborren ist, vnd myt beyden henden rore off eyn doyt mensche, e daz keyn rayt dem menschen geschijt, so wyrt daz kynt des dogent, daz er heylet.

Zü dem der zu der nasen bluet

Zv dem nasen blüden zü styllen, den man nyt kann gestyllen. Vnd daz ist eyn virhelet[110] ding, daz man nyt yederman leren sal. Item nement esel myste zu eym manne, der do bludet. Vnd ist yz, daz eyn frauwe ist, so sal man nemen von eyner eselyn. |

---

1 vnd] *nicht in* E; truse] trüße K, drußе E || **2** virwarlosent] virwarlesent Z, verwarlosent K, v-rwerlossen E; manne] menschen KE || **3** sye] *nicht in* K, sie E || **4** nemen *korrigiert aus*: nement Z machen *korrigiert aus*: machent Z || **5** viryszte *korrigiert aus*: viretyszte Z; truse] *danach gestrichen*: o Z; truse] truße K, druße E; wulde] welde K, wil E || **6** gelernet] gelert K, geleret E || **7** Karthaüwe] Karthaü K, Karthaüe E; geleret hayt] leret KE || **7/8** daz er] der E || **8** dye] *nicht in* KE; gab *über gestrichenem*: er Z || **9** bresten] gebresten K; er] *nicht in* KE || **10** Brüne] vrinie E; Franckerich] Frangrich E || **13** *zwischen den Spalten, rot*: lvi Z, *am Rand, schwarz*: 55 K || **14** graue] grauen E; Johan] Johann K, Johanne E || **14/15** Spanheym] Spanheim E || **16** dogent *über der Zeile nachgetragen* Z brengen] zu bryngen K, zu bringen E || **17** des] den E || **19** geborren] geboren K, gebrant E || **20** menschen] kynde K, kind E; daz[2]] dar E || **21** Zü – bluet] *besondere Zeile,, rot, zwischen den Spalten, rot*: LVII Z || **22** Zv] Nv Z, Zu, *am Rand, schwarz*: 57 K, Zue E; den] des E || **24** daz eyn frauwe ist] ein frauwe E

---

109 Der Text über Agrius von Brune im Verfasserlexik (vgl. Schmitt 1978: 93–94) geht von dem chirurgischen Teil Hesses Kompendiums in der Handschrift M 4a aus und ermöglicht keine weiterführenden Informationen über die gegebene Person.

110 verhellen: klar machen

[155rb] Vnd den selben herger[111] syeden in starckem eszig wyne, vnd laysz also lange syeden, myt daz er wyrt dyckelecht als eyn salbe. Vnd dye salbe lehe off eynen wollen düche vnd als warme, als er yz gelyden mag, lehe ym vor dye nase locher. Vnd heyssent sich lygen off dye rücke lenge, so stylt yz ane fele. Vnd were yz, daz yn nüst ynhülff, so hylfft yn keyn künst, dye off ertrich ist.

Item eyn anders zu der nasen blüden

Nement warme eschen vnde lehent yn eyn fedder kyle vnd blase in dye nase, so styllet daz blüt.

Item [eyn anders]

Nement von dem menschen blüde vnd daz derrent vnd zü püluer machent vnd lege daz yn eyne fedder kyle vnd blasent ym in dye nase, so stylt yz.

Zü der nasen blüden vorware zü styllen daz bloyt, so sal mann dem menschen laszen. Ist yz, daz er blüdet vszer dem lyncken nasen loche, so sal man ym laszen an dem rechten armen, ist yz, daz er blüdet vsz dem rechten naseloch, so sal er laszen | [155va] an dem lyncken armen.

Nv wollen wir reden von der fallende süchten, dye dye lüde nennent Sancte Valentyn plage. Von der selben süchten synt vierley. Dye eyn ist genant appoplicacia, dye ander ist genant applimancia, dye drytte ist genant acclimyncia, dye vierde ist genant acaclimancia. Vnd vorware, ist yz zü wyszen, von welcherley sachen daz ankommet, der bresten, wan dye meyster in philosophie sprechent, daz sye kommet von dem bosen geyst, vnd rüffent dyssen bresten sere bose. Vnd dye *vn*naturliche meyster sprechent, ysz sy also. Aber die naturlich meister sprechent, ez sy nit also.

Nv wollen wir reden vnd anelehen off dye bresten, daz ich gelesen hane in viel büchern, myt korczen worten. Dü salt wyszen, in allen bresten, dye wir vorgenant hane, daz sye ankomment von colera rübea oder von sanguinis vnd daz nyt virgeyt [155vb] vor dem drytten dage, so ist ym nyt zu helffen, vnd daz ist | Avicenna meynunge. Aber vorware, in den andern beyden bresten, dye komme[n]t von fleüma oder von

1 den – herger] daz selbe kayt K, das kait E || **2** dyckelecht] *nicht in* E || **3** gelyden] geliden K, liden E || **4** sich] siche K; sich – lenge] siche legen rück lenge K, sich ruck lenge E || **6** der] deme E || **8** daz blüt] *nicht in* K, iß imme E || **9** eyn anders K, ein anderß E || **10** zü püluer machent] poluert K, puluert E || **12** Zü] Nv *rot, nicht gestrichen, darüber rot*: Zü Z; *am Rand, schwarz*: 57 K; daz bloyt] *nicht in* E || **16** *am Rand, rot*: lviii Z, *am Rand, schwarz*: 58 K; von der] *nicht in* E; dye[1]] *nicht in* E; nennent *korrigiert aus*: nemment Z || **17** Valentyn] Valentini K, Valentinus E || **18** acclimyncia] acclimancia E || **19** acaclimancia] acatlimancia K || **20** philosophie] phylorophie K, philozophien E || **21** rüffent] rüffte K, ruffte E; vnnaturliche] vnd naturliche Z, vnnaturlich K, vnnaturlichen E || **22** Aber – also[2] *nachgetragen* Z; sprechent[2]] sprengent K || **23** *am Rand, rot*: lix Z, *der Rand mit der eventuellen Nummer überklebt* K; wollen – vnd] wil ich hie KE; daz] az K, als E || **24** allen] allen den KE || **25** colera] collera K; sanguinis] sangwinis K, sagwinis E || **26** ist[2] *danach gestrichen*: vnd daz ist Z Avicenna] Auicennene E || **27** den] den *oben nachgetragen und gestrichen* K; komment K, kompt E fleüma] flecma E

111 herger: Kot

colera nygra, daz ist zü helffen. Vnd ich wil schryben, waz dar zü zü helffen ist, doch wil ich vor bescheyden dye oresache [vnd schuld], da dye bresten ankomme[n]t, vnd von welcher materien dye bresten ankommet. In dyssem capittel wollen wyr in bescheyden.

Nv salt dü wyszen, daz dye oresachen sint mancherley, da dye vorgeschriben sachen ankommet. Zü welchem geschicht, daz daz heübt volle ist, daz heübt hytczig ist von colera oder von kelden oder von stinckender füchtekeyt vnd virwandelunge der natüre der heren oder von vberig schreckünge oder angst, daz dye füchtekeyt [in dem libe] virwagelt[112] sich. Vnd czu wylen der bresten kommet von vader vnd von müder, als sye nyt hette yr czijt ordelich als eyn yglich fraüwe han sal.

Vnd dye reüche gent zu den hyrn, vnd virstynckent sich dye hyrn vnd geit ußer den hernen von syner natüren. Vnd dysser bresten geschijt, daz dye hyrn swytczent vnd felt eyn kalt droppe virfulet vnd virstinckete von der | hyrn off daz hercze vnd [156ra] roret doch daz hercze nyt. Aber kommet von verre der smack zü dem menschen vnd des erleye ist genant applimancia vnd dye yst genant von dem ersten bresten, vnd ist dem menschen glich lycht zü helffen. Vnd were ysz, daz dye herren hetten sich virwandelten von synen conplexien von vberig füchtekeyt, vnd dye troppe von den hyrnen vellet neben daz hercze vnd ye doche wyrte nyt dem herczen [doch ist iz nit verre von dem herczen].

Vnd dysz ist anderleye, dye ist genant acclimancia, vnd dysserleye ist hertlich czü helffen me dann der erste applimancia. Doch der sachen, da dye bresten ankommet, vnd den rechten weche vnd daz ware ist, ist yz zü wyszen myt warhafftikeyt, als wyr vor geleyt haben.Wan yz ist zu pruben myt wyszheyt, daz die krafft rorunge des menschen kommet von der hiernen, vnd daz selbe gyt prübünge vnd rorüng czü dem lybe vnd wynt espritalis[113], daz yn dem herczen ist, bereyt dye krafft von der rorung des lybes. Vnd daz geschijt nüst von dem herczen vnd auch des syns. Wan geschijt,

---

1 colera] collera K; nygra] nigra KE; daz] da K || **2** vor] *nicht in* E; vnd schuld K, vnd schulden E; da *davor oben* vor *nachgetragen und gestrichen* Z; ankomment] an komment K, ane koment E || **3** ankommet] ane koment E || **5** Nv – wyszen] **Nv** salt dü wyszen, *wobei* dü *über der Zeile nachgetragen* Z, Du *aus* Nu *korrigiert* salt wißen K, Du solt wißen E; mancherley] viel K, voil E; da] die E || **6** sachen] *nicht in* E; ankommet] ane koment E; daz[3] *danach gestrichen*: daz Z; heübt[2]] *nicht in* KE || **7** von[1]] *nicht in* KE; colera] collera K; stinckender] styncken K, stincken E || **8** der[1]] *nicht in* KE; heren] *nach* h *etwas oben nachgetragen, wohl* e, *undeutlich* Z, heren K, hernen E || **8/9** in – libe K, ine deme liebe E || **9** virwagelt] virwandelt Z, verwagelt KE || **11/12** vnd[2] – hernen] *am Rand nachgetragen* Z, vnd geit vß die heren K, *nicht in* E || **14** smack] gesmack E || **15** des] das E; genant[2]] *nicht in* KE || **16** glich] *nicht in* KE || **17** troppe] troppen KE || **18** vellet] felte K, vallent E || **18/19** doch – herczen K, doch ist iß nit verre von dem hertzen E || **21** der[1]] *danach nachgetragen*: erste *und gestrichen*: ist genant der bresten Z, der irst bresten die genannt ist K, der irst bresten der genannt ist E || **23** geleyt] gelert E; die *über der Zeile nachgetragen* Z || **24** der hiernen] der heren K, dem hirne E; selbe] *danach*: ist genant vnd Z, *nicht in* KE – *von den Editoren getilgt* || **25** espritalis] Er spirytalis *aus* Er sprytalis *korrigiert* Z, espritalis KE

---

112 verwagen/verwageln: schwanken

113 ventus spiritalis

daz hyrnen gebet dye prübunge in dem geleyt, dann synt sye krancke, wann dye [156rb] hyrnen | synt eyn heubt glyt von den vier membra principalis[114], vnd dem selben sychdage nach syner complexien vnd virwandelunge syner natüren anphaet *d*ye hyrn de*n* raüch, daz styget von de*m* magen zü dem heubt. Vnd ist yz sache, daz dye raüche stynckent vnd fule synt, so virwandelt sich dye nature des heubts vnd swytczent dye hyrn vnd mache[n]t eynen troppen gyfftig, als wir vorgeschriben hane.

Nv wollen wir reden von der fleüng des bresten. Wan ist yz, daz der mensche ist fuchtig oder durre. Vnd ist er füchtig nach conplexien des menschen, so wysze, daz dye kranckheyt des bresten wyrt starck, vnd were ysz, daz er dürre were, so wyrt der bresten mynner. Wan bekennen daz vnd von welcher sachen daz ankommet dye bresten, so sollent yr wyrcken noch conplexien des menschen vnd noch den sychdagen. Vnd dysz ist, waz mann ym dün sal: Anphang alle ding, so sal man ym eyn [156va] crystere machen vnd darnach eyn sweysz bat machen vnd zü | drücken dye [bose] füchtekeyt, dye by ym ist, vnd czu bestedygen naturlich fü[ch]tigkeyt, dye by ym ist, vnd eyn hytczig salbe, aüch zü dürren dye vberig füchtekeyt, dye by ym ist. Vnd darnach sal mann ym machen eyn gargysmi, zü machen ym eyn vszwerfunge dye bose füchtekeyt, dye er ym magen hayt. Vnd darnach sal man ym machen eyn latwerge, daz ym sterket daz heübt.

Alle hye sint geschreben stück zü stück, wye mann dün sal, vnde eyn semelich brest, als hye von redet. Als wir gesaget haben, daz man ym czü dem ersten eyne crystere mach*e*. Vnd also sal dye *cristere* gemacht sin: Item nement sperbers samen anderhalp hantfolle, bertram eyn hant folle, bappel eyn halb hantfolle, nachtschede eyn hant foll, pappelln samen, nachtschede samen, yglich ii loyt, enysz, kommel, yglich czwey loyt, royt rosen i loyt. Dye stücke alle sal mann syeden in waszer, daz gesalczen ist [i½ punt], vnd sal als lang layszen syeden, myt daz eyn phunt waszer

1 hyrnen *über gestrichenem*: hieren Z; gebet] gebent KE; in] von E; dann] das E || **1/2** dye[2] – synt] die heren ist K, das hirne ist E || **2** hyrnen *über gestrichenem*: herren Z; synt] ist K || **3** complexien] conplexian K; anphaet] enphet E; dye] sye Z, die KE || **4** den] der *statt wohl unrichtig gestrichenem*: den Z, die K, den E; raüch] raüche K; styget] *danach*: von den hyrn Z, *nicht in* KE – *von den Editoren getilgt* dem[1]] den Z, dem KE; magen *danach gestrichen*: der raüche daz styget Z; dem[1] *danach gestrichen*: hyrn Z || **5/6** swytczent] swytz K || **6** machent] macht K, machent E || **7** reden] sagen KE || **8** fuchtig] fucht E; füchtig] fucht E || **10** vnd] *nicht in* E || **13** machen vnd[2]] *nicht in* KE; bose K, boße E || **14** füchtigkeyt] fuchtigheyt K, vuchtigkeyt E; dye[2] – ist[2]] *nicht in* KE || **15** zü dürren] *nicht in* E || **16** mann] *nicht in* E; ym[2]] *nicht in* E || **20** ym] *nicht in* E || **21** mache] machen ZK, mache E; cristere] spyse Z, cristere K, cristir E; sperbers] sperwers K, sperwer E || **22** anderhalp] anderhalbe K, ½ E; bertram] bertrem K; bertram – folle *am Rand nachgetragen* Z; nachtschede] nachtschade E || **22/23** nachtschede – samen[1] *am Rand nachgetragen* Z || **23** pappelln] bappel K, bappelen E; nachtschede] *davor gestrichen*: oder Z; nachtschede ZK] nachtschade E; enysz] enyß K, eniß E; kommel] komel KE || **24** i] *korrigiert aus*: ii Z, i KE || **25** i½ punt] *über der Zeile nachgetragen* K, *im Text*: i½ pont E

114 membra principalia: Hauptorgane, vgl. die Beschreibung ihrer Funktion im Buch 4 (fol. 161ra–162rb)

blybet. Vnd sal darnach syhen vnde dar vnder lehen dyacastorium[115] ii loit, dryben benedicta i loyt, oleum castorium, oleum muscelini[116], iglichs ii loit, honig ii loit, sal nitri[117], salgommi[118], iglichs eyn qwynßing. Die stucke alle menge in die vorgeschriben wasser | vnd gyb ym warme, als crysteren recht ist. [156vb]

Item eyn hytzig salbe, daz man yn smeren sal by dem füre nach der crystere. Vnd also sal sye gemacht sin: Item nement pypericum oley viii loyt, oley martylorum i½ loyt, oleum petrolium x loyt, oleum castorium vi loyt, royt waszer vier loyt. Dye stücke alle menge czüsamen vnd erlasze off dem füre, bysz daz woil erlaszen ist. Vnd lehe gehalden vnd smere in der maszen, als vorgeschriben steet. Item alle nacht, wann er sclaffen get, so sal er nemen byeber gallen poluer vnde lehen off dye czünge, vnd lehe eyn holcze czüssen dye czene. Vnde sal dalhafftig lygen myt dem heübt dar vmbe, daz der geifer[119] gee vsz dem munde. Vnd dar nach sal er nyt eszen noch drincken. Vnd also sal er dün eynen ganczen mant. Vnd darnach, als er düt, als vorgeschriben ist, alle dage, e er in daz bat geet, sal er machen den nachgeschriben gargysmi. Vnd also sal ysz gemacht sin: Item nement cyropuspali genant poley x loyt, roysz honig eyn loyt, galgan, wysz | wyraüch, sperber samen, yglich iii qwynsing, [157ra] starcke wysz eszig viii loyt. Dysse stücke, dye do horent zu stoszen, dye sal man stoszen vnd zusamen mengen vnd daz syeden yn dem vorgeschriben eszig. Vnd darnach legent den vorgeschriben cyropüspali vnd roysz honig. Von dem ding nement eyn leffel folle vnd gürgelt in dem monde, vnd dar myt verveget sich dye bose fuchtekeyt, dye by ym ist. Also sal er dün alle dage in dem mant, e er in daz bat gee.

Vnde also sal daz bat gemacht sin: Item nement virsalczen waszer, als viel, als dü ym darffest zü eym bade, vnd eyn phunt swebels vnd baden eyn ganczen mant. Vnd alle wege noch dem gargysmi, so gyb ym dysse nachgeschriben latwerge. Vnd also sal sye gemacht sin: Item Recipe: Dyacastorium ʒ i, aurea allexandryna ʒ i, czokeri albi libra i, mysceantur et fiat letwergium, admodum czocker rosaci. Vnd des

---

1/4 dyacastorium – wasser *unter der Spalte nachgetragen* Z || **1** dryben] driben K || **2** muscelini] müslini KE || **2/3** sal nitri] salnytri K, salnitri E || **3** salgommi] galgommi E || **5** crystere] cristerung K, cristirung E || **6** pypericum] ypericum E; martylorum] martilorum KE || **7** vi] *über gestrichenem*: x Z, vi KE || **10** byeber gallen] bebergellen K, biber geilen E || **12** geifer] *korrigiert aus*: gefert Z, geuffer *über gestrichenem*: gefert K, geuffer E || **15** cyropuspali] ciropuspali E; genant poley *über* cyropuspali *nachgetragen* Z, *nicht in* KE || **16** roysz] raiß E; sperber] sperwer K; sperber – yglich] *nicht in* E || **19** cyropüspali] ciropuspali E; roysz] roiß K, raiß E || **20** verveget] verbeget K, v-rbeget E || **21** ist] sint KE mant] *nicht in* E || **23** dü ym darffest zü] viel az ym darffe zu K, man darffe ine E || **25** Recipe] n. E Dyacastorium] diacostorium E; aurea] *korrigiert aus*: haurea ZK; allexandryna] allexandrina KE || **26** czokeri] czokri K, zockeri E; mysceantur] misceantur KE; letwergium] latwergium E admodum] admodum *korrigiert aus*: amodum Z, admodum KE; czocker] zockeri E

---

115 diacastoreum: Latwerge aus Bibergeil

116 oleum muscellini/muscellinum: Moschus-Öl

117 sal nitrum: Natronsalz, Soda; Kalisalpeter

118 sal gemmae/sal gemma: Steinsalz, Kristallsalz

119 geifer: ausfließender Speichel

sal er allewege gebrüchen, wan sye sterkent sere vnd sint güt vnd derret dye bose [157rb] füchtekeyt, dye by ym sint. Vnd allewege sal | er in der hant haben appopynacum vnd dar an rychen, wann ysz stercket zü male sere dye hyrn. Vnd myt der latwergen wyrt ym lycht der bresten vnd da myt geneset er.

Vnd were ysz, daz er bedorfft me erczenie, zü virdryben dye bose füchtekeyt, dan daz vorgeschriben ist, so nym oley tartarum[120], vnd da myt sal er den mont follen vnd yn dem monde halden als lange, als er mag, vnd darnach sal er virsclynden. Vnd wan er virsclonden hayt, so wyrfft er erüsz alle dye bose fuchtekeyt, dye by ym synt. Auch sal er sich huden vor [alle] obysz vnde sal keyn ander spyse eszen dan dye lycht ist vnd veste machent, als rephünre vnd türtel düben.

Nv kommen wyr wyeder yn daz büche, als wir angefangen han, als dye vnnatürlich meyster sprechent, daz dysser bresten kommet von dem bosen geyst, als dye lüde beseszen synt, vnd nyt ware ynist. Vnd wyr natürlich meyster, als vorgeschriben ist, [157va] daz ist eyn güt trop gyfftig, daz rynnet von der | hyrne innewendig der adern, daz brenget dye sweysz zü dem menschen vnd dye hytcze von dem herczen zu den hyrn, vnd dye adern werdent virsto*ppet* von dem virgyfftig troppen vnd dye naturlich hytcze mag sich nyt virweren, so blybet dem menschen ane synne vnd fellet nyeder als eyn doyt mensche. Vnd wan er czabelt myt synen glyedern, daz ist von dem wynde spirytalis, der by ym ist. Vnd wann er dar na snarket, daz ist eyn vnnaturlich sclaffen, vnd von dem vnnaturlichen slaffen werdent sich rümen dye adern, dye virstoppet sint gewesen von dem gyfftig troppen. Vnd wyrket daz hercze, daz er wircken sal, vnd dye hyrn daz selbe, vnd kommet daz mensche wyeder zu synen synnen als vor.

An dyssem bresten ist woil zü helffen. Aber, virware, sint virley dysser bresten, als wir vor geschriben haben. Vnd sprechent grosze meyster, daz yn nyt sy zü helffen, dye do habent dyssen bresten. Ist ysz sache, daz sye nyt mochten erkennen, waz ist [157vb] *appoplicassia der große vnd applimancia der kleyn*, | wan dye bresten hetten sich viraldet vnd hette gewert eyn jare oder czwey, so mogent sye nyt wyszen noch

1 gebrüchen] brüchen K; sere – derret] ine wynderlich wole vnd dürt K, ine wunderlich wol vnd durt E || **2** haben] halden KE; appopynacum] apopinacum E || **5** bose – dan] bose fuchtigheyt dan K, vuchtdickeyt vnd die boß E || **8** virsclonden] verslynden K; wyrfft] wirfft K, wurfft E || **9** alle K, allem E || **10** ist] sint KE || **11** *zwischen den Spalten, rot*: lx Z, *am Rand, schwarz*: 60 K || **14** der[2]] die KE || **16** virstoppet] virstoppent Z, verstopt K, v-stoppt E; virgyfftig] gyfftig K, gifftidigen E || **17** so] vnd E || **18** mensche] *nicht in* E || **19** spirytalis *korrigiert aus*: Ersprytalis Z, spritalis *korrigiert aus*: Espritalis K, spiritalis E || **20** sclaffen] slaiffe K, slaffe E; vnd – slaffen *am Rand nachgetragen* Z; sich] *nicht in* E || **24** dysser] dissem K, dißer E || **24/25** bresten[2] – haben] vurgenant ist E || **26** mochten] mogen K, mochent E || **27** appoplicassia – kleyn K, applymancia der ~~groß~~ [*nachgetragen und gestrichen*] [157vb] ~~kleyn~~ oder appoplicassia *danach am Rand nachgetragen*: der kleyn, *wobei* kleyn *gestrichen, nächste Zeile*: ~~große~~ Z, apoplicacia der groß vnd applimancia der clein E

120 oleum tartari, vgl. Drápek (2010)

erkennen daz czeüchen oder vnderscheyt dysz bresten [vnd dar vmbe, daz sye nit mogent sene den bresten], wan sye sehent yn nyt fallen, vnd dar zü brechent sye sich, da*z* yne nyt czü helffen ist.

Nv wil ich dich leren, wie dü erkennen salt, welche sy zu heylen vnd welche nyt sy zü heylen. Nem*e* eyn lebber von eym weder vnd dye brade vnd gyb zü smacken dem menschen, der dye plage hayt, so fellet er zü stünt vnd wirt er sehen, von welchem art ist der breste. Vnd ist yz, daz er sich beschyszete vnd beseychte, so wyszent, daz er hayt appoplicassia der grosz vnd ym ist nyt zü helffen, vnd in den andern dryn bresten ist czu helffen.

Dye hulffe zu allen dryen bresten [oder zu dem bresten,] als eyner virdommelt ist oder virswygen ist oder redet oder eynen bresten, ist genant tynus: In alle dysserley ist gewonheyt zü vegen vnd darnach im eyn purgacio geben dar nach, daz er genaturt ist vnd sterckeyt | syner crafft. Vnd wan daz gescheen ist, so sal man ym [158ra] ingeben dysz nachgeschriben pylloles gewonlich. Wan dye byllilis stynckent vnd vbel smackent, so sal man ym geben alle morgens dry oder fünff vnd man sal ym nyt gerade geben. Vnd dye regel sal er lang dryben, wan daz meyste kommet von kelden.

Vnd were ysz, daz man prubet oder wüste, daz der breste qweme von vberig hytcze, so sal mann dye nachgeschriben byllilis meren vnd auch bereyden myt eyme qwynsing canfer. Vnd also sal dye byllolis gemacht sin: Recipe: Asfetida, castorium, florum centauria, agrici, colocontinda, absyntii, ana ʒ ii, lapis lasoli bene loti cum aqua rosaci ʒ i½, aloe cycatrini ʒ iiii, dyagridi[121] ʒ ii, cathaputia[122] ʒ i, merabolans cytryn, kybylis, inde[123], ana ʒ i, granos pyania[124] ʒ ii, et fiat puluis, mysceantur et fiat massa cum succo absintei, et fiat byllilis admodum cysyroni. Vnd gebruche in der maszen, als vorgeschriben steet.

---

1 dysz] diß K, dußer E || **1/2** vnd – bresten K || **2** yn – zü] yne nit fallen vnd dar zu K, so E || **3** daz] dar Z, daz K, das E || **4** *zwischen den Spalten, rot*: lxi Z, *am Rand, schwarz*: 61 K || **4/5** vnd welche nyt sy zü heylen] *nicht in* E || **5** zü[1]] *nicht in* K; Neme] Nemen Z, Neme K, Item n. E; weder] widder E; gyb] gib ime E || **6** vnd] so KE || **8** appoplicassia der grosz] appoplicacia die große E || **9** bresten] *danach*: den, *nicht in* KE – *von den Editoren getilgt* || **10** Dye] *am Rand, schwarz*: 62 K; allen] andern E; oder – bresten[2] K, ader zu dem bresten E || **11** redet] ryedert K, verredert E || **12** im] *nicht in* E || **15** smackent] smackt K, smacket E; geben] ine geben E; alle] *nicht in* E || **19** canfer] canffer E; sal] sollen E; Asfetida] appetida E || **20** florum – colocontinda] florum centaurea *über gestrichenem*: cyntoria, agrici K, colocontinda, floris centaurea, agrici E; centauria *mehrere Korrekturen im Wort* Z; absyntii] *korrigiert aus*: absenti ZK, absinthei E; loti] lati E || **21** aloe] *korrigiert aus*: alwe Z, alwe K, alweti E; cycatrini] catrini E; dyagridi] diagridi E; cathaputia] cathapucia *über gestrichenem*: carthabose ZK, cathatucia [?] E || **22** cytryn] citrin E; kybylis] kybilis K, kibilis E; pyania] pyonia K; mysceantur] misceantur KE || **23** absintei] *über gestrichenem*: luta Z, abysinthei *über gestrichenem*: luta K, absinthii E admodum *korrigiert aus*: ammodum Z, ammodum K, admodum E; cysyroni] cysironi K, cisoron E gebruche] brucht K, gebrucht E

---

121 diagrydion/diagridium: getrockneter und puverisierter Purgierwindensaft

122 cataputia: Springwurz, Spring-Wolfsmilch, Scharfe Wolfsmilch

123 myrobalanum citrinum, chebulum, Indum

124 paeonia: Päonie, Pfingstrose

Vnd sprychet Gallienus, welcher mensche alle morgens esze gewonlich pyonien [158rb] kerren, so were er sycher, daz yne nummer | würde roren der bresten. Noch sprychet er me, vil nement pyonien wurczeln vnd dye henckent an den hals vnd den sal nyt bresten. Vnd sprychet Galienus, daz er gesehen habe vnd er ist aüch geczuge, daz waz eyn kynt vnder syeben jaren, daz dye plage hette vnd lage alda an dem bresten, vnde [man] name pyonyen würczeln vnd hyng ym an den hals, [vnd stünt zu stünt uff, vnd als lang er in dem halsse hatte], do roret in nye me der bresten. Nu heysz ich ym abedün, da fiele daz kynt mit dem bresten in der maszen, als daz kynt vor hatte. Vnd darnach h[ey]sz er wyeder bynden vnde [st]ünt wyeder off, als[o heysz] ich ym dün vier worbe, vnd bestünt vnd nyt an dem alleyne, dann er hette virsüch*t* an vier oder an fünffen. Vnd sprycht by sym eyde, dyz yz also geschach vnde ware ist[125].

Aüch sprychet er me vnd dye daz virsucht haben, welche dye bresten hant: Nement phahen cate vnde gebent ym zü drincken, er stünt off zu der selber stünt vnd [158va] genase | do myt. Auch sprechent sye me, wer da nemen egel blüt vnde gyb ym czü drincken, so geneset ysz. Wer daz egeln fleysch esze gewonlich, so sal yn der breste nummer roren noch leyde dün.

Auch sprychet Ydopagus, czü allen den bresten vnd von welcher sachen sye ankomment, daz so genesent sye des halben, als her nachgeschriben steet, daz sye genesen alle ane alleyn, dye in füre oder in wasser fallent. Vnd dysz ist dye hülffe: Item nement i loyt qwecke sylbers vnd gyb ym zü dryncken, also gyb ym zü dryncken drü male, so geneset er eweclich. Aüch sprychet er me, eyn mensche czu heylen zü stünt, wie woil daz er gefallen were in eyn füre oder in eyn wasser, daz er neme eyn doyt menschen beyn vnd bürre daz czü pülüer vnd gyb ym zü drincken, so geneset yz.

1 Gallienus] *korrigiert aus*: Gallian Z, Gallienus K, Galienus E || **1/2** pyonien kerren] pynionien ader pyonien kerne E || **3** henckent] hencket E; sal] salmt K || **4** Galienus] *korrigiert aus*: Galian Z, Gallian K, Gallian E; geczuge] *danach*: vnd, *nicht in* KE – *von den Editoren getilgt* || **6** man E; pyonyen] pionien E; würczeln] *nicht in* E; hyng] hyngkem [!] K, hinge sy E; den *danach gestrichen*: hatte Z; hals] *danach*: vnd das waren die wurtzeln E || **6/7** vnd^2 – hatte K, vnd stunde zu stont vffe vnd als lang als er ine dem halß hatte E || **7** in^2] ine ane E || **8** da fiele] *über gestrichenem*: vyl Z, so (*undeutlich*) vil K, wil E; mit dem bresten] den bresten nit hate E || **9** heysz^1] h[..]sz – *wegen Tintenfleck unleserlich* Z, heyß K, hieß E; stünt] [..]ünt- *wegen Tintenfleck unleserlich* Z, stünt K, stund E; also heysz] – [als. ..esz] – *wegen Tintenfleck unleserlich* Z, az so heyß K, also hieß E || **10** bestünt] bestant E; hette] hatte E; virsücht] virsüchte Z, versuchte K, virsucht E || **11** sprycht] sprichts K, spricht das E || **12** *am Rand, rot*: lxii Z || **13** phahen] pahen K; cate] kait E; stünt^1] steet E || **14** genase] geneset K, geniset E; wer da *über gestrichenem*: wyr Z; nemen] nemet K, neme E; egel] egelen K, eglin E; gyb] gebe KE || **15** gewonlich] gewonlichen E || **17** Ydopagus] Ydophagus KE || **18** so genesent sye] sie genesent K, sy genesent E || **19** ane *über der Zeile nachgetragen* Z; dye^1] willich K, welche E; Item] *nicht in* K || **20** qwecke sylbers] qweck silbers K, qweck silber E; ym^1] ime das E; also – dryncken^2] *nicht in* E || **22** neme] nement K || **23** bürre] burren K, brend E; daz] *nicht in* K; gyb] gebe E; ym] ime das E; geneset] geneße E

125 Dieselbe Geschichte erscheint im *Circa instans*, in der Drogenmonographie über die Pfingstrose, vgl. fol. 252ra.

Auch sprechent sye noch me, welcher, der den bresten hette, vnd nement ix morgen alle dage eyn düben[126] eye vnd bürre zü pülüer vnde ym geben zu dryncken, so geneset er eweclich. Vnd daz | han ich dicke virsücht, ich Hesse der Judde, by [158vb] mynen geczijden, vnd aüch myn vorfare, daz yz also ist vnd ware ist. Aber daz han ich dar by gehort, welcher daz düt von den duben eyegern als vorgeschriben steet, daz er nyt kann alt werden. Doch wye dem ist, an den, do ich ysz virsücht hane, dye hant gelebten die eyn x jare, dye andern xx jare, aber sye syn nyt alt gewesen. Aber daz kann ich nyt gesagen, oder ysz des scholt sy oder vnsers hern gots wylle sy.

Nv sint etlich meyster, daz gewonlich sint, zü geben dem menschen zu eszen, [daz die bresten haben, iiii oder fünffe keren zu aßen alle degelich dage so geneset er] pyonen keren. Auch sollent yr wyszen, daz des gewonlich brücht, wye woil [er] daz dye bresten [n]yt hett*e* vnd swyndelte, er geneset da von, wann sye drybent alle bose wynt vszer dem heübt. Auch sint etlich meyster, dye nement pyonen keren gestoszen vnd gepuluert vnd dü in eyn fedder kyle vnd blase in dye nase vnd rüche myt dem bresten vnd stant off vnd mochte woil sin, daz sye würden gesunt vnd geneset eweclich.

Aber ich sprechen vorware, | daz dysse hye geschriben erczenie synt genant [159ra] dogent, vnd waz dogent genant ist, daz ist vszwendig natüren, wann wyr daz hane dicke virsücht vnd daz ware ist, daz sere hat geholffen vnd aüch viel nyt geholffen, vnd daz geschicht noch gelucke. Aüch virware sprechen wyrs vnd daz haben wyr geleret vo*n* vnser vorfare meyster, daz, dye bresten in der jogent hant gehaten vnd sint nyt genesen, e daz der frauwen sychdage ankomment, so ist ym kümerlich zü helffen. Ader zü jüngen lüden ist yn lycht zu helffen. Vnd sint auch viel, dye den bresten hant gehayt, dye von yn selber sint genesen ane erczenie, wann dye natürlich natüre hylffet ym, daz geschijt.

Und dye heyden hant eyn gewonheyt, daz sye machent, daz yr kynde eyn male habent in der jogent, vnd daz haben wyr gelernet von vnser*n* vorfaren meyster vnd

1 hette] *nicht in* E || **3** Hesse] hane E; der Judde] *korrigiert aus*: Judder Z, *nicht in* KE || **5** welcher] wilcher K, welger der E || **6** do ich ysz] die ich KE; hane *danach gestrichen*: doch wye Z || **7** gelebten ZKE; die *über gestrichenem*: dyer Z; eyn *korrigiert aus*: eyns Z; andern] ander E || **8** gesagen] gesahen K; ysz – sy[2]] des scholt sy oder vnser herren gots willen sy K, waß scholt sy adder nit E || **9** daz] die E gewonlich] gewonligen E || **10** daz – er] die den bresten hant iii oder v korner zu esßen alle degelich dag so genißet er E || **11** pyonen keren] *nicht in* KE; er] er *über der Zeile nachgetragen* K, der E || **12** dye bresten] die (*gestrichen*)-bresten (*nicht gestrichen*) K, *nicht in* E; nit K, nyt E; hette] hetten Z, hette KE swyndelte] swyndel hette K, swindele hette E; drybent] dribet K, drybet E || **13** wynt] gewünde E || **14** dü] da E; blase] stoiß E; rüche] rühe K, ribe E || **15** bresten] *nicht in* E; vnd[2]] *nicht in* E; geneset] genesent E || **19** virsücht] versuchten E; sere] viel K, voil Z || **20** vnd[2]] *nicht in* E || **21** von] vor Z, von K, vnd E; gehaten] gehabt E || **22** ankomment] an kommet K, ane komet E || **24/25** natürlich] *nicht in* K || **25** natüre] holfe E || **26** daz[1] – machent] *nicht in* E || **27** habent in der jogent] in der ioghent machent E; vnsern] vnserm Z, vnsern K, vnßren E

126 Taube

auch haben wir gehort von vnsern aldern, daz welche mensche[n], dye in erer jogent dyssen bresten haben gehayt, er sal nyt besorgen von keynerley bose bresten alle syn [159rb] lebedage. Auch sint viel, dye den bresten | habent von müder vnd von vader zü erbe.

Der ewig got wolle vns behüden vor dyssem bresten vnd bosers. Sprechent: Amen.

Da myt hat daz büche eyn ende, loip vnd gracias dem herren, daz ist eyn anephang vnde ane ende.

---

1 gehort] gehorten E; menschen] mensche ZK, menschen E || **2** haben] habe K, habent E || **4** behüden] huden E; Sprechent] sprechen wir E || **5** daz[1]] disß K, diße E || **6** ane ende] ein ende amen. Sit laus Deo E